Guia de
NUTRIÇÃO DESPORTIVA

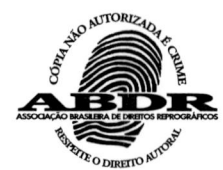

C592g Clark, Nancy.
   Guia de nutrição desportiva : alimentação para uma vida ativa / Nancy Clark ; tradução: Regina Machado Gacez ; revisão técnica: Lenice Zarth Carvalho. – 5. ed. – Porto Alegre : Artmed, 2015.
   xiv, 478 p. : il. ; 25 cm.

   ISBN 978-85-8271-218-4

   1. Nutrição. I. Título.

   CDU 612.39

Catalogação na publicação: Poliana Sanchez de Araujo – CRB 10/2094

Guia de NUTRIÇÃO DESPORTIVA

Alimentação para uma vida ativa

5ª EDIÇÃO

NANCY CLARK

Sports Nutrition Services, LLC

Newton, MA

Tradução:
Regina Machado Garcez
Márcia Dornelles

Revisão técnica:
Lenice Zarth Carvalho
Nutricionista. Especialista em Ciências do Esporte pela
Universidade Federal do Rio Grande do Sul (UFRGS).
Mestre em Ciências do Movimento Humano pela UFRGS.

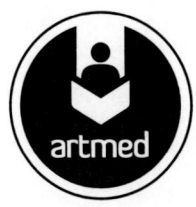

2015

Obra originalmente publicada sob o título
Nancy Clark's Sports Nutrition Guidebook, 5th Edition
ISBN 9781450459938

Copyright © 2015, Nancy Clark
All rights reserved. Except for use in a review, the reproduction or utilization of this work in any form or by any electronic, mechanical, or other means, now known or hereafter invented, including xerography, photocopying, and recording, and in any information storage and retrieval system, is forbidden without the written permission of the publisher.

Original English language edition published by Human Kinetics.

Gerente editorial
Letícia Bispo de Lima

Colaboraram nesta edição:

Editora
Dieimi Deitos

Capa
Maurício Pamplona

Leitura final
Aline Branchi

Editoração eletrônica
Bookabout – Roberto Vieira

Reservados todos os direitos de publicação à
ARTMED EDITORA LTDA., uma empresa do GRUPO A EDUCAÇÃO S.A.
Av. Jerônimo de Ornelas, 670 – Santana
90040-340 – Porto Alegre, RS
Fone: (51) 3027-7000 Fax: (51) 3027-7070
É proibida a duplicação ou reprodução deste volume, no todo ou em parte, sob quaisquer formas ou por quaisquer meios (eletrônico, mecânico, gravação, fotocópia, distribuição na Web e outros), sem permissão expressa da Editora.

SÃO PAULO
Av. Embaixador Macedo Soares, 10.735 – Pavilhão 5
Cond. Espace Center – Vila Anastácio
05095-035 – São Paulo, SP
Fone: (11) 3665-1100 – Fax: (11) 3667-1333

SAC 0800 703-3444 – www.grupoa.com.br

IMPRESSO NO BRASIL
PRINTED IN BRAZIL

SOBRE A AUTORA

Nancy Clark é nutricionista desportiva internacionalmente respeitada, além de conselheira de saúde, escritora e líder em oficinas no assunto. É especialista em nutrição desportiva, controle do peso e controle alimentar em distúrbios alimentares. Tem certificação como nutricionista especialista em esportes (CSSD) e certificação específica pela WellCoach. Já deu assessoria a membros do Boston Red Sox, Boston Celtics e Boston Breakers. Trabalhou com atletas do Boston College e muitos outros atletas universitários, de elite e olímpicos de vários desportos. Em sua clínica em Newton, MA, orienta atletas casuais e que têm o esporte como recreação.

Clark é colunista de nutrição da *New England Runner*, da *Rowing* e da *American Fitness*. É colaboradora frequente em publicações como a *Runner's World*, sendo parte do comitê de assessoria da revista *Shape*. Também escreve uma coluna mensal sobre nutrição, intitulada The Athlete's Kitchen (A cozinha do atleta), veiculada regularmente em mais de 150 publicações na área do desporto e da saúde e em *sites* da internet, inclusive Active.com e MomsTeam.com.

É autora de outros quatro livros sobre nutrição: *Food Guide for Marathoners: Tips for Everyday Champions, Food Guide for New Runners: Getting It Right from the Start, Cyclists's Food Guide: Fueling for the Distance* e *Food Guide for Soccer: Tips and Recipes from the Pros*. Para mais informações sobre a autora, acesse www.nancyclarkrd.com.

Com minha gratidão por seu amor, paciência ao testar receitas e compreensão pelas exigências de tempo de uma nutricionista desportiva cheia de tarefas, esposa e mãe, dedico este livro ao meu marido, John, e aos meus filhos, John Michael e Mary. Eles alimentam meu coração, nutrem minha alma e dão propósito e sentido profundos à minha vida.

AGRADECIMENTOS

Meus agradecimentos sinceros à minha família; sem o amor e o apoio do meu marido, John, de meu filho, John Michael e de minha filha, Mary, faltariam o propósito, o significado e o equilíbrio que trazem energia e inspiração à minha vida.

Minha gratidão às companheiras de corrida, Jean Smith e Katherine Farrell, por dividirem comigo as maratonas da vida.

Aos meus clientes, que me ensinam a nutrição desportiva de forma muito próxima e pessoal, minha gratidão. Confiando a mim suas experiências, consigo ajudar mais outras pessoas com preocupações nutricionais semelhantes. Ao longo deste livro, compartilho suas histórias, embora tenha alterado nomes e ocupações para proteger sua privacidade.

Sou grata aos inúmeros colaboradores que partilharam suas ideias acerca dos alimentos – e ofereço um sólido voto de confiança aos meus fiéis testadores de receitas: minha família e vizinhos, Joan e Rex Hawley.

Por último, mas não menos importante, um imenso obrigada à equipe da Human Kinetics por seu apoio neste livro, da 1ª à 5ª edição. Incluo aqui Rainer Martens, Martin Barnard, Jason Muzinic, Claire Marty, Tyler Wolpert, Susan Outlaw, Alexis Koontz, Christina Johnson, Nancy Rasmus e Kim McFarland.

PREFÁCIO

"Estou tentando descobrir como me alimentar de forma mais saudável, permanecer magra e ser a melhor atleta possível."

"Estou treinando muito, mas não estou alcançando os resultados que desejo. Que suplementos devo tomar?"

"Tenho feito tantas dietas malucas. Já nem sei mais me alimentar normalmente. Sei escolher bem os exercícios – mas minha alimentação é horrível."

Essas são apenas algumas dentre as preocupações que ouço de praticantes ocasionais e atletas competidores. Mais do que nunca, eles se sentem confusos sobre o que e quando comer, como se alimentar antes, durante e após o exercício, como escolher os melhores alimentos para desportistas e como compor refeições e lanches saudáveis que os ajudem a perder gordura e desenvolver músculos. Isso lhe soa familiar?

Não tenho dúvida de que comer os alimentos certos nas horas certas melhora significativamente o desempenho e o peso – assim como a saúde e o bem-estar no futuro. Tenho ajudado muitos atletas competitivos a desenvolverem músculos, correrem maratonas mais rápido e competirem com mais energia. Também ajudo praticantes de atividades físicas a treinarem melhor, perderem peso e alcançarem resultados surpreendentes. Ainda assim, um grande número de pessoas ativas não consegue comer bem, obter o máximo nos exercícios e sentir-se bem em relação a seus corpos e padrões alimentares. Muitos acham que comer bem é o mesmo que deixar de consumir alimentos deliciosos e divertidos. E não é esse o caso.

Esta 5ª edição do *Guia de nutrição desportiva* esclarece a confusão sobre a quantidade de carboidrato, proteína e gordura que você deve consumir e ensina como desfrutar de uma variedade de alimentos saborosos e ricos em nutrientes. Você terá as informações mais atuais sobre os tópicos que interessam à maioria das pessoas ativas:

- Como compor refeições com o mínimo de esforço.
- Como programar a refeição pré-exercício de modo a permanecer com energia durante a atividade (ou num dia de trabalho!).
- Como perder gordura corporal indesejada e ter energia para exercitar-se.
- Como domar o monstro dos doces.

- Como escolher o equilíbrio correto de carboidratos, fornecer energia e proteínas aos músculos, construir musculatura, inclusive exemplos de cardápios e sugestões.
- Como escolher alimentos com a quantidade certa de gorduras protetoras da saúde (nem de mais, nem de menos).
- Como consumir proteínas suficientes durante as refeições, mesmo sendo vegetariano.
- Como consumir mais alimentos frescos e verduras.

Se sua meta é avançar para o próximo nível de desempenho e saúde, as informações atualizadas deste livro irão ajudá-lo a chegar lá. Você encontrará respostas as suas perguntas sobre a Dieta *Paleo*, alimentos sem glúten, bebidas energéticas, alimentos desportivos comercializados, xarope de milho com alto teor de frutose, cãibras musculares, alimentos orgânicos, hiponatremia, amenorreia e alimentos para recuperação, assim como dicas sobre como aplicar essas informações a sua dieta desportiva e ao seu programa de treinamento.

Deslocando-se pela atual floresta confusa dos conselhos alimentares, convido-o a aproveitar esta 5ª edição como um recurso para uma abordagem sadia e permanente na busca do sucesso com os alimentos e o peso.

Independentemente do que faça, não comece seu exercício se tiver negligenciado fazer refeições e lanches de um vencedor! Jamais tirará vantagem de uma dieta desportiva insatisfatória. Com os melhores votos para uma boa saúde e muita energia,

Nancy Clark

SUMÁRIO

PARTE I Alimentação diária para pessoas ativas

1. Elaborando um plano alimentar de alta energia 3
2. Alimentação para manter-se saudável com o passar do tempo 33
3. Café da manhã: a chave para uma dieta desportiva bem-sucedida 61
4. Almoço e jantar: em casa, com pressa e em deslocamentos 77
5. Entre as refeições: lanches para a saúde e a manutenção da energia 95
6. Carboidrato: como simplificar um assunto complexo 105
7. Proteína: construtora e reparadora da musculatura 129
8. Líquidos: repondo perdas de suor para manter o desempenho 147

PARTE II A ciência da alimentação e do exercício

9. Alimentando-se antes do exercício 167
10. Alimentando-se durante e após o exercício 183
11. Suplementos, otimizadores do desempenho
    e a engenharia de alimentos desportivos 199
12. Nutrição e mulheres ativas 219
13. Conselhos nutricionais específicos para atletas 233

PARTE III O equilíbrio entre peso e atividade

14. Avaliando seu corpo: gordo, em forma ou sarado? 253
15. Aumentando o peso de forma saudável 273
16. Perdendo peso sem sentir fome 289
17. A dieta fracassou: distúrbios alimentares e obsessão por comida 311

PARTE IV Receitas campeãs para o máximo desempenho

18	Pães e cafés da manhã	335
19	Massas, arroz e batatas	349
20	Hortaliças e saladas	363
21	Frango e peru	373
22	Peixes e frutos do mar	387
23	Carne de gado e de porco	397
24	Feijão e *tofu*	405
25	Bebidas e batidas	415
26	Lanches e sobremesas	425

Apêndice A Para mais informações ... 437
Apêndice B Referências ... 455
Índice ... 471

PARTE I

Alimentação diária para pessoas ativas

CAPÍTULO 1

Elaborando um plano alimentar de alta energia

"Sou bom ao me exercitar, mas péssimo ao me alimentar.
A nutrição é meu elo perdido. Fico confuso com informações nutricionais
conflitantes e desconheço até mesmo por onde começar
a dar forma à minha dieta. Preciso de ajuda na alimentação!"

– Lenny

Se você é como Lenny (e a maioria dos meus clientes), sabe que os alimentos são importantes para abastecer o corpo e investir na saúde geral, mas não consegue comer bem. Estudantes atletas, pais, empresários, praticantes casuais de atividades físicas e atletas competidores expressam repetidamente e de forma semelhante suas frustrações em relação à tentativa de consumir dietas de alta qualidade. Longas horas de trabalho, tentativas para perder peso e tempo gasto em exercícios podem contribuir para que a comida passe a ser fonte de estresse, mais do que um dos prazeres da vida. Considerando a cultura da boa e má comida, comer ficou mais confuso que antes.

Neste capítulo, você aprenderá a alimentar-se corretamente e a nutrir seu corpo de forma apropriada durante todo o dia, mesmo com estilo de vida estressante. Não importa se você se exercita em uma academia, compete em uma equipe universitária, aspira ser um atleta olímpico ou brinca com os filhos, você pode ter uma dieta muito nutritiva que garanta uma boa saúde e muita energia, ainda que comendo com pressa.

Nos capítulos a seguir, ofereço informações sobre como preparar refeições: cafés da manhã, almoços, jantares e lanches. Neste capítulo, porém, forneço dicas básicas para o dia a dia sobre como compor uma dieta desportiva vitoriosa e bem equilibrada. Você aprenderá como comer mais dos melhores alimentos, comer menos do resto e criar um plano alimentar que resultará em alta energia, boa saúde, máximo desempenho e controle do peso.

Como criar um plano alimentar vitorioso

Um elemento fundamental para se comer bem é evitar sentir fome em demasia. Quando isso ocorre, as pessoas tendem a menosprezar a qualidade nutricional dos alimentos ingeridos e dão mais atenção a pegar o que estiver ao seu alcance. Distribuir igualmente as calorias ao longo do dia permite que você evite a fome, modere o desejo fisiológico de comer em excesso e domine o desejo psicológico de ir atrás de guloseimas. Isso contraria o padrão aceito de limitar as refeições durante o dia só para abusar à noite.

Quando começar a criar seu plano alimentar vencedor, tenha em mente estes três conceitos:

1. Coma pelo menos três, preferencialmente quatro, idealmente, cinco tipos diferentes de alimentos densos em nutrientes durante as refeições. A sugestão governamental de um prato com alimentos (www.ChooseMyPlate.gov) sugere cinco tipos de alimentos a cada refeição: proteínas, grãos, frutas, verduras e derivados do leite (Fig. 1.1). Quanto mais tipos de alimentos você comer, mais vitaminas, minerais e outros nutrientes consumirá.

   Muitos clientes meus têm uma dieta limitada: aveia, aveia, aveia; maçãs, maçãs, maçãs; barra de cereais, barra de cereais, barra de cereais. Um cardápio simplifica a vida, minimiza decisões e simplifica as compras, mas pode resultar numa dieta inadequada e em fadiga crônica. Em lugar de comer, repetidas vezes, os mesmos 10 a 15 alimentos na semana, tenha como alvo 35 tipos diferentes de alimentos por semana. Você pode fazer isso comendo não apenas flocos de cereais com banana e leite no café da manhã, mas muitos outros cereais com uma variedade de frutas frescas e secas; não apenas um simples sanduíche de peru no almoço, mas diferentes tipos de pães com outros recheios, como peru no pão de centeio com queijo magro, abacate e uma porção de cenouras "baby." Comece a contar!

2. Pense com moderação. Aproveite uma base de alimentos saudáveis mas não deixe de consumir aquilo de que gosta. Em vez de classificar um alimento como bom ou ruim para a saúde, seja moderado e busque uma dieta que ofereça entre 85% e 90% de alimentos densamente nutritivos e, entre 10% e 15%, de outros com menos riqueza nutricional. Assim, até

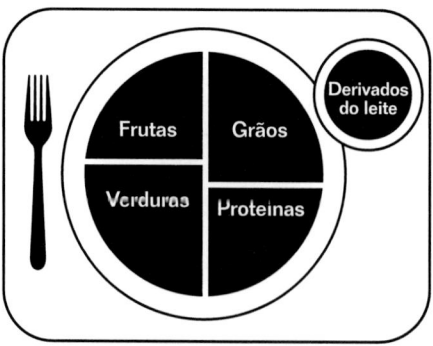

U.S. Department of Agriculture

FIGURA 1.1 Seu prato assemelha-se ao do MyPlate? Se a resposta for negativa, tente incluir *pelo menos* três – melhor cinco – dos grupos alimentares em cada refeição para conseguir um equilíbrio saudável de vitaminas, minerais, proteínas e carboidratos.

mesmo biscoitos e chocolates podem ser parte de uma alimentação nutritiva; há necessidade apenas de equilibrá-los com escolhas mais saudáveis durante o restante do dia.
3. Com a maior frequência possível, coma "o que é fresco." Isso significa tentar, basicamente, optar por alimentos integrais minimamente processados, incluir mais alimentos sem rótulo. Por exemplo, coma mais a laranja como fruto que como suco, a banana como fruto que como ingrediente de barras de cereais, a batata assada mais do que em purê instantâneo. Alimentos naturais ou levemente processados costumam ter mais valor nutricional e menos sódio, gordura trans e outros ingredientes que estragam a saúde. Nossa composição genética está sempre mudando, não é estática; assim, ingerir alimentos integrais pode levar nossos genes por uma direção positiva – longe das doenças crônicas e no rumo de uma saúde permanente.

Não apenas coma: coma do jeito certo

Fundamental na elaboração de uma dieta desportiva saudável é consumir uma variedade de alimentos densamente nutritivos, dos cinco grupos básicos de alimentos: frutas, verduras, grãos, proteína magra e derivados do leite com pouca gordura e ricos em cálcio. Para orientar suas escolhas, o governo norte-americano oferece recomendações nutricionais atualizadas a cada cinco anos. Os conceitos mais abrangentes do *Dietary Guidelines for Americans*, de 2010, incluem consumir alimentos densamente nutritivos e manter um peso corporal saudável. Embora eu aborde essas diretrizes com mais detalhes no livro, apresento aqui um resumo dos alimentos que devem ter mais ênfase em sua alimentação:

- Coma mais verduras e frutas.
- Consuma uma variedade de verduras e legumes coloridos, em especial, os verde-escuros, vermelhos e alaranjados.
- Substitua grãos refinados por integrais, até que pelo menos metade de todos os grãos consumidos seja de grãos integrais.
- Aumente a ingestão de leite sem gordura ou com pouca gordura e derivados do leite do mesmo tipo, seja leite, iogurte, queijos e bebidas enriquecidas com cálcio, à base de soja.
- Escolha uma variedade de alimentos proteicos, inclusive frutos do mar, carne magra, frango, ovos, legumes, derivados da soja e frutos secos e sementes sem sal.
- Aumente a quantidade e a variedade de frutos do mar consumidos, optando por eles em lugar de carne de gado e frango.
- Substitua alimentos proteicos com muita gordura sólida (como hambúrguer e costelas com graxa) por opções com menos desse tipo de gordura e calorias (como frango e ovos), ou que sejam fontes de óleos (peixe e frutos secos).
- Use azeites/óleos (como o de oliva e o de canola) em lugar da gordura sólida (margarinas em tablete), sempre que possível.

- Escolha alimentos que ofereçam mais potássio, fibras alimentares, cálcio e vitamina D, nutrientes importantes na dieta norte-americana. Esses alimentos incluem as verduras, as frutas, os grãos integrais e derivados do leite ou alternativos.

As orientações do MyPlate para um plano alimentar diário com 1.800 calorias (quantidade mínima para a maioria dos atletas, mesmo que queiram perder gordura corporal) incluem:

- **Frutas**: 1 1/2 xícara de frutas ou suco por dia. Isso é fácil: uma batida refrescante com uma banana, frutas vermelhas e um suco de laranja é o suficiente.
- **Hortaliças**: 2 1/2 xícaras (cerca de 400 g) por dia com várias cores. Uma tigela de salada de tomate, pimentão, cenoura e espinafre *baby* supre tranquilamente a necessidade de hortaliças.
- **Grãos**: 180 g de alimentos em grãos, dos quais pelo menos metade seja integral (procure a palavra *integral* junto ao nome do grão na lista de ingredientes). Vinte e oito gramas = uma fatia de pão ou 1/2 xícara de massa ou arroz cozido. Comer cereais integrais no café da manhã e um sanduíche de pão de trigo integral no almoço pode equilibrar o arroz ou a massa branca servida no jantar.
- **Laticínios**: 3 xícaras (720 mL) de leite ou iogurte com baixo teor de gordura ou sem gordura. Sessenta gramas (60 g) de queijo lanche processado equivalem a 1 xícara (240 mL) de leite. Leite de soja e leite sem lactose enriquecidos com cálcio são excelentes alternativas.
- **Carne e alternativos**: cinco porções de 28 g. Trinta gramas de carne equivalem a um ovo, 1 colher (de sopa) de pasta de amendoim ou uma mão cheia de nozes. Uma porção pequena de alimento rico em proteína a cada refeição será mais que suficiente.

As informações a seguir podem ser úteis para que você não só se alimente, mas o faça da forma certa – mesmo que se alimente apressadamente e, raramente, prepare as refeições em casa.

Grãos integrais e amidos

Se você se alimenta bem, há um "integral" na sua dieta – grãos integrais! Pães, cereais e outros alimentos integrais são a base de uma dieta desportiva de alto desempenho, o mesmo valendo para qualquer dieta. Os grãos não refinados ou apenas ligeiramente processados são excelentes fontes de carboidrato, fibras e vitamina B. Eles abastecem os músculos, protegem contra fadiga muscular desnecessária e, se ricos em fibras, reduzem problemas de constipação. Apesar da crença popular, o carboidrato em grãos não engorda; calorias em excesso engordam. O excesso de calorias geralmente provém das várias formas de gordura (manteiga, maionese, molhos de carne) que acompanham o pão francês, o pão de sanduíche, o arroz e outros tipos de carboidrato. Se o peso é um problema para você, recomendo que limite as gorduras, mas desfrute dos pães ricos, dos cereais ricos em fibras e de outros grãos integrais. Esses alimentos ajudam a reduzir a fome e auxiliam no controle do peso. As formas integrais de carboidrato devem ser a base tanto de um programa de redução de peso como de uma dieta desportiva. Consultar os Capítulos 6 e 16 para mais informações sobre carboidratos e peso.

Os grãos representam cerca de 25% das calorias consumidas nos Estados Unidos; mas, infelizmente para a saúde, a maior parte dos grãos que ingerimos é refinada – pão branco, arroz branco, produtos feitos com farinha de trigo branca. O processo de refino separa os grãos de seu farelo e gérmen, removendo, assim, as fibras, os antioxidantes, os minerais e outros compostos benéficos à saúde. As pessoas habituadas a dietas a base de grãos refinados tendem a uma maior incidência de doenças crônicas, como o diabetes, com início na fase adulta, e a cardiopatia. As pessoas que costumam ingerir grãos integrais têm 20 a 40% menos risco de cardiopatia e derrame (Flight e Clifton, 2006).

Qual é a quantidade suficiente?

Para obter a quantidade adequada de carboidrato para abastecer plenamente seus músculos, você precisa consumir esse nutriente como a base de cada refeição. Você pode fazer isso ingerindo pelo menos 200 calorias de alimentos em grãos por refeição – uma tigela de cereal, duas fatias de pão, 1 xícara de arroz. O que não é muito para praticantes de atividade física famintos que requerem de 600 a 900 calorias por refeição. A maioria das pessoas ativas normalmente precisa (e deve) comer o dobro ou até o triplo das porções listadas no rótulo de uma caixa de cereal ou massa.

Principais opções

Se os grãos brancos refinados (farinha, pão, arroz e massa brancos) dominam suas escolhas de grãos, eis algumas dicas para aumentar sua ingestão de grãos integrais, que são mais saudáveis, saborosos e muito práticos. Observe que a palavra *trigo*, em um rótulo, pode não significar *trigo integral*, e uma cor escura pode ser apenas da coloração do alimento; portanto, certifique-se de procurar a palavra *integral*. E o que quer que faça, tente não ficar longe dos grãos, achando que engordam. Não é verdade.

- **Cereais integrais.** *Wheaties*, *Cheerios*, *Total*, *Kashi*, *Müeslix* e *Shredded Wheat* são exemplos de cereais integrais com o termo *integral* na caixa ou na lista de ingredientes.
- **Farinha de aveia.** Quando cozida num gostoso cereal quente ou ingerida crua, como no *müesli*, a farinha de aveia torna-se um belo café da manhã que ajuda a reduzir o colesterol e prevenir a cardiopatia. Algumas pessoas ainda costumam ter pacotes de farinha de aveia instantânea para preparo em micro-ondas nas gavetas de suas mesas de trabalho como lanche da tarde. A farinha de aveia (tanto a instantânea como a normal) é um alimento de grão integral com um carboidrato de digestão lenta, que fornece bastante energia, sendo, ainda, perfeita como lanche pré-exercício.

- **Pães integrais e pretos.** Ao escolher pães, lembre-se de que os integrais tendem a possuir maior valor nutricional do que os brancos. No supermercado, opte pelas marcas consagradas que trazem trigo, centeio ou farinha de aveia integrais como ingredientes principais. Conserve pães integrais no congelador, para que tenha sempre um estoque fresco à mão para preparar torradas, sanduíches ou um lanche. Quando for a uma lanchonete, peça sanduíche de peru com tomate em pão preto de centeio.
- **Biscoitos** *cracker* **integrais e do tipo** *graham*. Esses biscoitos crocantes com baixo teor de gordura são um lanche rico em carboidrato, perfeito para uma dieta desportiva. Procure escolher marcas integrais de *crackers* com baixo teor de gordura, evitando aquelas que deixam os dedos engordurados. Recomendo as marcas *Ak-Mak*, *Dr. Kracker*, *Finn Crisp*, *Kavli*, *RyKrisp*, *Triscuit Thin Crisps*, *Wasa* e *Whole Foods 365 Baked Woven Wheats*, entre outras. Deguste esse tipo de biscoito com pasta de amendoim como um lanche delicioso.
- **Pipoca.** Seja estourada em uma pipoqueira sem adicionar gordura ou apenas com um pouco de óleo de canola, a pipoca é uma forma divertida de aumentar sua ingestão de grãos integrais. O truque é evitar a adição de manteiga ou sal. Que tal temperá-la com um pouquinho de condimento mexicano ou italiano, ou borrifar um tempero para pipoca?

Coloque um "integral" na sua dieta

Os grãos integrais oferecem centenas de fitoquímicos que desempenham papéis-chave na redução do risco de cardiopatia, diabetes e câncer. Para que um alimento seja chamado de grão integral, um dos seguintes ingredientes deve estar listado em primeiro lugar na lista de ingredientes o rótulo:

Amaranto	Triticale
Arroz integral	Cevada integral
Bulgur (trigo quebrado)	Milho integral
Painço	Aveia ou farinha de aveia integral
Pipoca	Centeio integral
Quinoa	Trigo integral
Sorgo	Arroz selvagem

Você não encontrará os termos *grão integral* no rótulo de dados nutricionais; assim, deve procurar a palavra *integral* no começo ou perto da lista de ingredientes. Procurar também o selo "grão integral" no rótulo (Fig. 1.2) e, idealmente, escolha alimentos com, pelo menos, 8 g (meia porção) de grãos integrais por porção. Alimentos 100% integrais têm 16 g desse tipo de grão por porção. Sua meta diária é, pelo menos, 48 g de grãos integrais – três porções.

Você é contra os grãos?

Talvez você nem se aproxime do trigo devido a doença celíaca, intolerância ao glúten ou apenas porque queira limitar a ingestão de trigo por motivos pessoais. Com um planejamento criterioso, você ainda pode consumir uma dieta desportiva apropriada. Consulte, por favor, o Capítulo 6 que traz mais informações sobre como planejar uma dieta desportiva sem trigo e sem glúten.

FATO OU FICÇÃO

A quinoa é um grão integral superior.

Os fatos: a quinoa (na verdade, uma semente, embora seja ingerida como um grão) gaba-se de ser um grão superior porque oferece mais proteínas que outros grãos. No entanto, como pode ser visto na Tabela 1.1, ela não é tão rica em proteína. Certificar-se de equilibrar a refeição, combinando quinoa com *tofu*, favas ou iogurte para atingir de 20 a 30 g de proteína por refeição. A quinoa também é cara, cerca de US$13,00 o quilo na comparação com o arroz integral,

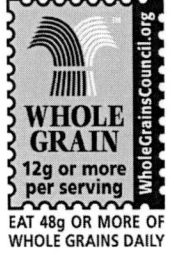
The basic stamp

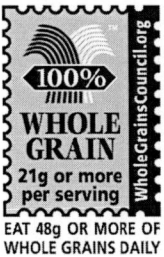
The 100% stamp

FIGURA 1.2 Selo de grão integral.
Os Selos de Grão Integral (Whole Grain Stamps) são marca registrada do Old Preservation Trust e do Whole Grain Council, www.wholegraincouncil.org. Usada com permissão.

Nota: o termo *elevado teor de fibras* não é o mesmo que *grão integral*. Alto teor de fibras pode conter apenas a camada de farelo do grão e não o gérmen e o endosperma que compõem o grão inteiro.

que é US$3,30. Mas cozinha rapidamente (menos de 15 minutos), é versátil e um acréscimo saudável a qualquer refeição.

TABELA 1.1 Comparações de proteínas entre grãos

Grão ou amido	1 xícara cozida	Calorias	Proteína (g)
Massa, branca	60 g seca	200	7
Massa, grão integral	60 g seca	200	8
Arroz, branco	65 g cru	225	4
Arroz, integral	65 g cru	225	5
Cuscuz	65 g cru	215	7
Quinoa	65 g cru	200	8

Hortaliças

Assim como as frutas, as hortaliças dão uma importante contribuição de carboidrato para a base de sua dieta desportiva. São o que eu chamo de pílulas vitamínicas naturais, pois são excelentes fontes de vitamina C, betacaroteno (a forma vegetal da vitamina A), potássio, magnésio e muitas outras vitaminas, minerais e substâncias que protegem a saúde. Em geral, as hortaliças oferecem um valor nutricional um pouco maior que o das frutas. Portanto, se você não come muita fruta, pode compensar comendo mais hortaliças. Você obterá as mesmas vitaminas e os mesmos minerais, se não mais.

Qual a quantidade suficiente?

A ingestão recomendada é de pelo menos 2 1/2 xícaras de hortaliças por dia (por volta de 400 g) (de preferência mais). Muitas pessoas atarefadas raramente ingerem essa quantidade na semana. Se você não costuma comer hortaliças com frequência, o truque é ingerir grandes porções – uma quantidade maior em vez de uma porção normal – de forma a valer pelas 2 1/2 xícaras "em uma sentada". Para realmente investir na sua saúde, tente fazer isso duas vezes por dia, comendo uma grande e colorida salada no almoço e vários talos de brócolis no jantar. A indústria alimentícia está trabalhando muito para tornar o consumo de hortaliças tão fácil quanto abrir um saco de verduras, minicenouras ou abóbora descascada e em cubos – ou sacos congelados de brócolis que podem ser simplesmente colocados no micro-ondas.

Principais opções

Qualquer hortaliça é boa para você. É claro que as frescas são melhores, mas, muitas vezes, impossíveis de se conseguir. As congeladas são uma boa segunda opção, tendo em vista que o congelamento elimina pouco valor nutricional. As hortaliças em conserva são uma alternativa; lavá-las em água corrente pode reduzir seus altos níveis de sódio. Por serem processadas rapidamente, elas retêm muitos outros nutrientes. O cozimento em demasia é o principal destruidor dos nutrientes; portanto, cozinhe as hortaliças frescas ou congeladas somente até que estejam tenras e crocantes, de preferência em forno de micro-ondas, a vapor ou em panela *wok*, usada na culinária chinesa. Aqueça as hortaliças em conserva somente até ficarem quentes, não há necessidade de fervê-las.

FATO OU FICÇÃO

Os alimentos brancos não têm valor nutricional.

Os fatos: alguns alimentos brancos são fontes fantásticas de nutrientes – inclusive bananas, couve-flor, cebolas e pastinaca. As claras de ovos são ricas em proteína, da mesma forma que os feijões brancos e o iogurte natural. Pão branco e outros alimentos feitos com farinha branca refinada são densamente menos nutritivos, embora possam ser equilibrados também numa dieta desportiva saudável genérica, em especial, se enriquecidos com ferro e vitaminas B.

As hortaliças de cores vivas e escuras em geral têm um maior valor nutricional do que as mais pálidas. Se você está tentando melhorar a dieta, aumente a ingestão de brócolis, espinafre, pimentões verdes, tomates, cenouras e abóboras. Eles são mais densos em nutrientes do que as alfaces, os pepinos, as abobrinhas, os cogumelos e os aipos pálidos (essas hortaliças descoradas não são, de modo algum, ruins para você; é que as de cores vivas oferecem mais vitaminas e minerais por caloria). Seguem dicas de algumas das melhores opções de hortaliças.

- **Brócolis, espinafre e pimentões (verdes, vermelhos ou amarelos).** Essas hortaliças com baixo teor de gordura e ricas em potássio são carregadas de vitamina C e de carotenos benéficos à saúde, os precursores da vitamina A. Um talo médio (1 xícara) de brócolis cozido a vapor fornece vitamina C suficiente para um dia inteiro, assim como metade de um pimentão grande. Gosto de comer um pimentão em vez de uma maçã como lanche: ele fornece mais vitaminas e potássio e menos calorias. Não é uma boa troca?
- **Tomates e molho de tomate.** Em saladas, na massa ou na *pizza*, os produtos feitos com tomate são outra forma fácil de aumentar sua ingestão de hortaliças. São boas fontes de potássio, fibras, vitamina C (um tomate de tamanho médio fornece metade da vitamina C de que você precisa por dia), carotenos e licopeno, um fitoquímico que pode prevenir certos cânceres. Suco de tomate e de outras hortaliças são sugestões adicionais para quem vive correndo e não tem tempo ou interesse em cozinhar. Essas pessoas podem beber hortaliças de uma forma agradável! Porém, produtos comerciais a base de tomate tendem a ser ricos em sódio; portanto, quem tem hipertensão arterial deve limitar sua ingestão ou escolher marcas com baixo

teor de sódio. Algumas pessoas que transpiram demais gostam do suco V8 após se exercitarem, pois o sódio contido nessas bebidas ajuda a compensar a perda desse mineral no suor (Cap. 8).
- **Hortaliças crucíferas (membros da família do repolho).** O repolho, o brócolis, a couve-flor, a couve-de-bruxelas, a couve-galega, a couve-portuguesa, a couve-rábano, a nabiça e a mostarda podem prevenir o câncer. Faça um favor a sua saúde priorizando essas escolhas. Você não errará se comer bastante dessas hortaliças.

Se estiver comendo pouca hortaliça, certifique-se de que as que você ingere estejam entre as melhores. As informações da Tabela 1.2 podem ajudá-lo a guiar suas escolhas, da mesma forma que as informações na seção de saladas, no Capítulo 4.

Frutas

As frutas contribuem para a forte base de carboidrato necessária a sua dieta desportiva, além de serem ricas também em fibras, potássio e muitas vitaminas, especialmente a vitamina C. Os nutrientes encontrados nas frutas melhoram a cicatrização, auxiliam a recuperação após o exercício e reduzem o risco de câncer, hipertensão arterial e constipação.

Qual a quantidade suficiente?

As *U.S. Dietary Guidelines* recomendam pelo menos 1 1/2 xícara de fruta ou suco por dia – isso equivale a apenas um ou dois pedaços normais de fruta. Os Centros de Controle e Prevenção de Doenças (CCPD) estimulam um consumo ainda maior para ajudar a prevenir muitas das doenças do envelhecimento. Se você tem problemas para incluir até mesmo uma pequena fruta em seus cardápios diários, recomendo que se programe para adicioná-las no café da manhã. Um copo (240 mL) de suco de laranja e uma banana média no cereal satisfarão a exigência mínima de fruta para o dia inteiro. Ou faça uma batida com suco de abacaxi, de frutas vermelhas, banana e iogurte e leve esse preparado em recipiente especial para passar o dia. Procure consumir mais frutas em outras ocasiões alimentares ao longo do dia: por exemplo, coma frutas secas em vez de uma barra de cereais como lanche pré-exercício, coma fatias de maçã com manteiga de amendoim ou jogue algumas passas de uva na salada.

Principais opções

Se frutas não estão disponíveis diariamente – ou se estragam antes de ter tempo de comê-las, as dicas a seguir irão ajudá-lo a equilibrar melhor sua ingestão. Torne estes alimentos uma prioridade absoluta em sua estratégia para uma boa nutrição.

TABELA 1.2 Comparando hortaliças

Hortaliça	Quantidade	Calorias	A (UI*)	C (mg)	Potássio (mg)
Aspargos	8 brotos, cozidos	25	1200	9	270
Beterraba	1/2 xícara, fervida	35	30	3	260
Brócolis	1 xícara, cozidos	55	2.415	100	455
Couve-de-bruxelas	8 médias, cozidas	60	1.300	105	535
Repolho verde	1 xícara, cozido	35	120	55	300
Cenoura	1 média, crua	30	12.030	5	230
Couve-flor	1 xícara, cozida	30	15	55	175
Aipo	1 talo de 18 cm	5	180	2	105
Milho	1/2 xícara, congelado	60	130	5	145
Pepino	1/3 médio	15	105	3	145
Vagem	1 xícara, cozida	45	875	10	180
Couve-portuguesa	1 xícara, cozida	35	17.700	55	300
Alface-americana	7 folhas	15	525	3	150
Alface-romana	2 xícaras, retalhada	15	8.200	5	230
Cogumelos	1 xícara, pedaços crus	20	0	0	315
Cebola	1/2 xícara, picada	30	2	5	115
Ervilha	1/2 xícara, cozida	65	640	10	215
Pimentão verde	1 xícara, em cubos	30	550	120	260
Pimentão vermelho	1 xícara, em cubos	45	4.665	190	315
Batata assada	1 grande, com casca	290	30	25	1.645
Espinafre	1 xícara, cozido	40	18.865	15	840
Abobrinha (italiana)	1 xícara, cozida	35	380	10	345
Abóbora (moranga)	1 xícara assada	75	10.700	20	500
Batata-doce	1 média, assada	100	21.900	25	540
Tomate	1 pequeno, cru	15	760	15	215
Ingestão recomendada:	Homens		>3.000	>90	>4.700
	Mulheres		>2.310	>75	>4.700

* Unidades Internacionais.
Dados da USDA National Nutrient Database for Standard Reference, 2011.

- **Frutas e sucos cítricos.** Seja em seu estado natural, seja em suco fresco, congelado ou em lata, frutas cítricas, como laranjas, pomelos, clementinas e tangerinas, superam muitas outras frutas ou sucos em conteúdo de vitamina C e potássio.

  Se o incômodo de descascar uma laranja ou um pomelo é um impedimento para você, então beba o suco. Qualquer fruta é melhor que nenhuma fruta! É verdade que a fruta em estado natural tem um valor nutricional um pouco maior; mas, entre as opções de um rápido copo de suco ou nada, o suco cumpre o seu papel. Apenas 240 mL de suco de laranja fornecem mais do que a ingestão diária de referência (DRI) de 75 mg de vitamina C, todo o potássio que você possa ter eliminado em uma sessão de exercícios de 1 hora e o ácido fólico, uma vitamina B necessária para a formação de proteína e eritrócitos. Opte pelo suco de laranja com adição de cálcio para melhorar sua saúde óssea.

- **Bananas.** Com baixo teor de gordura e alto teor de potássio, essa fruta é perfeita para pessoas atarefadas e já vem pré-embalada. As bananas são excelentes para repor o potássio eliminado no suor. Para aumentar a sua ingestão dessa fruta, adicione algumas rodelas ao cereal, leve uma na sua sacola de almoço como uma satisfatória sobremesa ou a tenha à mão para um lanche de fácil reforço de energia. Minha combinação favorita de toda hora é banana com pasta de amendoim, biscoitos de fibra de trigo e um copo de leite com baixo teor de gordura – uma refeição ou um lanche balanceado que inclui quatro tipos de alimentos (frutas, nozes, grãos e laticínios), com uma boa base de carboidrato (banana e biscoitos) e proteína (creme de amendoim e leite) como acompanhamento.

  Para evitar que as bananas fiquem maduras demais, conserve-as no refrigerador. A casca pode ficar preta pelo frio, mas a fruta continuará boa. Outro truque é armazenar pedaços grandes de banana (sem casca) no congelador. Eles se misturam bem com leite em batidas. Veja a receita de batidas de frutas no Capítulo 35.

  Sem dúvida, as bananas estão entre os lanches desportivos mais populares. Certa vez, vi um ciclista com duas bananas bem presas com fita ao capacete, prontas para serem apanhadas quando ele necessitasse de um reforço de energia.

- **Melão cantalupo, *kiwi*, morangos e outras frutas vermelhas.** Essas frutas densas em nutrientes são, também, boas fontes de vitamina C e potássio. Muitos de meus clientes conservam frutas vermelhas e pedaços de melão no congelador, prontos para serem transformados em uma batida para o café da manhã ou um refresco pré ou pós-exercício.

- **Frutas secas.** Práticas e fáceis de transportar, são ricas em potássio e carboidrato, além de se acomodarem bem para viagem. Guarde saquinhos de frutas secas e nozes (misturadas) na sua mochila de ginástica ou no carro em vez de outra barra energética.

  Se estiver comendo pouca fruta, certifique-se de que a que você come seja nutricionalmente a melhor. As informações na Tabela 1.3 podem orientar suas escolhas.

TABELA 1.3 Comparando frutas

Fruta	Quantidade	Calorias	A (UI)	C (mg)	Potássio (mg)
Maçã	1 média	80	80	5	160
Suco de maçã	1 xícara	115	2	2	250
Damasco	10 metades, secas	85	1.260	1	400
Banana	1 média	105	75	10	425
Mirtilo	1 xícara, ao natural	85	80	15	115
Melão cantalupo	1 xícara, em pedaços	60	6.000	65	475
Cereja	10 unidades do tipo doce	50	50	5	180
Suco de *cramberry*	1 xícara	140	20	110	35
Tâmaras	5, secas	120	5	0	240
Figos	1 médio, ao natural	35	70	1	115
Pomelo	1/2 médio, rosa	50	1.415	40	165
Suco de pomelo	1 xícara, branco	95	20	70	380
Uvas	1 xícara	60	90	5	175
Melão doce	1 xícara, em cubos	60	85	30	390
Kiwi	1 médio	45	60	65	215
Laranja de umbigo	1 média	70	350	83	230
Suco de laranja	1 xícara, fresco	110	500	125	500
Pêssego	1 médio	60	570	10	285
Abacaxi	1 xícara, ao natural	80	95	80	180
Suco de abacaxi	1 xícara	130	10	25	325
Ameixas	5, secas	115	370	0	350
Passas de uva	1/3 xícara	145	0	1	360
Morangos	1 xícara, ao natural	50	20	90	235
Melancia	1 xícara	45	875	10	170
Ingestão recomendada:	Homens		> 3.000	> 90	> 4.700
	Mulheres		> 2.310	> 75	> 4.700

Dados da USDA National Nutrient Database for Standard References, 2011.

Orgânico é melhor?

Muitos de meus clientes querem saber se devem gastar o orçamento alimentar em frutas e hortaliças orgânicas. Os alimentos orgânicos são melhores, mais seguros e mais nutritivos? Conforme declaração da American Academy of Pediatrics (Forman, Silverstein, Committee on Nutrition, e Council on Environmental Health 2021), a resposta simples é que os orgânicos podem reduzir a exposição a pesticidas e bactérias resistentes a antibióticos, são melhores para o meio ambiente e mais seguros para os agricultores, dando apoio às pequenas propriedades, mas não são significativamente melhores em termos de valor nutricional. Até agora, não há estudos comprovando que seu consumo leva à melhora da saúde ou redução do risco de doenças. (Smith-Spangler et al., 2012). Sem dúvida, a discussão sobre orgânico *versus* convencional ultrapassa a nutrição e a saúde e chega à política e aos valores pessoais. Demos uma boa olhada na história como a conhecemos até hoje.

Para começar, *orgânico* refere-se à forma como os agricultores produzem e processam frutas, hortaliças, grãos, carne, aves, ovos e laticínios.

O arco-íris nutricional

Procure comer uma variedade de cores de frutas e hortaliças. Cada cor oferece tipos diferentes dos fitoquímicos benéficos à saúde, associados à redução do risco de câncer e cardiopatia (Tab. 1.4).

TABELA 1.4 Frutas e hortaliças por cor

Cor	Frutas	Hortaliças
Vermelho	Morango, melancia, cerejas	Pimentão vermelho, tomates*
Amarelo	Manga, pêssegos, melão cantalupe	Cenouras, batata-doce, abóbora
Amarelo	Abacaxi, carambola	Moranga, milho
Verde	Kiwi, uvas, melão doce, abacate	Ervilha, espinafre, brócolis, couve
Azul ou roxo	Mirtilo, uvas, ameixa seca	Beringela, beterraba
Branco	Banana, peras	Alho, cebolas

* Tecnicamente, o tomate é uma fruta.

As dicas a seguir podem ajudá-lo a usufruir de uma dieta mais colorida. No café da manhã, beba um pouco de suco de laranja; adicione frutas vermelhas congeladas ao cereal frio ou prepare uma batida. No almoço, inclua um punhado de minicenouras, mastigue pimentões em lugar de *pretzels*, ou opte por uma hortaliça ou sopa de tomates. No lanche, guarde damascos ou abacaxi seco na gaveta da sua mesa de trabalho; beberique um suco de hortaliças. No jantar, saboreie massa com molho de tomates, peça uma pizza com bastante pimentão ou brócolis, ou peça comida chinesa frita rapidamente em óleo quente com muitas hortaliças.

Somente os alimentos que são produzidos e processados de acordo com os padrões orgânicos do Departamento de Agricultura dos Estados Unidos (USDA) podem ser rotulados como orgânicos (Nota: os termos natural, livre de hormônios e colonial encontrados nos rótulos de alimentos não significam necessariamente orgânico). Os agricultores orgânicos não utilizam fertilizantes, inseticidas ou herbicidas químicos no cultivo, tampouco hormônios do crescimento, antibióticos ou medicamentos para estimular o crescimento animal e prevenir as doenças.

As frutas e as hortaliças orgânicas podem custar cerca de 30% mais do que um produto normal, se não mais. Valem o custo extra? Em termos de sabor, alguns atletas afirmam que os alimentos orgânicos são mais saborosos. Quanto à nutrição, há pesquisas sugerindo que os orgânicos podem ter um pouco mais minerais e antioxidantes que os semelhantes cultivados de forma convencional, mas as diferenças são insignificantes (Winter e Davis, 2006). Você poderia corrigir a diferença, ingerindo uma porção maior do produto cultivado de modo convencional.

Um motivo para comprar orgânicos é a redução do teor de pesticidas em seu organismo e, assim, o risco potencial de câncer e defeitos congênitos. A U.S. Environmental Protection Agency estabeleceu padrões que requerem uma margem entre 100 e 1.000 vezes a segurança de resíduos de pesticidas. Isso fixou limites baseados em dados científicos que indicam o nível em que o pesticida não causará "risco irracional à saúde humana." Conforme Richard Bonanno, doutor especialista em agricultura da Universidade de Massachusetts, em Amherst e, também, um fazendeiro, 65 a 75% do que é cultivado de modo convencional não tem pesticidas passíveis de detecção. (Quando usados de forma correta e aplicados nos momentos certos, os pesticidas degradam-se e ficam inertes.) Os resultados de testes em hortaliças oriundas de fazendas em Massachusetts não mostraram resíduos de pesticidas em 100% das amostras. Bonanno relatou que apenas 0,5% dos alimentos cultivados convencionalmente (embora de 3 a 4% dos alimentos importados) situam-se acima dos padrões do FDA. Uma inspeção realizada em 2005 com 13.621 amostras de alimentos revelou que o resíduo de pesticidas que excedia a tolerância era de 0,2% (USDA Pesticide Data Program 2006). Bonanno entende o termo "orgânico", em parte, como uma manobra de *marketing*; os alimentos orgânicos são retratados como sendo mais seguros e melhores. Mas há quem lembre que pequenas quantidades de pesticidas podem se acumular no organismo, com potencial de aumento do risco de câncer, desequilíbrios hormonais, problemas reprodutivos e defeitos congênitos. Os pesticidas podem causar preocupação especial durante períodos vulneráveis de crescimento, como no início da infância. Há quem pergunte se eles contribuem para as dificuldades de aprendizagem e hiperatividade. Ainda não há clareza quanto ao percentual que podemos tolerar sem que nos causem danos.

Se escolher alimentos orgânicos e "totalmente naturais", possivelmente você ingerirá cada vez menos alimentos processados que podem conter substâncias causadoras de obesidade. Essas substâncias, os "obesogênios," são compostos químicos capazes de contribuir para um número maior de células gordurosas e aumento de seu tamanho. Essas substâncias, encontradas em alguns alimentos comercializados, fármacos e produtos industrializados (como os plásticos), podem alterar os processos metabólicos, desequilibrar hormônios e predispor algumas pessoas a aumento do peso. A exposição a essas substâncias no útero pode explicar, em parte, o aumento da obesidade infantil, os motivos de as pessoas estarem mais gordas que o usual e a obesidade mórbida, o diabetes tipo 2 e a inversão sexual em espécies de peixes (um sinal de problemas hormonais) (Hollcamp, 2012).

Há necessidade de mais pesquisas acerca do papel dos obesogênios e formas de reduzir sua presença no ambiente. Atualmente, essas substâncias são encontradas em plásticos, alimentos enlatados e utensílios não aderentes (além de alguns perfumadores de ambiente, produtos de lavanderia e de cuidados pessoais). Até que mais seja conhecido, tem-se outra razão para manter em seu estado natural os alimentos selecionados, com menos embalagens. Mais informações sobre os obesogênios podem ser encontradas no Apêndice A, seção Obesogênios.

Então o que um atleta com fome, mas com baixo poder aquisitivo, tem que fazer?

- Comer uma variedade de alimentos para minimizar a exposição ao resíduo de um pesticida específico.
- Lavar e enxaguar cuidadosamente as frutas e as hortaliças em água corrente, prática que pode remover 99% de qualquer resíduo de pesticida (dependendo do alimento e do pesticida).
- Descascar os alimentos, como maçãs, batatas, cenouras e peras (mas assim você também elimina nutrientes importantes).
- Remover as extremidades e a porção externa do aipo, da alface e do repolho.
- Comprar versões orgânicas dos alimentos que você ingere com maior frequência, como maçãs, caso você coma muitas por dia.

Conforme especialistas do Grupo de Trabalho Ambiental (2012), os níveis que o governo permite de pesticidas são muito liberais. No entanto, eles concordam que os benefícios à saúde da ingestão de mais frutas e hortaliças ultrapassam os riscos conhecidos do consumo de resíduos de pesticidas. Eles recomendam que sejam compradas versões orgânicas das frutas e hortaliças reconhecidamente possuidoras dos níveis mais elevados de pesticidas (embora estejam ainda nos limitas da EPA). Em sua lista denominada "dúzia suja", estão maçã, aipo, pimentão, pêssego, morango, nectarina importada, uvas, espinafre, alface, pepino, framboesa e batata.

Para poupar dinheiro, escolha versões convencionalmente cultivadas da "dúzia limpa" (com pouco ou nenhum resíduo de pesticidas ou com a pele não comestível, que pode ser retirada): *kiwi*, abacaxi, manga, melão cantalupe (doméstico), batata-doce, aspargos, abacate, repolho, berinjela, cebola, milho doce e ervilhas.

Há ainda motivos importantes para a compra de orgânicos – de preferência os localmente cultivados – que não razões de saúde. Os orgânicos cultivados na região ajudam a manter a terra e a repor seus recursos. Também

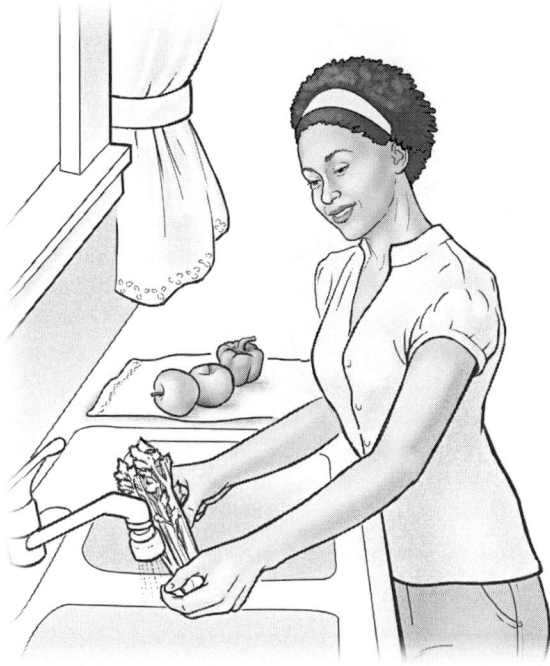

apoiam as pequenas propriedades, ajudando os fazendeiros a ter uma melhor condição de vida. Diferentemente, estes podem se sentir tentados a vender a terra para empreendimentos imobiliários ou parques industriais – e ocorrerá a perda de espaços verdes não poluídos e lindos que poderiam ser aproveitados para passeios de bicicleta, corrida e atividades ao ar livre.

A compra de orgânicos de grandes cadeias de supermercados deve reportar a uma situação como um todo. Uma vez que os orgânicos estão em demanda, podem ter que ser transportados por quilômetros. Esse transporte consome combustível, polui o ar e impede o estabelecimento de um ambiente melhor. Será que isso se encaixa na visão ideal dos orgânicos? O compromisso é a compra, sempre que possível, de qualquer espécie de produtos cultivados na região.

Laticínios e alimentos ricos em cálcio

Os laticínios como leite, iogurte e queijo com baixo teor de gordura não são somente fontes rápidas e fáceis de proteína, mas também produtos ricos em vitamina D (se enriquecidos) e cálcio, um mineral particularmente importante para as crianças e os adolescentes em fase de crescimento, bem como para homens e mulheres de todas as idades. Uma dieta rica em cálcio e vitamina D ajuda a manter os ossos fortes, reduz o risco de osteoporose e protege contra a hipertensão arterial. A vitamina D pode ajudar a prevenir e a tratar doenças que não o câncer, como fibromialgia, diabetes melito, esclerose múltipla e artrite reumatoide (Lappe et al., 2007).

Os laticínios não são as únicas fontes naturais de cálcio, mas tendem a ser as mais concentradas e práticas para quem come com pressa. Se você prefere limitar o consumo de laticínios por intolerância à lactose ou por não gostar, pode ter dificuldade em consumir a quantidade recomendada de cálcio proveniente de alimentos naturais. Por exemplo, para absorver a mesma quantidade de cálcio que você obteria em um copo de leite, precisaria consumir 3 xícaras de brócolis, 8 xícaras de espinafre, 2 1/2 xícaras de feijões-brancos, 6 xícaras de feijões-rajados, 6 xícaras de sementes de gergelim ou 30 xícaras de leite de soja não enriquecido. Os alimentos enriquecidos com cálcio, como leite de soja, suco de laranja ou cereais matinais como o *Total*, podem ajudá-lo a alcançar suas metas de cálcio. A Tabela 1.5 lista algumas das fontes de cálcio mais comuns e a quantidade dessas fontes que oferecem uma porção de cálcio (300 mg). Essa tabela também informa a quantidade de vitamina D suprida por essas fontes comuns.

FATO OU FICÇÃO

Um suplemento de cálcio é uma fonte alternativa de cálcio fácil a pessoas que não gostam de consumir leite.

Os fatos: suplementos de cálcio são substitutos incompletos dos laticínios ricos em cálcio ou derivados da soja enriquecidos. Leite e iogurtes com baixo teor de gordura oferecem toda uma gama de vitaminas, minerais e proteínas importantes; um suplemento de cálcio fornece tão somente cálcio (possivelmente, vitamina D). O leite, por exemplo, é rico não somente em cálcio e vitamina D, mas em potássio e fósforo – nutrientes que agem em conjunto para auxiliar o organismo a usar o cálcio. O leite é também uma das melhores fontes de riboflavina, uma vitamina que auxilia a converter o alimento ingerido em energia. Pessoas ativas, que geram mais energia que outras sedentárias, precisam de mais riboflavina. Se você evita os laticínios, possivelmente sua ingestão de riboflavina deixa a desejar.

Sem dúvida que a ingestão de um suplemento de cálcio é melhor que não ingerir nada desse mineral, embora isso possa causar outros problemas, como um aumento do risco de ataque cardíaco. Assim, recomendo fortemente uma consulta a nutricionista para garantir uma ingestão apropriada de cálcio a partir de suas escolhas diárias de laticínios. Esse profissional pode ajudar a otimizar sua dieta de modo a ter um equilíbrio correto de todos os nutrientes necessários para uma boa saúde e um excelente desempenho nos esportes. Veja a parte de Nutrição, no Apêndice A, para mais informações sobre onde encontrar nutricionista com registro em sua região.

O leite livre de gordura ou com baixo teor de gordura (de vaca ou de soja) e outros alimentos ricos em cálcio devem ser uma parte importante da sua dieta durante a vida inteira. Tendo em vista que seus ossos estão vivos, precisam de cálcio e vitamina D diariamente. As crianças e os adolescentes necessitam desse mineral para o crescimento; os adultos, para manter os ossos fortes. Embora se possa parar de crescer aos 20 anos, não se alcança o pico de densidade óssea antes dos 30 ou 35 anos. A quantidade de cálcio armazenada

TABELA 1.5 Equivalentes do cálcio

Alimento rico em cálcio	Quantidade necessária para 300 mg de cálcio*	Vitamina D (UI) Meta de ingestão: 400-600 UI
Leite (enriquecido)	1 xícara (240 mL)	100
Leite em pó	1/3 xícara, seco (40 g)	90
Iogurte	230 g	0-115
Queijo *cheddar*	45 g	10
Requeijão	2 xícaras	–
Sorvete de iogurte	1 1/2 xícara	10
Pizza de queijo	2 fatias	–
Proteína		
Leite de soja enriquecido	1 xícara (240 mL)	40-120
Tofu	150 g	–
Salmão em lata com ossos	120 g	440
Sardinhas em lata com ossos	90 g	160-300
Amêndoas	3/4 xícara (90 g)	–
Hortaliças		
Brócolis cozidos	3 xícaras (500 g)	–
Couve-galega ou nabo cozido	1 xícara (200 g)	–
Couve ou mostarda cozida	1 1/2 xícara (200 g)	–
Couve-chinesa	2 xícaras (240 g)	–
Alimentos enriquecidos com cálcio		
Cereal Total	1 xícara (30 g)	40-70
Suco de laranja enriquecido com cálcio e vitamina D	1 xícara (240 mL)	140

*300 miligramas são considerados uma porção de laticínios.
Dados da USDA National Nutrient Database for Standard Reference. 2011.

nos ossos nessa idade é um fator crucial na suscetibilidade do indivíduo a fraturas à medida que ele envelhece. Após os 35 anos, os ossos começam a afinar como parte normal do envelhecimento. Uma dieta rica em cálcio, combinada com exercícios de resistência e fortalecimento muscular, pode retardar esse processo.

Qual a quantidade suficiente?

Como você pode ver na Tabela 1.6, as necessidades de cálcio variam conforme a idade. Os adolescentes em fase de crescimento necessitam de quatro porções; a maioria dos adultos, três. Pode parecer muito se você não costuma beber leite, mas mesmo atletas que se preocupam com o peso podem facilmente consumir, em apenas 300 kcal, a quantidade mínima diária recomendada de três porções de laticínios com baixo teor de gordura. Procure atender, se não integralmente, pelo menos a metade das suas necessidades de cálcio dos alimentos.

Algumas pessoas têm problemas para digerir leite porque carecem de uma enzima (lactase) que digere o açúcar do leite (lactose). Essas pessoas conseguem, muitas vezes, tolerar iogurte (especialmente o tipo grego), queijos duros como o *cheddar* e o parmesão, ou mesmo pequenas quantidades de leite ingeridas com uma refeição. Elas também podem beber leite de soja ou leite *Lactaid*, uma marca livre de lactose disponível nos supermercados. Muito frequentemente, meus clientes com intolerância à lactose negligenciam o fato de que seu organismo ainda necessita de cálcio, proveniente de fontes alternativas.

TABELA 1.6 Exigências de cálcio

Idade	Necessidade de cálcio (mg)	Número de porções
Crianças		
1-3 anos	700	2,5
4-8 anos	1.000	3,5
Adolescentes		
9-18 anos	1.300	4
Mulheres		
19-50 anos	1.000	3
> 50 anos (pós-menopausa)	1.200	4
Atletas amenorreicas	1.200	4
Gestantes ou lactantes	1.000-1.300	3-4
Homens		
19-70 anos	1.000	3
> 70 anos	1.200	4

Dados do Institute of Medicine Food and Nutritious Board, 2010. Dietary reference intakes for calcium and vitamin D [Online]. Disponível em www.ion.edu/Reports/2010/Dietary-Reference-Intakes-for-Calcium-and-Vitamin-D.aspx [May 7, 2013].

Aumentando a sua ingestão de cálcio

Eis algumas dicas para ajudá-lo a aumentar sua ingestão de cálcio para formar e manter ossos fortes:

- No café da manhã, saboreie cereal com um copo de leite de baixo teor de gordura ou desnatado (ou leite de soja).
- Com cereal crocante, como a granola, use iogurte no lugar do leite.
- Com cereal quente, cozinhe-o no leite ou misture-o em 1/3 xícara de leite em pó. Por cima, amêndoas em fatias finas.
- Ao fazer uma refeição rápida, opte por um sanduíche comum ou *wrap* com queijo magro, ou coloque sobre uma maçã fatias finas de queijo magro e biscoitos salgados.
- Consuma rapidamente leite achocolatado como um excelente alimento de recuperação após o exercício.
- Suplemente cálcio nas saladas, adicionando queijo ralado magro, salmão em lata (com os ossos), cubos de *tofu* ou amêndoas.
- Bata no liquidificador *tofu* mole ou iogurte natural com condimentos para salada e terá um molho rico em cálcio. Leia o rótulo das embalagens de *tofu* e escolha as marcas processadas com sulfato de cálcio; do contrário, o *tofu* será pobre em cálcio.
- Beba um copo de leite com baixo teor de gordura, desnatado ou de soja, no almoço, nos lanches ou no jantar.
- Adicione leite extra (em vez de nata) ao café e experimente um delicioso cortado.
- Leve leite em pó para o trabalho para substituir os branqueadores de café.
- Beba chocolate quente à base de leite em vez de café.
- Prepare batidas e cremes batidos à base de leite de soja.
- Para o lanche, tome um iogurte com sabor de fruta em vez de sorvete.
- Experimente pudim feito com leite de baixo teor de gordura; é uma guloseima à base de cálcio.
- Para uma fácil opção de almoço, coma salmão ou sardinha em lata com ossos, servidos com bolachas tipo *cracker*.
- Mastigue uma porção de amêndoas à tarde como reforço energético.
- Adicione *tofu* a sopas orientais ou a pratos ligeiramente fritos em óleo quente.

Principais opções

Para consumir a quantidade de cálcio necessária para construir e manter ossos fortes (1.000 a 1.300 mg por dia), você precisa planejar de modo a incluir um alimento rico em cálcio a cada refeição. Uma distribuição equilibrada de cálcio durante o dia aumenta a absorção desse mineral.

- **Leite desnatado ou com menos gordura enriquecido com vitamina D, de vaca ou soja.** Leite com menos gordura ou desnatado é fonte excelente de cálcio. Tem a maior parte da gordura retirada, mas retém todo o cálcio e proteína. Um copo de leite de vaca integral (percentual de gordura 3,5) tem a mesma quantidade de gordura que duas partes de manteiga, mas o leite desnatado (percentual de gordura 0) quase não tem gordura. Novas pesquisas sugerem, de forma surpreendente, que a gordura no leite de vaca e outros laticínios (que não incluem a manteiga) não está associada a cardiopatias em pessoas com mais de 45 anos. (deOliveira et al., 2012) A gordura tem mais calorias, daí a opção pelo leite, o iogurte e o queijo com menos gordura parecer mais sábia.
- **Iogurte, com pouca ou nenhuma gordura.** O iogurte natural é uma das fontes alimentares mais ricas em cálcio. O de tipo grego e o de soja oferecem um pouco menos. As culturas ativas no iogurte reforçam a absorção do cálcio. Observe que o iogurte congelado (e o sorvete quanto a este aspecto) é apenas uma fonte satisfatória de cálcio. Considero os dois tipos de delícias como alimentos feitos com açúcar que contêm pouco leite, e não alimento à base de leite. Uma xícara de iogurte congelado cremoso equivale a 1/3 de xícara (40 mL) de leite, em termos de cálcio, embora tenha duas vezes mais calorias.
- **Queijo com pouca gordura.** Uma vez que várias marcas de queijo sem gordura tendem a não ter gosto bom, sugiro que você aproveite as opções com menos gordura. Costumam ter gosto bom, menos gordura saturada e adicionam cálcio e proteína a sanduíches, massas, chili e outras refeições vegetarianas. O queijo de soja é também uma opção de cálcio.
- **Hortaliças verde-escuras.** Brócolis, couve-chinesa (hortaliça comum na culinária da China) e repolho estão entre as melhores fontes de cálcio nas hortaliças. Espinafre e vários tipos de couve, bem como as folhas da beterraba, também contêm cálcio, mas seu corpo é capaz de absorver muito pouco desse cálcio, uma vez que essas hortaliças verde-escuras têm níveis elevados de ácido oxálico que aglutina o cálcio e impede a absorção.

Alimentos ricos em proteína

As proteínas de origem animal (carnes, frutos do mar, ovos e aves) e vegetal (soja, feijões, nozes e legumes) também são importantes para a sua dieta diária, mas proteínas devem ser ingeridas como acompanhamento do carboidrato integral, encontrado em frutas, hortaliças e grãos. Se 1/4 a 1/3 do seu prato a cada refeição for preenchido com alimentos ricos em proteína, você pode obter a quantidade certa dos aminoácidos necessários para desenvolver e reparar os músculos. Escolhendo carnes mais escuras com ferro e zinco, você reduz o risco de anemia por deficiência de ferro.

Qual a quantidade suficiente?

Os atletas tendem a comer proteína demais ou de menos, dependendo da preocupação com a saúde, da percepção dos princípios alimentares ou do estilo de vida. Alguns exageram na carne; outros se dizem vegetarianos e, pelo fato de negligenciarem o consumo de carne, optando por feijões, são, na verdade, apenas não consumidores de carne e, comumente, deficientes em proteína nesse aspecto.

Ainda que fatias grossas de carne e hambúrgueres enormes não tenham lugar na dieta de um atleta – ou de qualquer pessoa – uma quantidade adequada de proteína distribuída ao longo do dia é importante para desenvolver os músculos e reparar os tecidos. O objetivo desta seção é destacar opções rápidas e fáceis dessa substância. Consulte o Capítulo 7 para informações sobre necessidades proteicas específicas do desporto.

Para a maioria das pessoas, incluindo atletas, um total diário de aproximadamente 150 a 200 g de alimentos ricos em proteína, mais a obtida em 2 a 3 porções de leite, iogurte ou queijo (consumidas por causa do cálcio), oferecem uma quantidade adequada. Por dia, 150 g é muito menos do que as porções que a maioria dos norte-americanos ingere em uma refeição: 300 g de carne de gado, 180 g de peito de frango, fatias grossas de rosbife.

Muitos atletas desconsideram totalmente a quantidade necessária de proteína na hora do almoço e continuam comendo uma ou duas vezes mais do que necessitam. A proteína excessiva não é convertida em material construtor de músculos.

Outras pessoas, no entanto, não ingerem a quantidade adequada de proteína quando comem apenas frutas, hortaliças ou grãos, em uma salada de almoço, uma banana no café da manhã e massa com molho de tomates sem carne no jantar. As pessoas em dieta que, por exemplo, jantam exclusivamente saladas e hortaliças, costumam se descuidar das necessidades proteicas.

Principais opções

Todos os tipos de alimentos ricos em proteína contêm aminoácidos preciosos. Veja a Tabela 1.7 que compara alguns alimentos populares ricos em proteína. As escolhas a seguir podem incrementar a sua dieta desportiva.

- **Frango e peru.** Em geral, a carne de frango e outras aves possuem menos gordura saturada do que as carnes vermelhas, tendendo a ser uma escolha mais saudável para o coração. Procure comprar frango sem pele ou retire a pele gordurosa antes de prepará-lo: ela pode ser uma grande tentação com muitas calorias, quando crocante.
- **Peixe.** O peixe fresco, congelado ou enlatado fornece não somente bastante proteína, mas também a gordura não saturada com ômega-3, que faz bem à saúde. A quantidade recomendada pela American Heart Association é pelo menos 200 g, ou 2 porções de peixe enlatado ou fresco por semana. As melhores opções são as variedades mais oleosas que vivem em oceanos gelados, como salmão, cavala, atum, sardinha, anchova e arenque, mas qualquer peixe é melhor do que nenhum. O Capítulo 2 traz mais informações sobre peixes.
- **Carne de gado magra.** Um sanduíche de rosbife magro preparado com duas fatias grossas de pão integral para suprir carboidrato é uma excelente

TABELA 1.7 Comparando o conteúdo de proteína de alimentos comumente ingeridos

Fontes dos alimentos	Proteína (g)
Proteína animal	
Clara de ovo, 1	3
Atum, 1 lata (180 g)	22-26
Peito de frango, 120 g, cozido*	30
Carne de gado, 120 g, cozido	30
Proteína vegetal	
Nozes, 1/4 xícara (30 g)	6
Leite de soja, 1 copo (240 mL)	7
Pasta de grão-de-bico, ½ xícara (125 g)	8
Edamame, 1/2 xícara	8
Pasta de amendoim, 2 colheres (de sopa)	9
Tofu, 120 g	11
	13
Laticínios	
Iogurte (170 g) garrafa	6-7
Queijo cheddar, 30 g	7
Leite, 1 xícara (240 mL)	8
Iogurte grego (170 g), garrafinha,	18
Requeijão, 1/2 xícara (113 g)	15
Pães, cereais, grãos	
Pão, 1 fatia	2
Cereal frio, 30 g	2
Arroz, 1/3 xícara, seco (65 g), ou 1 xícara, cozido	4
Farinha de aveia, 1/2 xícara, seca (40 g), ou 1 xícara, cozida	5
Massa (60 g), seca ou cozida	8
Hortaliças amiláceas**	
Ervilhas, ½ xícara cozida	2
Cenouras, ½ xícara cozida	2
Milho, ½ xícara cozido	2
Beterraba, ½ xícara cozida	2
Batata, 1 pequena	2

* 120 g cozido (aproximadamente o tamanho de um baralho) = 150 a 180 g cru.
** Enquanto as hortaliças amiláceas contribuem com um pouco de proteína, a maioria das hortaliças (e frutas) aquosas fornece quantidades mínimas dessa substância. Elas podem contribuir com um total de 5 a 10 g de proteína por dia, dependendo da quantidade ingerida.

opção que oferece proteína, ferro (previne anemia), zinco (necessário ao crescimento e ao reparo musculares) e vitamina B (auxilia a produção de energia). O coxão mole, encontrado em rotisserias, o lagarto e o patinho estão entre os cortes mais magros da carne de gado. Um sanduíche de rosbife magro é preferível em termos de saúde do coração e valor nutricional que um de queijo grelhado ou de salada de frango devido à pouca gordura e em termos de conteúdo de ferro, mesmo na comparação com um sanduíche de peru.

- **Pasta de amendoim.** Ainda que um pote inteiro de pasta de amendoim possa ser um perigoso vilão em uma dieta, algumas colheres (de sopa) em um pão integral, biscoitos, em uma maçã ou em uma banana num lanche ou uma refeição rápida, fornecem proteína, vitaminas e fibras. A pasta de amendoim é uma boa fonte de gordura poli-insaturada saudável e protetora. Pessoas que comem pelo menos duas porções de pasta de amendoim (ou amendoins) por semana tendem a diminuir o risco de cardiopatia (Kris--Etherton et al., 2001). Faça bom uso com regularidade!

As marcas naturais possuem um pouco menos da gordura trans "má", mas a diferença é ínfima. Elas devem ser parte de suas opções. Se você ou sua família não gosta do odor oleoso ao abrir a embalagem de uma marca totalmente natural, armazene-a virada para baixo. Com mais facilidade, então você movimenta esse óleo que se separa.

- **Feijão enlatado.** Feijão mexido vegetariano (numa tortila), pasta de grão-de--bico (como molho para cenouras baby) e grão-de-bico ou feijão comum (adicionado a uma salada) são três formas fáceis de incrementar sua ingestão de proteína vegetal, que é, também, uma excelente fonte de carboidrato. Se você costuma evitar os feijões porque provocam flatulência, tente comê-los com Beano, um produto disponível em muitas mercearias de alimentos saudáveis e farmácias, que ajuda a eliminar os gases das dietas vegetarianas.
- *Tofu.* O *tofu* é uma inclusão fácil em uma dieta sem carne, pois não é necessário cozinhá-lo. Tem um sabor suave, podendo, assim, ser facilmente adicionado a saladas, chili, molho de espaguete, pratos ligeiramente fritos em óleo e pratos refogados. Procure por *tofu* na seção de hortaliças de sua mercearia. Compre *tofu* "firme" para fatiar ou cortar em cubos e "mole" ou "macio" para misturar em cremes batidos ou pastas.

Mesmo os atletas que não cozinham podem facilmente incorporar uma quantidade adequada de proteína à dieta diária. Basta comprar rosbife magro, frango assado e peito de peru em uma rotisseria ou abrir uma lata ou um saquinho de papel-alumínio de atum, salmão ou frango. Amêndoas e vagens compõem lanches deliciosos.

Gorduras e óleos

Nutricionistas do desporto costumavam dizer: "Coma menos gordura;" atualmente, porém, nossa mensagem é: "Coma os tipos certos de gordura." Em especial, faça o seguinte:

- **Limite a ingestão de gordura saturada "sólida.** Elas incluem a gordura da carne de gado e as margarinas em tablete. De acordo com as 2010 U.S. *Dietary Guidelines*, devemos consumir menos que 10% de nossas calorias em gordura saturada. A *American Heart* Association recomenda menos de 7%. Isso é o mesmo que cerca de 140 a 200 calorias de gordura saturada por 2.000 calorias, ou 15 a 22 g, por volta de 3 a 4 colheres de chá diárias.
- **Use mais gorduras "moles" ou líquidas mono e poli-insaturadas.** Incluem a margarina em pasta, o azeite de oliva e o óleo de canola. O que quer dizer mais peixe e menos carne vermelha, mais azeite de oliva e menos manteiga. Sua meta deve ser de 5 a 10 % de calorias oriundas dessas gorduras boas.
- **Fique longe dos óleos parcialmente hidrogenados (gorduras trans).** São encontrados em alimentos de preparo comercial, como biscoitos tipo *cracker*, bolos, biscoitos doces, batatas *chips*, massas para pastelaria. A gordura trans é produzida em um processo industrial que adiciona hidrogênio a gorduras mono e poli-insaturadas, convertendo-as em um óleo parcialmente hidrogenado (termo adotado no rótulo dos alimentos). A *American Heart Association* recomenda evitar a gordura trans porque ela eleva o colesterol LDL (ruim) e reduz o colesterol HDL (bom). Tente consumir menos de 1% das suas calorias de gordura trans, o que equivale a apenas 18 kcal – 2 g de gordura – se você comer 1.800 kcal. Não é muito! Uma porção grande de batatas fritas pode conter 6 g de gordura trans.

Qual a quantidade suficiente?

Cerca de 20 a 35% das calorias totais em sua dieta podem provir das gorduras corretamente. Alguns atletas comem gorduras em demasia – torradas com manteiga no café da manhã, saladas com molho *blue cheese* no almoço e pizza de linguiça no jantar. Se você tende a escolher alimentos com alto teor de gordura em cada refeição, esforce-se para trocar as gorduras ruins pelas boas. Isso é, use pasta de amendoim em lugar de manteiga na torrada. Azeite de oliva em lugar de molhos gordurosos nas saladas e azeitonas em lugar de linguiça na pizza. Tente também ingerir porções maiores de alimentos integrais durante as refeições para saciar o apetite por lanches com opções que entopem artérias, biscoitos doces e outros alimentos gordurosos.

Principais opções

As formas de gordura a seguir são positivas em uma dieta desportiva porque fazem bem à saúde e acabam com as inflamações.

- **Azeite de oliva.** Essa gordura monoinsaturada está associada a baixo risco de cardiopatia e câncer. Use-a em saladas, frituras *sauté* e para soltar a massa. Se você utiliza o azeite de oliva por suas propriedades benéficas à saúde, compre o extravirgem não refinado (apesar do preço mais alto), que oferece mais compostos fenólicos – antioxidantes poderosos que podem reduzir inflamações.

- **Pasta de amendoim (e outras manteigas do grupo das nozes).** As marcas naturais são melhores por serem menos processadas, mas mesmo a *Skippy*, a *Jif* e outras pastas de amendoim comercializadas oferecem predominantemente gordura saudável.
- **Nozes e amêndoas e outras do grupo.** Por serem protetoras contra cardiopatias, as nozes (e os óleos feitos delas) são uma excelente adição a saladas, hortaliças cozidas e até mesmo a refeições com massas.
- **Abacate.** Rico em nutrientes e gorduras mono e poli-insaturadas, o abacate é um acréscimo positivo à dieta do atleta. Batido, em pedaços com peito de peru ou em cubos sobre saladas, aproveite essa fruta verde com lanches e refeições. É uma alternativa saudável à maionese e a molhos de salada cremosos.
- **Linhaça (triturada) e óleo de linhaça.** A linhaça contém uma gordura ômega-3 que o corpo converte em pequenas quantidades de EPA e DHA, substâncias contidas no peixe. Espalhe a linhaça em grão sobre o cereal frio, misture-a nas batidas e adicione-a à massa de panquecas.
- **Salmão, atum e peixes oleosos.** Apenas duas porções por semana (200 a 360 g) oferecem as gorduras tipo ômega 3 que protegem a saúde, as chamadas EPA e DHA, contra cardiopatias.

Açúcares e doces

Mesmo uma dieta balanceada pode incluir um pouco de açúcar e doces; o importante é a moderação. O plano é primeiro satisfazer-se com alimentos saudáveis e, depois, se desejado, saborear uma pequena gulodice. Ou seja, tudo bem se você comer um pedacinho de chocolate escuro após um sanduíche de almoço, mas nem pense em comer barras de chocolate de almoço. Para os atletas, recomendo o que prega a Organização Mundial da Saúde, ou seja, limitar a ingestão de açúcar a 10% das calorias.

No caso de pessoas com sobrepeso, a *American Heart* Association sugere um limite de 100 kcal de açúcar para as mulheres e 150 kcal para os homens. É essa a quantidade em 480 a 720 mL numa bebida para atletas. Não é muito!

Os alimentos a seguir são algumas das melhores formas de fazer uso de suas calorias oriundas do açúcar.

- **Melado.** Confirmando a regra de que quanto mais escuro for o alimento, mais nutrientes contém, o melado está entre os açúcares mais escuros e possui a maior parte dos nutrientes. É uma excelente fonte de potássio, cálcio e ferro – mas apenas quando a pessoa comer várias colheres de sopa. Para variar o sabor de alguns alimentos, adicione uma colher (de sopa) de melado ao leite para caramelá-lo, misture um pouco no iogurte ou espalhe-o em um sanduíche de pasta de amendoim.
- **Geleia de frutas vermelhas.** Por causa das sementes nas geleias de framboesa, morango e amora-silvestre, essas misturas doces possuem um pouco de fibra, que aumenta levemente seu valor nutricional. Preferíveis àquelas coadas, as geleias com sementes oferecem um pouquinho mais do valor da fruta, mas ainda devem ser consideradas basicamente açúcar.

Construindo uma dieta desportiva forte

Agora que você leu este capítulo, sabe quais são as opções de alimentos mais saudáveis. O truque é reunir os melhores em refeições e lanches integrais. Recomendo que tente escolher pelo menos três dos cinco grupos de alimentos em cada refeição. A Tabela 1.8 mostra como isso pode ser feito.

Os alimentos preparados a partir de uma combinação de ingredientes podem constituir uma refeição balanceada em um só prato. Por exemplo, uma *pizza de trigo integral com* verduras do tipo pimentão, cebolas e cogumelos está longe de ser um alimento de baixo valor nutritivo. Ela fornece laticínios ricos em cálcio (*mussarela* magra), verduras ricas em potássio, betacaroteno e vitamina C (do molho de tomate e da cobertura de legumes) e alimentos em grãos ricos em carboidrato na massa. Um jantar composto por um pedaço de *pizza* com uma boa crosta, com uma base de carboidrato, ajusta-se melhor a uma dieta desportiva do que uma salada verde com frango e molho *Caesar*, que é praticamente só gordura e proteína.

Você pode consumir a porção recomendada das vitaminas, minerais, aminoácidos (elementos construtores de proteína) e outros nutrientes necessários à boa saúde, em 1.200 a 1.500 kcal, quando, com sabedoria, escolher a partir de uma variedade maior de alimentos integrais. Uma vez que muitas pessoas ativas consomem entre 2.000 a 5.000 kcal (dependendo da idade, do nível de atividade, do tamanho do corpo e do gênero), elas podem consumir quantidades abundantes de vitaminas e outros nutrientes. Os que fazem dieta, por sua vez, tendem a consumir menos calorias de modo a precisarem selecionar com critério alimentos com muitos nutrientes – os que ofereçam o maior valor nutricional na menor quantidade de calorias – para redução do risco de consumirem uma dieta com deficiência nutricional.

Para determinar se a ingestão diária de alimentos está equilibrada e adequada, você pode acompanhar a dieta em www.supertracker.usda.gov, ou em outros endereços na internet, listados no Apêndice A, na seção de Análise de Dietas e Avaliação Nutricional.

Resumindo, comer bem não precisa ser uma tarefa difícil. Simplesmente, você deve fazer o seguinte:

TABELA 1.8 Consumo de múltiplos grupos alimentares numa única refeição

Grupo alimentar	Refeição 1	Refeição 2	Refeição 3
Grãos	Aveia	*Wrap* de trigo integral	Massa
Frutas	Passas de uva	Abacate	Salada de frutas
Hortaliças	Suco V8	Molho	Molho de tomates
Laticínios	Leite com menos gordura	Queijo magro	Iogurte magro
Proteínas	Amêndoas	Peru	Almôndegas de peru

- Ingira uma variedade de alimentos integrais para consumir uma variedade maior de nutrientes produtores de proteína. Tenha como meta um mínimo de três tipos de alimento por refeição e dois para o lanche. Escolha mais dentre os melhores alimentos e menos do restante.
- Distribua suas calorias igualmente ao longo do dia, comendo a cada duas a quatro horas em lugar de fazer uma ou duas refeições maiores por dia.
- Coma quando estiver com fome e pare quando estiver satisfeito. Continue ligado aos seus sinais de fome, conferindo e perguntando-se: meu corpo precisa deste combustível?
- Leve as refeições a sério. Os capítulos seguintes fornecem mais dicas para ajudá-lo a escolher uma dieta desportiva que invista em boa saúde e alta energia para o desporto, o exercício e uma vida nutritiva.

CAPÍTULO 2

Alimentação para manter-se saudável com o passar do tempo

A expectativa de vida está em 78,5 anos para o norte-americano médio (Hodges e Ruth, 2012). Se quiser viver por muito tempo, sua vida deverá ser cheia de saúde. Será mais divertido!

Uma boa saúde começa com a valorização completa do poder dos alimentos na prevenção e no tratamento das chamadas doenças do envelhecimento que são, na verdade, as decorrentes da inatividade e da alimentação insatisfatória. Da mesma maneira que os alimentos errados podem prejudicar sua saúde, os corretos podem protegê-la. O alimento é capaz de substituir medicamentos poderosos que reduzem o colesterol, o açúcar do sangue e a pressão arterial, tratando ainda de outros problemas. Nenhum medicamento sozinho é tão poderoso quanto uma dieta saudável. Felizmente, os alimentos integrais necessários para proteger a saúde são os mesmos que devem fazer parte de uma dieta desportiva. Uma dieta desportiva de qualidade ajuda a diminuir inflamações, a curar lesões e a mantê-lo ativo.

É grande a confusão sobre alimentos que fazem "bem" ou "mal" à saúde. Meus clientes perguntam-me repetidamente: "Que alimentos devo evitar?". Sempre respondo que os únicos alimentos "ruins" são os mofados ou venenosos (ou aqueles aos quais se é alérgico); todos os outros, com moderação, podem ser balanceados dentro de um plano alimentar saudável.

Embora não existam alimentos ruins, há dietas ruins. Fazer constantemente refeições e lanches de baixo valor nutritivo, cheios de gorduras saturadas e açúcares refinados, pode realmente contribuir para a obesidade, a cardiopatia, o câncer, a hipertensão, o diabetes, a insuficiência renal, as inflamações e outras doenças associadas à alimentação em excesso. Conforme esboçado no Capítulo 1, a escolha de um plano nutricional à base de grãos integrais, frutas, hortaliças, nozes, proteínas magras e laticínios com baixo teor de gordura e outros alimentos ricos em cálcio – somado a um estilo de vida ativo – é, sem dúvida, um investimento em saúde ótima e desempenho desportivo. O objetivo deste capítulo é ajudá-lo a fazer as melhores escolhas de alimentos para seu bem-estar permanente.

Dieta e saúde do coração

A doença cardiovascular (cardio=coração; vascular=vasos sanguíneos) é a que mais mata tanto homens como mulheres nos Estados Unidos; não se trata de uma "doença de homens." Seja por derrame, ataque cardíaco ou insuficiência cardíaca, a doença cardiovascular mata mais de dez vezes mais mulheres que o câncer de mama e, conforme a American Heart Association (AHA), mata uma a cada três mulheres. Os homens podem ter doença cardiovascular dez anos antes que as mulheres (porque elas são protegidas pelo estrogênio até a menopausa), mas a doença cardiovascular mata 7% mais mulheres que homens.

Duas maneiras de reduzir o risco de doença cardiovascular são ter um bom condicionamento físico e comer com sabedoria. Ainda há, porém, pessoas ativas que acreditam estar liberadas das regras nutricionais referentes à alimentação saudável para o coração; elas pressupõem que o fato de estarem com uma boa condição física protege-as contra a cardiopatia. Errado! Um amigo meu, maratonista de 48 anos, aparentemente saudável, faleceu de repente em decorrência de um ataque cardíaco fulminante. Correu por 2h10min, parou seu relógio e depois foi encontrado morto no caminho da corrida. Todos ficaram perplexos.

Infelizmente, mesmo as pessoas que mais se preocupam com a saúde podem ficar confusas pelas constantes atualizações e mudanças das informações sobre alimentação e saúde do coração. Perguntamo-nos sobre quais seriam as respostas certas para perguntas como estas: "Carne de gado faz mal? E ovos? Devo usar manteiga ou margarina?" As respostas variam de pessoa para pessoa, tendo em vista que cada uma tem uma constituição genética única. Não tardará muito para as recomendações alimentares fundamentarem-se em testes genéticos. Mas, até lá, eis as minhas sugestões para otimizar sua dieta com base nos últimos estudos sobre nutrição, para que você, no mínimo, retarde a doença cardiovascular caso não possa fugir dela.

Saiba seus números

O colesterol é uma substância cerosa que se acumula nas paredes dos vasos sanguíneos de todo o corpo, especialmente nos do coração, e contribui para o enrijecimento das artérias. Esse acúmulo limita o fluxo sanguíneo para o músculo cardíaco, contribuindo para os ataques cardíacos. Você consome colesterol quando ingere alimentos de origem animal, porque ele é parte das células animais, mas seu organismo também produz colesterol. Os alimentos com gorduras saturadas (p. ex., manteiga, banha de porco) e gorduras parcialmente hidrogenadas ou trans, gorduras (alimentos processados, margarina em tablete) podem elevar o nível de colesterol no sangue, aumentando, assim, o risco de doença cardiovascular. A Tabela 2.1 traz exemplos de como você pode, facilmente, modificar suas escolhas alimentares para diminuir a ingestão de gordura saturada.

Pelo fato de a genética desempenhar um papel importante na saúde do coração e dos vasos sanguíneos, você pode ter um nível de colesterol

TABELA 2.1 Como modificar o cardápio para reduzir gorduras saturadas

Alimento com gordura	Troca
Pãozinho com queijo creme	Pãozinho com pasta de amendoim
Omelete com três ovos e queijo *cheddar*	Omelete com 1 ovo, três claras e queijo *cheddar* com menos gordura
Chips de batata com molho de cebolas	*Chips* assados com guacamole
Enroladinho de peru com queijo	Enroladinho de peru e abacate
Hortaliças cruas com molho *blue cheese*	Hortaliças cruas com pasta de grão-de-bico
Salada com molho cremoso	Salada com azeite de oliva
180 g de filé-mignon	180 g de carne mais magra
Batata assada com manteiga	Batata assada com iogurte mais denso
Hambúrguer, 80% magro	Hambúrguer, 90% magro
Café com leite integral	Café com leite desnatado
Sorvete *gourmet*	Sorvete com pouco teor de gordura

sanguíneo que o coloque em alto risco de desenvolver uma doença cardiovascular mesmo se tiver uma dieta saudável. Um triatleta de 28 anos ficou espantado ao descobrir que seu colesterol era muito alto. Ele provavelmente herdou esse traço do pai e do avô, que tiveram ataques cardíacos aos 50 anos. Outro paciente, uma corredora com anorexia, tinha colesterol elevado apesar da dieta com pouca gordura. No caso dela, a anorexia contribuía para o colesterol elevado, um achado comum nessa condição (como solução, tem-se a recuperação do peso até um nível apropriado).

Sabendo seu nível de colesterol, você pode avaliar o risco de desenvolver cardiopatia. Agende uma consulta com seu médico e solicite um exame de sangue para verificar os seguintes indicadores de saúde:

- **Colesterol total.** O organismo contém diferentes tipos de colesterol, incluindo o HDL e o LDL. A soma dos tipos de colesterol é chamada de colesterol total. O nível desejado é de menos de 200 mg de colesterol total por decilitro de sangue (dL).
- **Colesterol HDL.** O colesterol de lipoproteína de alta densidade é a "substância boa,", pois está associada a um risco menor de doença cardíaca. Mesmo assim, algumas pessoas com HDL elevado têm ataques cardíacos. Pesquisas mais recentes sugerem que o HDL pode ser um marcador para outros fatores que reduzam o risco de doença cardíaca (Voight et al, 2012). A American Heart Association recomenda um nível de HDL de mais de 60 mg/dL.
- **Colesterol LDL.** O colesterol de lipoproteína de baixa densidade é a "substância ruim" que obstrui as artérias. Um nível maior do que 160 mg/dL está associado a um risco mais alto de cardiopatia. Menos de 130 é aceitável e menos de 100 mg/dL é perfeito.

- **Relação colesterol total/HDL.** Pelo menos 25% do seu colesterol sanguíneo total deve ser HDL. As pessoas ativas geralmente têm uma porcentagem mais alta do colesterol bom. O colesterol total delas pode ser mais alto do que o de uma pessoa sedentária; entretanto, uma vez que 25% desse seja HDL, esses indivíduos terão um risco mais baixo de sofrerem problemas cardíacos. Quanto mais alta a porcentagem de HDL, melhor.

Depois de saber seu nível de colesterol sanguíneo, você determinará melhor o quão rigoroso precisa ser com a dieta. Por exemplo, se o seu nível estiver muito abaixo de 200 mg/dL, e seus pais, com 97 anos, ainda forem vivos e saudáveis, você pode ser menos obsessivo em relação aos hábitos alimentares do que alguém cujo colesterol esteja em perigosos 250 mg/dL e cujo pai tenha falecido repentinamente de um ataque cardíaco aos 54 anos.

Outro possível teste sanguíneo para pessoas com uma história familiar de cardiopatia, mas sem nenhum fator de risco óbvio, é um teste que verifica os níveis de partículas que obstruem as artérias, chamadas de apolipoproteínas, e determina a relação apo B/apo A-1. Um terceiro teste possível é o de PCR, ou proteína C-reativa, uma medida de inflamação, associada a um risco maior de doença cardíaca. Embora nenhum desses testes possa prever com certeza se você terá ou não um ataque cardíaco, eles podem lhe mostrar sua posição em relação às doenças cardiovasculares.

Coma para a saúde do coração

Ajustando sua ingestão alimentar ao optar por coisas pequenas e saudáveis para o coração, você contabiliza para uma grande diferença com o passar do tempo. A American Heart Association (AHA) recomenda a dieta a seguir e estilos de vida para reduzir o risco de doença cardiovascular:

- Atingir ou manter um peso saudável.
- Apreciar uma dieta rica em hortaliças, frutas e alimentos integrais com alto teor de fibras.
- Consumir um mínimo de 200 g de peixe gorduroso por semana.
- Limitar a ingestão de gordura saturada, gordura trans (em alimentos com óleos parcialmente hidrogenados) e colesterol.
- Substituir a gordura animal saturada por insaturada saudável, encontrada nas nozes, abacate e óleos vegetais.
- Limitar a ingestão de bebidas e alimentos com açúcar para controlar o peso.
- Escolher e preparar os alimentos com pouco ou nenhum sal.
- Consumir álcool moderadamente (ou não o consumir).
- Fazer escolhas sensatas saudáveis ao comer fora.
- Estar ativo pelo menos 30 minutos na maior parte dos dias da semana.

Este livro traz informações detalhadas que você pode utilizar para seguir as diretrizes da AHA.

FATO OU FICÇÃO

A proteína de soja, como o *tofu*, o leite de soja e o edamame, ajuda a reduzir o colesterol.

Os fatos: houve época em que se acreditou que a soja reduzia o colesterol ruim, LDL, e aumentava o bom, HDL, o que protegeria contra doenças cardíacas. Pesquisas mais recentes sugerem que a soja – e as substâncias nela encontradas, as isoflavonas – não protegem contra doença cardíaca. Ainda assim, derivados da soja podem ser benéficos devido ao elevado teor de gordura poli-insaturada, vitaminas, fibras e minerais. Alimentos com soja também têm pouca gordura saturada; assim, ao consumir alimentos com soja no jantar, esqueça o corte *prime rib* e outras opções que entopem as artérias.

Carne bovina magra e a saúde do coração

Os atletas comumente evitam a carne bovina, acreditando que obstrui as artérias. Embora seja verdade para hambúrgueres gordurosos e cachorros-quentes, pequenas porções de carne magra não fazem tão mal. Em termos nutricionais, a carne bovina magra é uma excelente fonte de ferro, zinco e outros nutrientes que os atletas precisam. Apesar da crença popular, seu colesterol não é excepcionalmente alto, mas similar ao do frango e do peixe. Além disso, sabemos hoje que o colesterol, que antes se acreditava que contribuía para a cardiopatia, é menos culpado do que a gordura saturada. No entanto, a carne bovina tende a ter mais gordura saturada que o frango ou o peixe, daí a razão de persistir sua má fama entre os vigilantes da saúde. A gordura saturada é sólida à temperatura ambiente. Por exemplo, a gordura sólida da carne de gado é diferente da gordura mais macia do frango (menos saturada).

A AHA recomenda o consumo de menos de 7% das nossas calorias de gordura saturada (a ingestão média nos Estados Unidos é de aproximadamente 11%) e um total de 25 a 35% de calorias de todos os tipos de gordura alimentar. A AHA tem um calculador de gorduras (www.MyFatsTranslator.org) que o auxilia a determinar o quanto de cada tipo de gordura pode entrar em um plano alimentar diário e a como traduzir essas informações em alimentos. Por exemplo, se você está seguindo uma dieta redutora de 1.800 kcal, 7% (14 g) é quase a quantidade de gordura saturada que você consumiria em um Quarterão com Queijo do *McDonald's*. Se você é muito ativo e requer 3.000 kcal por dia, 7% de calorias de gordura saturada equivalem à quantidade existente em dois *cheeseburgers* duplos do *Burger King*.

No entanto, nem toda carne bovina é gordurosa. A saudabilidade da carne bovina e de outras carnes melhorou, porque os fazendeiros, hoje, aprenderam a criar animais mais magros, e os açougueiros começaram a remover a gordura da carne. Você pode facilmente incluir a carne de gado (e de porco e cordeiro) em uma dieta desportiva saudável para o coração se escolher cortes magros, como lagarto, alcatra, patinho, bife do vazio, coxão de dentro e filé-mignon, e comer porções menores, limitando-se a um pedaço de proteína magra do tamanho aproximado da palma da sua mão. É mais fácil consumir carne bovina magra ao preparar as refeições em casa do que comer em um restaurante que se orgulha de sua carne suculenta e macia (leia-se "carregada de gordura saturada"). Há quem aprecie a carne de búfalo como uma alternativa magra à do boi.

Peixe e a saúde do coração

Se o seu desejo é ter uma boa saúde, lembre-se do peixe. Pesquisas indicam que ele pode prevenir não só a cardiopatia, mas também a hipertensão, o câncer, a artrite e a asma, além de várias outras doenças. Os ácidos graxos ômega-3 e a gordura poli-insaturada especial encontrada no óleo de peixe bloqueiam muitas reações bioquímicas nocivas que podem provocar coagulação do sangue (predispondo a pessoa a ataque cardíaco e AVC) e batimento cardíaco irregular (como ocorre durante um ataque cardíaco). Alguns pesquisadores acreditam que os óleos de peixe podem prevenir o início de uma cardiopatia, em vez de meramente terem um efeito benéfico após sua ocorrência.

A AHA recomenda que se coma cerca de 200 g de peixe gorduroso por semana (uma porção grande ou duas pequenas) para que se tenha a porção recomendada de óleo de peixe e reduza o risco de doenças do coração. Comer peixe no jantar não apenas contribui com o óleo de peixe na sua dieta, mas também substitui as refeições à base de carne com alto teor de gordura saturada. A lista a seguir pode orientar suas escolhas de peixe, de forma que você selecione os que constituem boas fontes de gordura ômega-3.

Melhores fontes de ômega-3
- Atum albacore (pela técnica *troll* ou pole).
- Salmão coho de água doce (criatório).
- Ostras (criatório).
- Sardinhas do Pacífico (selvagens).
- Truta arco-íris (criatório).
- Salmão (do Alasca, pesca livre).

Boas fontes de Ômega-3
- Truta do Ártico (criatório).
- Perca (criatório, dos Estados Unidos).
- Caranguejo de *Dungeness* (selvagem no abate, de CA, OR ou WA).
- Lula (do Atlântico norte-americano).
- Mexilhões (criatório).

Fonte: Monterey Bay/Aquarium Seafood Watch, www.montereybayaquarium.org

Apenas cuide para que ele seja preparado com pouca gordura, não frito ou mergulhado na manteiga. Se você evita preparar peixe, recorra ao atum enlatado pronto, ao salmão e às sardinhas, ou preparado em saquinho de papel-alumínio, ou peça uma entrada com peixe quando comer em um restaurante.

Cuide, no entanto, para não comer peixe demais. Infelizmente, o peixe com teor mais alto de ácidos graxos ômega-3 também traz consigo uma dose de metilmercúrio proveniente da poluição industrial dos oceanos. O consumo prolongado de mercúrio pode contribuir para o surgimento de problemas neurológicos e cardiovasculares em adultos, bem como causar dano significativo ao cérebro em desenvolvimento de bebês e crianças. Se você gosta de pesca esportiva, de *sushi* ou de comer atum todos os dias no almoço – e comer peixe com alto teor de mercúrio várias vezes por semana –, tenha cautela: o mercúrio pode acumular-se no seu organismo e gerar problemas de saúde (dormência e formigamento nas mãos e nos pés, fadiga, dor muscular).

A Food and Drug Administration (FDA) aconselha que mulheres gestantes consumam até 360 g de peixe por semana, porque o óleo do peixe é importante para o desenvolvimento normal do cérebro. As 360 g incluem uma grande margem de segurança, mas as gestantes devem evitar tubarão, espadarte e cavala e limitar o consumo de atum a não mais que uma lata de 180 g por semana. Esses peixes são longevos e grandes, com o tempo, podem acumular mercúrio em seus tecidos por comerem uma grande quantidade de peixes menores que contêm essa substância. Os peixes mais seguros são o salmão selvagem do Alasca, o salmão enlatado (espécie *chinook*, *chum*, *coho*, rosa e *sockeye*), a pescada-polacha, peixe-gato, o camarão e o atum enlatado *light*. Para calcular sua ingestão potencial de mercúrio, acesse www.gotmercury.org.

FATO OU FICÇÃO

Se você não gosta de consumir peixes, pode, simplesmente, ingerir um suplemento de óleo de peixe.

Os fatos: a AHA não considera as cápsulas de óleo de peixe uma alternativa suficiente de consumo do peixe. Os que ingerem peixe adquirem benefícios à saúde não encontrados em cápsulas. Uma revisão de 22 estudos bem controlados, em que os sujeitos nos grupos de controle usaram placebos, sugerem que as cápsulas com óleo de peixe falham em gerar qualquer efeito protetor contra doença cardíaca (inclusive derrame, ataque cardíaco, morte decorrente de batimentos irregulares e insuficiência cardíaca) (Smith, 2012). Esses estudos bem controlados diferem dos anteriores observacionais, que sugeriram benefícios à saúde pela ingestão de cápsulas de óleo de peixe. Infelizmente, os estudos observacionais não mostram causa e efeito; mostram, outrossim, que pessoas que ingeriram cápsulas de óleo de peixe possivelmente levavam estilos de vida mais saudáveis. Trata-se de um bom exemplo dos motivos pelos quais necessitamos nos concentrar na dieta como um todo e não apenas num único componente.

Você realmente quer gordura com ômega-3 a sua dieta diária em alimentos integrais embalados. Se você não comer peixe, uma alternativa é a ingestão da gordura ômega-3 em fontes vegetais, como o óleo de linhaça, nozes, *tofu*, grãos de soja, azeite de canola e oliva. Fontes vegetais oferecem um tipo menos potente de gordura ômega-3, os ácidos alfa-linoleicos (ALA), mas qualquer forma de ômega-3 é melhor que nada.

Ovos e a saúde do coração

Os ovos são densos em nutrientes, uma fonte de proteína de alta qualidade com carotenoides benéficos na gema, que protegem contra a degeneração macular associada ao envelhecimento e contra catarata. Historicamente, médicos especialistas diziam que comê-los fazia mal à saúde, porque um só ovo continha 185 mg de colesterol, quase o limite de dois terços das 300 mg por dia, recomendadas pela AHA para pessoas com LDL (mau colesterol) normal e quase as 200 mg de colesterol para pessoas com LDL elevado e que consomem medicamentos redutores do colesterol.

Hoje, sabemos que o colesterol que você ingere é diferente daquele em seu sangue; a maior parte do colesterol sanguíneo é composta no fígado. A gordura saturada na dieta é a maior responsável e afeta a forma pela qual o organismo descarta o colesterol ruim LDL que obstrui as artérias. Estudos mais recentes sugerem que o colesterol do ovo pode ter pouco efeito nos níveis do colesterol sanguíneo de muitas pessoas, em especial, combinado com uma dieta geral com gorduras pouco saturadas. Assim, as *Dietary Guidelines* norte-americanas de 2010 afirmam: "Há evidências que sugerem que um ovo (i.e., uma gema de ovo) por dia não resulta em aumento dos níveis de colesterol no sangue, nem aumenta o risco de doença cardiovascular em pessoas saudáveis." Pessoas com doenças cardíacas ou com sólida história familiar de doença cardíaca devem continuar a seguir o limite recomendado pela AHA de duas gemas de ovos por semana, incluindo as utilizadas para cozinhar.

Perder o excesso de gordura corporal é uma boa maneira de reduzir o colesterol do sangue, e os ovos ricos em nutrientes podem ser um acréscimo positivo a uma dieta redutora. Comer dois ovos e duas fatias de pão torrado com um pouco de geleia no café da manhã tem demonstrado saciar mais do que comer o mesmo número de calorias na forma de um *bagel* com queijo cremoso e um pouquinho de iogurte. O desjejum com ovo mantinha a saciedade, então os sujeitos sentiam menos fome e comiam cerca de 250 kcal a menos durante o resto do dia (Vander Wal et al., 2005). Ovos talvez não sejam uma opção ruim para o café da manhã desde que você não tenha uma predisposição genética para níveis elevados de colesterol no sangue e doença cardíaca.

Alguns ovos ainda oferecem gordura ômega-3. Alimentar galinhas com uma dieta vegetariana especial, que inclui óleo de canola e linhaça pode reforçar o conteúdo de gordura da gema do ovo. Assim, "ovos especiais", como o da Egglend Best, oferecem o dobro de ômega-3 encontrado nos ovos comuns. Se você tivesse que comer dois ovos com ômega-3, conseguiria cerca de 230 mg de gordura ômega-3. Considerando-se as recomendações da AHA de 1.000 mg (1 g) diárias para pessoas com risco de doença cardíaca, e que uma porção de salmão oferece 2.000 a 4.000 mg, sugiro que mantenha o consumo de peixes e use os ovos como um bônus!

Farinha de aveia e a saúde do coração

O tipo de fibra (fibra solúvel) encontrado nas aveias, bem como na cevada, nas lentilhas, nas ervilhas secas e nos feijões, previne a cardiopatia. Encontre maneiras de incluir mais desses alimentos em sua dieta. Por exemplo, substitua uma torrada ou um *bagel* por uma tigela saudável de farinha de aveia.

Pesquisas sugerem que comer uma tigela grande de mingau de aveia (1 1/2 xícaras cozida) por dia pode ajudar as pessoas a atingirem níveis mais baixos de colesterol, especialmente quando a aveia for parte de uma dieta com baixo teor de gordura e a pessoa tiver níveis elevados de colesterol (Expert Panel on Detection, Evaluation, and Treatment of High Blood Cholesterol in Adults 2001). Em um estudo de 6 semanas com adultos saudáveis que comiam mingau de aveia no café da manhã, o colesterol diminuiu 10 pontos (Katz et al., 2005). Naturalmente, uma dieta com baixo teor de gordura é tão importante quanto ingerir o mingau de aveia; ou seja, você não pode comer mingau de aveia no café da manhã, uma baguete de carne e queijo de almoço e uma *pizza* de *pepperoni* de jantar e esperar que o seu colesterol sanguíneo diminua!

Se você não tem tempo de cozinhar mingau de aveia em casa, saboreie um ou dois sachês de farinha de aveia instantânea como lanche no meio da manhã ou da tarde. Ou faça o mesmo que eu: simplesmente adicione aveia crua (instantânea ou tradicional) ao cereal frio. *Wheaties* e aveia crua é a minha forma predileta de ter dois grãos integrais em uma saborosa tigela!

Nozes e pasta de amendoim para a saúde do coração

Muitas pessoas tentam se afastar das nozes e da pasta de amendoim por temerem engordar. Repense! As pessoas que ingerem nozes, com frequência, não são mais gordas que as que não fazem (Flores-Mateo, Rolas-Rueda, Basora et al., 2013). Estudos com mais de 260 mil pessoas indicam que comer uma porção de nozes ou pasta de amendoim cinco vezes por semana pode reduzir o risco de cardiopatia em 50% (Kris-Etherton et al., 2001). Pesquisas também indicam que comer nozes pode reduzir o risco de diabetes tipo 2 em aproximadamente 25% (Jiang et al., 2002). As nozes são ricas em gorduras monoinsaturadas (bem como em folato, niacina, tiamina, magnésio, fibras e outros nutrientes saudáveis). Adicionar nozes ao mingau de aveia, pasta de amendoim a um *bagel*, fatias de amêndoas a uma salada e uma mistura de nozes a frutas secas são apenas algumas formas simples de incluir esses alimentos saudáveis e protetores em sua dieta diária – sem mencionar o prazer de um bom sanduíche de pasta de amendoim para o almoço.

O truque com as nozes e a pasta de amendoim é manter a porção dentro da sua provisão de calorias. Para 170 kcal, você pode saborear 30 g de nozes: aproximadamente 22 amêndoas, 28 amendoins, 20 nozes-pecã, 45 pistaches, 10 nozes ou 1/4 xícara de sementes de girassol. A boa notícia é que as nozes realmente saciam o apetite, e 30 g (ou menos) saciarão sua fome por algum

Ajustando a gordura em sua dieta

Não tente eliminar todas as gorduras da dieta, pois se trata de uma restrição desnecessária. Em vez disso, substitua a gordura saturada por gordura monossaturada e poli-insaturada. Por exemplo, molhe o pão no azeite de oliva em vez de cobri-lo com manteiga. Um pouco de gordura é importante para a absorção das vitaminas A, D, E e K – combustível para os músculos e satisfação do apetite.

Tanto uma dieta desportiva quanto uma dieta saudável para o coração incluem, adequadamente, por volta de 25 a 35% de calorias das gorduras. A AHA aconselha que se coma mais dos bons óleos vegetais e de peixe e menos da gordura animal saturada. Também recomenda reduzir os óleos vegetais parcialmente hidrogenados (gordura trans), os óleos de coco e de palmeira, três óleos vegetais altamente saturados que costumam ser utilizados em alimentos processados.

Racionando a sua ingestão de alimentos fritos e alimentos com teor obviamente alto de gordura (manteiga, margarina, maionese, molho para salada, sorvete, biscoitos e batatas *Chips*), você ficará com uma dieta com aproximadamente 25% de gordura. Realmente não é necessário calcular e contar os gramas, mas se você for um ávido leitor de rótulos, como muitos de meus clientes, talvez queira saber com mais precisão sua provisão de gordura.

Seu peso em quilogramas é uma estimativa aproximada do número de gramas de gordura que você pode incluir na dieta. Para um cálculo mais preciso, siga estes três passos:

1. Calcule quantas calorias você necessita por dia (Cap. 16).
2. Multiplique suas calorias diárias totais por 25% para determinar o número de calorias de gordura que você pode comer de forma adequada.
3. Divida suas calorias atribuídas à gordura por 9 para determinar a quantidade de gramas de gordura em sua provisão diária (1 g de gordura equivale a 9 kcal).

Portanto, se você for uma mulher moderadamente ativa que come aproximadamente 2.000 kcal por dia, 500 delas poderiam provir, de forma apropriada, da gordura, e você poderia consumir cerca de 56 g de gordura por dia:

$$0,25 \times 2.000 \text{ kcal totais} = 500 \text{ kcal de gordura}$$

$$500 \text{ kcal de gordura} \div 9 \text{ kcal/g} = 56 \text{ g de gordura}$$

Trata-se de muito mais gorduras do que a maioria das pessoas imagina! Se você estiver abaixo do peso ou for muito ativa, poderá desejar mais calorias provenientes de uma gordura (saudável) para incrementar a ingestão total de calorias. Planeje comer mais gorduras saudáveis ao coração, como a pasta de amendoim, nozes e azeite de oliva. Leia os rótulos dos alimentos para aprender sobre o teor de gordura dos alimentos que você costuma consumir – ver o Apêndice A que traz outros recursos para análise da dieta. O elemento central é limitar sua ingesta de gordura saturada, a monossaturada e a poli-insaturada podem oferecer benefícios à saúde.

tempo. As pessoas em dieta podem perder peso e manter o novo peso ao incluírem nozes, pasta de amendoim e outros tipos de gordura saudável como parte de suas dietas diárias (McManus, Antinoro, e Sachs, 2001).

Óleos de cozinha para a saúde do coração

Ao escolher gorduras benéficas e saudáveis para o coração, a regra prática é "quanto mais cremoso melhor". Isso é, os óleos vegetais cremosos (líquidos) contêm uma porcentagem mais alta de gordura insaturada comparados com a gordura mais rija (sólida), como as margarinas e a manteiga. O azeite de oliva e o óleo de canola são os dois tipos preferíveis de gordura para inclusão em uma dieta saudável para o coração, porque são ricos em gorduras monoinsaturadas e considerados opções mais indicadas do que os de cártamo, milho, girassol e outros óleos vegetais poli-insaturados. Use azeite de oliva e óleo de canola em saladas, *pesto*, massas e comidas *sauté*. Basta utilizar quantidades moderadas se desejar perder gordura corporal. Suas calorias, embora preferíveis às da gordura saturada, ainda contam e acumulam-se rapidamente.

Cozinhar com azeite de oliva e óleo de canola é muito mais saudável do que usar manteiga, margarina em bastão, banha de *bacon*, banha de porco, carne de porco salgada ou gordura animal, todas sólidas em temperatura ambiente. Se você usa uma quantidade significativa de margarina, talvez deva experimentar *Take Control* ou *Benechol*, exemplos de margarina com esteróis, substância que interfere na absorção do colesterol alimentar. Duas colheres (de sopa) por dia (para equivaler a 2 g de esterol vegetal por dia) podem contribuir para a redução do colesterol LDL (ruim) em 10% ou mais.

FATO OU FICÇÃO

Para a saúde do coração, use margarina em lugar de manteiga.

Os fatos: a manteiga tem mais gordura saturada que a margarina, mas o tipo de gordura saturada pode ser menos aterogênica (que sabidamente obstrui as artérias) do que se pensava. A margarina tem menos gordura saturada, mas é altamente processada, com resíduos de gordura trans. As palavras *parcialmente hidrogenada* que são parte dos ingredientes significam a possibilidade de o produto conter gorduras trans. Mesmo as margarinas que proclamam "o grama de gordura trans" podem conter menos de 0,5 g dessa gordura por porção. Essa pequena quantidade pode se acumular numa pessoa que usa demais a margarina.

A melhor opção pode ser usar muito pouco de qualquer gordura e prestar atenção aos outros alimentos em sua dieta. As orientações alimentares da AHA recomendam limitar a gordura saturada a menos de 7% das calorias diárias. Se você gostar de carne vermelha, alguma coisa deverá ser limitada. Você quer menos hambúrguer ou menos manteiga? Tal como com qualquer alimento, a dose é o veneno.

Se estiver abaixo do peso ou for muito ativo, deve ingerir mais calorias de gordura (saudável) para ajudar a aumentar a sua ingestão calórica total. Procure comer mais gordura saudável para o coração, como pasta de amendoim, nozes, azeite de oliva e óleo de canola. Leia os rótulos dos alimentos que você costuma comer para saber o seu teor de gordura (consulte o Apêndice A para obter outras ferramentas de análise alimentar).

Suplementos e a saúde do coração

Muitos se perguntam sobre o papel dos suplementos vitamínicos na melhora da saúde do coração. Viver de forma saudável poderia ser muito mais fácil se pudéssemos simplesmente tomar uma pílula capaz de compensar tanto a alimentação subótima como a genética subótima. Infelizmente, os estudos sobre vitaminas e antioxidantes que trataram das reduções da cardiopatia encontraram poucos benefícios – e até mesmo um potencial malefício – na ingestão de altas doses de betacaroteno, selênio e vitamina E. O mesmo vale para o folato e outras vitaminas B, e os resultados de pesquisas foram frustrantes. Assim, a AHA recomenda enfaticamente que as pessoas obtenham vitaminas e antioxidantes de frutas, hortaliças, grãos integrais e óleos vegetais. Os alimentos certos podem ser grandes promotores da saúde! Veja o Capítulo 11 para mais informações sobre suplementos vitamínicos.

Dieta e pressão arterial alta

A pressão arterial alta, ou hipertensão, é um dos principais fatores de risco de cardiopatia e o principal fator de risco de AVC, afetando aproximadamente de 25 a 30% dos norte-americanos. Medindo sua pressão arterial, você pode determinar se ela está em uma faixa saudável. A pressão normal é de 120/80; uma medida que exceda 140/90 é considerada alta. A pressão arterial tende a elevar-se com a idade. Reduzir a pressão sanguínea diminui o risco de cardiopatia.

O que causa hipertensão?

Os fatores de risco que podem predispor à hipertensão incluem obesidade, tabagismo, estresse alto, função renal insatisfatória e dieta insatisfatória. Muitas pessoas que praticam atividade física regular não são obesas, não fumam e têm uma dieta mais saudável do que a média, eliminando, assim, diversos fatores de risco. Muitas pessoas ativas, na realidade, têm pressão arterial baixa. Mas você não pode mudar outros fatores de predisposição – como genética, idade e raça – que podem, às vezes, causar hipertensão apesar de todos os seus bons hábitos de saúde. Você também não pode negligenciar o fato de que a pressão arterial aumenta à medida que envelhecemos; 70% das pessoas acima dos 65 anos têm hipertensão. Em um estudo com pessoas de 30 a 54 anos de idade com hipertensão arterial *borderline*, aquelas que reduziram a ingestão de sódio por 10 a 15 anos tiveram 25% menos ataques cardíacos e outros eventos cardiovasculares, comparadas com as que consumiram suas refeições normais ricas em sódio (Cook et al., 2007).

FATO OU FICÇÃO

Ter uma dieta com muito sal aumenta a pressão arterial e ter uma dieta com pouco sal reduz a pressão arterial.

Os fatos: reduzir a ingestão de sal nem sempre reduz a pressão arterial. Somente 10% dos casos de pressão alta nos Estados Unidos possuem uma causa conhecida. Nos 90% restantes, nenhuma causa pode ser identificada. Os profissionais da saúde debatem se a recomendação geral de reduzir a ingestão de sódio é necessária. Não obstante, na Finlândia, devido a uma consistente campanha de educação sobre o consumo de sal, os finlandeses reduziram sua ingestão de sal em aproximadamente 1/3, ao longo de 30 anos.

Tal redução foi associada a uma grande diminuição na pressão arterial e um drástico declínio de 75 a 80% das mortes por cardiopatia e AVC de finlandeses com menos de 65 anos de idade (Karppanen e Mervaala, 2006). Reduzir a ingestão diária de sódio para reduzir o risco de doença cardiovascular parece ser um sábio investimento no futuro.

Atletas e o sal

O sal é um composto de 40% de sódio e 60% de cloreto. O sódio ajuda a manter um bom equilíbrio hídrico entre a água que está dentro e a que está ao redor das células do corpo; portanto, você necessita, sim, de um pouco de sódio – cerca de 1.000 mg por dia. A média dos norte-americanos, entretanto, é de, rotineiramente, 3.400 mg/dia. Apenas cerca de 10% tem origem no conteúdo natural de sódio em alimentos não processados e outros 5% a 10% provêm dos saleiros. O restante vem de alimentos processados e embalados, as maiores fontes de sódio. Aproveitar refeições caseiras e frutas e outros alimentos integrais nos lanches pode reduzir muito a ingestão de sal.

As *Dietary Guidelines for Americans 2010* (Diretrizes Alimentares para Norte-Americanos) recomendam o consumo de menos de 2.300 mg de sódio por dia (uma colher de chá de sal tem cerca de 2.300 mg). Para pessoas no grupo de alto risco (cerca de metade da população norte-americana) – inclusive pessoas com pressão arterial alta, diabetes e doença renal crônica, afro-americanos e adultos com mais de 51 anos de idade – a recomendação é de 1.500 mg diárias. Embora você perca esse mineral quando transpira em profusão, e alguns atletas percam mais do que outros, a maioria das pessoas ativas pode extrair sódio suficiente das quantidades naturalmente presentes nos alimentos. A pessoa média precisa apenas de cerca de 180 a 500 mmg/dia de sódio para funcionar apropriadamente.

Se você se exercitar com intensidade moderada por mais de quatro horas no calor, deve consumir alimentos salgados, de propósito, e líquidos. Também deve consumir sal se fizer exercícios intensos por períodos mais curtos. Por exemplo, o sódio no suor de jogadores de futebol profissionais apresentou uma grande variação de aproximadamente 1.500 a 11.000 mg durante duas horas de treino no verão (Greene et al., 2007). Veja os Capítulos 8 e 10 para informações sobre a reposição de sódio perdido no suor.

O valor diário de sódio parece baixo para atletas com sudorese alta. Consumir uma dieta com teor reduzido de sódio (<2.300 mg/dia) pode não ser uma prioridade se você tem uma rotina de treino intenso e transpira em profusão, tem pressão arterial normal ou baixa e não apresenta histórico familiar de hipertensão. Contudo, se você tem baixas perdas de suor, reduzir a ingestão diária de sódio pode ser um bom investimento na saúde.

Reduzindo a ingestão de sal

Se desejar uma dieta que cause baixa pressão arterial, a melhor aposta é a compra de alimentos no estado natural, como amendoins crus e sem sal e hortaliças frescas (não enlatadas). Planeje a ingestão de muitas frutas frescas, hortaliças, laticínios magros e proteína magra. A Tabela 2.2 compara os alimentos em termos do conteúdo de sódio.

Os alimentos comercialmente preparados e os de restaurantes são os que mais contribuem com o sódio na dieta; assim, comer mais alimentos feitos em casa, não processados, é a forma mais simples de baixar o consumo de sal. Os adeptos do *fast-food* comumente consomem mais de 4.000 mg de sódio por dia. Se estiver com sobrepeso, tente perder um pouco para diminuir a pressão arterial. Comer menos dos alimentos descritos a seguir também diminuirá sua ingestão de sódio e poderá contribuir para uma maior redução da pressão arterial:

- **Alimentos e refeições comercialmente preparados.** Incluem pratos congelados, sopas enlatadas e refeições instantâneas, a menos que indicado

TABELA 2.2 Comparação dos conteúdos de sódio em alimentos populares

Tipo de alimento	Conteúdo médio de sódio	Comentários
Cereal (frio)	250 mg (mg/30g)	Ler o rótulo do alimento; há variação conforme a marca
Itens assados	250 mg/por porção	Uma vez ao dia se usar
Queijo (magro)	200 mg/(mg/30g)	Quantidades moderadas: 30-60 g/dia)
Pães	150 mg/fatia	Ler o rótulo do alimento; há variação conforme a marca
Leite, iogurte (pouco teor de gordura)	125 mg/(mg/240 ml ou g)	Ler o rótulo do alimento
Carne vermelha, peixe, frango	80 mg/(mg/120 g)	Não processado, com sal
Ovos	60 mg/ovo	Não processado, sem sal
Manteiga, margarina	50 mg/tablete	Manteiga sem sal é uma opção
Legumes	10 mg/porção	Frescos e congelados; se enlatados, enxaguar bem
Frutas, sucos	5 mg/porção	Naturalmente, com baixo teor de sódio

no rótulo *baixo teor de sódio*. Os alimentos processados são responsáveis por 75% do sódio na dieta dos norte-americanos. Os atletas famintos que consomem muitos alimentos de lanchonetes podem, facilmente, consumir muito sódio. Eis o que acontece: 1 xícara de molho para espaguete *Ragu* contém 960 mg de sódio; 1 xícara de *Rice-A-Roni*, 970 mg; uma lata de sopa de talharim com galinha *Campbell*, 2.225 mg, e uma lata de 425 g de *Beefaroni*, 1.460 mg.

- **Sal de mesa.** Tire o saleiro da mesa. Elimine ou reduza o sal dos cozidos e assados. Muitas vezes, você pode deixar de usá-lo sem afetar o resultado. Se tiver de adicionar sal, faça-o logo antes de servir, não durante o cozimento, para mantê-lo na superfície do alimento de forma que fique com mais gosto de sal.
- **Alimentos salgados para lanche.** Incluem bolachas tipo *cracker* salgadas, batatas *chips*, *pretzels*, pipoca, nozes salgadas, azeitonas e picles. Compre versões com baixo teor de sódio, se houver.
- **Carnes e peixes defumados e curados.** Incluem presunto, *bacon*, linguiça, carne salgada em lata, salsicha, mortadela, salame, salaminho, calabresa, salmão defumado e arenque em salmoura. Opte por versões com baixo teor de sódio, se você gosta desses alimentos.
- **Queijos.** Especialmente os processados e com baixo teor de gordura, alguns dos quais podem ter um teor de sódio mais alto do que a forma comum.
- **Temperos e condimentos,** como *ketchup*, mostarda, molho inglês, molho de soja, molho agridoce com especiarias, glutamato monossódico e sal com alho.
- **Bicarbonato de sódio, água mineral gasosa e antiácidos.** Além disso, alguns laxantes podem ter alto teor de sódio.

Para adicionar sabor aos alimentos, experimente ervas e especiarias. Quando experimentar um novo tempero, adicione, com cautela, uma pequena quantidade. Algumas combinações testadas e aprovadas incluem as seguintes:

- **Carne de gado** – mostarda seca, pimenta, manjerona, vinho tinto ou xerez.
- **Frango** – salsa, tomilho, sálvia, estragão, *curry*, vinho branco ou vermute.
- **Peixe** – louro, pimenta-caiena, endro, *curry*, cebola ou alho.
- **Ovos** – orégano, *curry*, cebolinha, pimenta, tomate ou uma pitada de açúcar.

A dieta DASH

Para esclarecer a relação entre pressão arterial e dieta, os National Institutes of Health financiaram um grande estudo de abordagens alimentares para conter a hipertensão (DASH). A dieta DASH requer o dobro das porções diárias médias de frutas, hortaliças e laticínios; um terço da ingestão usual de carne bovina, carne suína e presunto; metade do uso típico de gorduras, óleos e molhos para salada, e um quarto do número habitual de lanches e doces (Blackburn, 2001). Quando a pressão arterial de mais de 400 pessoas que seguiram a dieta DASH por 3 meses foi mais baixa, os pesquisadores concluíram que uma dieta rica em cálcio, potássio, magnésio e fibras contribui para diminuir a pressão arterial. Quando as pessoas simultaneamente reduzem a ingestão de sódio, sua pressão cai ainda mais. Aquelas que consomem 1.500 mg de sódio por dia têm uma queda maior do que as que comem 3.300 mg (a ingestão típica do norte-americano). Para mais detalhes sobre a dieta DASH, consulte a seção Hipertensão no Apêndice A.

O estudo DASH aponta que a pressão arterial não é afetada apenas pela ingestão de sódio. As mesmas frutas, hortaliças, grãos integrais, laticínios e carnes que otimizam sua dieta desportiva também podem otimizar sua saúde. Consumir uma dieta rica em potássio parece prevenir a hipertensão. O potássio ajuda a fortalecer as artérias e torná-las mais capazes de suportar o dano aos vasos sanguíneos, que pode ocorrer com o envelhecimento. O cálcio pode compensar o efeito do sódio em demasia na dieta. Consulte as Tabelas 1.2 e 1.3 para saber o teor de potássio de algumas frutas e hortaliças populares, e a Tabela 1.5 para uma lista de alimentos ricos em cálcio.

Aumentando a sua ingestão de potássio

Se o sódio é o vilão que contribui para a hipertensão, o potássio é o mocinho que ajuda a diminuir a pressão arterial. É encontrado na maioria dos alimentos integrais: frutas, hortaliças, pães e cereais, lentilhas, feijões, nozes e alimentos ricos em proteína. Os alimentos refinados ou altamente processados, doces e gordurosos (p. ex., molhos para salada e manteiga) são fontes insatisfatórias de potássio. Você pode aumentar a sua ingestão de potássio, comendo os seguintes tipos de alimentos:

- Trigo integral, farinha de aveia e pães pretos em vez de pães brancos e produtos feitos de farinha.
- Mais saladas e hortaliças cruas ou cozidas no vapor com pouca água, pois o potássio se perde na água. O vapor remove apenas 3 a 6% do potássio, comparado com 10 a 15% com a fervura. O preparo em forno de micro-ondas é mais indicado para a melhor retenção do potássio.
- Batata com mais frequência do que arroz, talharim ou massas.
- Sucos naturais de frutas em vez de bebidas com sabor de frutas ou refrigerantes.

A ingestão diária sugerida de potássio é de 4.700 mg por dia para uma pessoa comum. A dieta típica do norte-americano contém de 4.000 a 7.000 mg de potássio. Perde-se uma pequena quantidade de potássio no suor; 0,5 kg dessa perda podem conter de 85 a 105 mg. A maioria das pessoas ativas consome alimentos ricos em potássio de forma suficiente para a reposição da ingestão desse mineral, investindo numa boa saúde.

Dieta e câncer

Nos Estados Unidos, o câncer é a segunda causa mais frequente de morte, perdendo apenas para a cardiopatia. Ele não é uma doença: são várias. Cada uma tem os seus próprios grupos de alto risco, suas próprias taxas de incidência e cura e suas próprias causas. A dieta é um fator presente em uma estimativa de 35% dos casos de câncer. Uma dieta mais saudável pode reduzir o seu risco mais do que você possa imaginar. Apesar da triste informação de que duas em cada cinco pessoas terão câncer, a notícia estimuladora é que as mudanças alimentares podem prevenir talvez 1/3 das mortes por essa doença. Por exemplo, pessoas que comem pelo menos cinco porções por dia de frutas e hortaliças têm 40% a menos de risco de desenvolver certos cânceres (de pulmão, cólon, estômago, esôfago e boca), comparadas com as que comem duas ou menos porções. Uma dieta repleta de frutas e com alto teor de fibras não só previne o câncer, mas também é uma dieta desportiva para o alto desempenho. Ceda à boa saúde para a alta energia!

Nutrientes protetores

Um ponto fundamental da função da dieta na prevenção do câncer talvez resida na capacidade antioxidante, ou seja, a capacidade de um nutriente de desativar substâncias químicas nocivas presentes no organismo, conhecidas como radicais livres. Os radicais livres são formados diariamente mediante processos corporais normais. Poluentes ambientais, como a fumaça de cigarro, a descarga de automóveis, a radiação e os herbicidas, também geram precursores de radicais livres. Esses componentes instáveis podem atacar, infiltrar e danificar estruturas celulares vitais. Felizmente, nosso organismo possui sistemas de controle naturais que desativam e minimizam as reações dos radicais livres dentro das células. Esses sistemas envolvem muitas vitaminas e minerais e incluem:

- **Carotenoides.** Precursores da vitamina A, encontrados nos vegetais e, depois, convertidos em vitamina A no organismo. O betacaroteno, assim como os mais de 40 outros carotenoides encontrados nas frutas e hortaliças de cores laranja e verde, ajuda a prevenir a formação de radicais livres. Algumas das melhores fontes incluem a cenoura, o espinafre, a batata-doce, a couve-portuguesa, os damascos e o melão cantalupo (se você comer em demasia hortaliças e frutas ricas em caroteno, sua pele poderá ficar amarela. Se isso acontecer, interrompa a ingestão!).
- **Vitamina C.** Protege contra as reações nocivas dentro das células. As melhores fontes incluem o *kiwi*, as frutas cítricas, o brócolis, os pimentões verdes e vermelhos e os morangos. Os tecidos do corpo ficam saturados de vitamina C com aproximadamente 200 mg por dia, uma quantidade facilmente alcançável, comendo-se as 4 xícaras recomendadas de frutas e hortaliças.
- **Vitamina E.** Protege as paredes celulares contra os danos provocados por radicais livres. Procure incluir alguns alimentos ricos em vitamina E ao

balancear sua provisão diária de calorias, mas consuma-os com cuidado, pois são densos em calorias. As melhores fontes são os óleos vegetais (e alimentos preparados com eles, como molhos para saladas), as amêndoas, os amendoins, as sementes de girassol e o gergelim, o gérmen de trigo e os grãos integrais (Tab. 2.3). A recomendação diária de nutrientes (RDA) de vitamina E é de 15 mg.

- **Selênio.** O selênio protege as paredes celulares contra os danos provocados por radicais livres e melhora a resposta do sistema imunológico com resistência aumentada ao crescimento do câncer. As melhores fontes de selênio incluem os frutos do mar (como atum), as carnes, os ovos, o leite, os grãos integrais e o alho. Os suplementos não são recomendados devido ao perigo de toxicidade com a suplementação prolongada acima de 200 µg.

Outros preventivos de câncer incluem os alimentos ricos em fibras. Embora os estudos populacionais sugiram que pessoas que comem muitas fibras dos grãos, das frutas e das hortaliças têm um risco diminuído de desenvolver câncer, cientistas não estão certos se fibras são o nutriente preventivo. Além das vitaminas e dos minerais conhecidos presentes nos grãos, nas frutas frescas e nas hortaliças, esses alimentos ricos em fibras contêm centenas, talvez milhares, de substâncias menos conhecidas, os fitoquímicos, que podem proteger sua saúde. É um motivo pelo qual você deve querer trazer mais energia à ingestão de uma dieta variada do que à escolha de um suplemento de fibras.

Embora tenha havido uma época em que os pesquisadores esperavam que altas ingestões de antioxidantes provenientes das pílulas pudessem reduzir a incidência de alguns tipos de câncer, hoje essas evidências são

TABELA 2.3 Vitamina E nos alimentos

Alimento	Porção	Vitamina E (mg)*
Gérmen de trigo, óleo	1 colher de sopa	20
Sementes de girassol	1/4 xícara (30 g)	8
Amêndoas	1/4 xícara (30 g)	7
Gérmen de trigo	1/4 xícara (30 g)	5
Espinafre, cozido	1 xícara (44 g)	4
Amendoins	1/4 xícara (30 g)	3
Pasta de amendoim	2 colher de sopa	3
Óleo de canola	1 colher de sopa	3
Azeite de oliva	1 colher de sopa	2
Espinafre cozido	¼ grande (60 g)	2

*A porção recomendada é de 15 mg.
Fonte: National Institutes of Health Office of Dietary Supplements, http://ods.od.nih.gov/factsheets/vitaminE-HealthProfessional.

frustrantes. À exceção da possibilidade de a vitamina E e o selênio reduzirem o risco de câncer de próstata (e problemas de visão, como degeneração macular), diversos e extensos estudos revelaram poucos benefícios à saúde atribuídos a suplementos antioxidantes. Os estudos que nutriam a esperança de que eles prevenissem o câncer fundamentavam-se em pessoas que comiam grandes quantidades de frutas e hortaliças (e tinham níveis sanguíneos mais altos de antioxidantes). A maioria dos profissionais da saúde hoje enfatiza a importância de esses nutrientes serem obtidos dos alimentos, não de suplementos. Os cientistas ainda têm que identificar quais das milhares de substâncias presentes nas frutas e hortaliças são protetoras.

Prevenção de câncer

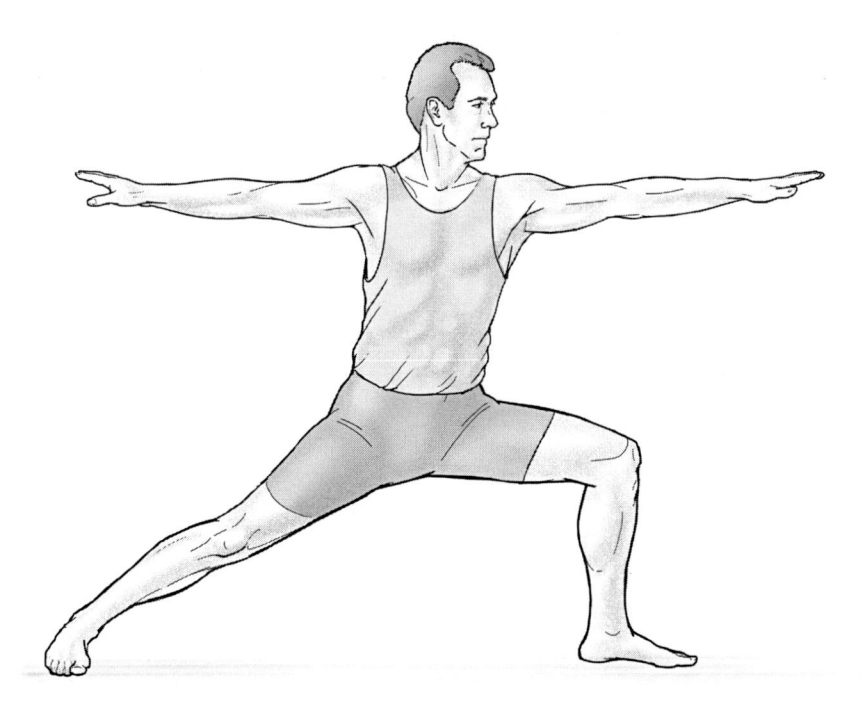

As recomendações do Diet and Cancer Report, do World Cancer Research Fund e do American Institute for Cancer Research (2007; consulte o termo Câncer no Apêndice A), incluem a ingestão, na maioria das vezes, de alimentos de origem vegetal; comer pelo menos 420 g de hortaliças e frutas todos os dias; limitar o consumo de carne vermelha a 540 g por semana; evitar carnes processadas (como salsicha, mortadela e salame); limitar a ingestão de álcool e procurar satisfazer as necessidades nutricionais apenas pela dieta. O relatório não recomenda suplementos alimentares para a prevenção de câncer. Assim, garanta a ingestão de muito brócolis, cenouras, couve, batata-doce e outras hortaliças coloridas, lembrando que nunca uma quantidade de suplementos compensará uma dieta com lanches rápidos, com baixa quantidade de frutas e hortaliças, bem como um estilo de vida estressante, prejudicial à saúde.

O câncer (e outros problemas de saúde) pode ser afetado não só pela dieta, mas também pelo estilo de vida. O relaxamento, a paz de espírito, um olhar positivo diante da vida, um espírito contente, a ausência de inveja, o amor ao próximo e a fé são poderosos fatores de promoção da saúde, sem os quais uma saúde excelente não pode ser alcançada. Uma abordagem holística para a prevenção do câncer e a proteção da saúde inclui nutrir-se com refeições aprazíveis, balanceadas e com baixo teor de gordura, curtir o exercício como parte de sua rotina diária e reservar um tempo para sentir o perfume das rosas.

Dieta e diabetes

Com a atual epidemia de obesidade que está flagelando os Estados Unidos, ocorre uma epidemia de diabetes, não somente em adultos, mas também em crianças, que cresceram acostumadas a comer *fast-food* de grandes proporções em excesso e a passar tempo demais em frente à TV e às telas de computador em vez de brincar na rua e movimentar seus corpos. Embora o tipo de diabetes dependente de insulina resulte da incapacidade do corpo de produzir essa substância suficiente para transportar o açúcar do sangue para dentro das células, o tipo 2 de diabetes, mais comum, costuma ocorrer em pessoas com sobrepeso e mau condicionamento. Elas precisam perder peso, praticar mais atividade física, ter descanso mais adequado e comer alimentos de melhor qualidade (ou tomar medicação). Do contrário, os altos níveis resultantes de glicose sanguínea aumentarão seu risco de ataques cardíacos, AVC, doença renal, cegueira e amputação de membros.

FATO OU FICÇÃO

Comer muito açúcar causa diabetes.

Os fatos: estar com sobrepeso e mau condicionado fisicamente são elementos a que se atribui o diabetes. Num estudo com 3.200 pessoas (média de idade de 50 anos), com sobrepeso e níveis altos de glicose sanguínea tanto em jejum quando após as refeições (um fator de risco para diabetes), alguns sujeitos receberam medicação (metformina) para reduzir a glicose do sangue. Outros receberam orientações para realizar exercícios, pelo menos, durante 150 minutos semanais (cinco vezes na semana durante 30 minutos) e para perder peso (por volta de 7% do peso do corpo, ou 5 kg para uma pessoa com 73 kg). Outros foram instruídos a não realizar mudanças (o grupo de controle). Os sujeitos que ficaram mais ativos e perderam um pouco do peso reduziram de forma dramática o risco de desenvolvimento de diabetes – cerca de 58%. Diferentemente, o grupo que foi medicado teve uma queda de 31% durante quase todo o estudo de três semanas. Tornando-se ativo e permanecendo assim durante a vida, você reduzirá muito o risco de desenvolvimento de diabetes de início na vida adulta (bem como outras doenças do envelhecimento) (Knowler et al., 2002).

A melhor cura para o diabetes é a prevenção. Uma dieta desportiva equilibrada com refeições de tamanho regular, numa agenda regular, pode ser uma dieta que previne o diabetes, em especial, quando conduzir a um peso corporal apropriado. Não há necessidade de eliminar os carboidratos, mesmo quem toma insulina pode consumir de 30 a 60 g (120 a 240 kcal) de carboidratos por refeição – ou mais, dependendo da atividade ao longo do dia. O truque é disseminar os carboidratos ao longo de um dia, com regularidade, nas refeições e lanches baseados em frutas, hortaliças, grãos integrais e amidos integrais (arroz integral, quinoa, feijões escuros), equilibrados com proteína magra, laticínios com menos gordura e gorduras saudáveis – conforme a recomendação do *ChooseMyPlate.gov*. Mais informações detalhadas sobre diabetes estão nos recursos do Apêndice A.

Dieta e saúde dos ossos

A osteoporose, ou o afinamento dos ossos com o envelhecimento, resulta em costas curvadas e ossos frágeis que quebram com facilidade. Especialmente entre mulheres idosas pós-menopáusicas, esse é um sério problema de saúde. Em um levantamento feito com mais de 200 mil mulheres saudáveis com 50 anos ou mais, 40% tinham osteopenia (redução da massa óssea, o estágio inicial da osteoporose), e 7%, osteoporose – e elas nem sequer sabiam disso. Aquelas diagnosticadas com osteoporose eram quatro vezes mais suscetíveis a fraturar um osso dentro dos 12 meses seguintes, enquanto as com osteopenia eram quase duas vezes mais suscetíveis (Siris et al., 2001). A osteoporose também é uma grande preocupação para os homens com mais de 70 anos; portanto, eles também precisam cuidar de seus ossos quando ainda jovens. Ciclistas e nadadores em esportes que não suportam o peso também têm que se preocupar com a saúde dos ossos.

Atletas femininas mais jovens que pararam de ter períodos menstruais regulares também correm risco de densidade óssea baixa que pode evoluir para osteoporose. Tanto as amenorreicas quanto as pós-menopáusicas carecem de estrogênio em quantidade suficiente, um hormônio que contribui para a menstruação e ajuda a manter a densidade óssea. A boa notícia é que a osteoporose pode ser prevenida, não sendo uma consequência inevitável da idade avançada. Você pode reduzir o risco de desenvolver a doença se seguir estes bons hábitos de saúde por toda a vida:

- **Dieta rica em cálcio.** Uma dieta rica em cálcio durante toda a vida ajudará você a desenvolver ossos fortes e a manter a densidade óssea, reduzindo a taxa de perda de cálcio depois dessa fase. Para garantir a máxima proteção, procure consumir de 1.000 a 1.300 mg de cálcio por dia (Tab. 1.6). Você também deve consumir diariamente 400 a 800 UI de vitamina D, que ajudará seu corpo a absorver o cálcio ingerido. Se você é pai ou mãe, certifique-se de que seus filhos de 11 a 14 anos bebam mais leite que refrigerante. O cálcio é mais importante nos 3 anos que cercam a puberdade e até por volta dos 30 anos de idade.

Infelizmente, a mulher comum de 25 a 40 anos consome apenas metade da ingestão recomendada de 1.000 mg de cálcio. Essa pode ser uma razão pelo qual 25% das mulheres com mais de 65 anos têm osteoporose (das quais 12% podem morrer de complicações médicas da condição). Se você pensa que tomar pílulas de cálcio é uma alternativa simples à ingestão de leite, repense. As mulheres que obtêm o cálcio dos alimentos tendem a ter ossos mais fortes do que as que optam por suplementos (Napoli et al., 2007). Aproveitar uma dieta rica em cálcio a cada refeição (distribuir uniformemente a ingestão de cálcio ao longo do dia) pode levá-lo à quantidade recomendada. Isso é importante não somente para as crianças em crescimento, mas também para os adultos. Com o envelhecimento, o organismo absorve um percentual menor do cálcio consumido.

- **Exercício regular.** Participe de um programa de atividades físicas regulares que inclua exercícios aeróbios com sustentação do peso corporal e exercícios de musculação (se você é nadador ou ciclista, procure variar o treinamento com um pouco de *jogging*, atividade de pular corda ou outra que envolva a sustentação do peso corporal para aumentar a força óssea). Combine esses exercícios de fortalecimento dos ossos com uma ingestão adequada de cálcio, vitamina D e proteína.
- **Hormônios normais.** Mulheres com deficiência de estrogênio possuem densidade mineral óssea diminuída apesar de uma alta ingestão de cálcio e de um programa de exercícios (essa é uma razão pela qual atletas amenorreicas correm alto risco de fraturas por estresse). As atletas sem menstruação costumam tomar anticoncepcional, acreditando que ele protegerá seus ossos, mas pesquisas sugerem que isso pode ser ineficaz. O melhor a fazer, nesse caso, é comer o suficiente para promover períodos menstruais regulares (Ducher et al., 2011).
- **Baixa ingestão de sódio.** Devido ao fato de o sal em demasia interferir na retenção de cálcio (Sellmeyer, Schloetter e Sebastian, 2002), o mais indicado é moderar a ingestão de sal, especialmente se você tiver uma predisposição genética à osteoporose.

Infelizmente, muitas mulheres seguem poucas dessas orientações. Certa vez, atendi uma instrutora de aeróbia de 24 anos de idade, amenorreica e muito magra, que tinha os ossos de uma pessoa de 60 anos. Ela raramente bebia leite (acreditando que engordaria), seguia uma dieta restritiva com baixo teor de calorias e proteína e estava sempre tentando ficar mais esbelta, apesar da magreza.

Mal sabia que sua dieta estava contribuindo para a ausência de menstruação e que estava se colocando em risco de desenvolver fraturas por estresse, um sinal inicial de saúde óssea fraca. Ela achava que o exercício manteria seus ossos fortes porque escutara que ajudava a manter a densidade óssea. Sem dúvida o exercício ajuda, mas o cálcio e o estrogênio, bem como calorias adequadas, são também essenciais.

Seu médico a aconselhou a recuperar o período menstrual para proteger a saúde óssea. Considerando que a amenorreia está associada à nutrição inadequada, recomendei-lhe aumento da ingestão calórica, consumindo mais leite e iogurte ricos em proteína e cálcio, e com baixo teor de gordura. Após 2 meses de melhoras na dieta, a instrutora restabeleceu o período menstrual

Aumentando seu consumo de cálcio

Uma excelente forma de aumentar a ingestão de cálcio é com o leite com sabor (de vaca ou soja, com chocolate ou baunilha) para recuperação pós-exercício. Não apenas cálcio e vitamina D são fornecidos, mas ainda líquidos, eletrólitos (inclusive sódio) e proteína de elevada qualidade. Ver o Capítulo 10 para mais informações sobre essa escolha popular de recuperação. Observe que leite de amêndoas e arroz são, na verdade, sucos aquosos e não alternativas lácteas. A não ser seu enriquecimento com cálcio, são fontes pobres em nutrientes. Por exemplo, o leite de amêndoas oferece apenas 1 g de proteína a cada 240 mL na comparação com 6 g de proteína no leite de soja e 8 g no de vaca.

O iogurte é uma maneira popular de reforçar a ingestão de cálcio. Oferece não apenas mais cálcio por copo do que o leite (400 *versus* 300 mg a cada 230 g), mas também contém probióticos – bactérias benéficas à saúde que fortalecem o sistema imunológico e melhoram a digestão. Ao comprar iogurte, procure pelo termo "culturas vivas e ativas" no rótulo. O iogurte é especialmente saudável se você passou por tratamento com antibióticos, que matam tanto as bactérias boas que vivem no seu intestino como as más, que causam problemas de saúde, porque o iogurte ajuda na recuperação das boas bactérias. As bactérias também digerem a maior parte da lactose (açúcar do leite) no iogurte; assim, muitas pessoas intolerantes à lactose podem tomar iogurte como uma alternativa ao leite.

Considerando que os iogurtes com sabor podem ter um alto teor de açúcar – além das 12 g de açúcar naturalmente contidas em 240 mL de leite – o melhor é escolher o iogurte natural e adicionar uma colher (de chá) de mel ou geleia, ou adicionar o iogurte natural ao iogurte com sabor. Você sairá ganhando quanto ao teor de açúcar. Lembre-se: o sorvete de iogurte não contém culturas ativas, e sim, um alto teor de açúcar e um valor nutricional insuficiente. Não se engane!

Para atletas, o iogurte é um carboidrato de fácil digestão – uma combinação proteica que é uma opção inteligente antes e após o exercício. Um estudo sobre atletas fatigados sugere que aqueles que consumiram iogurte regularmente tiveram uma melhor função imunológica (Clancy et al., 2006). Que tal uma batida de fruta e iogurte após o exercício?

– um bom passo rumo à saúde permanente. Consulte os Capítulos 12 e 17 e o Apêndice A para mais informações sobre amenorreia, a tríade do atleta do sexo feminino e osteoporose.

Fibras para a boa saúde

As fibras são um dos componentes benéficos que qualificam o carboidrato, tornando-o uma substância boa. Fibras são encontradas em alimentos como grãos integrais, legumes, frutas e verduras. Elas são a parte das células vegetais que os humanos não conseguem digerir. O processamento dos alimentos – tal como a moagem da farinha integral em farinha branca e o descasque – remove as fibras. Assim, para atingir a ingestão-alvo de pelo menos 25 g de fibras por dia, tente comer alimentos em seu estado natural.

Após ouvirem afirmações de que as fibras diminuem o colesterol sanguíneo, promovem evacuação intestinal regular e melhoram o controle do açúcar no sangue, desportistas estão buscando alimentos com alto teor de fibras e ricos em carboidrato, ou o "bom carboidrato", que deveria ser a base de uma dieta desportiva. Embora seja difícil saber quais desses benefícios estão relacionados às fibras e aos outros componentes saudáveis de frutas, verduras, grãos integrais, feijões, legumes e nozes, você não errará adicionando alimentos ricos em fibras à sua dieta.

Até recentemente, acreditava-se que as fibras reduziam o risco de câncer de cólon, o que não foi demonstrado em estudos recentes (Rock, 2007). No entanto, a sua associação positiva com a diminuição do risco de cardiopatia, o auxílio no controle do diabetes e do peso e a prevenção e o tratamento da constipação oferecem razões mais do que suficientes para encher a sua dieta com alimentos ricos em fibras.

Você deve tentar comer diariamente uma variedade de alimentos ricos em fibras, pois alimentos diferentes oferecem diversos tipos desse componente, com variados benefícios à saúde. Você deve consumir os dois principais tipos de fibras:

- **Fibras insolúveis.** Esse tipo confere aos vegetais a sua estrutura e não se dissolve em água. As fontes comuns são o farelo de trigo, as verduras e os grãos integrais. As fibras insolúveis absorvem a água, aumentam o volume fecal e facilitam a evacuação intestinal.
- **Fibras solúveis.** Esse tipo forma um gel na água. É encontrado na farinha de aveia, na cevada e no feijão comum (assim como na pectina e na goma guar, duas fibras adicionadas com frequência aos alimentos e listadas entre os ingredientes). As fibras solúveis diminuem o colesterol sanguíneo, principalmente em pessoas com colesterol elevado. Elas podem, também, ajudar a estabilizar os níveis de glicose no sangue, o que faz dos lanches ricos em fibras uma sábia opção pré-exercício (pressupondo que não provoquem muitos gases). Alguns lanches nutritivos pré-exercício incluem farinha de aveia, bem como feijões e legumes, como sopa de lentilha, feijão mexido e pasta de grão-de-bico (*homus*), conforme tolerado.

FATO OU FICÇÃO

As fibras apressam o tempo necessário à passagem do alimento pelo sistema do organismo.

Os fatos: as fibras podem aumentar o peso das fezes e a quantidade de deslocamentos ao banheiro, embora isso não costume aumentar o tempo de deslocamento. Esse tempo varia para cada indivíduo embora a média se situe entre dois a quatro dias. Isso varia, conforme o estresse, o exercício e a dieta. Sua melhor aposta, como uma pessoa ativa, é determinar a combinação correta de alimentos ricos em fibra que promovam movimentos intestinais regulares. Talvez você tenha que limitar a ingestão de fibras se o próprio exercício se tornar um poderoso estimulante intestinal. Ver o Capítulo 9 que traz mais informações sobre assuntos intestinais.

Você pode aumentar a ingestão de fibras para as 28 g por 2.000 kcal recomendadas pelas *U.S. Dietary Guidelines*, adotando as seguintes medidas:

- Coma frutas e verduras nas refeições e nos lanches, sempre que possível.
- Escolha um cereal com alto teor de fibras (pelo menos 5 g de fibras por porção) ou misture cereais com alto e baixo teores de fibras. Decore o cereal com frutas vermelhas e outras.
- Compre pães, cereais e biscoitos *crackers* 100% integrais.
- Opte por arroz integral, quinoa, grãos de trigo, milho e outros grãos integrais.
- Adicione gérmen de trigo, linhaça triturada, nozes ou gergelim ao iogurte, cereais e alimentos assados.
- Coma mais feijão – no chili, em saladas, misturado com arroz, no *homus* e em sopas.
- Lanche com pipoca (feita em casa, usando óleo de canola) ou frutas secas e nozes.
- Leia os rótulos dos alimentos. Alimentos inesperados, como algumas marcas de suco de laranja e iogurte, têm adição de fibras.

As informações na Tabela 2.4 podem ajudá-lo a escolher os alimentos mais ricos em fibras.

Para sua boa saúde

Se você quer reduzir o risco de câncer, cardiopatia, hipertensão arterial ou diabetes, os profissionais da saúde concordam que a melhor aposta é uma dieta rica em frutas, hortaliças, grãos integrais e laticínios com baixo teor de gordura; moderada em proteína magra (que tem baixo teor de gordura saturada); e reduzida em sódio (menos alimentos processados). Então, por favor, pense duas vezes antes de cavar a sua sepultura com o garfo e a faca. Tenha em mente estas mensagens básicas:

- Coma porções adequadas e não excessivas de carnes magras (Cap. 7).
- Adicione uma ou duas frutas ou hortaliças em cada refeição. O café da manhã pode facilmente incluir suco de laranja e uma banana; o almoço, um punhado de minicenouras e uma maçã; o jantar, uma porção dupla de hortaliças mistas.
- Aumente a sua ingestão de "gordura saudável" (dentro de sua provisão calórica) optando por azeite de oliva e óleo de canola para cozinhar e para saladas. Saboreie mais nozes e pastas de nozes.

TABELA 2.4 Fibras nos alimentos

Cereais	Fibras (g)	Grãos	Fibras (g)
Fiber One	14	Quinoa, 1 xícara	5
All-Bran Extra Fiber, 1/2 xícara	13	Pipoca, 3 xícaras	5
All-Bran, 1/2 xícara	10	Arroz integral, 1 xícara	5
Kashi Go Lean, 1 xícara	10	*Triscuits*, 7	4
Raisin Bran, Kellogg´s 1 xícara	8	Pão multigrãos, 1 fatia	2
Cheerios, 1 xícara	3	Espaguete, xícara	2
Farinha de aveia instantânea, *Quaker* 1 pacote	3	Arroz branco, 1 xícara	1
Vegetais	**Fibras (g)**	**Frutas**	**Fibras (g)**
Batata, 1 grande com casca	7	Pera, 1 média	6
Couve-de-bruxelas, 1 xícara	4	Ameixas secas, 5	5
Espinafre, 1 xícara	4	Maçã, 1 média	4
Ervilhas, 1/2 xícara	4	Laranja, 1 média	3
Cenoura, 1 média	2	Banana, 1 média	3
Milho, 1/2 xícara	2	Kiwi, 1 médio	2
Alface, 1 xícara	1	Passas de uva, 1/4 xícara	2
Legumes	**Fibras (g)**	**Nozes e sementes**	**Fibras (g)**
Lentilhas fervidas, 1/2 xícara	8	Linhaça, 1 colher de sopa	3
Grãos-de-bico em lata, 1/2 xícara	7	Amêndoas, 30 g	3
Feijões comuns em lata, 1/2 xícara	6	Pasta de amendoim, 2 colheres de sopa	2
Soja em grão 1/4 xícara	3.5	Cajus, 30 g (~18 unidades.)	1

Dados da USDA National Nutrient Database for Standard Reference, 2011.
Bowes & Church's Food Values of Portions Commonly

- Combinando as melhores opções de alimentos com um programa de exercícios regulares, você pode investir no seu bem-estar futuro. Ainda que a genética realmente desempenhe um papel importante no desenvolvimento de cardiopatia, câncer, hipertensão e osteoporose, você pode ajudar a virar o jogo a seu favor, comendo de forma inteligente. Como dizia Hipócrates: "Deixe o alimento ser o seu remédio".

A questão das frutas e das hortaliças

Não importa quais sejam suas preocupações de saúde – prevenir o câncer, a cardiopatia, o diabetes a obesidade, a hipertensão arterial ou o que for – a mensagem essencial das organizações de saúde (incluindo a AHA, a American Cancer Society, o National Heart, Lung and Blood Institute e o USDA) é comer mais frutas e hortaliças. No entanto, mais de 90% dos norte-americanos não consomem a quantidade recomendada.

O ideal é incluir uma porção grande de frutas e hortaliças em cada refeição principal e lanches. Eis algumas dicas para ajudá-lo a aumentar sua ingestão desses alimentos ricos em carboidrato, que não apenas abastecem os músculos, mas também promovem a boa saúde:

- Faça uma batida de frutas para o café da manhã: suco de laranja, banana e frutas vermelhas congeladas.
- À omelete (de claras de ovo), adicione pimentões, tomate e cogumelos cortados em cubos.
- Adicione mirtilos ou banana em rodelas às panquecas e cubra com purê de maçã.
- Nenhuma fruta fresca no cereal? Use pêssegos em lata, passas de uvas, tâmaras em lascas ou frutas vermelhas congeladas.
- Coloque hortaliças que sobraram do jantar na sua salada ou sopa do almoço.
- Tenha sempre consigo lanches fáceis de carregar, como caixinhas de passas de uva, mistura de frutas secas, barras congeladas de suco de fruta 100% natural, tomates-cereja, minicenouras e talos de aipo.
- Adicione pedacinhos de cenouras em refogados, no chili, na lasanha, no bolo de carne ou na sopa.

Para mais dicas e receitas utilizando frutas e hortaliças, veja as receitas da Parte IV e as que estão no Apêndice A.

CAPÍTULO 3

Café da manhã: a chave para uma dieta desportiva bem-sucedida

Assim como um carro funciona melhor com combustível no tanque, o corpo e o cérebro funcionam melhor quando recebem o combustível adequado pela manhã. No entanto, muitas pessoas empurram seu corpo ao longo de um dia agitado com um tanque de combustível vazio. Os resultados são baixa energia, tentações por alimentos doces, alta ingestão de guloseimas e ganho de peso, geralmente indesejado. Não tenha dúvida disto: o café da manhã é a refeição mais importante do dia. Não deixe de tomá-lo!

Não deixe de tomar o café da manhã

De todos os equívocos nutricionais que você possa cometer, omitir o café da manhã é o maior. Raya, uma cliente que praticava exercícios cedinho de manhã na associação do seu bairro, aprendeu isso da maneira mais difícil: desmaiou devido ao baixo nível de açúcar no sangue, após uma de suas sessões de treino matinais. Ela conseguiu esforçar-se durante 1 hora de aula na bicicleta ergométrica, mas sentiu tontura e vertigem e acabou no chão, rodeada pelos colegas assustados. O desmaio foi provocado pela falta de combustível para alimentar o cérebro.

A história de Raya é um exemplo marcante de como o hábito de não tomar o café da manhã pode prejudicar seus treinos e deixá-lo esgotado pelo resto do dia. Em comparação, um café da manhã de alta energia prepara o terreno para um dia cheio de vitalidade. Apesar disso, muitas pessoas ativas utilizam velhas desculpas para não fazer a refeição matinal:

"Não sinto fome pela manhã."
"Não tenho tempo."
"Não gosto do tipo de alimento do café da manhã."
"Estou em dieta."
"Se eu tomo café da manhã, sinto mais fome durante todo o dia."

Desculpas e mais desculpas. Se você omitir o café da manhã, provavelmente terá dificuldade de concentração no final da manhã; trabalhará ou estudará com menos eficiência; ficará impaciente e irritável, ou terá pouca energia para o treino da tarde. Se você é um pai ou uma mãe que não toma café da manhã, seus filhos ficarão mais suscetíveis a não o tomarem também, e o resultado é mais lanches, padrões alimentares irregulares e uma dieta de má qualidade – fatores que podem influenciar negativamente a energia e o peso, seu e deles (Affenito, 2007). Além disso, provavelmente não conseguirão se concentrar nas aulas que antecedem o almoço (Westnes, Pincock e Scholey, 2012). Para cada desculpa inconsistente para não fazer o café matinal, há uma razão ainda melhor para fazê-lo.

Sem apetite pela manhã?

Se você não está com fome para tomar café da manhã, provavelmente ingeriu calorias demais na noite anterior. Com frequência, atendo pessoas que jantam fartamente às 21 horas, comem negligentemente um saco inteiro de batatas fritas enquanto assistem à televisão à noite ou devoram um pote de sorvete na hora de dormir como recompensa por terem sobrevivido a um dia de muito trabalho. Esses lanches podem certamente refrear o apetite matinal. Infelizmente para a sua saúde, quando os lanches noturnos substituem um café da manhã integral, você pode acabar com uma dieta desportiva inadequada.

Mark, um programador de computador e corredor de 35 anos, não sentia fome para o café da manhã por outra razão: seu treino matinal tirava-lhe o apetite. Porém, por volta das 10 horas, ele o recobrava. Tentava se conter até a hora do almoço, mas acabava atacando a máquina de doces em três a cada cinco dias de trabalho. Recomendei a ele que mantivesse no trabalho alguns alimentos de café da manhã – barras energéticas, mistura de frutas secas, pacotes de farinha de aveia instantânea. Esses alimentos não perecíveis estariam prontos e esperando para uma refeição descomplicada e nutritiva.

Para pessoas que se exercitam pela manhã, um café da manhã integral que combine carboidrato com um pouco de proteína – cereal com leite, granola com iogurte, torrada com pasta de amendoim e banana – repõe prontamente as reservas de glicogênio esgotadas e ajuda a reabastecer e reparar os músculos para que fiquem revigorados para a próxima sessão de treinamento. Quanto mais cedo você comer, mais rápido ficará recuperado. Para mais informações sobre como se reabastecer após o exercício, consulte o Capítulo 10.

Um café da manhã que recupera é particularmente importante se você treina duas vezes por dia. Em muitas ocasiões, converso com triatletas que dizem ainda não ter fome para o café da manhã após o primeiro treino. Então não comem no almoço, com receio de que uma refeição substanciosa possa interferir no treino da tarde. Assim, acabam se arrastando durante uma sessão de treinamento ruim. Nessa situação, recomendo um café da manhã, um almoço ou um misto dos dois por volta das 10 ou 11 horas. O alimento será adequadamente digerido a tempo de abastecer os músculos naquela tarde. Líquidos refrescantes ao longo da manhã, como suco, leite achocolatado e/ou batidas também podem ajudar no reabastecimento, além de saciar a sede. Você descobrirá que terá mais energia e um segundo treino melhor.

Você tem tempo para o café da manhã

*"Eu realmente não tenho tempo para tomar café da manhã.
Levanto às 5h30min, vou para a pista de patinação,
patino por 1 hora, depois corro para a escola às 7h45min."*

Obviamente, a agenda matinal desse jogador de hóquei no gelo não lhe permitia relaxar e desfrutar uma refeição sem pressa. No entanto, Nick ainda necessitava de energia para aguentar as suas aulas do Ensino Médio. Lembrei a ele que o café da manhã não precisa ser uma refeição que requeira cozinhar e sentar-se. Pode ser um lanche substancioso após o treino de hóquei, durante o trajeto para a escola. Recomendei que planejasse e preparasse, na noite anterior, um café da manhã para levar. Se ele conseguia arranjar tempo para o hóquei, também arranjaria para comer direito, para treinar.

Nick descobriu que o seu "café da manhã de viagem" realmente valia o esforço. Dois sanduíches de pasta de amendoim e passas de uva e uma garrafa de suco de uva satisfaziam seu apetite voraz e melhoravam sua capacidade de concentração na escola. Parou de ficar sentado na sala de aula contando os minutos até o almoço e ouvindo seu estômago roncar. Em vez disso, conseguiu concentrar-se nas tarefas e até melhorar as notas.

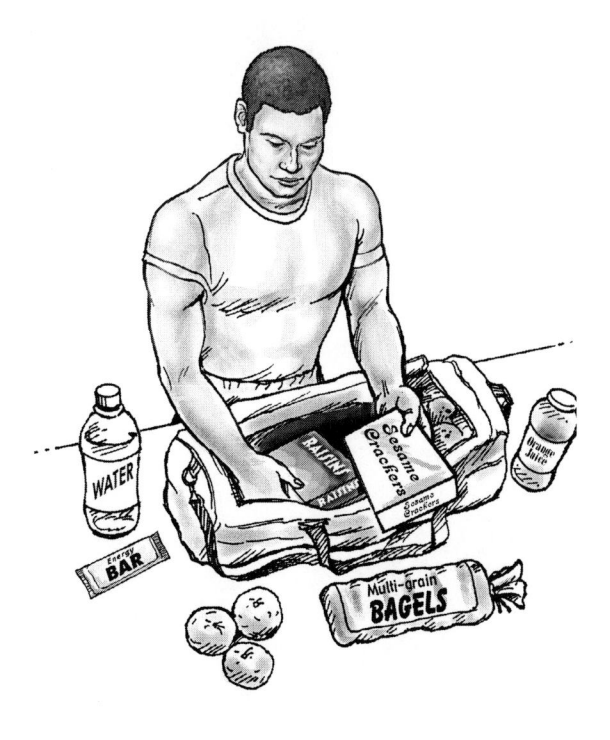

Maria, uma enfermeira que estava treinando para sua primeira maratona, dava a mesma desculpa de falta de tempo para fazer o café matinal. Levantava às 6 horas e chegava ao hospital às 6h45min; não queria tomar o café da manhã tão cedo, alegando que seu estômago não estava "acordado". No entanto, no intervalo das 10 horas, ela ficava mal-humorada, sem conseguir concentrar-se no trabalho e olhando esfomeada para as rosquinhas fritas ou os biscoitos no posto das enfermeiras, implorando para que fossem comidos.

Recomendei à Maria que comesse algo nutritivo entre 7 e 9 horas, para refrear a irresistível fome das 10 horas, que interferia na capacidade de concentração e de ser agradável com seus pacientes. Ela fez o esforço de seguir uma destas orientações todos os dias:

- Levar para o trabalho um sanduíche para comer 4 horas depois de acordar.
- Comprar um *bagel*, um iogurte e um suco de laranja na cantina.
- Fazer um intervalo mais cedo e saborear um café da manhã quente no restaurante.
- Manter um alimento de emergência na gaveta da mesa: barras de granola, biscoitos tipo *cracker*, amendoins e frutas secas.

Ela logo se tornou uma defensora do café da manhã, sentindo-se muito melhor quando bem nutrida que quando sentia um pouco de fome.

Se lhe faltam ideias criativas de preparo rápido de um café matinal, as opções de alimentos a seguir podem ajudá-lo a fazer um ligeiro intervalo para fazer, regularmente, essa refeição:

- **Iogurte.** Mantenha seu refrigerador bem estocado; adicione cereais para que fique crocante.
- **Banana.** Coma uma bem grande, acompanhada de um copo de leite.
- **Batida.** Bata tudo junto: suco, fruta e iogurte ou leite em pó (ou proteína em pó). Embale para viagem.
- **Misto de frutas secas.** Misture amêndoas, granola e passas de uva (ou outra fruta seca) e embale em sacos plásticos que sirvam no bolso.
- ***Bagel* integral.** Junte fatias de queijo magro às fatias do pão; ingira-o então com suco V8.
- **Biscoitos *crackers* integrais.** Esse alimento crocante compõe um sanduíche com pasta de amendoim, acompanhado de um cortado feito com leite magro.
- **Pão sírio.** Recheie-o com requeijão ou pasta de grão-de-bico ou outros recheios que estiverem à mão.

Café da manhã para pessoas em dieta

Toda pessoa que quer perder peso deve iniciar a dieta, cortando o café da manhã, certo? Errado! Omitir essa refeição para poupar calorias é uma abordagem de pouco êxito. Pesquisas confirmam que pessoas em dieta que não tomam o café da manhã tendem a ganhar peso com o tempo (Neumark-Sztainer et al., 2006). Se você está tentando poupar calorias não fazendo o café matinal, lembre-se de que não ganhará peso fazendo essa refeição. Você ganha peso se deixar de fazê-la, ficar com muita fome e, então, extravasar à noite. Se quiser suprimir alguma refeição, que seja o jantar e não o café da manhã. Sua meta deve ser abastecer-se durante o dia e comer um pouco menos à noite.

FATO OU FICÇÃO

Comer bolo de chocolate no café da manhã fará você engordar.

Os fatos: conforme a pesquisadora Daniela Jakubowicz (Jakubovicz et al., 2012), o consumo rotineiro de 300 kcal de bolo de chocolate (ou outra sobremesa), além de 300 kcal de café matinal completo pode, na verdade, ajudá-lo a emagrecer! A pesquisadora estudou 193 adultos obesos, não diabéticos, que tinham um café matinal com poucos carboidratos, de 300 kcal, ou um café da manhã de 600 kcal que incluía proteína mais bolo de chocolate (ou outra sobremesa com açúcar). Os dois grupos foram orientados a ingerir, diariamente, a mesma quantidade de calorias: 1.400 para mulheres e 1.600 para homens. Por volta de 32 semanas, os comedores de bolo perderam cerca de 9 kg a mais que os colegas, uma vez que conseguiram atender melhor ao planejamento da dieta.

Jakubowicz percebeu que os que ingeriam bolo de chocolate no café matinal sentiam menos desejo de carboidratos e doces mais tarde, ao longo do dia. Com um carregamento inicial de calorias, sentiam menos fome e menor probabilidade tinham de desobedecer ao plano alimentar. Haviam satisfeito o desejo de doces de todo o tipo na comparação com os que faziam uma refeição matinal menor.

Um estudo com quase 3 mil pessoas em dieta que perderam mais de 14 kg e mantiveram o novo peso por pelo menos um ano constatou que 78% delas tomavam café da manhã todos os dias, e 88% tomavam em cinco ou mais dias por semana. Somente 4% relataram nunca tomar café da manhã. Aquelas que faziam essa refeição também afirmaram ser um pouco mais ativas durante o dia. Esse estudo sugere que o café da manhã é realmente uma parte importante de um programa de perda de peso bem-sucedido (Wyatt et al., 2002). Você não errará tomando café da manhã!

Repetidas vezes recomendo às pessoas em dieta que se abasteçam, de manhã e à tarde, e comam menos à noite, e repetidas vezes elas me olham com receio. Como Pat, uma dona de casa que queria perder alguns quilos, explicou: "Se tomo café da manhã, fico com mais fome e parece que como mais o dia inteiro". No entanto, sua refeição era somente metade de um *bagel* seco, o suficiente para que os sucos digestórios fluíssem, mas não para satisfazer seu apetite. Quando tomava o café da manhã substancioso de 500 kcal (1 ½ *muffin* inglês com dois ovos mexidos e meia xícara de requeijão), se sentia bem e não exagerava no final da tarde. Se você consumir calorias suficientes no café da manhã, não terá mais fome – especialmente se essa refeição contiver de 20 a 30 g de proteína (p. ex., ovos e requeijão). Ainda que, no começo, Pat não acreditasse nisso, descobriu que os cafés da manhã de 500 kcal podiam ajudá-la a perder peso. A Tabela 3.1 traz alguns exemplos de café da manhã com 500 kcal.

TABELA 3.1 Cafés matinais com 500 kcal

Food	Calorias
Café matinal na correria	
Bagel, mais para grande	300
Pasta de amendoim, 2 colheres de sopa	200
Total	500
Café da manhã diferente	
2 fatias de pizza de queijo	500
Total	500
Café da manhã de gaveta	
Farinha de aveia instantânea, 2 pacotes	250
Passas de uva, 1 caixa pequena (45 g)	130
Amêndoas, 17	120
Total	500

Cereais: um café matinal para campeões

Meus clientes costumam perguntar o que eu recomendo para o café da manhã. Em geral, minha resposta é: qualquer combinação de opções integrais de três ou quatro grupos alimentares. Mais especificamente, a resposta é cereais, porque é uma forma simples de obter aqueles três tipos de alimentos – grãos integrais, leite com baixo teor de gordura, nozes e frutas –, além de inúmeros outros benefícios. Comendo uma tigela de cereal coberto com frutas, você pode ter metade das porções recomendadas de frutas e grãos integrais antes mesmo de tirar o pijama.

O que há de tão formidável nos cereais?

Sou fã dos cereais porque eles reúnem todos estes aspectos positivos:

- **Rápido e fácil.** Pessoas de todas as idades e habilidades culinárias podem facilmente servir uma tigela sem necessidade de cozinhar ou limpar a sujeira depois.
- **Prático.** Basta estocar no armário, na sacola de ginástica ou na gaveta da mesa de trabalho, e o café da manhã estará pronto para a agitação matinal. Um saco plástico de cereal seco é melhor do que nada. Adicione um punhado de castanhas fatiadas e algumas passas de uva e terá uma refeição equilibrada!

- **Rico em carboidrato.** Seus músculos necessitam de carboidrato para energia. O cereal, uma banana e um suco constituem uma excelente refeição superior à base de carboidrato; o leite oferece um acompanhamento de proteína. Você pode incrementar o valor proteico do café matinal à base de cereais adicionando nozes, iogurte cremoso, ou um ou dois ovos fervidos.
- **Rico em fibras.** Ao optar por farelo e cereais integrais, você reduz o risco de ficar constipado, uma inconveniência que certamente pode interferir no prazer do exercício. Além disso, consome um alimento protetor da saúde.
- **Rico em ferro.** Os vegetarianos sabem disso: escolher marcas fortificadas ou enriquecidas aumenta com facilidade sua ingestão de ferro e reduz o risco de anemia. Beba suco de laranja ou outra fonte de vitamina C com cereais para aumentar a absorção de ferro do cereal.
- **Rico em cálcio.** Os cereais são ricos em cálcio quando ingeridos com leite ou iogurte com baixo teor de gordura ou leite de soja enriquecido com cálcio. Mulheres e crianças em especial, mas também os homens, beneficiam-se desse reforço de cálcio, que ajuda a manter ossos fortes, prevenindo a osteoporose.
- **Baixo teor de gordura e colesterol.** Eles são uma opção mais saudável para o coração do que as alternativas clássicas de café da manhã de torrada com manteiga, um *bagel* transbordando de queijo cremoso ou *bacon* e ovos fritos.
- **Versátil.** Em vez de ficar cansado de comer sempre a mesma marca, tente misturar cereais para inventar inúmeras variedades de sabores. Normalmente tenho de 10 a 18 variedades no armário. Meus amigos riem quando descobrem esse impressionante estoque. Eu ainda vario os sabores, adicionando diferentes misturas, como banana, passas de uva, mirtilos secos, pedaços de amêndoas, canela, noz-moscada, xarope de bordo ou essência de baunilha.

Dicas sobre os cereais

Os cereais, em geral, constituem um café da manhã para campeões, especialmente se forem integrais e ricos em fibras, que contribuem para reduzir a pressão arterial e o risco de ataques cardíacos. No entanto, algumas marcas oferecem muito mais valor nutricional do que outras. Eis, a seguir, cinco dicas para ajudá-lo a fazer escolhas inteligentes ao passar pelo corredor dos cereais.

1. **Opte por cereais enriquecidos com ferro.** Uma dieta rica em ferro é de grande importância para pessoas ativas porque o ferro é a parte dos eritrócitos que transporta o oxigênio dos pulmões para os músculos. Se você estiver anêmico (com deficiência de ferro no sangue), sentirá cansaço e fadiga facilmente durante o exercício. Os cereais matinais ricos em ferro são uma forma fácil de aumentar a ingestão desse mineral, em especial

se você come pouca ou nenhuma carne vermelha (a melhor fonte alimentar de ferro).

Você pode saber quais os cereais possuem ferro em seus ingredientes, buscando pelas palavras *fortificado* ou *enriquecido* no rótulo, ou consultando a tabela de informação nutricional. Deve optar por uma marca que supra pelo menos 25% do valor diário de referência. A Tabela 3.2 fornece dados que podem ajudá-lo a escolher as marcas enriquecidas com ferro para suplementar a pequena quantidade existente naturalmente nos grãos.

Se preferir cereais totalmente naturais ou orgânicos sem nenhum aditivo, lembre-se de que "sem aditivos" significa que não é adicionado ferro, como geralmente é o caso do *Kashi*, *Puffins*, da granola, do *Shredded Wheat*, do *Puffed Rice* e de outras marcas totalmente naturais. Se desejar, pode misturar cereais naturais com variedades enriquecidas com ferro (p. ex., granola com *Cheerios*, *Shredded Wheat* com *Wheat Chex*), ou escolher alimentos ricos em ferro em outras refeições ou, ainda, tomar um suplemento de ferro.

Devido ao fato de o ferro nos cereais ser frequentemente mal absorvido, você pode aumentar a sua biodisponibilidade de ferro – a capacidade do organismo de absorver esse mineral – bebendo um pouco de suco de laranja ou comendo frutas ricas em vitamina C junto com o cereal (experimente laranja, pomelo, melão cantalupo e morango).

2. **Opte por cereais fortificados com ácido fólico.** O ácido fólico, uma vitamina do complexo B, é encontrado em pequenas quantidades em grãos, mas em quantidades maiores (100-400 μg, 25-100% do valor diário de referência) em alimentos fortificados, como cereais matinais. Está associado a um risco reduzido de certos tipos de defeitos congênitos. Acreditava-se que ele também diminuísse o risco de cardiopatia, mas os resultados dos últimos experimentos com terapia vitamínica foram frustrantes (Lichtenstein et al., 2006).

3. **Opte por farelo de cereais com alto teor de fibras.** Os cereais com pelo menos 4 g de fibra em cada 30 g são a melhor opção de café da manhã. As fibras são recomendadas para pessoas com constipação. Pesquisas sugerem que elas também possuem qualidades preventivas que podem reduzir o risco de cardiopatia, bem como moderar o apetite e auxiliar na perda de peso.

   Cereais em farelo podem fornecer muito mais fibras que a maior parte das frutas e hortaliças. Cereais com elevado teor de fibras incluem *Kashi*, *Good Friends*, *All-Bran*, *Fiber One*, *Raisin Bran*, *Oat Bran*, *Bran Flakes* e qualquer um dentre vários cereais com farelo ou *fibra* no nome (Tab. 3.2). O conteúdo de fibras pode também ser reforçado com qualquer cereal se você apenas espalhar *Kashi*, *All-Bran* ou *Fiber One* nele, bem como algumas nozes fatiadas, linhaça, sementes de girassol ou de chia.

4. **Opte por cereais integrais.** Quando falo em "cereais integrais", refiro-me àqueles em que o açúcar não está listado entre os primeiros ingredientes. Os ingredientes estão listados por ordem de peso, do mais para

TABELA 3.2 Valor nutricional de cereais*

Cereais	Quantidade	Calorias	Açúcar (g)	Gordura (g)	Fibras (g)	Sódio (mg)	Ferro (VD)
All-Bran Extra Fiber	½ xíc	80	6	1	10	80	25
Cap´n Crunch	¾ xíc	110	12	1.5	1	200	25
Cheerios	1 xíc	100	1	2	3	160	45
Complete Bran Flakes	¾ xíc	90	5	0.5	5	210	100
Corn Flakes, da Kellogg's	1 xíc	100	3	–	1	200	45
Cracklin´Oat Bran	¾ xíc	200	15	7	6	150	10
Erewhon Supergrains	1 xíc	220	6	3	5	210	9
Fiber One	½ xíc	60	0	1	14	105	25
Froot Loops	1 xíc	110	9	0.5	3	170	25
Frosted Flakes	¾ xíc	110	11	–	<1	140	25
Frosted Mini-Wheats	21 biscoitos	190	11	1	6	0	90
Golden Grahams	¾ xíc	120	10	1	2	140	25
Grape-Nuts	½ xíc	200	5	1	7	290	90
Great Grains	¾ xíc	210	13	5	4	135	50
Honey Nut Cheerios	¾ xíc	110	9	1.5	2	160	25
Kashi Go Lean	1 xíc	140	6	1	10	85	10
Kashi Heart to Heart	¾ xíc	120	5	1.5	5	85	10
Life	¾ xíc	120	6	1.5	2	160	50
Puffed Rice Quaker	1 xíc	70	0	–	–	–	30
Puffins	¾ xíc	90	5	1	5	190	2
Quaker Oatmeal Squares	1 xíc	210	9	2.5	5	190	90
Quaker 100% Natural	½ xíc	210	15	6	3	25	6
Raisin Bran, da Kellogg's	1 xíc	190	18	1	7	250	25
Rice Krispies	1 ¼ xíc	130	4	–	–	190	50
Smart Start	1 xíc	180	14	1	3	280	100
Special K	1 xíc	120	4	0.5	–	220	45
Total	¾ xíc	100	5	0.5	3	140	100
Uncle Sam	¾ xíc	190	–	5	10	135	10
Wheaties	¾ xíc	100	4	0.5	3	190	45

Informações nutricionais dos rótulos. Agosto de 2012.

* N. de R.T.: Importante verificar as informações nutricionais nas embalagens dos cereais comercializados no Brasil, pois a maioria dos cereais da tabela não é comercializada no Brasil.

o menos. Lendo a informação nutricional no rótulo das embalagens, você pode saber a quantidade de açúcar em um cereal. Basta multiplicar as gramas de açúcar (listadas em carboidratos totais) por 4 kcal por g para determinar as calorias de açúcar por porção. O cereal *Quaker Toasted Oatmeal Squares*, por exemplo, tem açúcar mascavo e açúcar listados como terceiro e quarto ingredientes. Uma porção de 1 xícara contém 10 g de açúcar (10 g de açúcar x 4 kcal/g = 40 kcal) em 210 kcal. Isso significa que quase 19% das calorias provêm do açúcar adicionado. Considerando-se que 10% das calorias diárias podem ter origem, adequadamente, no açúcar, as 10 g (40 kcal) dele no *Oat Meal Squares* podem, com certeza, ajustar-se à quantidade diária de 200 a 300 kcal de açúcar. Este é um carboidrato que dá energia aos músculos, ele não os envenena. Convido-o a concentrar-se mais no conteúdo de fibras e grãos integrais de um cereal que no conteúdo de açúcar. O benefício geral de um cereal matinal ultrapassa em muito as poucas calorias nutricionalmente vazias do açúcar (Fig. 3.1).
5. **Opte por cereais com pouca gordura.** Em vez lamentar o conteúdo de açúcar de um cereal, seu foco deve estar mais nas calorias associadas às gorduras. Gordura é a maior ameaça à saúde, uma vez que está associada a aumento do peso, cardiopatia e câncer. Se gostar de cereais muito gordos, como a granola ou outro, use-os como cobertura sobre uma base de cereal mais magro.

Alternativas aos cereais

Os cereais podem constituir um café da manhã de campeões, mas não são os únicos. Aqueles que não comem cereais fiquem certos de que outro tipo de café da manhã pode abastecê-los para um dia cheio de energia. Veja, na Parte IV, as receitas de alguns pães e *muffins* integrais com alto teor de carboidrato para a refeição matinal, que você pode saborear com um copo de leite de baixo teor de gordura e uma fruta ou suco.

Para controlar o peso, um café matinal altamente proteico podem ter vantagens duradouras. Há pesquisas indicando que pessoas que têm um café matinal rico em proteínas (com ovos) consumiam menos calorias no jantar na comparação com pessoas consumidoras de flocos de milho com leite, ou um *croissant* e um suco de laranjas (Fallaize et al., 2012). Talvez seja por isso que Dimitri, um empresário e ex-jogador de futebol na universidade, perdeu com facilidade os 9 kg que havia acumulado quando optou por consumir porções menores, como na janta. Colocou frango, peixe e carne vermelha magra no café da manhã, junto com uma tigela grande de salada de frutas e torrada de pão integral. Decidiu jantar cereais (e consumir uma salada colorida no almoço, quando obtinha as hortaliças diárias).

Cafés da manhã em lanchonetes

Se seu caso for consumir o café da manhã em lanchonetes, certifique-se de fazer escolhas prudentes.

- Em lugar do *bacon* com muita gordura, da salsicha, do *croissant* ou do pãozinho amanteigado nas combinações, escolha ovo e *muffin* ou *wrap*. Mingau de aveia, panquecas, cereal com leite frio, suco, *bagels* (com requeijão magro), *muffins* (com geleia), *muffins* com pouca gordura e *parfaits* com fruta, iogurte e granola.
- Como as frutas frescas podem ser difíceis de encontrar no cardápio, lembre-se de pegar uma maçã ou laranja, colocando-a no bolso. Ou tome suco antes de sair de casa.

Fatos Nutricionais

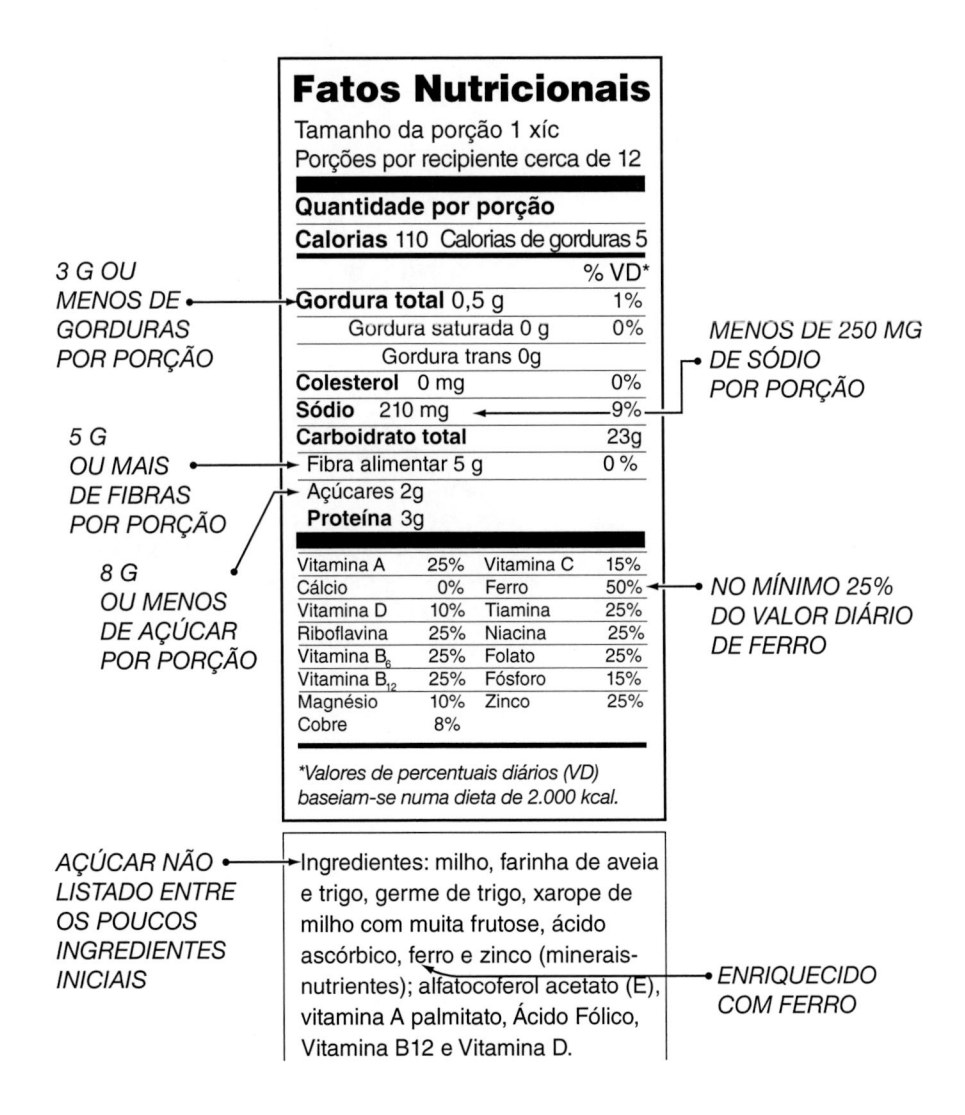

Tamanho da porção 1 xíc
Porções por recipiente cerca de 12

Quantidade por porção

Calorias 110 Calorias de gorduras 5

	% VD*
Gordura total 0,5 g	1%
Gordura saturada 0 g	0%
Gordura trans 0g	
Colesterol 0 mg	0%
Sódio 210 mg	9%
Carboidrato total	23g
Fibra alimentar 5 g	0 %
Açúcares 2g	
Proteína 3g	

Vitamina A	25%	Vitamina C	15%
Cálcio	0%	Ferro	50%
Vitamina D	10%	Tiamina	25%
Riboflavina	25%	Niacina	25%
Vitamina B$_6$	25%	Folato	25%
Vitamina B$_{12}$	25%	Fósforo	15%
Magnésio	10%	Zinco	25%
Cobre	8%		

*Valores de percentuais diários (VD) baseiam-se numa dieta de 2.000 kcal.

Ingredientes: milho, farinha de aveia e trigo, germe de trigo, xarope de milho com muita frutose, ácido ascórbico, ferro e zinco (minerais-nutrientes); alfatocoferol acetato (E), vitamina A palmitato, Ácido Fólico, Vitamina B12 e Vitamina D.

3 G OU MENOS DE GORDURAS POR PORÇÃO → Gordura total

5 G OU MAIS DE FIBRAS POR PORÇÃO → Fibra alimentar

8 G OU MENOS DE AÇÚCAR POR PORÇÃO → Açúcares

MENOS DE 250 MG DE SÓDIO POR PORÇÃO → Sódio

NO MÍNIMO 25% DO VALOR DIÁRIO DE FERRO → Ferro

AÇÚCAR NÃO LISTADO ENTRE OS POUCOS INGREDIENTES INICIAIS → Ingredientes

ENRIQUECIDO COM FERRO

FIGURA 3.1 Confira os fatos nutricionais de seus cereais favoritos em relação a estes elementos essenciais. Se não atender aos critérios, combine o cereal com outros de modo a atingir uma mistura saudável.

- Delicie-se com café com leite (desnatado) em vez de café com creme para ter mais proteínas e cálcio.
- Encontre uma padaria que tenha *bagels* fresquinhos, frutas, sucos e iogurte.
- Afaste-se das tentações matinais (bolinhos com canela, rosquinhas, *croissant*) e leve uma caixa com cereal, amêndoas e passas de uva para o escritório. No trajeto para o trabalho, pegue leite e o café, se desejado. Se estiver viajando e hospedado em hotel, tempo pode ser poupado, bem como dinheiro e tentações se você levar seu próprio cereal e frutas secas (e colher). Traga leite em pó, ou compre leite magro na loja da esquina. Um copo de água ou uma caixa de leite pode funcionar como tigela para o cereal.

Cafés da manhã diferentes

Se você não toma café da manhã porque não gosta dos alimentos dessa refeição, simplesmente coma outra coisa. Quem disse que você tem que comer cereal ou torrada? Qualquer alimento ingerido em outras horas do dia pode servir também para o café da manhã. Eu, por exemplo, adoro comer sobra de *pizza* ou de comida chinesa para mudar um pouco o ritmo matinal.

Talvez você até queira comer a maioria das suas guloseimas no café da manhã. Uma de minhas clientes aprendeu que, saborear um *croissant* de chocolate logo cedo, saciava seu desejo por doces pelo resto do dia. Não teve mais vontade de comer biscoitos como lanche da tarde; em vez disso, passou a gostar da tigela de cereal que parecia enfadonha às 8 horas.

Sua meta é comer de um quarto a um terço de suas calorias diárias pela manhã. Algumas opções aceitáveis incluem sobras planejadas do jantar; uma batata assada com requeijão, um sanduíche de pasta de amendoim e mel, um *sundae* de iogurte com pedaços de frutas e sementes de girassol, sopa de tomate com bolachas *cracker*, ou mesmo alimentos especiais de feriado. Por que não saborear no café da manhã aquelas guloseimas de altas calorias, como sobra de bolo de aniversário ou de torta do dia de Ação de Graças? É melhor comê-las durante o dia e queimar todas as calorias do que aguentar até a noite, quando se pode ceder ao consumo excessivo em um momento de fraqueza. O importante é que qualquer alimento no café matinal é melhor que nenhum; é preferível um farto café da manhã a um fraquinho, um daqueles saudáveis que inclua alimentos integrais e proteínas é melhor para sua saúde e desempenho.

Café: a bebida estimulante da manhã

O café é uma bebida matinal apreciada no mundo todo. Toda cultura ao redor do mundo aprecia algum tipo de bebida cafeinada, seja o chá, na Inglaterra e na China; o expresso, na Itália, ou um "café normal", nos Estados Unidos. O norte-americano médio consome cerca de 200 mg de cafeína por dia, o equivalente a uma caneca grande, de 300 a 360 mL de café.

Como maximizar as proteínas nas refeições

Para atletas que querem otimizar a massa muscular, a meta é consumir pelo menos 20 g de proteína a cada três ou quatro horas. Vale o mesmo para os que querem perder peso. A proteína satisfaz e pode impedir o desejo de comer fora de hora. Todos podem se beneficiar da inclusão de um alimento rico em proteína em cada refeição. Eis como acrescentar cerca de 20 g de proteína ao café da manhã:

- Três ovos, ou 1 ovo + 4 claras de ovo.
- Três palitos de queijo magro ou 90 g de queijo magro.
- 90 a 120 g de presunto ou peito de peru.
- 180 g de iogurte mais cremoso.
- 240 g de requeijão.

Para criar um café da manhã rico em proteínas, inclua ovos mexidos com requeijão, uma omelete com ovos ou claras e presunto em cubos, com tiras de queijo magro, uma batida de frutas com iogurte e leite ou, sem dúvidas, um pouco das sobras do frango do jantar com sua tigela de cereal.

FATO OU FICÇÃO

O café aumentará a pressão sanguínea, o risco de câncer e de cardiopatias.

Os fatos: independentemente de você beber café com cafeína ou descafeinado, é possível que viva mais tempo que os abstêmios (Floegel et al., 2012). Os benefícios protetores da saúde não vêm da cafeína, mas dos componentes do café, como os polifenóis ou o magnésio. Até hoje, não existe conexão negativa clara entre cafeína e cardiopatia, câncer ou pressão arterial. Sob o lado positivo, quem bebe café pode, na realidade, ter risco menor de diabetes e doença de Parkinson. E sabemos que o café antes do exercício pode reforçar o desempenho atlético (Cap. 9).

Cerca de 10% dos norte-americanos consome mais de 1.000 mg de cafeína por dia, adicionando creme e açúcar ao café. (e mais alguns cigarros de acompanhamento). Para eles, as cardiopatias são até mais comuns – e associadas a uma dieta insatisfatória e um estilo de vida nada saudável.

Além dos fumantes, também devem abster-se da cafeína pacientes com úlcera ou propensos a desconforto estomacal (a cafeína estimula as secreções gástricas e pode causar acidez estomacal). Os atletas com anemia também devem evitar a cafeína. As substâncias presentes no café e no chá podem interferir na absorção de ferro (Zijp; Korver; Tijburg, 2000). Se você tem anemia e bebe regularmente café ou chá com as refeições, ou até uma hora após uma refeição, pode estar se ludibriando nutricionalmente. Uma xícara de chá consumida com um hambúrguer pode reduzir em cerca de 40% a absorção do ferro presente nele. Entretanto, tomar bebidas descafeinadas até uma hora antes de comer parece não ter efeitos negativos na absorção do mineral.

As maiores preocupações em função do café têm a ver com os hábitos a seguir que acompanham essa bebida:

- Adicionar creme ou clareadores do café com gordura hidrogenada (saturada) que contribui para cardiopatias.
- Beber café em vez de desfrutar de um café da manhã completo e integral. Uma xícara grande com duas adições de creme e açúcar contém 70 kcal vazias. Multiplique isso por três canecas e você pode consumir uma tigela nutritiva de cereais pelo mesmo número de calorias. A Tabela 3.3 traz o conteúdo de gordura de algumas bebidas comuns com café. Muitas pessoas que dizem que "vivem de café" podem, facilmente, beber muito menos dessa bebida se consumirem um café matinal e almoço satisfatórios. A comida é um combustível melhor que o café.
- Beber café para permanecer alerta. Uma boa noite de sono pode ser um investimento melhor. Você pode ainda tentar beber um copo grande de água gelada para levantar o ânimo. Algumas vezes, a desidratação contribui para a fadiga.

Se você se preocupa com cafeína e saúde, pode querer trocar o café pelo chá. Bebedores de chá tendem a correr menos risco de cardiopatia. O que pode ser explicado pelo fato de o chá ser uma fonte rica de flavonoides, que protegem contra cardiopatias, ou pelo fato de os bebedores de chá, geralmente, tenderem a ser mais conscientes com a saúde, a fumarem menos e a ingerirem mais frutas e hortaliças (Geleijinse et al., 2001).

Há muitas perguntas sobre o café e seu papel numa dieta saudável. Eis algumas respostas para os questionamentos mais frequentes:

O que o café faz no organismo?

A cafeína do café é um estimulante leve que aumenta a atividade do sistema nervoso central. Por consequência, ajuda você a ficar alerta, além de melhorar o foco mental. Seu efeito estimulante atinge o pico em cerca de uma hora e depois declina à medida que o fígado fragmenta a cafeína. Se você bebe café ocasionalmente, tenderá a ser mais sensível aos efeitos estimulantes da cafeína quando comparado ao consumidor diário de café, que desenvolve uma tolerância a essa substância.

Embora um cafezinho ofereça os agradáveis benefícios de ficar alerta, melhorar o desempenho e o humor, se você beber café demais, começará a ter efeitos adversos: agitação, acidez estomacal e ansiedade. Beber mais de 1 L de café ou 2 L de chá por dia ultrapassa os limites de uma "ingestão razoável" (CSPI, 2006).

TABELA 3.3 Glup! É um café calórico!

Bebida	Calorias	Gordura (g)
Café preto *Dunkin' Donuts*	5	0
Café gelado com creme e açúcar, 480 mL	120	6
Café *Creo Coolatta* com leite desnatado, 480 mL	240	3
Café *Coolatta* com 2% de leite, 480 mL	320	7
Café *Coolatta* com creme, 480 mL	430	26
Café *Coolatta* com creme, 1L	970	52
Coolatta de morango, 480 mL	230	0
Chá-da-Índia de baunilha, 420 mL	330	8
Chocolate quente, 300 mL	220	7
Mocha Swirl Latte, 300 mL	220	6
Creme batido de morango e banana, 720 mL	300	2
Cortado *Starbucks* com leite integral, 360 mL	180	9
Café com leite desnatado, 360 mL	100	0
Café *Frappuccino*, 360 mL	180	2,5
Café *Frappuccino*, 720 mL	350	5
Java Chip Frappuccino com *chantilly*, 480 mL	460	18

Informações nutricionais extraídas de www.dunkindonuts.com e www.starbucks.com, julho de 2007.

As pessoas ficam viciadas em café?

Ainda que o café seja, há séculos, uma bebida popular, isso não o classifica como "viciante". Ele não está associado aos comportamentos constatados nos usuários de drogas pesadas (como a necessidade de mais e mais café, comportamento antissocial, grave dificuldade de parar o consumo). Se você bebe café regularmente e decide cortá-lo da sua dieta, poderá desenvolver dores de cabeça, fadiga ou sonolência. A solução é diminuir gradualmente sua ingestão em vez de eliminá-lo de uma hora para outra. E saiba que, se tiver uma dor de cabeça devido à suspensão da cafeína, tomar medicamentos contendo essa substância, como Anacin ou Excedrin, frustrarão seus esforços para reduzir a ingestão.

Passar a tomar chá reduz a ingestão de cafeína e também aumenta a sua ingestão de uma bebida que tem benefícios potenciais em termos de redução do risco de cardiopatia e câncer. Outras maneiras de reduzir a cafeína incluem beber mais das seguintes alternativas sem cafeína: café descafeinado, chá descafeinado, chás verdes e de outras ervas, água quente com pedaço de limão, *brodos* ou caldos de carne com baixo teor de sódio, *Swiss Miss*, *Ovaltine*, outras bebidas quentes à base de leite, cidra quente e suco quente de *cramberry* ou maçã. Sem dúvida, a melhor alternativa isenta de cafeína para substituir uma estimulante xícara de café é o exercício. Uma caminhada rápida e um pouco de ar fresco podem ser muito mais eficazes do que uma xícara de café.

FATO OU FICÇÃO

Coca-Cola e Pepsi têm muita cafeína.

Os fatos: 360 mL de bebidas com cola têm em média 35 a 50 mL de cafeína. Isso está bem longe da típica xícara grande (354 mL), com uma média de 200 mg de cafeína. Mesmo o "Red Bull" tem "somente" 80 mL de cafeína para uma lata de 250 mL. O problema real dos refrigerantes e energéticos é sua quantidade de açúcar.

Quanta cafeína há no café expresso?

O expresso é cerca de duas vezes mais forte que o café comum (35 vs. 17 mg de cafeína em cada 30 mL, embora o expresso *gourmet* do *Starbucks* tenha 65 mg a cada 30 mL). Como a porção de expresso é pequena, porém, você acaba ingerindo menos cafeína: 35 mg a 65 mg em uma tirada (30 mL) de expresso *versus* 135 mg em uma xícara de 240 mL de café comum.

Existe alguma preocupação em relação às mulheres que consomem cafeína?

As gestantes devem, por prudência, limitar a cafeína a menos de 300 mg por dia (menos de 445 mL de café). Essa substância atravessa rapidamente a placenta e, em excesso, pode estar associada ao nascimento prematuro. As mulheres que estão amamentando também devem limitar a ingestão, pois a cafeína chega ao leite materno e pode deixar os bebês agitados, com noites de sono ruins. As mulheres que estão tentando engravidar devem procurar reduzir ainda mais a cafeína; porém, mais pesquisas são necessárias para esclarecer a controvérsia sobre os seus efeitos na fertilidade. As mulheres preocupadas com a possibilidade de desenvolver osteoporose podem ter ouvido falar que a cafeína estaria associada à baixa densidade óssea. Para ajudá-la a atingir a ingestão recomendada de pelo menos 720 mL de leite ou de outros equivalentes de cálcio por dia, algumas opções inteligentes são adicionar mais leite ao café ou saborear alguns cortados.

Se eu beber álcool demais, o café irá ajudar-me a ficar sóbrio?

Essa é uma noção errada. O café somente fará de você um bêbado bem desperto. O café não acelera o tempo necessário para o fígado desintoxicar-se do álcool, mas acrescenta um pouco de água no seu organismo, e isso pode ter um efeito positivo. No entanto, você ainda terá que procurar um motorista.

O café conta nas minhas necessidades diárias de líquido?

Sim. Todos os líquidos contam – água, suco, sopa, melancia e até café. A história de que o café desidrata as pessoas carece de sustentação científica (Armstrong, 2002). Sim, ele pode fazer você urinar mais em 2 horas, mas não em 24 horas. Mesmo durante o exercício em temperaturas altas, os atletas podem consumir café sem se preocupar com a desidratação.

CAPÍTULO 4

Almoço e jantar: em casa, com pressa e em deslocamentos

Os almoços e jantares relaxantes – bem preparados, servidos de forma atraente e compartilhados com a família e os amigos – são raros acontecimentos para muitas pessoas ativas e famílias ligadas ao desporto. Ao invés disso, a comida é ingerida às pressas. Meus clientes costumam expressar insatisfação com a alimentação na hora das refeições. No entanto, quando a vida está agitada, o estresse é alto e os horários são desregulados, fazer refeições balanceadas em horários previsíveis pode suprir a energia necessária para controlar melhor o estresse e prevenir a fadiga. O objetivo deste capítulo é fornecer dicas para administrar as refeições para que você possa cuidar da saúde e, ao mesmo tempo, equilibrar trabalho, treinos, família e controlar o estresse.

Almoço duplo

Para pessoas ativas que devem estar no ciclo contínuo de se abastecer antes e depois dos treinos, o almoço é a segunda refeição mais importante do dia, após o café da manhã. O almoço reabastece as pessoas que se exercitam pela manhã ou ao meio-dia e oferece combustível para aquelas que estão se preparando para uma sessão à tarde. Considerando que indivíduos ativos tendem a sentir fome a cada quatro horas (se não mais cedo), se você tomar café da manhã às 7 ou 8 horas, certamente estará pronto para almoçar às 11 ou 12 horas. Mas se comer pouco na refeição matinal (o que é comum), sentirá fome para o almoço às 10 horas, desfazendo toda a programação alimentar do resto do dia.

A solução para "não consigo esperar até o meio-dia para almoçar" é simples: você pode tomar um café da manhã mais reforçado, que o sustente até o meio-dia; fazer um lanche no meio da manhã (mais corretamente, a segunda metade de um café da manhã), ou comer o primeiro de dois almoços: um às 10 horas e outro às 14 horas.

Para uma nação de pessoas que não costumam almoçar, fazer essa refeição duas vezes pode parecer uma ideia excêntrica. Mas, por que não? O ideal é que se alimente de acordo com a fome, e não com o relógio. Afinal, a fome é simplesmente o organismo exigindo mais combustível. Se você tomou apenas um café da manhã leve ou se exercitou muito pela manhã, pode facilmente estar pronto para o primeiro almoço às 10 horas e, para o segundo, às 14 horas.

É isso que faço, e esse sistema me mantém abastecida de forma equilibrada e me ajuda a chegar em casa bem-disposta para jantar, porém não faminta.

Em geral, quando você planejar a sua alimentação para o dia, tente dividir as calorias de forma equilibrada. Conforme sua tendência de ficar com fome a cada quatro horas, as pessoas ativas podem comer, de forma apropriada, 25% de suas calorias em cada uma das quatro refeições (café da manhã, primeiro almoço, segundo almoço e jantar); isso cobre um período de 16 horas. Experimentando esse conceito de refeições de tamanhos e intervalos uniformes, provavelmente você acabará com o seu desejo por doces à tarde ou com os desastres alimentares após o jantar. Não será o caso de você ingerir mais calorias, mas de trocar lanches por mais uma refeição saudável.

Apesar da importância do almoço, a logística tende a ser uma chatice. Se levar seu almoço, o que levar? Se optar por comprá-lo, o que seria uma compra saudável? Se estiver em dieta, o que é melhor comer? Eis algumas dicas úteis para melhorar a sua alimentação no almoço.

Almoço para levar

Se você decide levar o almoço, o dilema sobre o que levar se torna rapidamente cansativo. A maioria das pessoas tende a escolher mais ou menos os mesmos alimentos todos os dias e acabam com mais outro sanduíche de peru, salada ou prato congelado. Se você estiver satisfeito com o que escolheu, ótimo. Mas, se estiver cansado das mesmas coisas, considere estas sugestões:

- Procure consumir pelo menos 500 kcal (mesmo se estiver em uma dieta de emagrecimento) de, pelo menos, três tipos de alimentos no almoço. Isso significa biscoitos salgados com gergelim, iogurte, sementes de soja e uma banana ou salada, peru e pão sírio. Somente biscoitos salgados ou uma salada é, provavelmente, muito pouca proteína, carboidrato, vitaminas e minerais, provavelmente, pouco combustível.
- Prepare para levar sobras do jantar, aquecendo-as em micro-ondas. São preferíveis à tigela de massa ou lanches congelados que custam mais do que valem.

Se tiver sorte suficiente para ter uma cafeteria/lanchonete no trabalho e participar de um almoço comercial, tire vantagem e saboreie uma refeição quente. Eis algumas vantagens de se alimentar com comida de sal no almoço:

- Abastece você para uma sessão de exercícios de alta energia após o trabalho.
- Simplifica a rotina de pensar em "o que comer no jantar", pois você sente menos fome e pode se satisfazer em saborear uma tigela de cereais ou um sanduíche.
- Reduz os exageros da fome contra os quais você teria de lutar se tivesse deixado de almoçar ou aguardado até o jantar. Você vai ingerir as calorias de qualquer jeito, então pode respeitar sua fome e comer agora.

Almoço para pessoas em dieta

Tendo em vista que a maioria dos norte-americanos considera que as refeições engordam, as pessoas em dieta tendem a omitir ou restringir o almoço, como confidenciou uma cliente com sobrepeso que praticava caminhada: "Como um almoço bem leve. Eu sou gorda, então não me permito almoçar, porque deveria fazer dieta e não quero que alguém me veja comendo muito". Essa triste declaração é comum na sociedade norte-americana. Insisti que, caso ela se cuidasse melhor e, pelo menos, comesse "alimentos dietéticos" em quantidade suficiente, manteria seu metabolismo funcionando bem e abasteceria os músculos para o programa de caminhada. Logo que ela começou a comer um sanduíche de peru, um iogurte e uma laranja no almoço, descobriu os benefícios de fazer essa refeição: ficou mais eficiente no trabalho, com menos fome à tarde, menos propensa a atacar a geladeira assim que chegava em casa e com mais facilidade para perder peso. Aprendeu que almoçar funciona.

FATO OU FICÇÃO

Pasta de amendoim engorda demais; não a consuma no almoço!

Os fatos: embora um sanduíche de pasta de amendoim possa ter mais calorias que um de peru, satisfaz mais e pode ajudar a evitar os biscoitos e lanches da tarde, que poderiam surgir entre as ingestões do dia. A pasta de amendoim é um alimento desportivo de destaque – mesmo para quem faz dieta – porque satisfaz e promove a saúde, ajudando a permanecer alimentado durante toda a tarde. Gosto muito de pasta de amendoim em dois sanduíches com mel que também consumo quase todos os dias – no primeiro e segundo almoços, e não estou gorda! As pessoas que comem nozes e assemelhados com frequência são, na verdade, mais magras que aquelas que as evitam.

Supersaladas

As saladas são um almoço popular e uma forma supereficiente de aumentar a sua ingestão de hortaliças. Em apenas uma saladeira grande, você pode ter suas duas xícaras e meia (cinco porções diárias) de hortaliças e verduras – se não mais. Porém, saladas de almoço podem ser tanto uma boa quanto uma má alternativa, dependendo da salada.

Se você está em dieta e considera as saladas um almoço apropriado, fique atento. Uma salada minguada oferece poucas calorias. Você provavelmente acabará usando uma máquina de vendas em busca de petiscos durante a tarde. Sugiro que as pessoas em dieta comam uma salada no jantar, mas façam uma refeição substanciosa no almoço. Se você tirar o máximo de vantagem de um bufê de saladas, tome cuidado. Uma refeição típica de saladas mistas pode facilmente conter 1.000 kcal, com 45% delas provenientes da gordura. Essa não é uma refeição dietética.

Para criar uma salada desportiva com alta energia que seja a sustentação principal do seu almoço ou jantar, inclua alimentos ricos em carboidrato em quantidade suficiente para torná-la substanciosa, mas limite a gordura para controlar as calorias. A seguir, veja seis dicas para ajudá-lo a obter o máximo em sua saladeira.

Dica 1. Aumente o conteúdo de carboidrato da salada

Uma boa ideia é tentar reforçar sua salada com carboidratos para reforçar os músculos e oferecer mais substância que apenas uma porção de folhas.

- Vegetais ricos em carboidrato, como milho, milho em conserva, ervilha, beterraba e cenoura.
- Feijões e legumes, como grão-de-bico, feijão comum e lentilha.
- Arroz cozido, massa ou pedaços grandes de batata.
- Gomos de laranja, cubos de maçã, passas de uva, frutas vermelhas secas ou fatias de morango.
- Cubos de pão torrado (*croutons*) (limite a ingestão de *croutons* com manteiga, que deixam os dedos engordurados).
- Fatias grossas de pão integral e um copo de leite com baixo teor de gordura como acompanhamentos.

Dica 2. Escolha uma variedade de hortaliças de cores escuras e vivas

Inclua tomates vermelhos, pimentões verdes, cenouras alaranjadas e folhosos escuros (como rúcula e espinafre miúdo) e alfaces escuras na salada. As hortaliças de cores vivas superam nutricionalmente as alfaces, os pepinos, as cebolas, os aipos e os rabanetes mais pálidos. Por exemplo, uma salada feita com espinafre tem sete vezes mais vitamina C do que uma feita com alface-americana, enquanto uma feita com alface romana de cor escura tem o dobro de vitamina C. Além disso, as hortaliças de cores vivas são repletas de nutrientes antioxidantes e fitoquímicos que protegem sua saúde. É claro que o branco também é uma cor; couve-flor é uma boa fonte de vitamina C (70 mg por xícara, crua) e nutrientes que combatem o câncer, encontrados nas hortaliças da família das crucíferas, à qual ela pertence. Consulte a Tabela 4.1, que classifica os ingredientes para saladas.

Dica 3. Abuse das hortaliças ricas em potássio

Esse mineral é um eletrólito eliminado na transpiração. Ele ainda auxilia a proteger contra hipertensão arterial. Faça uso de muitas hortaliças ricas em potássio (e frutas), além de limitar o sal, o que é uma escolha inteligente se você ou outros familiares tenham pressão arterial elevada. Você deve tentar ingerir pelo menos 3.500 mg de potássio por dia, uma tarefa fácil para adoradores de salada. Algumas das hortaliças mais ricas em potássio são a alface-romana, o brócolis, o tomate e a cenoura (Tab. 1.2, Cap. 1).

Dica 4. Inclua uma quantidade adequada de proteína

Adicione proteínas à salada, incluindo requeijão com baixo teor de gordura, atum em pedaços, salmão em lata ou peru fatiado, frango ou outras carnes magras. Para acrescentar proteína vegetal, misture *tofu* em cubos, grãos-de-bico, feijões comuns, edamame (feijões verdes de soja), nozes, sementes de girassol, sementes de soja, amêndoas e amendoins. Com frequência, atletas vegetarianos que comem apenas as hortaliças e rejeitam a proteína ficam anêmicos, lesionados e cronicamente doentes, com resfriados ou gripe.

Dica 5. Lembre-se do cálcio

Para obter cálcio (e proteína), adicione queijo *mussarela* semidesnatado ralado; cubos de *tofu*; molhos feitos de iogurte natural temperados com orégano, manjericão e outras ervas italianas, ou uma concha pequena de requeijão com baixo teor de gordura (uma fonte melhor de proteína do que de cálcio). Beba leite com baixo teor de gordura ou sem gordura junto com a salada ou tome iogurte na sobremesa. Não tente viver só de salada!

Dica 6. Aproveite gorduras saudáveis

Abacate, nozes picadas, azeitonas e azeite de oliva são as gorduras amigas do coração, que podem, com adequação, ser parte de uma dieta desportiva equilibrada, desde que você possa dar conta das calorias.

Lembre-se que mesmo os molhos magros têm calorias – de 15 a 45 a cada duas colheres de sopa – e devem ser usados com moderação. Molhos leves podem ter de 30 a 80 kcal a cada duas colheres de sopa. Essa quantidade não é demasiada para uma salada grande, assim, duplique ou triplique essa quantidade para um cálculo mais honesto!

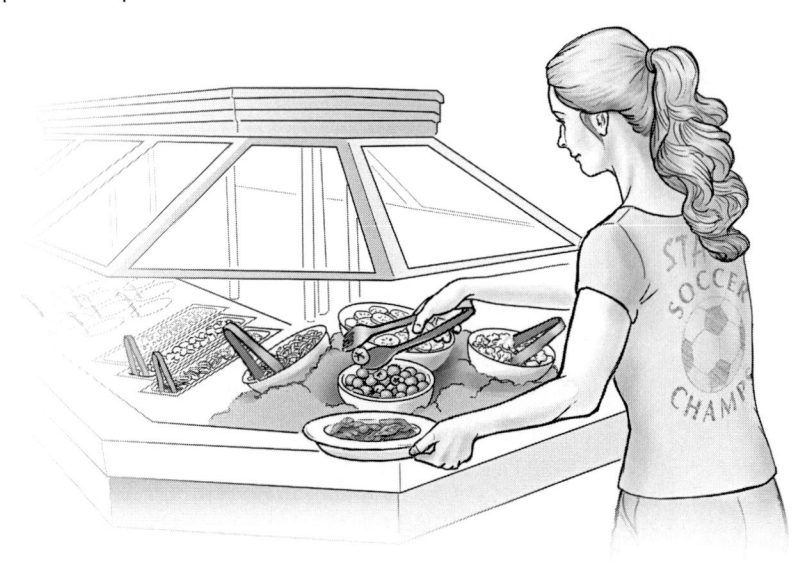

TABELA 4.1 Classificação de hortaliças

O Center for Science in the Public Interest (CSPI) desenvolveu um sistema de classificação de hortaliças por ordem de valor nutricional e teor de fibras. Quanto mais alto o escore, melhor e mais densa em nutrientes é a hortaliça.

Hortaliça	Escore nutricional*
Espinafre, 1 xícara, cru	287
Pimentão vermelho, 1/2 médio, cru	261
Cenoura, 1 média, crua	204
Alface-romana, 1 xícara, rasgada	174
Brócolis, 1/2 xícara, florículos	160
Repolho, 1/2 xícara, cru	135
Alface lisa, 1 xícara	134
Pimentão verde, 1/2, cru	109
Ervilhas, 1/2 xícara, congeladas	104
Abacate, 1/2, cru	82
Tomate, 1/2, cru	78
Milho, 1/2 xícara	67
Vagem, 1/2 xícara, cozida	65
Couve-flor, 1/2 xícara, crua	62
Alface-americana, 1 xícara	45
Beterraba, 1/2 xícara, em lata	33
Cogumelos, 1/2 xícara, cozidos	33
Pepino, 1/2 xícara, cru	14
Brotos de alfafa, 1/2 xícara, crus	7

*Baseada em seis nutrientes: fibras, vitamina A e C, folato, ferro, cobre e cálcio.
Copyright CSPI 2002. Adaptada de Nutrition Action Healthletter. www.cspinet.org.

Em restaurantes, sempre peça que o molho seja servido separado, para que você possa controlar a quantidade consumida. Acrescente modestamente o molho, ou mergulhe a salada que está no garfo no molho antes de cada mordida.

Jantar em casa e fora

Nos Estados Unidos, o jantar costuma ser a refeição mais farta – a recompensa por ter sobrevivido a mais outro dia agitado e cheio de estresse. Convido você a começar a colocar o jantar no final da lista de prioridades de refeições e dar mais atenção ao café da manhã e almoço. Dessa forma, terá mais energia para lidar com os estresses diários, desfrutará de um bom treino e sentirá menos necessidade de recompensas altamente calóricas à noite. Você pode

Cuidado ao adicionar o ingrediente crocante!

Há atletas que enchem os pratos de salada com nozes e sementes. A Tabela 4.2 mostra como ¼ de xícara (duas colheres de sopa ou uma mão cheia) desses acréscimos significam nutrientes mas muitas calorias. Se você for vegetariano, obterá um reforço pequeno de proteínas com as nozes e sementes, mas ainda precisará incluir feijões e *tofu* para ter um reforço sólido de proteínas. Para as mesmas calorias, os lactovegetarianos podem adicionar uma xícara de requeijão à salada e obter oito vezes mais proteína (30 g).

TABELA 4.2 Valor nutricional de nozes e similares e sementes

Semente, nozes ¼ xic, 30 g	Calorias	Proteína g	Fibras g	Cálcio mg	Ferro mg
Sementes de chia	140	5	10	180	8
Linhaça, moída	150	5	8	70	1.5
Sementes de cânhamo	180	10	4	–	1
Sementes de abóbora	170	9	2	50	2
Sementes de gergelim	200	6	4	350	5
Sementes de girassol	190	6	3	20	1
Castanhas	190	4	2	30	1
		Meta diária: 60-90 g	Meta diária: 25-35 g	Meta diária: 1.000 mg	Meta diária: 8 mg homens; 18 mg mulheres

e deve ainda fazer uma refeição noturna agradável – mas não precisará de um enorme banquete seguido de petiscos intermináveis.

As pessoas ativas geralmente comem mais no jantar porque comeram pouquíssimo durante o dia. Se isso lhe soa familiar, experimente reorganizar sua estratégia de boa nutrição de forma a colocar mais ênfase no café da manhã e no almoço para abastecer-se e permanecer abastecido ao longo do dia agitado. Use a refeição da noite como momento de reabastecimento – e relaxamento sem comer demais – mas, sempre que possível, mantenha a quantidade relativamente menor para que tenda a se igualar em tamanho ao café da manhã e almoço.

Como disse Gretchen, uma professora de jardim de infância: "Costumava comer muito à noite como recompensa por ter sobrevivido a um dia muito agitado. Chegava em casa estressada e cansada, então comia demais e me sentia mal. Agora, tomo café da manhã como um rei, almoço como um príncipe e janto como um indigente. Descobri que, comendo dessa forma, tenho muito mais energia para os meus alunos durante o dia e um humor melhor e mais energia para minha família à noite. Comendo um jantar mais leve, durmo muito melhor e me sinto melhor em todos os sentidos".

Jantar em casa

Quando o jantar é feito em casa, você precisa de uma estratégia para reunir uma variedade de alimentos nutritivos. As dicas a seguir podem ajudá-lo a planejar e preparar jantares saudáveis sem gastar muito tempo ou esforço – sem cozinhar muito ou nada. As receitas na Parte IV oferecem mais sugestões de cardápios testados e aprovados.

Dica 1. Não chegue em casa com muita fome

Um pré-requisito para um jantar bem-sucedido é alimentar-se com um almoço substancioso, mais um segundo almoço ou um lanche à tarde. Irina, uma corretora de valores sobrecarregada, testou minha sugestão de consumir um almoço mais substancioso e um lanche pré-exercício às 16 horas, antes da sua aula de *kick-boxe* às 17h30min. Em um dia, percebeu que essa alimentação aumentou sua energia para o exercício e ajudou a substituir o pote de sorvete de jantar às 19 horas por um prato de sopa. Um almoço substancial (ou dois) reduz a fadiga durante a tarde, reforça a alta qualidade do treino da tarde, oferece a energia física e mental necessária para preparar um jantar nutritivo e ajuda-o a lidar com os estresses diários.

Uma palavrinha sobre condimentos para salada

Algumas inocentes colheres de molho para saladas podem transformar uma salada potencialmente saudável em um pesadelo nutricional com alto teor de gordura. Mesmo o azeite de oliva, um acréscimo "saudável" a uma dieta desportiva, pode oferecer calorias em excesso. O vinagre é "isento", mas o azeite, não! Numa saladeira grande, uma dose generosa de molho pode facilmente adicionar de 800 a 1.000 kcal. Até mesmo em uma pequena porção de salada, um molho pode acabar com o aspecto saudável da salada em 400 kcal de gorduras. Essas calorias de gordura satisfazem o apetite, depositam-se na sua cintura e não abastecem os músculos com carboidrato. Costumo orientar meus clientes a se informarem sobre as calorias dos condimentos para salada, medindo a quantidade de molho que normalmente usam na salada (Tab. 4.3). Usar o rótulo do recipiente para molho ou azeite pode ajudar no cálculo das calorias e os clientes tendem a ficar chocados!

Para reduzir as gorduras e as calorias dos condimentos para salada, opte por aqueles com baixo teor de gordura ou, simplesmente, dilua um condimento comum acrescentando vinagre, suco de limão, água ou leite em condimentos cremosos. Usando somente pequenas quantidades dessa versão diluída, você terá muito sabor e uma umectação com menos calorias. Procure também se aventurar no mundo dos vinagres exóticos. O balsâmico é um dos meus favoritos.

Dica 2. Planeje tempo para comprar os alimentos

Estocando seus armários de cozinha e congelador com uma variedade de alimentos saudáveis integrais, prontos para servir, é mais provável que você se alimente melhor no jantar. Kirsten, uma assistente odontológica de 24 anos, costumava gastar a maior parte do seu orçamento alimentar em restaurantes no caminho do trabalho para casa, porque em casa os armários e a geladeira estavam sempre vazios. Embora gostasse de cozinhar, raras vezes fazia, simplesmente porque não reservava um tempo para comprar comida. Além disso, ficou desestimulada com carnes e hortaliças que, com frequência, estragavam antes que se dispusesse a cozinhá-las.

Recomendei à Kirsten que marcasse na agenda um horário para comprar comida. Ela manteve o compromisso e conseguiu, então, abastecer seu congelador com embalagens individuais de peitos de frango, tortinhas de carne moída magra, hambúrgueres de peru e hortaliças congeladas – principalmente brócolis, espinafre e abóbora, que são ricos em vitamina. Logo que armazenou alimentos congelados na cozinha, Kirsten descobriu sua preferência de jantar em casa.

TABELA 4.3 Molhos para saladas

Molho, 2 colheres sopa	Calorias	Gordura (g)
Azeite de oliva puro	240	28
Vinagre puro	5	0
Ervas, espalhadas	5	0
Blue cheese, Wish Bone, pedaços	150	15
Blue Cheese, Wish-Bone sem gordura, pedaços	30	0
Ranch, Wish Bone regular	130	13
Ranch Just 2 Good	40	2
Ranch, Wish Bone sem gorduras	30	0
Italian, Newman´s Own regular	130	13
Italian, Kraft Zesty Italian	70	6
Italian, Just 2 Good	35	2

Informações nutricionais obtidas nos rótulos dos alimentos, agosto de 2012.

FATO OU FICÇÃO

O congelamento destrói o valor nutricional dos alimentos.

Os fatos: o congelamento retém o valor nutricional dos alimentos. Os brócolis congelados oferecem muito mais nutrientes que os talos murchos com cinco dias que você pode retirar do refrigerador. Os alimentos congelados proporcionam nutrição rápida com menos desgaste que os frescos.

Sempre estoquei alimentos básicos que não estragam rapidamente. Nos dias em que chegava em casa e encontrava a geladeira vazia, podia fazer uma refeição que não precisasse cozinhar ou preparar rapidinho um jantar quente. Alguns dos meus cardápios usuais incluíam estes itens:

- *Pizzas* de *muffin* inglês.
- Biscoitos tipo *cracker* de fibra de trigo, pasta de amendoim, banana e leite.
- Sopa de lentilha com brócolis, sobra de massa e uma garrafinha de iogurte.
- Feijão mexido (aquecido no micro-ondas), molho e queijo magro enrolados numa tortila ou num *wrap*.
- Sanduíche de atum com sopa de tomate.
- Farinha de aveia cozida com leite com baixo teor de gordura, lascas de tâmaras e amêndoas.

Meus ingredientes usuais incluem:

No armário:
- espaguete
- molho de espaguete
- arroz integral
- batatas brancas
- batata-doce
- biscoitos salgados integrais
- *triscuits* com pouca gordura
- grãos de pipoca
- aveia
- amêndoas
- pasta de amendoim
- molhos

- mexilhões em guisado
- atum
- salmão em lata
- feijões comuns
- feijões mexidos
- sopas (lentilha minestrone)
- bananas
- passas de uva
- pêssegos enlatados
- tâmaras

No refrigerador:
- queijo magro
- mortadela em tiras
- requeijão magro
- iogurte magro
- leite desnatado
- ovos (ômega 3)

- laranjas
- cenouras *baby*
- pimentões vermelhos e verdes
- suco V8
- suco de laranja
- tortilhas

No congelador:
- pães integrais
- *bagels*
- *muffins* ingleses
- morangos
- mirtilos

- abóbora
- brócolis
- peitos de frango
- peru moído
- hambúrguer extra magro

Quando crio uma refeição a partir desses gêneros alimentícios, escolho itens de, no mínimo, três quando não escolho quatro – dos cinco grupos alimentares, usando combinações de proteína e carboidrato como base a cada refeição. A Tabela 4.4 mostra quatro refeições com 650 kcal, 60% de carboidrato, bem equilibradas e que dispensam cozimento. As porções são apropriadas para uma mulher ativa que necessita de aproximadamente 2.000 a 2.400 kcal por dia; um homem com fome pode desejar mais.

Dica 3: Consuma mais que apenas massa simples como refeição

Para pessoas ativas, as massas em qualquer formato (espaguete, lacinhos, etc.) são, sem dúvida, uma refeição muito popular e de fácil preparo. Embora um prato de massa rico em carboidratos forneça combustível para os músculos, é uma fonte marginal de vitaminas e minerais (as "centelhas" necessárias para um desempenho superior). Massas integrais oferecem um pouco mais de valor nutricional, mas a farinha de trigo (e os demais grãos, em geral) são mais bem respeitados pelo valor de carboidratos que sua densidade vitamínica. Mesmo com o espinafre e o tomate nas massas somando mais valor, elas ainda contêm pouco das hortaliças. As massas tornam-se importante combustível quando combinadas com qualquer um dos elementos a seguir:

- Molho de tomate (fresco ou industrializado).
- Molho de espinafre com alho.

TABELA 4.4 Refeições com 650 kcal

Grupo alimentar	Cardápio 1: bolachas *cracker* com atum	Cardápio 2: sanduíche de pasta de amendoim e passas de uva
1. Grãos	8 *crackers* de fibra de trigo	2 fatias de pão de aveia
2. Proteína	1/2 lata de atum com 1 colher (de sopa) de maionese *light*	2 colheres (de sopa) de pasta de amendoim
3. Frutas	1 xícara frutas silvestres	1/4 xícara de passas de uva
4. Hortaliças	1 lata de 360 mL de suco de hortaliças	10 minicenouras
5. Laticínios	1 copo de iogurte (+ frutas vermelhas)	1 xícara (240 mL) de leite com baixo teor de gordura
Grupo alimentar	**Cardápio 3: pizza**	**Cardápio 4: burrito**
1. Grãos	2 bolinhos ingleses	2 tortilas
2. Proteína	Amêndoas (entrada)	1 xícara de feijão mexido vegetariano
3. Frutas	1 copo de suco de laranja (240 mL)	Pêssegos em compota (½ xic) 120 g
4. Hortaliças	3/4 xícara de molho para espaguete	¼ xícara de molho
5. Laticínios	1/2 xícara de queijo *mussarela* ralado	1 xícara de requeijão com baixo teor de gordura

- Hortaliças (brócolis, espinafre ou pimentões verdes do congelador).
- Feijão em lata, requeijão, *homus* ou atum para adicionar proteínas que não precisam ser cozidas.

Dica 4. Planeje cozinhar em grande quantidade

Lauren, uma professora de Ensino Médio de 53 anos, gostava de cozinhar nos finais de semana, quando tinha tempo. Sempre preparava uma grande quantidade de alguma comida no domingo, de forma que houvesse sempre algo pronto, esperando por ela quando chegasse em casa cansada e com fome depois do trabalho e das sessões de exercício. Preferia a comodidade à variedade, então fazia feijão e arroz para uma semana; lasanha na próxima; sopa de ervilhas secas na terceira e assim por diante. Quando não podia mais suportar outro jantar repetido, cozinhava outra coisa e guardava as sobras no congelador.

Jantar fora

Algumas pessoas comem em restaurantes porque os armários da sua casa estão vazios ou elas preferem não cozinhar; outras, porque adoram jantar com os amigos, e algumas, devido a reuniões de trabalho. Qualquer que seja a situação, cada pessoa ativa que recorre a restaurantes para uma dieta desportiva balanceada enfrenta o desafio de encontrar refeições saudáveis entre toda a riqueza de tentações. Infelizmente, muitas optam por qualquer coisa que seja rápida e acabam excitando suas papilas gustativas naquele momento, especialmente quando estão cansadas, com fome, estressadas, ansiosas ou solitárias. Eis algumas sugestões de alimentos quando sair para jantar fora.

Segundas-feiras sem carne vermelhas

Ao planejar o cardápio, que tal planejar segundas-feiras sem carne vermelha? Embora a carne magra não seja ruim para a saúde (a gordura saturada é o problema), o ambiente se beneficiaria com um menor consumo de carne. Os animais criados para abate criam uma quantidade significativa de emissões de gases do efeito estufa, que contribuem para o aquecimento global. Se todos consumíssemos menos carne vermelha, reduziríamos nossa taxa de carbono. Pratos fáceis e sem carne que são bem recebidos até por não vegetarianos incluem arroz e feijão, massa com feijões brancos, azeite de oliva e alho, *burritos* com feijão, omelete de cogumelos e cebolas, minestrone com panqueca de *homus* e pizza (de preferência, caseira com crosta de farinha integral e muitas hortaliças na cobertura).

Opções saudáveis

O primeiro e mais importante passo para escolher refeições saudáveis em restaurantes é dar preferência àqueles que ofereçam alimentos desportivos ricos em nutrientes; não vá a um restaurante especializado em filés se quiser abastecer os músculos. Examine o cardápio na internet ou antes de sentar, para ver se oferece massas, batata assada, pães, sucos e outros alimentos à base de carboidrato. Tente evitar locais que tenham somente alimentos fritos. Também veja se aceitam pedidos especiais. Se o cardápio especifica claramente "não fazemos substituições", talvez você esteja no lugar errado.

Quando estiver em um restaurante apropriado, faça escolhas de forma inteligente. Em geral, deve pedir alimentos assados, grelhados ou a vapor – tudo, menos frituras. Os pratos com aves e peixes com baixo teor de gordura costumam ser opções melhores do que aqueles com alto teor de gordura, como capa de filé, queijos, linguiças. Tenha os seguintes alimentos em mente ao examinar um cardápio:

- **Aperitivos.** Suco de tomate, suco de fruta, coquetel de camarão, coquetel de frutas, melão e bolachas *crackers* são boas entradas para sua refeição.
- **Pães.** Pão francês e outros sem manteiga são ótimos – especialmente se forem integrais; peça mais! Se os pães oferecidos tiverem manteiga (como o pão com alho), peça também sem manteiga e aprecie os amanteigados com moderação. Tempere o pão puro com uma colherinha de azeite de oliva em lugar de manteiga.
- **Sopas.** Sopas à base de caldos (como de hortaliças, frango com arroz e chinesas), substanciosas minestras, sopas de ervilha seca, feijão branco e lentilha podem ser boas fontes de carboidrato e são mais saudáveis do que sopas ou ensopados cremosos de mariscos ou peixes com legumes. Também são uma fonte de líquidos.
- **Saladas.** Coma hortaliças, mas limite os nacos de queijo, pedacinhos de *bacon*, parmesão, *croutons* e outras coberturas com alto teor de gordura. Solicite sempre que o condimento seja servido à parte, de forma que você possa controlar a quantidade que usar. Abuse dos grãos-de-bico e dos *croutons* tostados. Aproveite azeitonas e azeite de oliva embora com moderação se você se preocupa com as calorias.
- **Frutos do mar e aves.** Peça frango ou peixe cozido, assado, a vapor, frito ligeiramente em óleo quente ou grelhado. E não se esqueça do *sushi*. Pelo fato de muitos *chefs* adicionarem muita manteiga ao grelharem alimentos, como o peixe, solicite que o prato principal seja grelhado a seco (cozido sem essa gordura extra). Se o prato principal for *sauté*, peça que o *chef* o prepare com pouquíssima manteiga ou óleo e não adicione mais gordura antes de servi-lo.
- **Carne de gado.** Muitos restaurantes se orgulham de servir pedaços grossos de carne ou filés pesando mais de 340 g. Se pedir carne bovina, procure cortar essa porção pela metade e leve o restante para casa para o jantar do dia seguinte, divida com um acompanhante (cujo pedido não tenha sido

exagerado), ou simplesmente deixe no prato. Retire toda a gordura visível e solicite que qualquer caldo ou molho seja servido à parte para que você possa usá-lo de forma comedida, se usar. Sua meta é comer carne como acompanhamento da refeição, não como prato principal. Seus músculos terão um melhor desempenho se dois terços do seu prato forem preenchidos com batatas, hortaliças e pães à base de carboidrato. Que tal a carne frita ligeiramente e com pouco azeite e uma porção grande de arroz, uma *fajita* de carne de gado ou mesmo um bife vegetariano em lugar de um pedaço de carne vermelha espesso?

- **Batatas.** Peça batatas extras para fazer delas a sustentação principal do seu jantar. As batatas assadas são uma ótima fonte de carboidrato, a batata doce é ainda melhor! Não permita que o *chef* as encha de manteiga ou creme de leite. Solicite que essas coberturas sejam servidas à parte, de forma que você possa controlar a quantidade que comer. Melhor ainda, substitua essas calorias da gordura por mais carboidrato. Deixe a batata mais molhada, amassando-a com um pouco de leite (pedido especial). Pode fazer um pouco de bagunça, mas é uma forma deliciosa e com baixo teor de gordura de apreciar o que poderia ser uma batata seca.
- **Massas.** Coma bastante! Opte por massas servidas com molhos de tomate (carboidrato) em vez de queijos gordos, óleos e molhos cremosos com alto teor de gordura. Também tenha cautela com as lasanhas, o capelete e os canelones cheios de queijo, que podem ser opções com mais gordura que carboidrato.
- **Arroz.** Em um restaurante chinês, é melhor você se abastecer com uma tigela extra de arroz simples, outra boa fonte de carboidrato, em vez de comer rolinhos primavera ou outros aperitivos fritos. O arroz integral é preferível quando disponível.
- **Hortaliças.** Peça hortaliças simples, sem manteiga, com algum molho especial (holandês, de limão) servido à parte.
- **Comida chinesa.** Arroz a vapor com combinações fritas ligeiramente em óleo quente, como frango com hortaliças ou carne de gado com brócolis, são as melhores opções. Solicite hortaliças extras. Você também pode pedir que o alimento seja preparado com menos óleo. Tenha cautela com os bufês: os *chefs* tendem a adicionar mais óleo, para que a comida fique mais soltinha.
- **Sobremesa.** Sorvete de fruta, sorvete de iogurte com baixo teor de gordura, bolo de claras, salada de frutas ou frutas vermelhas estão entre as melhores opções para sua dieta desportiva. Frutas frescas geralmente estão disponíveis, mesmo que não estejam no cardápio. Se não puder resistir a uma sobremesa calórica, procure comê-la depois de ter ingerido bastante carboidrato. Ou seja, não coma uma salada pobre em carboidrato no jantar para deixar espaço para uma sobremesa com alto teor de gordura, como uma tortinha de queijo.

Quando se deparar com uma refeição totalmente imprópria para você, tente tirar o melhor proveito dessa situação desagradável. Por exemplo, você pode retirar o creme de leite da batata, o molho da salada, o molho da carne e a camada de farofa com ovos do frango. Também pode arrematar uma refeição pobre em carboidrato com seus próprios lanches ricos em carboidrato depois do jantar, como barrinhas de fígada, um *bagel* integral, *pretzels*, biscoitos salgados, banana, biscoitos integrais, abacaxi desidratado, tâmaras e passas de uva. Leve consigo esses alimentos de emergência, mas também tente fazer pedidos especiais. Lembre-se: você é quem manda quando se trata de comer em restaurantes. A função deles é servir-lhe os alimentos desportivos de alta qualidade que melhoram sua saúde e desempenho. Bom apetite!

Opções de fast-food

Comer em um restaurante com serviço de *fast-food* é como visitar a cidade da gordura. Trata-se de uma oportunidade fácil de optar por um desastre alimentar, escolhendo alimentos com alto teor de gordura saturada e calorias, mas pobres em carboidrato, fibras, frutas e hortaliças. Embora um ocasional hambúrguer com batatas fritas não tenha grandes implicações para a saúde, os *fast-food*, que são uma parte comum da sua dieta, precisam ser equilibrados com opções integrais com baixo teor de gordura. Felizmente para a sua saúde, muitos estabelecimentos que hoje servem refeições rápidas oferecem opções saudáveis de carboidrato com baixo teor de gordura. A Tabela 4.5 sugere algumas maneiras de economizar na gordura e calorias em refeições de lanchonetes de rede.

Os viajantes, em especial, precisam aprender a abastecer-se de forma inteligente, mesmo com orçamento apertado. Se você é um atleta com 68 kg que necessita de 2.700 a 3.000 kcal por dia, a forma mais barata de prevenir a fome é consumir alimentos gordurosos – como as tentadoras refeições de baixo custo. Má ideia. Essas refeições com alto teor de gordura não apenas entopem as artérias e alargam a cintura, como também não abastecem os

TABELA 4.5 Ajustando calorias e gordura em lanchonetes de rede

Em lugar disto:	Calorias	Gordura	Tente isto:	Calorias evitadas	Gramas de gordura evitadas
Sausage Egg McMuffin	450	27	*Egg McMuffin*	150	15
Big Mac	550	29	2 hambúrgueres pequenos	50	11
Filet-o-fish	380	18	*Wrap* de frango grelhado	130	10
BK Whopper	670	40	*Whopper* sem maionese	160	17
Pizza Hut (30 cm) *pan pizza pepperoni*	2.000	96	*Pizza Hut* havaiana com pouca cobertura	400	48
KFC peito de frango extra *crispy* (165 g)	470	28	*KFC* receita original de peito de frango	100	9
Taco Bell taco com bife e salada	780	42	Taco expresso com salada sem batatinha	200	13

músculos adequadamente. O melhor a fazer é levar consigo alimentos ricos em carboidrato. Algumas opções fáceis de carregar são *bagels*, biscoitos tipo *cracker*, barrinhas energéticas, biscoitos de figo, cereais matinais (como *Toasted Oatmeal Squares* ou granola) e frutas secas.

As ideias de cardápio a seguir podem ajudá-lo a percorrer de forma saudável o mundo dos *fast-foods*:

- De qualquer forma que você os olhe, os hambúrgueres e as batatas fritas têm alto teor de gordura. É melhor ir a uma lanchonete que ofereça outras opções. Procure um cardápio que ofereça sanduíches de frango ou rosbife grelhados acompanhados de sopas (com caldo ou grãos). Outras alternativas incluem refeições com frango assado ou grelhado com purê de batatas, arroz, hortaliças e bufê de saladas completo, com feijão comum, grão-de-bico e pães.
- Se pedir um hambúrguer, solicite um segundo pão francês ou pão extra (ou guardanapos). Retire o excesso de gordura de dentro do primeiro pão francês, depois o substitua pelo pão francês sem gordura. Aumente a ingestão de carboidrato com bebidas, como suco, cremes batidos ou *shakes* com baixo teor de gordura. Embale mais carboidrato, como frutas secas ou *pretzels*.
- Evite refeições baratas. É melhor você comer um hambúrguer com leite do que ver seu dinheiro ir parar na "cintura," escolhendo uma refeição barata.
- Cuidado com os sanduíches de frango cobertos com molho especial à base de maionese, que pode deixá-lo tão gorduroso quanto um sanduíche de frango frito. Peça que o atendente não coloque o molho ou retire-o você mesmo.
- Refeições com frango frito devem levá-lo a escolher os pedaços maiores, retirar toda a pele e comer somente a carne. A retirada da pele e do pão do peito de frango original do *KFC* retirará 200 kcal e 17 g de gordura. Solicite pães franceses extras, pão de milho com mel ou geleia, espiga de milho e outras hortaliças para obter mais carboidrato.

Mesmo que o frango assado seja preferível ao frito, saiba que a pele assada ainda é gordurosa. Além disso, muitos dos acompanhamentos das refeições com frango são carregados de manteiga; no entanto, qualquer hortaliça tende a ser melhor do que nenhuma. Pergunte se existe a opção de hortaliças ao vapor sem manteiga.

FATO OU FICÇÃO

Uma salada de lanchonete de rede é preferível a um hambúrguer.

Os fatos: muitas saladas estão carregadas de frutas secas, nozes e assemelhados, abacate, milho e vagens. Ingredientes nutritivos, é verdade, embora calóricos – em especial, as quantidades de queijo que decoram a salada, além de muito molho. A Tabela 4.6 mostra cinco saladas que podem ser pior para quem faz dieta que um hambúrguer.

TABELA 4.6 Saladas altamente calóricas

Prato	Calorias	Gordura: total g	Gordura: % de calorias	Sódio (mg)
Whopper	670	39	52%	970
Big Mac	550	29	48%	1.000
Burger King: Tendercrisp Chicken Caesar Salad	670	43	58%	1.760
Cheesecake Factory: Grilled Chicken Tostada Salad	1,130	39	31%	2.150
Panera: Fuji Apple Chicken Salad Cheesecake	710	34	43%	1.380
Olive Garden: Grilled Chicken Caesar Salad	610	40	59%	1.230
Applebee's Oriental Grilled Chicken Salad	1.290	81	57%	2.190
Sem molho	600	20	30%	1.960

- Resista à tentação de escolher batata assada coberta de molhos com alto teor de gordura. O melhor é pedir uma batata simples adicional e dividir a cobertura de brócolis e queijo (14 g de gordura) entre as duas. Dessa forma, você acaba com uma refeição substanciosa de 800 kcal e com alto teor de carboidrato, com somente 15% das calorias provenientes de gordura. Para proteína adicional, beba um copo de leite com baixo teor de gordura.
- Peça pizza com massa grossa, que tem massa extra em vez de queijo extra. Mais massa significa mais carboidrato. Por exemplo, uma fatia da *pan pizza* da Pizza *Hut* tem 9 g a mais de carboidrato do que uma fatia da pizza de massa fina. Exagere nas hortaliças (pimentões verdes, cogumelos, cebolas), mas evite o *pepperoni*, a calabresa e a bolonhesa. Não tenha vergonha de usar um guardanapo de papel para absorver a gordura que se desprende do queijo.
- Procure uma rotisseria que venda pães integrais. Peça um sanduíche que enfatize o pão em vez do recheio. Uma baguete grande (de preferência integral) fornece mais carboidrato do que metade de um pão sírio pequeno. Não use maionese e umedeça-o com molhos *light* para salada (se houver), mostarda ou *ketchup*. Os recheios com baixo teor de gordura são peru, presunto e rosbife magro.
- Sopas de feijão substanciosas acompanhadas de bolachas tipo *cracker*, pães ou bolo de milho constituem uma refeição nutritiva rica em carboidrato e com baixo teor de gordura. O pimentão picante, desde que não esteja reluzente com uma camada de óleo, pode ser uma boa opção. Por exemplo, um pimentão picante grande do *Wendy's* com oito bolachas *cracker* fornece 400 kcal que satisfazem bem, e somente 20% (9 g) delas provêm da gordura.

Você pode seguir uma dieta desportiva com alto teor de carboidrato mesmo se estiver comendo *fast-foods*. Basta equilibrar a gordura com o carboidrato e alimentar-se antes de sentir fome demais, de modo a não sucumbir às opções com muita gordura.

CAPÍTULO 5

Entre as refeições: lanches para a saúde e a manutenção da energia

A maior parte de meus clientes dá mais valor aos lanches que às refeições; estão sempre buscando alimentos energéticos rápidos, e os lanches, em geral, compõem de 20 a 50% das calorias totais. Se você costuma fazer lanches a toda hora, eu o incentivo a redefini-los como refeições, de forma que fique menos propenso a escolher biscoitos, doces, cafeína e outras opções costumeiras de comida fora de hora. Na realidade, geralmente elimino a palavra *lanche* ao atender meus clientes. Ensino-os a pensarem em *dois almoços* em vez de *almoço* e *lanche da tarde*. Dessa forma, eles acabam escolhendo alimentos saudáveis (como requeijão e melão) e não lanches típicos (como doces e batatinhas) à tarde.

Lanche inteligente

Embora algumas pessoas não tentam fazer lanches por acreditar que comer entre as refeições é prejudicial e engorda, a verdade é que lanchar é importante. Pessoas ativas tendem a sentir fome pelo menos a cada quatro horas; portanto, se você almoçar ao meio-dia, seu corpo desejará um lanche (ou um segundo almoço) por volta das 16 horas, se não mais cedo. Se praticar exercícios à tarde, precisará adicionar combustível para energizar seu treino. O lanche faz bem para você e seus treinos, e você deve planejá-lo como parte da sua dieta desportiva, de preferência, mais como um *segundo almoço* do que gostosuras da tarde. Um lanche saudável planejado é uma opção bem melhor que uma bebida estimulante, como *Red Bull* ou *5-Hour Energy* (Cap. 8).

Lanches rápidos

Quando estiver comendo apressado e pegando algo aqui e ali para comer em lugar de refeições verdadeiras, certifique-se de escolher o que faz bem. Você pode fazer opções inteligentes entre muitos itens nutritivos facilmente encontrados. Eis algumas sugestões populares:

- Um bolinho inglês integral com pasta de amendoim e um cortado (descafeinado).
- Uma fatia de pizza (farinha integral) de massa grossa com pimentões verdes.

- *Homus*, pão sírio e cenourinhas.
- Mistura com granola, nozes e frutas secas.
- Passas de uva com iogurte (grego) e frutas vermelhas.
- Comida chinesa para levar para casa – frango frito rapidamente em óleo quente com hortaliças e arroz ao vapor.
- Farinha de aveia instantânea com leite de baixo teor de gordura e pedaços de amêndoas.

Note que cada uma dessas minirrefeições inclui alimentos de três grupos alimentares. O ideal é que você escolha alimentos de diferentes grupos para equilibrar sua dieta. Dessa forma, mesmo pessoas que costumam "beliscar" ao longo do dia podem obter uma variedade de nutrientes necessários para uma boa saúde e um ótimo desempenho. A lista a seguir fornece ideias adicionais para lanches e petiscos em casa e para viagem:

- **Cereais secos.** Misture o seu cereal favorito com passas de uva, frutas secas, canela ou amêndoas.
- **Farinha de aveia instantânea.** Aqueça no forno de micro-ondas a farinha de aveia com leite, em vez de água, para aumentar o valor nutricional. Espalhe sobre ela passas de uva, tâmaras em lascas ou qualquer fruta seca ou fresca, bem como amêndoas em lascas.
- **Pipoca.** Coma simples ou salpicada com temperos, como pimenta em pó, alho em pó, cebola em pó ou molho de soja. Se preferir, borrife azeite de oliva para que os temperos fiquem aderidos.
- *Pretzels.* Se quer reduzir a ingestão de sal, compre *pretzels* sem sal ou retire o sal.
- **Biscoitos tipo *cracker*.** Os de fibra de trigo, gergelim, farelo, integrais e com teor reduzido de gordura são boas opções.
- *Muffins* **(bolinhos).** Os caseiros com óleo de canola são os melhores; os integrais de farelo ou milho são preferíveis àqueles feitos com farinha branca (veja as receitas na Parte IV). Se industrializados, escolha os pequenos ou corte um maior pela metade e compartilhe com um amigo.
- *Bagels.* As variedades integrais oferecem mais vitaminas e minerais do que os feitos com farinha branca.
- **Frutas.** Opte por bananas, maçãs ou quaisquer frutas frescas. Ao viajar, leve frutas secas que contenham carboidrato concentrado. Veja a Tabela 5.1, que traz algumas das melhores opções de frutas.
- **Batidas.** Bata junto leite, iogurte ou suco (fruta fresca ou congelada) e gérmen de trigo ou linhaça (Cap. 25).
- **Barras de frutas congeladas.** Você pode saborear tranquilamente essas guloseimas prazerosas com boa saúde.
- **Iogurte.** Compre iogurte natural com baixo teor de gordura e adicione baunilha, mel, canela, café descafeinado instantâneo, purê de maçã, salada de frutas ou frutas vermelhas.
- **Barras energéticas, barras matinais, barras de granola com baixo teor de gordura.** Pré-embaladas e de fácil transporte, são muito práticas porque podem ser levadas em bolsos e sacolas de ginástica.

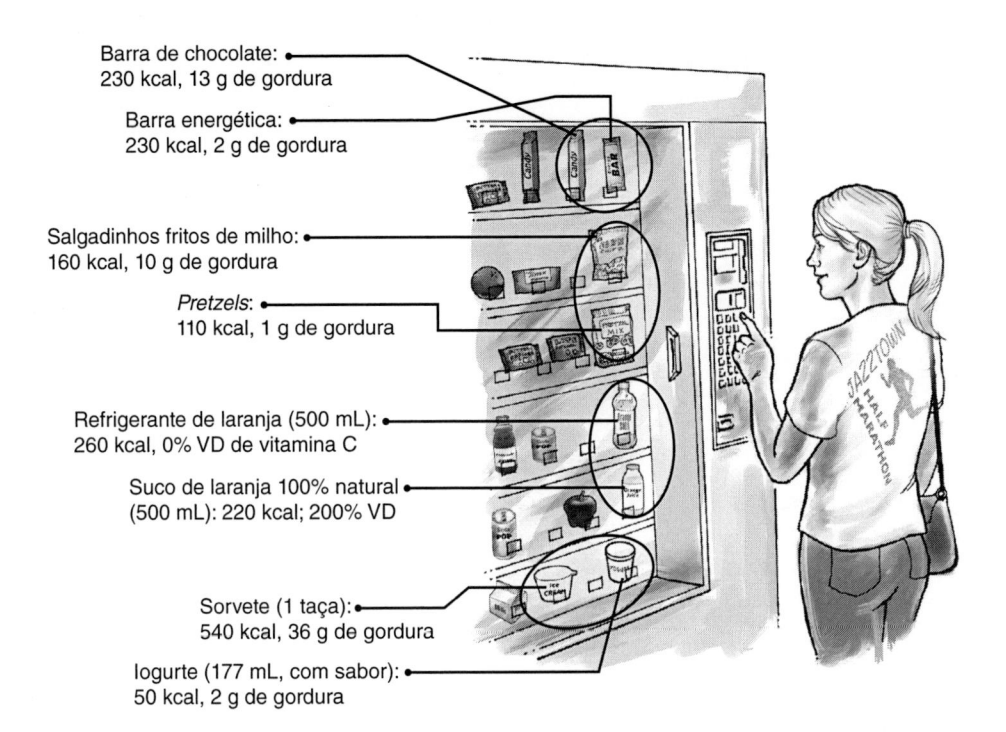

Entre as refeições: Lanches para a saúde e a manutenção da energia **97**

Barra de chocolate:
230 kcal, 13 g de gordura

Barra energética:
230 kcal, 2 g de gordura

Salgadinhos fritos de milho:
160 kcal, 10 g de gordura

Pretzels:
110 kcal, 1 g de gordura

Refrigerante de laranja (500 mL):
260 kcal, 0% VD de vitamina C

Suco de laranja 100% natural
(500 mL): 220 kcal; 200% VD

Sorvete (1 taça):
540 kcal, 36 g de gordura

Iogurte (177 mL, com sabor):
50 kcal, 2 g de gordura

- **Nozes, sementes e misturas de frutos secos.** Amendoins, nozes, amêndoas, sementes de girassol, sementes de abóbora, sementes de soja e outras nozes e sementes são excelentes fontes de proteína, vitaminas B e E, e gordura saudável.
- **Sanduíches.** Os sanduíches não têm de ser somente para o almoço; também são ótimos para os lanches. Opte por sanduíches de pasta de amendoim, peru, pasta de grão-de-bico, rosbife magro ou atum com maionese *light*.
- **Batata-doce assada.** O forno de microondas faz deste um lanche prático. Gostosas quentes ou frias, elas são uma opção rica em carboidrato para reabastecer os músculos após um treino pesado. Experimente-as com purê de maçã e uma pitada de noz-moscada – humm!

Barras energéticas: caras, mas práticas

PowerBars, Luna, Clif Bars, Balance – as barras energéticas esperam por você em qualquer loja de conveniência, cada uma aumentando a capacidade de melhorar seu desempenho. Eis algumas informações para ajudá-lo a decidir quanto do seu orçamento alimentar pode ser dedicado a esses lanches populares.

- **Barras energéticas são fáceis de transportar.** Você pode facilmente levar no bolso essas barras compactas e leves, enriquecidas com vitaminas

como um "alimento de emergência". Elas são práticas para corredores e ciclistas que desejam levar um lanche durável em uma longa corrida ou pedalada, para dançarinos que desejam se abastecer sem ganhar massa, ou para aqueles que fazem extensas caminhadas e querem carregar uma mochila leve.
- **Barras energéticas possibilitam alimentação pré-exercício.** Abastecer-se antes de praticar exercícios é uma ótima forma de aumentar a estamina e a resistência. A indústria de barras energéticas fez um excelente trabalho ao nos ensinar que a alimentação pré-exercício é importante para otimizar

TABELA 5.1 Lanches de frutas

Com vitaminas e elementos protetores da saúde, as frutas constituem um dos melhores alimentos para lanches. Para que você faça as escolhas mais acertadas, use a lista que organiza as frutas conforme seu conteúdo de nove vitaminas e fibras. Quanto mais elevada a classificação, mais densa em nutrientes é a fruta. Lembre-se, todas as frutas são boas para você; algumas são ainda melhores!

Fruta	Escore nutricional
Melancia 2 xíc	310
Pomelo ½ rosa ou vermelho	263
Papaia ½	223
Melão cantalupe ¼	200
Laranja média	186
Morangos, 1 xíc	173
Kiwi 1	115
Frutas vermelhas 1xíc	106
Tangerina 1 média	105
Manga ½	94
Melão doce ½	85
Damasco 2 frescos	78
Banana 1	54
Pêssego 1 grande	47
Pera 1 média	44
Maçã, com casca 1	43
Passas de uva ¼ xíc	24
Peras, em lata, 2 metades	20
Suco de maçã, sem açúcar, ½ xíc	14

Copyright CSPI 2003. Adaptada de Nutrition Action Healthletter. www.cspinet.org.

o desempenho. O aumento da energia agregado provavelmente não resulta de ingredientes mágicos (cromo, aminoácidos), mas da ingestão de 200 a 300 kcal. Naturalmente, essas calorias abastecem o seu corpo melhor do que zero caloria de nenhum lanche. Note que as calorias das já testadas e aprovadas barrinhas de fígada, biscoitos integrais, bananas e barras de granola com baixo teor de gordura também são eficazes energéticos pré-exercício.

- **Barras energéticas possibilitam alimentação durante exercício de resistência.** As barras energéticas são, também, uma ótima forma de aumentar a estamina e a resistência aeróbia durante o exercício prolongado, como longas caminhadas ou pedaladas. Assim, você não conta somente com o que come antes do exercício.
- **A maioria das barras energéticas é anunciada como altamente digerível.** Pode-se questionar se as barras energéticas são mais fáceis de digerir que alimentos comuns, pois a digestibilidade varia muito de atleta para atleta. Da mesma forma que com todos os lanches desportivos, você tem de aprender, por tentativa e erro, durante o treinamento, que alimentos funcionam para o seu sistema e quais não funcionam. Um segredo para tolerar bem as barras energéticas é beber bastante água com elas. Do contrário, o produto pode assentar-lhe mal no estômago. As barras energéticas possuem um conteúdo de água muito menor que frutas frescas, por exemplo, para torná-las mais compactas.
- **Algumas barras energéticas informam com orgulho um baixo teor de carboidrato.** Esse é um resquício da era do "carboidrato engorda". Como disse antes e repetirei aqui, o carboidrato não engorda; as calorias em excesso é que engordam. Procure lanchar alimentos à base de carboidrato, pois são as melhores fontes de combustível para os músculos.
- **Barras energéticas são caras.** Você terá de pagar o equivalente a um dólar, se não dois, para comprar a maioria das barras desportivas. Vale mais a pena comprar barras de granola com baixo teor de gordura ou barras matinais no supermercado a um preço muito mais baixo (Tab. 5.2). Um punhado de passas de uva também pode ser um bom negócio.

FATO OU FICÇÃO

As barras energéticas contêm ingredientes especiais, não encontrados em outros alimentos, que aumentam a energia.

Os fatos: as barrinhas energéticas não possuem ingredientes mágicos. São, apenas, uma fonte cômoda de calorias (energia). Atendem às necessidades de muitas pessoas com fome que querem um alimento já embalado, sem trabalho e um pouco nutritivo. Veja o Capítulo 11 que traz uma lista detalhada de muitas categorias de barras energéticas para sua escolha.

TABELA 5.2 Barras energéticas *versus* alimentos comuns

Se está tentando comprar barras de granola e energéticas, sua aposta mais econômica é adquiri-las numa loja de alimentos ou em grande quantidade em outros locais específicos. Se as comprar em lojas de conveniência, pagará muito mais que o custo por 100 kcal listado aqui, baseado na compra desses itens em lojas de alimentos. Geralmente, os alimentos não processados sem embalagens (p. ex., maçãs, frutas secas, nozes) são os lanches preferidos.

Lanche desportivo	Calorias/ 30 g	Carboidrato/ 30 g	Preço/ 100 kcal US$
Passas de uva	85	22	0,27
Fig Newtons embalagem com 56 g	100	20	0,22
belVita Breakfast Biscuit	125	20	0,26
Quaker Chewy Bar, lascas de chocolate	120	20	0,40
Nature Valley Granola Bar; Oats 'N Honey	125	20	0,39
Clif bar, lascas de chocolate	100	18	0,42
Power Bar, Cookies & Cream	105	20	0,44
Balance Bar, Cookie Dough	120	12	0,42

Informações nutricionais obtidas do rótulo dos alimentos. Preços praticados em Massachusetts, 2013.

Ataques a lanches

Os lanches evitam não apenas as sensações de fome, mas também aquela ânsia por doces. Muitos de meus clientes queixam-se de suas perdições constantes por doces. Acham que são desesperados e perdidamente viciados em lanches doces. Ajudei muitos deles a resolver suas ânsias problemáticas quanto a doces de forma fácil e indolor. A solução é simples: coma antes de sentir fome. Quando faminto, você tende a buscar um doce (e gorduras) e come demais. Uma maçã não será suficiente; você vai querer uma torta de maçã rica em calorias... e um sorvete. Quando as pessoas sentem muita fome, desejam demais alimentos densamente calóricos, como biscoitos doces, sorvete, chocolate – carboidratos com gordura (Gilhooly et al., 2007).

Se você tem com frequência os ataques incontroláveis a lanches, examine os estudos de casos e as soluções a seguir para aprender a domar o "monstro dos biscoitos" dentro de você. Lembre-se: os ataques a lanches, e não os lanches em si, é que são o problema.

Caso 1: Ataque a lanches antes do jantar

"Tenho uma grande gula por doces. Consigo lutar contra as minhas tentações por eles até chegar em casa e, então, inevitavelmente, ataco os biscoitos com gotas de chocolate. Sinto que ainda sou impotente e não tenho controle sobre os doces. Espero que você consiga me colocar no caminho certo."

– David, 47 anos, maratonista e contador.

Histórias como a de David são típicas entre meus clientes. Ele me procurou, sentindo-se culpado pela falta de controle sobre os doces. Necessitava de 3.000 kcal por dia, mas não comia nada no café da manhã e mal almoçava, tomava somente um iogurte de 200 kcal, pois se queixava de falta de tempo. Não é de admirar que estivesse incontrolavelmente faminto ao chegar em casa: havia acumulado um déficit de 2.800 kcal! A natureza assumia o comando, incitando-o a comer mais do que o necessário, de forma que adicionasse energia suficiente a seu sistema.

Sugeri que David ingerisse suas 1.600 kcal dos biscoitos na forma de refeições saudáveis durante o dia. Ele começou, ingerindo 800 kcal no café da manhã (cereal, leite, banana, suco e um bolinho inglês *com* pasta de amendoim) e 1.000 kcal de alimentos tipo lanche, fáceis de comer no almoço e ao longo da tarde (dois iogurtes, duas bananas grandes e dois sucos). Em um dia, descobriu que, afinal, não era um "monstro dos biscoitos". Conseguia chegar em casa mais bem-humorado, sem se sentir tentado pelos biscoitos e com energia para curtir a sua família em vez de se concentrar em comer biscoitos. Essa mudança reduziu sua ingestão de gordura, melhorou a qualidade da sua dieta como um todo, ajudou-o a perder a gordura localizada que estava se formando em volta da cintura e diminuiu seu colesterol.

Caso 2: Ataque a lanches no período pré-menstrual

"Posso dizer, com facilidade, em que momento do mês estamos por meio de meus hábitos alimentares. Sorvetes com bolinhos de chocolate e outros desejos por chocolate no período pré-menstrual me matam."

– Charlene, 21 anos, corredora e estudante universitária.

Charlene, como muitas mulheres, admitiu que seus padrões alimentares mudam com os estágios do ciclo menstrual. Na semana anterior ao seu período, sentia tentações irresistíveis por doces (sorvetes) ou alimentos com sabor de gordura (batatas fritas); na semana após, tendia a querer mais alimentos com pouca gordura, ou a ter pouquíssimo apetite. Pesquisadores confirmaram esses padrões alimentares e relataram que uma interação complexa de alterações hormonais parece influenciar as escolhas dos alimentos pelas mulheres. Os altos níveis de estrogênio podem estar relacionados com os desejos por carboidrato no período pré-menstrual (Collins e Evans, 2008).

As mulheres também podem ter desejos por carboidrato porque sentem mais fome. Antes da menstruação, a taxa metabólica pode aumentar em 100 a 500 kcal (Barr; Janelle; Prior, 1995). Essa adição pode ser o equivalente a outra refeição. Mas, quando Charlene se sentia inchada e gorda devido ao ganho de volume hídrico no período pré-menstrual, ela, como a maioria das mulheres, se impunha uma dieta de emagrecimento. O resultado era a privação dobrada. Tinha uma necessidade fisiológica por calorias extras justamente quando se impunha uma dieta de emagrecimento deficiente em calorias. Não admira que sentisse uma fome enorme e um desejo forte por doces.

Orientei Charlene a não limitar calorias; ao contrário, quando sentisse fome na semana anterior ao seu período, se permitisse comer até 500 kcal parcialmente saudáveis adicionais. Ela começou, então, adicionando outra fatia de torrada com mel ao café da manhã usual, um chocolate quente no almoço e alguns *M&Ms* de amendoim ao lanche da tarde. Com sucesso, refreou a fome insistente que antes a incomodava e sentiu-se menos irritável. Até mesmo os amigos e a família perceberam uma diferença no seu humor. Ela vibrou por conseguir sobreviver a um período menstrual sem ganhar peso por causa da gula.

Caso 3: Ataque a lanches de chocolate

> "O chocolate é o meu alimento favorito. Luto contra o impulso de alimentar-me com barras de chocolate de almoço, *Hershey´s Kisses* nos lanches e sorvete de chocolate de jantar."
>
> – Jocelyn, 17 anos, estudante de Ensino Médio e jogadora de basquete.

Algumas pessoas simplesmente amam doces. Elas não precisam de pretexto para ceder a essas maravilhas. Comem doces todos os dias, três vezes, se não mais, começando com rosquinhas de chocolate de café da manhã, biscoitos de almoço, porco agridoce de jantar e, depois, sorvete de sobremesa. Naturalmente, esse alto consumo de doces resulta em uma dieta pobre, pois o açúcar carece de vitaminas e minerais.

O chocolate numa dieta saudável

O chocolate é feito de cacau, um alimento vegetal. Ele contém compostos protetores da saúde, chamados de flavonoides, que ajudam a relaxar e a dilatar os vasos sanguíneos, reduzir a pressão arterial e aumentar o fluxo sanguíneo para o cérebro. Esses flavonoides são também encontrados em outros alimentos vegetais, como o chá verde, o vinho tinto, as maçãs e as cebolas. Duas colheres de sopa de pó de cacau natural (o tipo usado para assados) oferecem o mesmo poder antioxidante de ¾ xícara de mirtilos ou 1 ½ copos de vinho tinto.

De todos os tipos de chocolate, o preto (feito com 70% de cacau) é a fonte mais rica de fitonutrientes. Ele pode ajudar a reduzir o colesterol sanguíneo e oferecer benefícios ao coração, especificamente a melhora da saúde dos vasos sanguíneos e a redução da pressão arterial (Taubert et al., 2007). Levantamentos epidemiológicos de grandes grupos de pessoas indicam que os que, com regularidade, consomem chocolate têm mais desses fitonutrientes protetores da saúde que os que não consomem esse alimento. Isso reduz seu risco de cardiopatias. Nos Países Baixos, os idosos que, rotineiramente, comiam produtos com chocolate reduziram o risco de

Sendo uma adolescente saudável e ativa, Jocelyn tinha espaço na sua dieta para incluir alguns doces sem arriscar a saúde. Para pessoas que têm uma dieta saudável, cerca de 6 a 10% das calorias podem provir, de forma apropriada, do açúcar refinado, se desejarem (Institute of Medicine, 2002). Tendo em vista que Jocelyn requeria 2.800 kcal a mais por dia, poderia, por certo, adicionar 280 kcal de açúcar, uma quantidade razoável.

Pessoas que abusam de doces correm mais risco de desenvolver problemas nutricionais que as que se satisfazem com uma guloseima ocasional. Comer um pouco de chocolate amargo como uma sobremesa prazerosa após uma refeição nutritiva é bem diferente do que comer uma caixa de bombons para substituir essa refeição. Os chocólatras costumam omitir o café da manhã por não sentirem fome ao acordar, pois, na noite anterior, comeram um pacote inteiro de biscoitos com gotas de chocolate. Eles se nutririam melhor comendo um ou dois biscoitos de sobremesa e, na manhã seguinte, acordariam com fome para uma refeição matinal completa.

No caso de Jocelyn, o problema do chocolate originava-se da falta de tempo para o café da manhã, de não gostar do almoço da escola e do acesso fácil à máquina de vender guloseimas. Incentivei-a a tomar o café da manhã no caminho para a escola, o que a ajudava a consumir menos chocolate durante o dia.

doenças cardíacas em 50% e o risco de morrer de outras causas em 47% (Buijsse et al., 2006)

Apesar de todas essas boas notícias sobre o chocolate, ele ainda é um doce e não um alimento que sustenta a vida. Consuma chocolate (preto) por prazer, sem necessidade de desculpas! O chocolate puro é mais amargo e pouco palatável, daí a necessidade de adição de muito açúcar para transformá-lo numa deliciosa barra de chocolate. A dica é aproveitar o chocolate preto como parte das 100 a 150 kcal do açúcar a seu gosto, capazes de ser parte de sua dieta desportiva diária. Não há nada de mais em saborear um pedaço pequeno de chocolate preto após uma refeição, quando um pedacinho satisfará você, além do que essa pequena quantidade tem demonstrado reduzir levemente a pressão arterial (Taubert et al., 2007). De minha parte, gosto muito de comer chocolate escuro durante passeios longos a pé e de bicicleta. Seu gosto é melhor que o de muitos alimentos industrializados para atletas, funcionando muito bem como combustível para meu organismo e minha mente.

CAPÍTULO 6

Carboidrato: como simplificar um assunto complexo

Sem dúvida, as formas integrais de carboidrato são as melhores opções para abastecer os músculos e promover a boa saúde. Pessoas de todas as idades e habilidades desportivas serão beneficiadas ao se nutrirem com muitas frutas, hortaliças, feijões e alimentos integrais ricos em carboidrato e minimamente processados, acompanhados de proteína adequada e gordura saudável, equilibradas em suas refeições e seus lanches.

Infelizmente, a confusão sobre o carboidrato – o que é e quanto se pode comer (ou mesmo se deve ser consumido) – impede que as pessoas equilibrem suas dietas de forma apropriada. Um corredor me perguntou: "Carboidrato é bom ou ruim? Engorda ou nutre? Que quantidade é excessiva? Se eu comer um *bagel* no café da manhã, posso também comer pão no almoço – ou isso engordaria muito?". Assim como muitas pessoas ativas, ele estava confuso com a infinidade de mitos e concepções errôneas sobre a função de pães, massas e outros alimentos ricos em carboidratos numa dieta desportiva. O objetivo deste capítulo é eliminar essa confusão para que você possa fazer escolhas que de melhor forma promovam sua saúde, um peso saudável e desempenho desportivo.

Carboidratos simples e complexos

A família dos carboidratos inclui os simples e os complexos. Os simples são os monossacarídeos e os dissacarídeos (moléculas de um e de dois açúcares). Glicose, frutose e galactose são monossacarídeos, os açúcares mais simples, que podem ser assim simbolizados:

Os dissacarídeos podem ser simbolizados desta forma:

Quatro fontes comuns de dissacarídeos são o açúcar de mesa (sacarose), o açúcar do leite (lactose, uma combinação de glicose e galactose), o xarope de milho e o mel. Todas essas fontes contêm glicose e frutose, mas em quantidades diferentes.

- O açúcar de mesa na digestão fragmenta-se em 50% de glicose e 50% de frutose.
- O xarope de milho com alto teor de frutose (HFCS), comumente utilizado em refrigerantes, fragmenta-se em cerca de 55% de frutose e 45% de glicose (o HFCS é feito, usando-se processos químicos que, primeiro, convertem o amido de milho em xarope e, em seguida, converte cerca de 55% da glicose do xarope de milho em frutose para fazer com que fique mais doce).
- O mel contém aproximadamente 31% de glicose, 38% de frutose, 10% de outros açúcares, 17% de água e 4% de partículas variadas.

O organismo, então, converte todos os monossacarídeos e dissacarídeos em glicose, que é transportada pelo sangue (glicose sanguínea) para abastecer os músculos e o cérebro.

Frutas e hortaliças oferecem diversos açúcares em proporções distintas. Pelo fato de absorvermos diferentes açúcares, em diferentes velocidades e por diferentes vias, pesquisas indicam que o consumo de uma variedade de açúcares permite uma melhor absorção durante o exercício. Isso significa que devemos ler a lista de ingredientes no rótulo das bebidas desportivas para nos assegurarmos de que ofereçam mais de um tipo de açúcar.

O mel tem sido equivocadamente descrito como superior ao HFCS ou ao açúcar branco refinado. Se você prefere mel devido ao sabor agradável, tudo bem. Mas ele não é melhor em termos de vitaminas ou desempenho. O açúcar em qualquer forma – mel, xarope de milho, mascavo, não refinado, xarope de bordo ou geleia – tem valor nutricional insignificante, e o organismo digere qualquer tipo de açúcar ou carboidrato, transformando em glicose antes de usá-lo como combustível.

Outro tipo de açúcar encontrado em muitos alimentos desportivos produzidos pela engenharia de alimentos são os polímeros de glicose, também chamados de maltodextrinas. São cadeias de aproximadamente cinco moléculas de glicose. As bebidas desportivas adoçadas com elas podem fornecer mais energia com rápida absorção e menos doçura do que o açúcar comum. Algumas bebidas que usam polímeros são o *Powerade* e o *Hammer Nutrition*.

Os carboidratos complexos, como o amido em alimentos vegetais e o glicogênio nos músculos, são formados quando os açúcares se ligam em cadeias complexas longas, semelhantes a um colar de centenas de pérolas. Podem ser simbolizados desta forma:

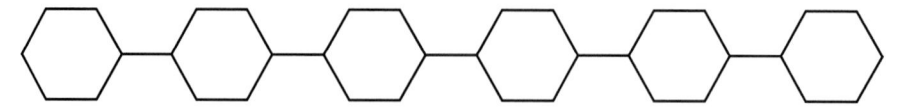

Os vegetais armazenam açúcar extra na forma de amido. Por exemplo, o milho, que é doce quando está verde, fica amidoado à medida que amadurece. Seu açúcar adicional converte-se em amido. Ao contrário do milho e de outras hortaliças, as frutas tendem a converter amido em açúcar, conforme seu amadurecimento. Um bom exemplo é a banana:

- Uma banana verde com algumas partes amarelas é 80% amido e 7% açúcar.
- Uma banana com a maior parte amarela é 25% amido e 65% açúcar.
- Uma banana com pontinhos e manchas é 5% amido e 90% açúcar.

As batatas, o arroz, os pães e os outros amidos que você come são transformados em glicose e, depois, queimados para suprir energia, ou armazenados para futura utilização. As pessoas armazenam glicose extra principalmente na forma de glicogênio muscular e glicogênio hepático (mas, geralmente, não como gordura corporal). Esse glicogênio está prontamente disponível para suprir energia durante o exercício.

Os açúcares e os amidos possuem capacidades semelhantes para abastecer os músculos, mas diferentes para nutri-los com vitaminas e minerais:

- O carboidrato refinado dos refrigerantes açucarados fornece energia, mas não vitaminas ou minerais.
- O carboidrato altamente processado das bebidas desportivas, dos doces e géis fornecem energia, mas não fornecem vitaminas e minerais, a menos que sejam enriquecidos.
- Os açúcares naturais e os carboidratos não refinados contido nas frutas, nas hortaliças e nos grãos integrais fornecem energia, vitaminas, minerais, fibras e fitoquímicos – o combustível e as "velas de ignição" que o "motor" do seu organismo precisa para funcionar melhor.

Carboidrato engorda?

Stacey, uma *personal trainer*, queria ingerir carboidrato como combustível, mas também manter um peso baixo. Como muitos praticantes de exercícios atentos ao peso, ela achava que alimentos à base de carboidrato engordavam e estava frustrada: "Não tenho biscoitos, pão, cereal ou *bagels* em casa porque, quando os tenho, como-os – e muito! Quero perder peso, não ganhar com todo esse carboidrato que engorda".

A verdade é que carboidratos não engordam por si mesmos. Calorias em excesso é que engordam, em especial as das gorduras em excesso – manteiga no pão, azeite na massa, maionese nos sanduíches, queijo nos biscoitos. A gordura fornece 36 kcal por colher de chá, comparadas com as 16 kcal do carboidrato. Além disso, a conversão do excesso de carboidrato em gordura corporal é limitada, porque, durante o exercício, o corpo queima preferencialmente carboidrato e armazena a gordura, tendo em vista o custo metabólico de convertê-lo em gordura corporal, que é de 23% das calorias ingeridas. A gordura alimentar excessiva, por outro lado, é facilmente armazenada no organismo como gordura; o custo metabólico da conversão do excesso de gordura alimentar em gordura corporal é de apenas 3% das calorias ingeridas (Sims e Danforth, 1987).

Se você está destinado a comer demais, o melhor que tem a fazer é superalimentar-se de *pretzels* (carboidrato) em vez de batatas fritas (gordura). Você abastecerá melhor os músculos e, no dia seguinte, terá uma sessão de exercícios de alta energia, com os músculos bem carregados de carboidratos. Mas esteja ciente de que uma ingestão contínua de calorias dos carboidratos em excesso acabará contribuindo para o ganho de peso. Quando suas reservas de glicogênio estiverem completas, as calorias em excesso serão armazenadas como gordura corporal.

Em vez de tentar ficar longe dos pães, *bagels* e outros grãos, lembre-se destes aspectos:

- Alimentos à base de carboidratos engordam menos que alimentos gordurosos.
- Você necessita de carboidrato para abastecer os músculos.
- Você queima carboidrato durante o exercício vigoroso.
- O carboidrato é um combustível benéfico; o inimigo é o excesso de calorias, em especial, provenientes das gorduras.
- Ao fazer dieta para perder peso, planeje obter energia com carboidratos integrais, como cereal rico em fibra, pães integrais, batatas e outras hortaliças, mas reduza a ingestão de manteiga, margarina e maionese, que costumam acompanhar esses alimentos.
- Para aumentar a saciedade, aproveite o carboidrato minimamente processado combinado com proteína, o caso do mingau de aveia com nozes, da banana com pasta de amendoim e da pasta de trigo integral com almôndegas de peru.

Se sua tendência é consumir carboidratos em demasia, em fontes como pães e massas, deve, na verdade, planejar comer com maior frequência os alimentos "complicadores" para deixá-los menos especiais. Os excessos no consumo de carboidrato normalmente têm origem em se sentir proibido e privado desses alimentos deliciosos. Veja o capítulo 16 para mais informações sobre como fazer as pazes com os carboidratos!

FATO OU FICÇÃO

Xarope de milho de elevado teor de frutose causa obesidade.

Vamos aos fatos: pesquisa com animais sugere que a frutose, em altas doses, pode levar a aumento do peso devido a mudanças na insulina e na leptina, dois hormônios que influenciam o apetite. A possibilidade desse xarope de milho promover obesidade nas pessoas carece de mais investigação. Há indícios, decorrentes de algumas pesquisas, de que a frutose é digerida, absorvida e metaboizada de maneira diferente da glicose, favorecendo assim a produção de gordura (Bray, Nielsen e Popkin 2004; Vertanian, Schwartz e Bromwell 2007). Outra pesquisa sugere a existência de pequena diferença, quando o xarope de milho é consumido em quantidades normalmente encontradas na dieta norte-americana (Lowndes et al. 2012). Até termos uma resposta definitiva a melhor aposta é reduzir o consumo de xarope de milho de alto teor de frutose, meta facilitada pela redução no consumo de refrigerantes.

É mais provável que o excesso de calorias associado ao consumo excessivo de refrigerante seja responsável pelas gorduras, bem mais que o xarope de milho de elevado teor de frutose por si só. Estou certa de que você consegue encontrar uma maneira melhor de gastar as 150 calorias – o equivalente a 10 colheres de chá de açúcar – de cada latinha de refrigerante!

Formas rápidas e lentas de carboidrato

Assim como o carboidrato é chamado de simples ou complexo e de açúcar ou amido, pode também ser categorizado como rápido ou lento. A rapidez ou a lentidão refere-se a um sistema complexo denominado índice glicêmico (IG). O IG baseia-se em como 50 g (200 kcal) de carboidrato (sem contar a fibra), em um alimento, afetarão os níveis de açúcar no sangue, após uma noite em jejum. Por exemplo, o pão branco apresenta IG alto, porque causa uma rápida elevação do açúcar no sangue, enquanto os feijões comuns são considerados de baixo IG por provocarem um aumento mais gradual nos níveis sanguíneos de açúcar. A Tabela 6.1 fornece o IG e a carga glicêmica (resposta glicêmica a uma porção-padrão de alimento) de alimentos desportivos populares. Isso é, uma pessoa pode comer 200 kcal de carboidrato numa massa de uma só vez, mas a maioria não come 200 kcal de carboidrato de bolinhos de arroz de uma só vez. Dessa forma, a carga glicêmica real de um alimento difere de seu IG.

O IG foi inicialmente desenvolvido para ajudar pessoas com diabetes a controlarem seus níveis de glicose sanguínea. Porém, os diabéticos geralmente ingerem alimentos em combinações (p. ex., um sanduíche com pão, peru e tomate), o que pode alterar o IG da refeição (Franz, 2003). Os atletas, no

TABELA 6.1 Índice glicêmico e carga glicêmica de alimentos desportivos populares

Alimento	Índice glicêmico (baseado em 50 g de carboidratos)	Carga glicêmica (baseada em 1 porção)	Tamanho da porção
Coca-Cola	63	16	240 mL
Suco de maçã	44	13	240 mL
Gatorade	78	12	240 mL
Leite achocolatado (1,5% de gordura)	37	9	240 mL
Bolinhos de arroz	82	18	30 g
Bagel branco	69	24	75 g
Pão *Wonder*	73	10	30 g
Espaguete	58	28	180 g
Cereais de milho	81	20	30 g
Farinha de aveia cozida	55	14	1 xícara
Banana não muito madura	47	11	120 g
Laranja	40	4	120 g
Barra *Snickers*	57	18	30 g
PowerBar de chocolate	58	24	2.3 oz (70 g)

Uma lista mais completa pode ser obtida em www.glycemicindex.com. Criada a partir de dados obtidos em F.S. Foster-Powell e J.C. Brand-Miller, 2008, "International table of glycemic index and glycemic load values: 2008". Diabetes Care 31 (12): 2281-2283 e tabelas somente online, em http://dx.doi.org/10.2337/dc08-1239.

entanto, costumam comer alimentos sozinhos (uma banana, um *bagel*). Assim, cientistas do exercício ficaram curiosos sobre a possibilidade de as formas lentas ou rápidas de carboidrato serem capazes de influenciar o desempenho do exercício de modos diversos, uma vez que afetam a glicose sanguínea de maneiras diferentes. Os atletas poderiam utilizar esse sistema de classificação para determinar o que comer antes, durante e após o exercício?

Alimentos com IG baixo (maçãs, iogurte, lentilhas, feijões) possibilitam uma liberação lenta da glicose na corrente sanguínea; os com IG alto (bebidas desportivas, jujubas, *bagels*) elevam rapidamente o açúcar do sangue. Assim, alimentos com IG baixo podem auxiliar atletas de resistência a terem um desempenho melhor, proporcionando energia contínua durante fases longas de exercício. Alimentos com IG elevado podem ser mais bem consumidos imediatamente após o exercício para, com rapidez, repor o combustível dos músculos em situação competitiva, quando o atleta fará muito exercício em seis horas.

Embora isso pareça lógico, oriento meus atletas a terem o foco menos no IG e mais no consumo de frutas, hortaliças e grãos integrais, que assentam bem e os ajudam a ter um desempenho melhor. Muitos fatores influenciam o IG de um alimento, entre eles onde o alimento foi cultivado, a quantidade ingerida, a gordura adicionada, o modo de preparo e se é ingerido quente ou frio por um organismo alimentado ou faminto. Para tornar o IG ainda menos significativo, cada um de nós tem uma resposta glicêmica diária diferente, que pode variar em até 43%, independentemente do dia (Vega-Lopez et al., 2007).

Certamente não há dano relativo ao consumo de refeições ou lanches com IG baixo antes de você iniciar uma série de exercícios de resistência, em especial, se você não consegue consumir qualquer alimento energético durante a sessão de exercício – digamos que você seja um nadador com dificuldades de comer ao se exercitar, ou tenha um estômago sensível, preferindo se abster do que quer que seja, exceto água, durante o exercício. Você pode achar que a liberação lenta e contínua de energia ofereça um benefício no desempenho (Moore et al, 2010). No entanto, se você consegue energizar os músculos durante o exercício com bebidas desportivas, géis, frutas ou alguma forma de carboidrato, o poder energizante dessas comidas rápidas será maior que quaisquer benefícios potenciais oriundos da ingestão de alimento de baixo IG antes do exercício (Burke; Collier e Hargreaves, 1998). Não se esqueça de que uma tigela de lentilhas com baixo IG pode parecer uma boa ideia na teoria, mas, provavelmente, "irá levá-lo" aos banheiros portáteis. Para ter energia contínua, cabe apenas consumir uma refeição pré-exercício de fácil digestão, ou um lanche e, depois da primeira hora, consumir cerca de 200 a 350 kcal de carboidrato por hora de exercício de resistência. (Burke, Hawley, Wong e Jeukendrup, 2011). Veja os Capítulos 9 e 10 que trazem mais informações sobre ingestão de combustível antes do exercício e durante o exercício.

Para atletas que treinam duro ou competem após 4 a 6 horas da primeira sessão de treino, uma opção inteligente é ingerir alimentos de recuperação com IG alto. Eles suprem glicose rapidamente e repõem as reservas depletadas de glicogênio mais rápido do que alimentos com IG baixo. Além disso, pesquisas de 24 horas sugerem que uma dieta com IG baixo pode realmente contribuir para a melhora do desempenho no segundo dia (109 vs. 99 minutos de corrida, até a exaustão) (Stevenson; Williams; Biscoe, 2005; Stevenson, Williams, McComb e Oram, 2005)). Uma dieta com IG baixo pode facilitar uma melhor reposição de reservas de gordura intramusculares (importantes para a resistência), além de fomentar o uso de gordura como combustível, em lugar das limitadas (e limitantes) reservas de glicogênio. Na pior das hipóteses, uma dieta com IG baixo tende a ser mais saudável. No dia a dia, escolher grãos integrais, frutas e hortaliças contribuirá para uma dieta com índice glicêmico mais baixo, o que traz benefícios a sua saúde geral (Vern e Green, 2007).

Há quem acredite que alimentos com IG alto engordem por criarem um aumento rápido no açúcar do sangue, estimularem o organismo a secretar mais insulina e, assim, promoverem armazenagem. Na verdade, não é assim tão simples. Calorias em excesso engordam, e não o excesso de insulina. Ela pode estimular o apetite, bem como o depósito de gordura, daí a origem da má reputação do carboidrato com IG alto. Há necessidade de mais pesquisas para determinar se pessoas fisicamente aptas perdem peso mais facilmente com uma dieta à base de alimentos com IG baixo. Seja o que for, consumir uma dieta com IG mais baixo costuma significar ingerir alimentos mais saudáveis (mais frutas, legumes e grãos integrais) e menos alimentos refinados, balas e doces que podem, facilmente, acrescentar calorias indesejadas.

Resumindo, se você tiver que repor, rapidamente, o combustível de uma fase exaustiva de exercícios, preparando-se para uma segunda fase, consuma, suficientemente, carboidratos de fácil digestão – no mínimo, 1 g/kg do peso corporal, ou cerca de 300 kcal para uma pessoa com 68 kg, a cada duas horas por quatro a seis horas. Além disso, aproveite um equilíbrio entre gordura saudável e proteínas para dar conta de todas as suas necessidades de recuperação e não apenas carboidratos para o glicogênio. Veja o Capítulo 10 que traz mais informações sobre recuperação.

Altos e baixos do açúcar

Alguns atletas afirmam ser sensíveis ao açúcar, isso é, após o ingerirem, relatam um pico de energia seguido por uma queda. Se isso lhe parece familiar, o truque é combinar carboidrato com proteína ou gordura, como pão e pasta de amendoim ou maçã e queijo com baixo teor de gordura. Isso modifica a resposta glicêmica do carboidrato. Ao experimentar vários tipos de lanche, você pode perceber que seu desempenho é melhor depois de ingerir 200 kcal de iogurte (IG baixo) comparadas com 200 kcal de jujubas (IG alto). Respeite a sua resposta pessoal ao escolher os alimentos para dar ao seu corpo condições de vencer.

Tenha em mente que a maioria dos atletas não passa pelas elevações e quedas de açúcar no sangue que se dá com pessoas não aptas fisicamente, porque músculos bem treinados pode, prontamente, absorver carboidrato da corrente sanguínea sem muita insulina. Assim, atletas têm uma necessidade menor de insulina, comparados a pessoas fisicamente não aptas, tendo menor possibilidade de vivenciar hipoglicemia de rebote ("baixas de açúcar"). Uma vez que o exercício é uma forma assim tão boa de manter o açúcar do sangue em variações normais, atletas conseguem, em geral, não atingir níveis altos de açúcar sanguíneo, associados ao diabetes tipo 2.

Megan, uma corredora do Ensino Médio, consciente do peso, procurou-me com queixas de, normalmente, sentir-se enjoada, tonta e mesmo nauseada durante as fortes corridas diárias, ou depois delas. Esses sintomas de hipoglicemia (baixo açúcar no sangue) derivam-se do consumo de pouco combustível no café matinal e almoço. A solução veio do aumento de consumo nessas refeições, além da ingestão de um lanche pré-corrida, com alguns biscoitos com pouco sal e uma fatia de queijo magro.

FATO OU FICÇÃO

O pão branco não tem valor nutricional, sendo uma perda total de calorias.

Os fatos: embora o pão branco não ofereça os benefícios dos grãos integrais encontrados nos pães de trigo integral e de centeio, não faz mal, nem é um alimento ruim. Pode ser equilibrado como parte de uma dieta integral geral. Conforme mencionado no Capítulo 1, pelo menos metade dos grãos ingeridos deve ser integral. Assim, se você comer farinha de aveia no café da manhã e arroz integral no jantar, a sua dieta pode incluir muito bem um sanduíche de pão branco (ou pão sírio ou tortila) no almoço, se desejar.

A maior parte dos pães brancos é enriquecida com vitaminas B e ferro, sendo boas fontes desses nutrientes. Se ingeríssemos somente grãos integrais, possivelmente não consumiríamos folato suficiente, uma vitamina B. Farinha branca enriquecida é a principal fonte alimentar de folato para muitas pessoas, em especial, as que não consomem quantidades adequadas de frutas e verduras (boas fontes de folato).

Carboidrato para glicogênio

Como já referi, se você está tentando ficar longe de carboidratos, como *bagels*, batatas e pães, por acreditar, equivocadamente, que engordam, repense. Eles não engordam e são necessários para abastecer os músculos para que você possa desfrutar de seu programa de exercícios.

O homem médio, pesando 68 kg, tem cerca de 1.800 kcal de carboidrato armazenadas no fígado, nos músculos, no sangue e líquidos corporais, na distribuição aproximada, mostrada na Tabela 6.2.

O carboidrato nos músculos é utilizado durante o exercício. No fígado, é liberado na corrente sanguínea para manter um nível de glicose no sangue normal e nutrir o cérebro (bem como os músculos). Essas reservas limitadas de carboidrato influenciam a duração de tempo em que você consegue usufruir do exercício. Quando as reservas de glicogênio ficam muito baixas, você chega à exaustão – isso é, sente-se fatigado ao máximo e anseia parar. Em um estudo, ciclistas com as reservas de glicogênio muscular esgotadas foram capazes de

TABELA 6.2 Armazenagem de carboidratos no homem

Glicogênio muscular	1.400 kcal
Glicogênio hepático	320 kcal
Glicose sanguínea e líquidos corporais	80 kcal
Total	1.800 kcal

pedalar apenas 55 minutos até a fadiga (medida pela incapacidade de manter uma velocidade de pedalada específica em uma bicicleta ergométrica), comparados a mais do que o dobro do tempo – cerca de 120 minutos – quando estavam abastecidos de carboidrato (Green et al., 2007). Os alimentos funcionam!

Em comparação às cerca de 1.800 kcal de carboidrato estocado, o homem médio magro com 68 kg tem aproximadamente 60.000 a 100.000 kcal de gordura armazenada – o suficiente para correr centenas de quilômetros. Infelizmente para os atletas de resistência aeróbia, a gordura não pode ser utilizada exclusivamente como combustível porque os músculos necessitam de certa quantidade de carboidrato para funcionarem bem. Assim, o carboidrato é um fator limitante para os atletas de resistência aeróbia.

Durante atividades de intensidade baixa, como a caminhada, os músculos queimam basicamente gordura para energia. Durante o exercício aeróbio leve a moderado, como o *jogging*, a gordura armazenada supre 50 a 60% do combustível. Quando se exercita de modo vigoroso, como no *sprint*, na corrida ou em outro exercício intenso, você se vale principalmente de reservas de glicogênio.

As alterações bioquímicas que ocorrem durante o treinamento influenciam a quantidade de glicogênio que pode ser estocada nos músculos. A Tabela 6.3 indica que músculos bem treinados armazenam cerca de 20 a 50% mais glicogênio do que os não treinados (Costill et al., 1981; Sherman et al., 1981). Essa alteração aumenta a capacidade de resistência aeróbia e é uma razão por que um corredor principiante simplesmente não consegue completar o estoque de carboidrato e correr uma maratona de excelente qualidade.

Devido ao temor infundado de que o carboidrato engorda ou faça mal à saúde, ou à crença de que a alta ingestão de proteína seja melhor para os músculos, muitos atletas hoje estão restringindo alimentos à base de carboidrato. Alguns seguem a Dieta Paleo, outros consomem alimentos sem glúten. A ingestão de uma dieta com baixo teor de carboidrato pode resultar no prejuízo do desempenho; isso contrasta bastante com a dieta de 6 a 10g de carboidrato por quilograma de peso corporal – ou 55 a 65% de carboidrato – recomendada pela maioria dos profissionais das áreas do exercício e da saúde.

TABELA 6.3 Glicogênio muscular por 100 g de músculo

Músculo não treinado	13 g
Músculo treinado	32 g
Músculo com carboidrato estocado	35-40 g

Um caso típico é o hóquei no gelo, uma modalidade desportiva de incrível intensidade, que requer força muscular e potência. Durante uma partida, o carboidrato é o principal combustível; as reservas de carboidrato muscular (glicogênio) declinam entre 38 e 88%. A depleção de glicogênio muscular está intimamente relacionada à fadiga muscular. Uma análise dos movimentos de equipes de elite de hóquei no gelo mostrou que jogadores com uma dieta com alto teor de carboidrato (60%) patinaram não apenas uma distância 30% maior, mas também foram mais rápido do que os jogadores que ingeriam suas dietas-padrão com baixo teor de carboidrato (40%). No último período da partida, quando uma equipe geralmente vence ou perde, o grupo com alto teor de carboidrato patinou uma distância 11% maior do que no primeiro período; e o grupo com baixo teor de carboidrato patinou 14% menos. Os pesquisadores chegaram às seguintes conclusões:

- Reservas baixas de glicogênio muscular no início da partida podem pôr em risco o desempenho no final.
- Três dias entre os jogos (com treinamento em 2 desses dias), acrescidos de uma dieta com baixo teor (40%) de carboidrato, não repõem as reservas normais de glicogênio muscular (os jogadores com a dieta com alto teor de carboidrato tinham 45% a mais de glicogênio).
- As diferenças no desempenho entre os jogadores bem abastecidos e aqueles que ingeriam uma quantidade insuficiente de carboidrato foram mais evidentes no último período do jogo (Ackerman et al., 1996).

Seja qual for o seu desporto, como hóquei no gelo, futebol, rúgbi, futebol americano, basquetebol ou qualquer modalidade intensa, lembre-se de comer com responsabilidade, colocando o carboidrato como a base de cada refeição e a proteína como o acompanhamento.

Após o exercício, o consumo de carboidrato é importante para o reabastecimento das reservas de glicogênio muscular. Em um estudo de referência do fisiologista do exercício, Dr. J. Bergstrom et al. (1967) compararam as taxas em que o glicogênio muscular foi reposto em indivíduos que se exercitaram até a exaustão e depois ingeriram uma dieta com alto teor de proteína, de gordura ou carboidratos. Os indivíduos que ingeriram a dieta com alto teor de proteína e os que ingeriram a dieta com alto teor de gordura (similar a uma dieta do tipo *Atkins*, ou a outra com muita proteína e baixo carboidrato, com muitos ovos, bastante carne de gado e frango, salada de atum e nozes) permaneceram com o glicogênio depletado por cinco dias (Fig. 6.1). Já os que ingeriram a dieta com alto teor de carboidrato reabasteceram totalmente seu glicogênio muscular em dois dias. Esse resultado mostra que a proteína e a gordura não são armazenadas como glicogênio muscular, e que o carboidrato é importante para repor as reservas de glicogênio esgotadas. Outras pesquisas sugerem que três conjuntos de dobras do bíceps (8 a 10 repetições por conjunto) reduzem o glicogênio muscular em 35% (Martin, Armstrong e Rodriguez, 2005). Com dias repetidos de baixo carboidrato e muitas repetições, os músculos de atletas formadores de massa muscular e corredores de maratona podem, rapidamente, ficar esgotados. Assim, todo o atleta deve consumir refeições em que dois terços do prato sejam dedicados a carboidratos integrais (grãos, verduras, frutas) e um terço, a proteínas.

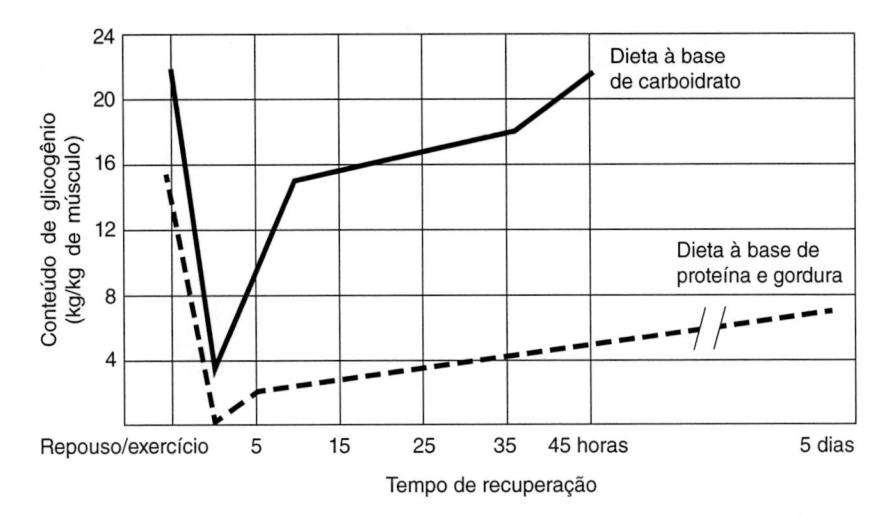

FIGURA 6.1 Uma dieta à base de carboidrato reabastece o conteúdo de glicogênio dos músculos mais rapidamente do que uma dieta à base de proteína e gordura.
Reimpressa, com autorização, de J. Bergstrom, L. Hermansen, E. Hultman e B. Saltin, 1967, "Diet, muscle glycogen and physical performance", Acta Physiologica Scandinavica 71(2-3):140-150.

Carga de carboidrato para o exercício de resistência

Se você estiver se preparando para um evento de resistência que dure mais de 90 minutos – uma maratona competitiva, uma prova de triatlo, uma corrida de esqui *cross country* ou uma corrida de ciclismo de longa distância –, deve saturar os músculos com carboidrato no início das competições. Embora estocar carboidrato pareça simples (basta empanturrar-se de massa, certo?), a verdade é que muitos atletas de resistência cometem erros na alimentação que prejudicam seu desempenho. Veja, a seguir, o meu plano de carga de carboidrato de nove passos para auxiliar todos os atletas de resistência a se abastecerem de forma correta para seus eventos.

1. **Estoque carboidrato diariamente.** Sua dieta diária deve ser à base de carboidrato e balanceada com proteína suficiente e gordura adequada. Se você treinar forte, uma ingestão diária de 6 a 10 g/kg de carboidrato por quilo do peso corporal previne a depleção crônica de glicogênio e permite que você treine e compita na sua melhor forma. As orientações na Tabela 6.4, elaboradas pelo International Olympic Committee, podem ajudá-lo a determinar suas necessidades diárias de carboidrato, com base em onde você se encontra no treinamento (subindo rampa, no máximo, fora de temporada).

   A filosofia de que "se um pouco é bom, então mais será melhor" não se aplica à carga de carboidratos. Se você comer demais, provavelmente sofrerá desconforto intestinal, e seus músculos não ficarão mais bem abastecidos do que comer uma quantidade adequada (Rauch et al., 1995). Eis o que afirmou uma maratonista, depois de exagerar na comida na noite

TABELA 6.4 Orientações para a ingestão de carboidratos

Quantidade de exercício	Gramas carboidrato/1/2 kg	Gramas carboidrato/kg
Exercício moderado (~1 h por dia)	2,5-3,0	5-7
Exercício de resistência (1-3 h por dia)	2,5-4,5	6-10
Exercício extremo (>4-5 h por dia)	3,5-5,5	8-12

Adaptada de L.M. Burke, J.A. Hawley, S.H.S. Wong e A.E. Jeukendrup, 2011. "Carbohidrates for training and coompetition," *Journal of Sports Sciences* 29(Supp 1): S17-S27.

Treinar baixo, competir alto?

Atletas sérios de resistência e ultrarresistência algumas vezes se perguntam se devem treinar com músculos insatisfatoriamente abastecidos de modo a ensinar o corpo a queimar mais gordura, poupando então as limitadas reservas de glicogênio. Treinar com baixas reservas de glicogênio ("treinar baixo") não enseja as adaptações metabólicas de queima de mais gordura. Queimando gordura em lugar de glicogênio faz com que os atletas possam poupar suas fontes limitadas de glicogênio. Em teoria, isso pode reforçar a estamina e a resistência, porque o desgaste de glicogênio está associado à fadiga. Até hoje, treinar baixo é mais eficaz em pesquisas com pessoas *sem treinamento* (Hansen et al., 2005). Os atletas que se exercitam com reservas esgotadas de glicogênio não conseguem se exercitar com intensidade alta, o que pode prejudicar o desempenho (Burke, 2010).

Treinar com níveis baixos de glicogênio durante treinos de baixa intensidade pode ser uma forma de estimular as adaptações musculares para a queima de mais gordura (poupando, então, as reservas limitadas de glicogênio). Mas os atletas devem realizar seus exercícios de elevada intensidade quando estão com carga total de glicogênio.

O fisiologista do exercício e pesquisador, John Hawley, de Melbourne, Austrália, sugere que "treinar baixo" seja definido como "treinar a 50% do glicogênio da musculatura em repouso, 50% do tempo" – e apenas em sessões selecionadas. Treinar com baixa disponibilidade de carboidratos pode ser alcançado pelo exercício com reservas de glicose no sangue e de glicogênio nos músculos baixos. Ambos geram adaptações que promovem a resposta ao treinamento, podendo trazer vantagens a atletas de resistência competitivos. Hawley alerta que atletas sérios que treinam baixo comprometem a intensidade do treinamento e podem ter um desempenho inferior durante um evento, em especial, quando têm que dar tudo de si quase ao término da competição. Esse impulso forte final costuma determinar o vencedor.

anterior a sua primeira maratona: "Senti-me pesada e inchada... e não do jeito que eu queria me sentir no início da corrida."

Se você estará nervoso demais para comer muito no dia anterior ao evento, ou preocupado em relação aos *pit stops* indesejados, poderá querer a carga de carboidratos entre dois e três dias antes do evento, para que o alimento tenha tempo adequado para passar pelo trato intestinal. Desde que você não se exercite demais, o glicogênio permanecerá nos músculos. Assim, no dia anterior à competição, consuma biscoitos tipo *cracker*, sopa de frango e massinha e outros alimentos de fácil tolerância.

2. **Diminua seu treinamento.** Esqueça quaisquer planos de treinamento intensivo de última hora. Realize seu último treino de resistência três semanas antes do dia da competição e comece a diminuí-lo pelo menos duas semanas antes. Embora o treinamento vigoroso o deixe mais preparado fisicamente, ele também esgota as suas reservas, e você precisa de tempo para reparar qualquer dano que ocorra durante o treinamento e reabastecer-se completamente com carboidrato. Alguns especialistas do exercício sugerem que se reduza o tempo de exercício para 30% do normal, praticando pouco exercício nos últimos 7 a 10 dias antes do evento, nada além de alguns intervalos curtos de velocidade intensa para manter-se "preparado" (Hourmard et al., 1990).

Carga de carboidrato sem massas

Nem todo atleta pode estocar carboidrato com massas, pães e cereais. Cerca de 1 em 133 pessoas tem a doença celíaca, um distúrbio em que o organismo não tolera glúten, uma proteína encontrada no trigo, no centeio, na cevada e, às vezes, nas aveias (se essas forem contaminadas com trigo durante o processamento). Nessas pessoas, o glúten provoca inflamação intestinal e pode interferir na absorção de nutrientes, entre eles o ferro e o cálcio. A intolerância ao glúten leva facilmente à anemia (se o ferro não for absorvido) e à osteoporose (se o cálcio não for absorvido).

A doença do celíaco pode ser difícil de diagnosticar, porque os sintomas variam de pessoa para pessoa. Algumas têm diarreia; outras se queixam de constipação e inchaço. O melhor a fazer é conversar com o seu médico se estiver tendo problemas intestinais ou outros problemas de saúde constantes, incluindo fadiga inexplicada, infertilidade e intolerância à lactose.

Para os atletas, o abastecimento sem glúten pode ser um desafio; no entanto, você ainda pode estocar carboidrato com arroz, milho, batata, inhame, grão-de-bico, banana, frutas, hortaliças, sucos e várias outras fontes.

Para ajudá-lo com a sua dieta livre de glúten, recomendo que você consulte um nutricionista do esporte local e leia *Gluten-Free Diet: A Comprehensive Resource Guide* (2006), da nutricionista Shelley Case. Veja o Apêndice A para mais informações.

Uma diminuição correta requer disciplina mental e controle rígidos. A maioria dos atletas receia diminuir o treinamento por tempo tão longo. Temem ficar fora de forma por se exercitarem menos. Não se preocupe: a prova virá quando o seu desempenho melhorar – talvez em 9%. Nadadores, por exemplo, maximizaram o desempenho quando reduziram o treinamento por duas semanas (Costill et al., 1985). A dica, uma vez mais, é reduzir a carga de treinamento, mas manter algumas fases de exercícios de alta intensidade (Mujika, 2010).

Visto que você estará se exercitando menos durante a redução pré-evento, não precisará ingerir centenas de calorias adicionais ao abastecer-se de carboidrato. Apenas mantenha a sua ingestão normal (o que deve incluir grãos, frutas e legumes como base de todas as refeições e lanches, com proteína como acompanhamento). As 600 a 1.000 kcal que costuma queimar durante o treino serão utilizadas para fornecer combustível adicional aos músculos. Poupando as calorias que, de outra maneira, teriam sido queimadas durante o treino, você poderá quase dobrar as reservas de glicogênio e será capaz de exercitar-se mais vigorosamente durante a terceira hora do evento (Rauch et al., 1995).

Você saberá que estocou carboidrato de forma apropriada se tiver ganho 1 a 2 kg de conteúdo hídrico basicamente. Com cada 30 g de glicogênio estocado, é possível armazenar cerca de 90 mL de água, que ficam disponíveis durante o exercício e reduzem a desidratação.

3. **Coma proteína suficiente.** Pelo fato de os atletas de resistência queimarem um pouco de proteína para transformar em energia, devem ter o cuidado especial de comer, todos os dias, duas porções pequenas de alimentos ricos em proteína, além de obter esse nutriente de duas ou três porções diárias. Mesmo quando estiver armazenando carboidrato, a dieta deve incluir aproximadamente 1,2 a 1,7 g/kg de proteína por quilograma de peso corporal. Seu corpo precisa de proteínas diariamente para prevenir colapso muscular e possibilitar a reparação dos músculos.

4. **Não ingira gordura demais.** Para manter sua ingestão de gordura até 20 a 25% das calorias, opte por torradas com geleia em vez de manteiga e massa com molho de tomates em lugar de azeites e queijo. Tudo bem com um pouco de gordura, mas evite uma carga grande.

Para alcançar uma dieta à base de carboidrato com cerca de 8 g de carboidrato por quilograma (cerca de 600 g de carboidratos ou 2.400 kcal de carboidrato para uma pessoa de 68 kg), você precisa trocar parte das calorias de gordura para abrir espaço para mais carboidrato. Por exemplo, troque as calorias de gordura contidas em dois nacos de manteiga e em um bocado de coalhada por uma segunda batata assada simples. Quando você troca gordura por carboidrato, precisa comer um volume maior de alimento para obter calorias suficientes. Uma embalagem de 480 g de espaguete transforma-se em uma montanha de massa depois de cozida, mas fornece somente 1.600 kcal. Essa é uma meta razoável de calorias para uma grande refeição pré-maratona, mas pode ser mais volumosa do que se espera. Veja na Tabela 6.5 um exemplo de cardápio para carga de carboidrato.

5. **Preste atenção à ingestão de fibras.** Alimentos ricos em fibras promovem evacuações intestinais regulares e mantêm seu sistema funcionando adequadamente. O farelo de cereais, o pão integral, a farinha de aveia, as frutas e as hortaliças são boas opções. Se você armazena carboidrato com pão branco, massas, arroz e outros produtos refinados em demasia, é provável que fique constipado, particularmente se estiver treinando menos. No entanto, no dia ou dois dias anteriores ao evento, alguns atletas (que se preocupam mais em ter diarreia que ficarem constipados) preferem ingerir dietas com teor muito baixo de fibras, de forma que tenham menos volume intestinal. Eles se abastecem de carboidrato com sucos,

Carga rápida

Alguns atletas preferem não reduzir o exercício por duas a três semanas antes de um evento de resistência; eles mal querem tirar um dia de folga para descansar. Para satisfazer às necessidades desses atletas intensos, pesquisadores desenvolveram o seguinte programa de carga rápida (Fairchild et al., 2002):

1. Um dia antes do evento, os indivíduos pedalaram vigorosamente (130% do VO2 máx.) em cicloergômetros por 2,5 minutos e, depois, no último meio minuto, fizeram um esforço máximo até a exaustão total e a depleção do glicogênio muscular.
2. Assim que foi possível, começaram a consumir uma dieta com altíssimo teor de carboidrato, objetivando ingerir ao longo do dia aproximadamente 12 g de carboidrato por quilo do corpo. Isso significa que um atleta que pesava 68 kg precisou ingerir cerca de 825 g de carboidrato, o equivalente a 3.300 kcal. Por estarem se abastecendo de tamanha quantidade de carboidrato, sobrava pouco espaço para a gordura ou a proteína na dieta desse dia (somente 10% das calorias totais, contrapostos a um dia-padrão com 45% de calorias de proteína e gordura).
3. Ao longo do dia, os atletas repousaram e consumiram bebidas, sucos, géis e outras formas de produtos densos em carboidrato. Com o repouso, deram aos músculos a oportunidade de uma supercarga, utilizando a abundância de carboidrato existente no sistema. Eles conseguiram alcançar níveis de glicogênio tão altos quanto aqueles alcançados por atletas que estocaram carboidrato por 3 a 6 dias.

Se esse protocolo de carga rápida for atrativo para você, procure praticá-lo antes do evento. A mudança drástica na dieta pode levar a problemas intestinais. Não coloque em risco seu desempenho na competição com idas adversas ao sanitário.

gelatina, sorvete de fruta, pães brancos, arroz e massa. Por ensaio e erro, você aprenderá sobre o que funciona para seu organismo.
6. **Planeje o tempo para as refeições de maneira cuidadosa.** A rainha da maratona de Nova Iorque, Grete Waitz, certa vez declarou que nunca fazia uma refeição muito grande na noite anterior a uma maratona porque isso costumava lhe causar um problema no dia seguinte; preferia comer

TABELA 6.5 Exemplo de cardápio para carga de carboidrato – com ou sem massa

Mesmo que você não consuma trigo, pode ainda ter carga de carboidratos. A dieta com alto teor de carboidrato de 3.200 kcal fornece cerca de 8 g de carboidrato por quilograma de peso corporal para um maratonista de 68 kg. Se você não consegue ingerir trigo, substitua as duas xícaras de massa por duas de arroz. O cardápio inclui proteína adequada (2,2 g por quilograma) para manter os músculos.

Para auxiliar seu próprio cardápio de carga de carboidratos usando seus alimentos preferidos, acesse www.supertracker.usda.gov.

Alimento	Calorias	Carboidrato (g)
Café da manhã		
Farinha de aveia, 1 xícara (80 g) seca e depois cozida com leite, 1% de gordura 480 mL	500	70
Passas de uva, 45 g, caixa pequena	130	35
Açúcar mascavo, 1 colher (sopa)	55	15
Suco de maçã, 360 mL	170	45
Almoço		
Batata grande, assada, com requeijão, 1% gordura, 1 xícara (230 g)	435	70
Cenouras pequeninas, 8, imersas em *homus*, ½ xícara	240	35
Suco de uva (360 mL)	220	55
Lanche		
Banana extragrande	150	40
Pasta de amendoim, 3 colheres sopa	270	10
Jantar		
Espaguete cozido, 2 xícaras (ou arroz integral, 2 xícaras cozido)	430	90
Frango (150 g) salteado em azeite de oliva (2 colheres sopa)	330	–
Ervilhas, 1 xícara	50	10
Sobremesa		
Abacaxi seco, ½ xícara (ou 75 g)	220	55
Total	3.200	540

*Pessoas com doença celíaca devem comprar farinha de aveia certificada como "sem glúten". A aveia comum pode estar contaminada com glúten se processada em indústria que processa trigo.

um almoço maior. Você também pode descobrir que esse padrão alimentar funciona bem para o seu trato intestinal. Isso é, em vez de optar por um enorme jantar à base de massa na noite anterior ao evento, procure ingerir um substancioso café da manhã ou almoço à base de carboidrato. Essa refeição mais cedo permite que o alimento atravesse seu sistema – e reduz o estresse de se afligir com os banheiros ecológicos. Além disso, você também conseguirá dormir melhor. E se for um atleta em viagem, conseguirá mais facilmente uma mesa em um restaurante provavelmente lotado à hora do jantar.

Você também pode se abastecer de carboidrato 2 dias antes se for ficar nervoso demais para comer muito no dia anterior ao evento (o glicogênio permanece nos músculos até você se exercitar). Então coma, continuamente e em pequenas quantidades, biscoitos tipo *cracker*, sopa de talharim com galinha e outros alimentos facilmente tolerados um dia antes da competição.

É melhor você comer um pouquinho mais do que muito pouco no dia anterior ao evento, mas não se superalimente! Aprender o correto equilíbrio requer prática. Cada sessão longa de treinamento que antecede o evento de resistência oferece a oportunidade de aprender qual alimento – e que quantidade – comer. Você precisa exercitar seu trato intestinal, bem como o coração, os pulmões e os músculos. Lembre-se de praticar sua refeição pré-evento para carga de carboidrato durante o treinamento, para evitar surpresas no dia do evento.

7. **Beba mais líquidos.** Para reduzir o risco de começar o evento desidratado, procure beber bastante água e suco. Abstenha-se de vinho, cerveja e bebidas alcoólicas em demasia; além de serem fontes pobres de carboidrato, também desidratam. Ingira bebidas sem álcool em quantidade suficiente para produzir um volume significativo de urina a cada duas a quatro horas. A urina deve ser amarelo-clara, tal como limonada. Não se preocupe em hiper-hidratar a ponto de ter que urinar a cada meia hora; o organismo é como uma esponja e consegue absorver a quantidade adequada de líquido.

Na manhã da competição, beba outros dois ou três copos de água até duas horas antes do evento (para dar o tempo suficiente para excretar o excesso) e mais um ou dois copos antes do início da competição. Consulte os Capítulos 8 e 10 para mais informações sobre táticas de hidratação apropriadas.

8. **Seja prudente em relação a suas escolhas.** Não estoque carboidrato somente com frutas, pois provavelmente terá diarreia; nem somente com produtos refinados como o pão branco, pois é provável que fique constipado; tampouco se abasteça de carboidrato com cerveja, pois ficará desidratado. Não treine demais nos minutos finais ou fatigará os músculos. E não estrague tudo, comendo alimentos não usuais que possam desarranjar seu sistema. Modifique o programa de exercícios, mas não a dieta.

9. **Tome café da manhã no dia do evento.** A carga de carboidrato é apenas parte do plano de abastecimento. Tomar um café da manhã suficiente antes do evento de resistência é muito importante: ele evitará a fome

e ajudará a manter o nível normal de açúcar no sangue. Igualmente importante é escolher alimentos com os quais você esteja familiarizado. Conforme mencionei antes, você deve praticar a adição de carboidratos antes dos eventos com suas sessões longas de treinamento para aprender sobre os alimentos e as quantidades que funcionam melhor para você.

Não experimente alimentos novos. Aquele café da manhã especial com panquecas pode assentar-lhe mal, como lama do Mississipi, assim como as barras energéticas não habituais que você reservou para a ocasião. Consulte os Capítulos 8, 9 e 10 para mais informações sobre o abastecimento pré-exercício, bem como durante o evento. Comendo com prudência, sua competição pode ser mais agradável.

Desnorteio

Enquanto o glicogênio muscular depletado faz com que os atletas cheguem à exaustão, o glicogênio hepático depletado faz com que eles fiquem desnorteados ou "travem". O glicogênio do fígado entra na corrente sanguínea para manter um nível normal de açúcar no sangue, essencial para "nutrir o cérebro". Mesmo dispondo de glicogênio muscular adequado, um atleta pode sentir-se descoordenado, tonto, incapaz de concentrar-se e enfraquecido pelo fato de o fígado estar liberando quantidades insuficientes de açúcar na corrente sanguínea.

Você já sabe que os músculos e o cérebro requerem glicose para a transformação em energia. O que talvez não saiba é que, enquanto os músculos podem armazenar glicose e queimar gordura, o cérebro não faz nenhum dos dois. Isso significa que, para o cérebro funcionar da melhor maneira, você deve consumir alimentos, próximo o bastante de eventos vigorosos, para suprir o açúcar no sangue, de forma que o cérebro tenha combustível. Os atletas com baixo nível de açúcar no sangue tendem a ter um mau desempenho, pois o cérebro mal abastecido limita as funções muscular e cerebral. Também tendem a ser mal-humorados e facilmente irritáveis e a se divertirem menos.

Gianni, um corredor e gerente de banco de 28 anos, abasteceu os músculos com carboidrato fielmente por três dias antes de sua primeira Maratona de Boston. Na noite anterior à maratona, jantou às 17 horas e foi dormir às 20h30min, para assegurar que teria uma boa noite de descanso. Mas, como habitualmente acontece com os atletas ansiosos, debateu-se na cama a noite inteira (o que queimou uma quantidade significativa de calorias). Gianni levantou-se cedo na manhã seguinte e optou por não tomar o café da manhã, embora a maratona só iniciasse às 10h30min. Nesse horário, ele já havia esgotado as reservas limitadas de glicogênio hepático. Perdeu a sua função cerebral aos quase 13 km de corrida e desistiu aos 19 km. Os músculos estavam bem abastecidos, mas não havia energia disponível para o cérebro, ou seja, faltou estamina mental para suportar a maratona.

Gianni poderia ter evitado essa fadiga desnecessária, comendo um pouco de farinha de aveia, cereais ou outra forma de carboidrato no café da manhã para reabastecer as reservas de glicogênio hepático. O sucesso no desporto depende não só de músculos bem abastecidos como também de uma mente bem abastecida.

Recuperação do treinamento diário

O carboidrato é importante todos os dias para aqueles que treinam intensa e diariamente e desejam manter uma alta energia. Se você tiver o hábito de limitar a ingestão de grãos, frutas e hortaliças com amido seus músculos ficarão cronicamente fatigados. Você treinará, mas não na sua melhor forma.

A Figura 6.2 ilustra o esgotamento de glicogênio que pode ocorrer quando os atletas ingerem uma quantidade insuficiente de carboidrato e ainda tentam exercitar-se vigorosamente dia após dia (Costill et al., 1971). Neste estudo de referência, em três dias consecutivos, os indivíduos correram vigorosamente por 10 milhas (16 km), em uma cadência de 6 a 8 minutos por milha (1,609 km). Fizeram as refeições normais, com muita proteína e gordura (e, provavelmente, álcool), embora poucos grãos, frutas e hortaliças. Seus músculos ficaram progressivamente esgotados de glicogênio. Se os corredores tivessem ingerido porções maiores de carboidrato (e menores de proteína e gordura), teriam reposto melhor as suas reservas de glicogênio e investido mais no desempenho superior.

Esse estudo enfatiza não apenas a necessidade diária de grãos, frutas e hortaliças com amido, mas ainda de dias de recuperação com treinamento leve ou nenhum. Se você está realizando sessões diárias de treino vigoroso, fique atento. Seus músculos depletados necessitam de, pelo menos, um dia, se não dois, para se reabastecerem após sessões exaustivas (se você é um praticante casual de exercícios que usa bem menos glicogênio durante, digamos, uma caminhada de meia hora ou uma nadada leve, dias de recuperação são menos essenciais).

Cristal, uma enfermeira de 28 anos e dedicada praticante a exercícios, aprendeu a importância dos dias de recuperação e da ingestão adequada de carboidrato por meio de um experimento de nutrição desportiva. Quando consultou comigo pela primeira vez, insistia em treinar todos os dias para ficar em forma para sua primeira maratona. Recomendei que tirasse um ou dois dias de folga por semana.

Cristal decidiu fazer uma experiência na sua corrida de duas horas de domingo, para determinar se ela melhoraria correndo menos e alimentando-se melhor. Descobriu que conseguia treinar na sua melhor forma, quando treinava pouco ou não treinava, no dia anterior à corrida longa (para repousar os músculos) e tirava um dia de folga depois de realizá-la (para reabastecer). Parou de obrigar-se a realizar a corrida de treinamento diária quando os seus músculos estavam fatigados. Em vez disso, planejou dois dias de recuperação por semana e começou a focar mais a *qualidade* do treinamento que a *quantidade*. Sua corrida melhorou, bem como sua atitude mental e entusiasmo para o desporto. Ela melhorou a sua marca pessoal na maratona, reduzindo sete minutos do seu tempo.

FATO OU FICÇÃO

Os atletas perdem aptidão física em dias de repouso.

Os fatos: você não ficará menos apto, fisicamente, nos dias de descanso; esses dias intensificam sua força e resistência, com músculos mais bem abastecidos. Lembre-se de que as coisas ruins acontecem quando você se exercita com intensidade. As boas coisas acontecem em repouso! Os atletas que subestimam o valor do descanso e treinam de forma inflexível ficam mais propensos a lesões, depleção crônica de glicogênio, fadiga crônica e desempenho reduzido. Esses atletas, em geral, esperam que os suplementos vitamínicos, os alimentos desportivos especiais e outras pílulas e poções aumentem a sua energia. Tudo de que necessitam para ter um melhor desempenho é menos exercício.

Se você está gravemente sobretreinado, talvez precise de semanas, se não meses, para se recuperar. Um estudo com nadadores mostrou que uma diminuição de duas semanas e meia foi insuficiente para se recuperarem do estado de estafa em que se encontravam após a temporada de seis meses (Hooper et al.,1995). Não subestime o valor da recuperação.

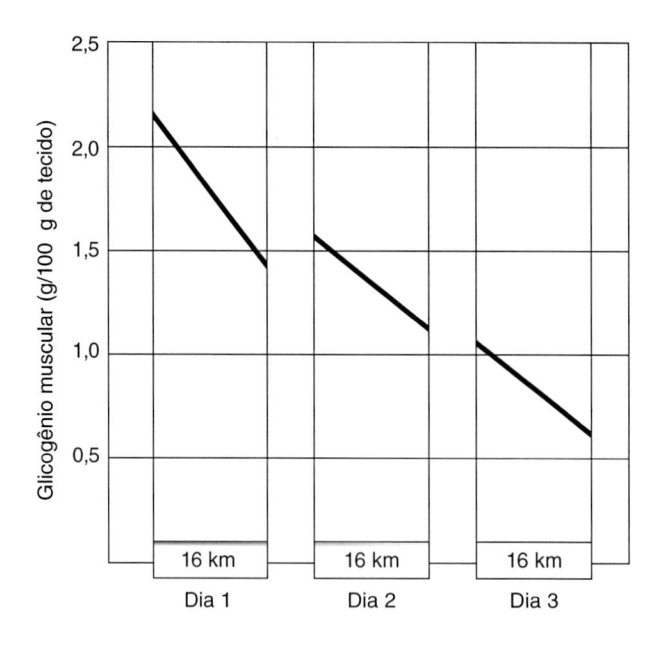

FIGURA 6.2 Uma dieta desportiva à base de carboidratos é necessária, diariamente, para prevenir os efeitos cumulativos da depleção de glicogênio, que ocorre quando você corre mais de 16 km dia após dia.

Adaptada de D. L. Costill, R. Rowers, G. Branan e K. Sparks,, 1971, "Muscle glycogen utilization during prolonged exercise on successive days", Journal of Applied Physiology 31(6):834-838. Utilizada com permissão.

Alimentos ricos em carboidrato

Frequentemente, converso com atletas que pensam estar ingerindo uma dieta rica em carboidrato, quando, na verdade, não estão. Eric, um gerente de loja e triatleta de 33 anos, pretendia estocar carboidrato na noite anterior ao seu primeiro triatlo. Devido a um conhecimento inadequado sobre nutrição, comeu uma *pizza* de *pepperoni* com dupla camada de queijo como "carga de carboidratos.". Mal sabia que, das 1.800 kcal daquela *pizza*, 1.200 eram de proteína e gordura do queijo duplo e do *pepperoni*. Somente 35% das calorias, provenientes da massa fina e do molho de tomate, eram de carboidrato (160 g). Não é de admirar que Eric tenha sentido moleza no corpo durante o evento. Dei a ele uma lista dos carboidratos contidos em alimentos comuns (Tab. 6.6) para afixar no seu refrigerador. Com essa ferramenta, o triatleta aprendeu a escolher alimentos com alto teor de carboidrato.

Além disso, ensinei-lhe a fazer melhores opções com base na tabela de informação nutricional dos rótulos dos alimentos. Você também pode usar os rótulos para guiar suas escolhas. A tabela de informação nutricional lista a quantidade de gramas de carboidrato, proteína e gordura (e álcool, se houver) por porção, assim como as calorias por grama, tal como listei aqui:

1 g de carboidrato = 4 kcal
1 g de proteína = 4 kcal
1 g de gordura = 9 kcal
1 g de álcool = 7 kcal

Utilizando essas informações, você pode efetuar alguns cálculos simples. Para determinar a quantidade de calorias de carboidrato em um alimento, multiplique o número de gramas de carboidrato por 4 (calorias por grama). A seguir, compare as calorias de carboidrato com as calorias totais por porção para determinar a porcentagem de calorias provenientes do carboidrato. Por exemplo, porção com ½ xícara de um sorvete de baunilha *gourmet* pode ter 200 kcal totais e 20 g de carboidrato.

20 g de carboidrato x 4 kcal/g = 80 kcal de carboidrato
80 kcal de carboidrato ÷ 200 kcal totais = 40% de carboidrato

Utilizando as informações do rótulo dos alimentos, você pode determinar que o sorvete contém relativamente menos gramas de carboidrato que o sorvete de iogurte. Por exemplo, para cada 100 kcal de sorvete de baunilha (duas colheradas), obtém-se somente 10 g de carboidrato. Isso equivale a 40 kcal de carboidrato, que são 40% das calorias totais. Já para cada 100 kcal de sorvete de iogurte (quatro colheradas), obtém-se cerca de 22 g de carboidrato, equivalentes a cerca de 88 kcal de carboidrato e 88% das calorias totais.

Sua dieta deve suprir carboidrato como a base de cada refeição – cerca de 6 a 10 g/kg de carboidrato por quilograma de peso corporal; os que se exercitam para manter a forma física precisam de menos calorias que os que treinam para resistência ((ACSM, 2009). (Observe que esse método de

TABELA 6.6 Conteúdo de carboidrato em alimentos comuns

Alimento	Quantidade	Carboidrato (g)	Calorias totais
Frutas			
Passas de uva	1/3 xícara	43	160
Banana	1 média	27	105
Damascos secos	10 metades	26	100
Maçã seca	1 média	20	80
Laranja	1 média	18	70
Hortaliças			
Milho	1/2 xícara	21	100
Abóbora	1/2 xícara	15	60
Ervilhas	1/2 xícara	13	67
Cenoura	1 média 1/2 xic	7	25
Brócolis	1/2 xícara	5	27
Pães e afins			
Bagel, Pepperidge Farm	1	49	240
Tortilla	1 grande (75 g)	31	170
Muffin	1	26	130
Pão de centeio	1	14	80
Biscoitos tipo *cracker* integrais	2 inteiros	12	165
Cereais matinais			
Grape-Nuts	2/3 xícara	48	200
Raisin Bran Kellogg's	1 xícara	46	190
Granola com baixo teor de gordura	2/3 xícara	44	220
Farinha de aveia instantânea (de bordo)	1 pacote	33	150
Cheerios	1 xícara	20	100
Bebidas			
Suco de uva	240 mL	35	140
Suco de uva-do-monte	240 mL	31	130
Suco de laranja	240 mL	26	110
Leite achocolatado	240 mL	24	150
Gatorade	240 mL	21	80

(continua)

TABELA 6.6 Conteúdo de carboidrato em alimentos comuns (continuação)

Alimento	Quantidade	Carboidrato (g)	Calorias totais
Grãos, massas, amidos			
Batata assada	1 grande	65	290
Arroz cozido	1 xícara	37	170
Lentilha cozida	1 xícara	45	230
Espaguete cozido	1 xícara	42	210
Quinoa, cozida	1 xícara	40	222
Entradas, alimentos práticos			
Macarrão ao queijo da *Annie*	1 xícara	47	270
Burrito com feijões, congelado	150 g	35	230
Pizza congelada	2 pedaços	43	330
Sopa de minestrone, Progresso	360 g	20	100
Feijões mexidos, em lata	1 xícara	25	120
Doces, lanches, sobremesas			
Sorvete de iogurte	1 xícara	35	230
Iogurte de frutas, Danone	175 g	28	150
Mel	1 colher de sopa	17	60
Xarope de bordo	1 colher sopa	13	55
Figo *Newton*	1	11	55

*Os celíacos devem comprar farinha de aveia certificada como "sem glúten". A aveia comum pode estar contaminada com glúten se processada em indústria que processa o trigo.

As informações nutricionais são de rótulos de alimentos e da USDA National Nutrient Database for Standard Reference, 2011.

cálculo de necessidades de carboidrato por peso corporal funciona melhor para atletas com elevadas necessidades calóricas e não para pessoas sedentárias). Embora você não precise ficar obcecado em contar gramas de carboidrato (a menos que seja do seu interesse), deve procurar optar por mais amidos e grãos e menos alimentos gordurosos ou graxos. Substitua *muffins* por *bagels*, granola por *müsli* e molho Alfredo por molho de tomate nas massas.

É importante aprender sobre a composição da sua dieta de treinamento. A internet oferece diversas opções para calcular sua ingestão de carboidrato (e outros nutrientes), o que pode ser mais fácil do que reunir informações do rótulo dos alimentos. Veja a seção de Análise de Dietas no Apêndice A. O que pode abrir os olhos de pessoas fazendo a *PaleoDiet*, uma dieta sem glúten, ou a dieta sem carboidratos do Dr. Atkins, sem alimentos em grãos. Por exemplo, Brian, um praticante fanático de *CrossFit*, rotineiramente lanchava uma grande quantidade de amendoins, amêndoas e sementes de girassol. Com a medida desses alimentos e o registro de sua ingestão em www.supertracker.usda.gov, Brian rapidamente aprendeu que precisava reforçar a ingestão de carboidratos. Começou a combinar as nozes e sementes com itens com muito carboidrato – passas de uva, damascos secos e tâmaras, além de lanchar batata-doce assada. "Você sabe, meu treinamento melhorou desde que fiz essa troca. Meus músculos ganharam mais elasticidade e tenho mais resistência. Sinto-me melhor. Estou contente por ter aprendido essa solução simples para minha fadiga desnecessária!"

CAPÍTULO 7

Proteína: construtora e reparadora da musculatura

Tradicionalmente, a mensagem (mal orientada) é clara: se você quer construir musculatura, precisa ingerir muita proteína: seis ovos no café matinal, duas latas de atum no almoço e um bife de 170 g no jantar. A verdade é que exercícios de resistência, como levantamento de muito peso e apoios – e não o consumo de proteína em excesso – desenvolvem e fortalecem os músculos. Se você consumir mais proteína do que necessita, simplesmente queimará mais proteína como fonte de combustível.

Existe uma confusão sobre a melhor dieta construtora de músculos. Quando você treina na sala de musculação da academia, é provável que ouça que é necessário consumir bastante peito de frango e clara de ovo e beber batidas de proteína entre as refeições para ficar mais forte. Mas, ao circular pela área cardiológica, ouve que a batata-doce rica em carboidratos, a aveia e o açúcar mascavo devem ser a base de suas refeições. Então você se pergunta: qual é o equilíbrio certo?

Grãos, frutas e hortaliças ricos em carboidrato são, de fato, a melhor base para todo tipo de programa de treinamento. Até mesmo levantadores de peso precisam de uma dieta à base de carboidrato, pois ele é estocado nos músculos para transformação em energia. Você não consegue levantar pesos e exigir muito das suas sessões de treinamento se seus músculos estiverem depletados de carboidrato. As dietas à base de proteína e com baixo teor de carboidrato fornecem uma quantidade insuficiente de combustível muscular para que você se exercite com o vigor necessário para desenvolver o seu potencial.

A melhor dieta desportiva contém proteína suficiente, mas não em excesso, para formar e reparar o tecido muscular, fazer crescer os cabelos e as unhas, produzir hormônios, estimular o sistema imunológico e repor os eritrócitos. A maioria das pessoas que comem diariamente porções moderadas de alimentos ricos em proteína obtém mais proteína do que necessita. Qualquer excesso é queimado para transformação em energia ou, como último recurso, armazenado como glicogênio ou gordura. Os seres humanos não armazenam o excesso de proteína como músculo, proteína ou aminoácidos; portanto, precisamos consumir proteína suficiente todos os dias, distribuída igualmente a cada dia. Isso tem importância especial aos que fazem dieta e estão limitando calorias, uma vez que queimam proteínas (dos alimentos e músculos) para energia quando começam a faltar carboidratos e calorias.

Quando se trata de ingestão de proteína, os atletas parecem enquadrar-se em duas categorias: na primeira, estão aqueles que comem demais – os fisiculturistas, os levantadores de peso e os jogadores de futebol americano, que parecem nunca estar satisfeitos; na segunda, os que comem muito pouco – os corredores, os dançarinos e os atletas preocupados com o peso, que, raramente, tocam em carne e trocam a maior parte das calorias da proteína por mais saladas e hortaliças. Os indivíduos de ambos os grupos podem ter um mau desempenho devido a desequilíbrios alimentares.

Josh, por exemplo, era um devorador de proteína. Jogador universitário de hóquei, rotineiramente lanchava uma barra grande de proteína e uma batida também de proteína após o treino. Esse único lanche satisfazia a mais da metade de suas necessidades proteicas para o dia inteiro. Como atleta, tinha uma necessidade proteica ligeiramente mais alta que a de uma pessoa sedentária, mas supercompensava essa necessidade com as generosas porções de frango e peixe que devorava nas refeições, sem fazer caso de seu lanche com alto teor de proteína.

Paulo, um maratonista vegetariano que comia espaguete com molho de tomate sete noites por semana, subestimava sua necessidade proteica. "A maioria dos norte-americanos consome proteína demais; tenho certeza de que eu também". Ele consumia poucos alimentos ricos em proteína de qualquer origem – vegetal ou animal. Ficou frustrado ao aprender que sua ingestão alimentar era deficiente também em ferro (para os eritrócitos), zinco (para cicatrização), cálcio (para os ossos) e vários outros nutrientes que acompanham os alimentos ricos em proteína. Não causa admiração ter ficado anêmico, sofrido um resfriado e uma gripe prolongados e apresentado um mau desempenho apesar do treinamento constante.

Definindo as necessidades de proteína

As pesquisas ainda precisam definir as quantidades exatas de proteína para as pessoas que praticam desportos, pois as necessidades individuais variam. Os indivíduos nestes grupos têm necessidades de proteína mais altas:

- Atletas de resistência aeróbia e outros que realizam exercício intenso. Cerca de 5% da energia pode provir das proteínas durante exercício de resistência aeróbia, especialmente se as reservas de glicogênio muscular estiverem depletadas, e a glicose sanguínea, baixa.
- Pessoas em dieta que consomem poucas calorias. Quando a ingestão calórica é baixa, a proteína é convertida em glicose e queimada para transformação em energia em vez de ser usada para desenvolver e reparar os músculos.
- Atletas adolescentes em fase de crescimento. A proteína é essencial para o crescimento e o desenvolvimento dos músculos.
- Pessoas não treinadas, começando um programa de exercícios. Elas necessitam de proteína extra para desenvolver os músculos.

Examinando as necessidades proteicas de atletas, cientistas do exercício descobriram que eles precisam somente de um pouco mais de proteína do que as outras pessoas para reparar os poucos casos de danos musculares que ocorrem com o treinamento, prover energia (em quantidades muito pequenas) para o exercício e dar suporte à formação de novos tecidos musculares.

Em geral, identificar com precisão as necessidades proteicas é quase um ponto crítico, pois a maioria dos atletas famintos tende a ingerir mais proteína do que necessita justamente com as refeições usuais. Isso é, um atleta recreacional pesando 68 kg, que queima 3.000 kcal, pode facilmente consumir entre 10% e 15% dessas calorias a partir de proteína. O que equivale a 300 a 450 kcal de proteína (ou 75 a 112 g) por quilo de peso, o que é mais do que a recomendação diária de nutrientes (RDA) de 0,4 g por ½ quilograma (0,8 g por kg).

A Tabela 7.1 traz recomendações seguras e adequadas para a ingestão de proteína para uma variedade de indivíduos. Essas recomendações incluem uma margem de segurança e não são quantidades mínimas. Se você estiver acima do peso, baseie as suas necessidades proteicas no peso mais próximo de seu peso corporal ideal.

Ao contrário da crença de que se um pouco de proteína é bom, mais pode ser melhor ainda, nenhuma evidência científica até hoje sugeriu que ingerir proteína excedente a 2,0 g/kg de peso corporal ofereça mais vantagem. Tampouco há evidências de que tomar um suplemento proteico junto com uma dieta adequada (com cerca de 1 g por kg) aumenta a força ou o tamanho dos músculos (Erskine, Fletcher, Hanson et al., 2012). E não se preocupe com a forma

TABELA 7.1 Recomendações de proteína

Tipo de indivíduo	Gramas de proteína por libra de peso	Gramas de proteína por quilograma de peso corporal
Adulto sedentário	0,4	0,8
Adulto praticante recreacional de exercícios	0,5-0,7	1,0-1,6
Atleta de resistência aeróbia adulto	0,6-0,7	1,3-1,6
Atleta adolescente em fase de crescimento	0,7-0,9	1,6-2,0
Adulto desenvolvendo massa muscular	0,7-0,8	1,6-1,8
Atleta restringindo calorias	0,8-0,9	1,8-2,0
Necessidades máximas estimadas para adultos	0,9	2,0
Ingestão média de proteína para atletas de resistência aeróbia do sexo masculino	0,5-0,9	1,1-2,0
Ingestão média de proteína para atletas de resistência aeróbia do sexo feminino	0,5-0,8	1,1-1,8

Dados compilados do Americana College of Sports Medicine, da Americana DietetiDietetic Association e da Dietitians of Canada, 2000. "Joint Position Statement: Nutrition and Athletic Performance. Medicine and Science in Sports and Exercise 32 (12): 2130-2145, 2000; R. Maughan e L. Burke, editores, 2002. Sports Nutrition (Handbook of Sports Medicine and Science) London: Blackwell; and Institute of Medicine Food. and Nutrition Board 2002. *Dietary reference intakes for energy, carbohidrate, fiber, fatty acids, cholesterol, protein and amino acids*. Washington, DC: National Academies Press.

da proteína – soro de leite em pó, peito de frango, claras de ovo, leite de soja ou leite achocolatado –, qualquer proteína de origem animal e soja pode desenvolver os músculos. A vantagem de se obter proteína de alimentos naturais (ao contrário de obtê-la de suplementos) é que os alimentos contêm proteína na forma em que a natureza planejou, bem como compostos bioativos ainda desconhecidos, que podem influenciar o crescimento muscular.

A compleição dos fisiculturistas não é atribuível à dieta com teor excessivamente alto de proteína que costumam consumir, mas ao treinamento intenso. Essas pessoas trabalham demais e preferem uma dieta com alto teor de proteína, porque ela não apenas desenvolve e protege os músculos, mas também evita que sintam fome quando estão cortando calorias – além disso, a proteína magra é mais difícil de ser consumida em excesso.

Calculando sua ingestão de proteína

Para saber se você está satisfazendo às necessidades de proteína na sua dieta atual, siga dois passos fáceis. Primeiro, utilizando a Tabela 7.1, identifique a que categoria pertence. Por exemplo, se você é ciclista e pesa 64 kg, enquadra-se na categoria "atleta de resistência adulto" e necessita de, aproximadamente, 85 a 100 g de proteínas por dia:

$$64 \text{ kg} \times 1,2 \text{ g/kg} = 84 \text{ g de proteína}$$
$$64 \text{ kg} \times 1,4 \text{ g/kg} = 98 \text{ g de proteína}$$

Segundo, acompanhe a sua ingestão de proteína, utilizando as informações nos rótulos dos alimentos consumidos. Veja a Tabela 7.2 que traz uma lista das proteínas em alguns alimentos comuns ou use um dos sites na internet, nas seções de Análise da Dieta e Avaliação Nutricional, no apêndice A, para analisar sua dieta e levantar a ingestão de proteínas. Note que você precisa comer uma porção generosa (mais calorias) de feijões e outras formas de proteína vegetal para igualar aquela contida em alimentos de origem animal. A maioria das frutas e hortaliças possui somente pequenas quantidades desse nutriente, que podem contribuir com um total de 5 a 10 g por dia, dependendo de quanto você come. Manteiga, margarina, óleo, açúcar, refrigerante, álcool e café não contêm proteína, e a maioria das sobremesas contém pouquíssima proteína.

Uma maneira mais fácil de avaliar se você está ingerindo proteína suficiente – mas não em excesso – em sua dieta diária é utilizar esta regra prática: consuma uma porção de alimentos ricos em proteína a cada refeição e mais 480 mL (duas xícaras) de leite ou iogurte (de vaca ou soja) de proteína rica em cálcio. Isso e mais as pequenas quantidades de proteína em grãos e hortaliças, provavelmente, satisfará à necessidade diária. A Tabela 7.3 traz uma amostra de alimentos ricos em proteína para um dia, para um adulto ativo que pesa 68 kg. Naturalmente, você precisará ingerir outros alimentos para atender as suas necessidades calóricas e nutricionais, e estes também oferecerão um pouco mais de proteína.

Adolescentes em fase de crescimento e fisiculturistas novatos, com altas necessidades de proteína, podem obter proteína e cálcio adicionais, bebendo mais dois copos (480 mL) de leite (achocolatado). Se você acha que precisa de suplementos que promovem uma melhor "digestibilidade de proteína" e uma melhor "biodisponibilidade", repense. Em uma dieta genérica e bem equilibrada, a proteína desenvolvida pela engenharia de alimentos não oferece vantagens sobre os alimentos normais ricos nesse nutriente. Contanto que você seja saudável e seu trato digestivo funcione bem (ao contrário de pacientes hospitalizados com doença intestinal), não precisa se preocupar com a capacidade de digerir ou utilizar proteína. A digestibilidade e a biodisponibilidade são um problema em países em desenvolvimento, em que a ingestão proteica e calórica é inadequada, e cada aminoácido conta – mas não nos países mais

TABELA 7.2 Proteína em alimentos comuns

Fontes de origem animal	Gramas de proteína por porção normal	Gramas de proteína por 100 kcal (quantidade)
Clara de ovo	3 / 1 ovo grande	20 / 6 claras de ovo
Ovo	6 / 1 ovo grande	8 / 1,3 ovos
Queijo *cheddar*	7 / 30 g	6 / 27 g
Leite 1%	8 / 240 mL	8 / 240 mL
Iogurte	11 / 230 g	8 / 180 g
Requeijão	15 / 115 g	15 / 1/2 xícara
Hadoque	23 / 120 g cozido	23 / 120 g
Hambúrguer	30 / 120 g grelhado	7 / 45 g
Lombo de porco	30 / 120 g assado	10 / 45 g
Peito de frango	35 / 120 g assado	18 / 60 g
Atum	40 / 180 g	20 / 90 g
Fontes de origem vegetal	Gramas de proteína por porção normal	Gramas de proteína por 100 kcal (quantidade)
Amêndoas secas	3 / 12 amêndoas	3,5 / 14 amêndoas
Pasta de amendoim	4,0 / 1 colher (sopa)	4 / 1 colher (sopa)
Feijão comum	8 / 1/2 xícara	8 / 1/2 xícara
Homus	10 / 1/2 xícara	5 / 1/4 xícara
Garden Burger (original)	4,5/ tortinha de 75 g	4,5/ tortinha de 75 g
Feijão mexido	6 / 1/2 xícara	6 / 1/2 xícara
Sopa de lentilha	11 / 315 mL	6,5 / 190 g
Tofu extrafirme	11 / 105 g	12 / 120 g
Feijão cozido	12 / 1 xícara	6 / 1/2 xícara
Boca *Burger* (de soja)	14 / tortinha de 75 g	14 / tortinha de 75 g

Dados da USDA National Nutrient Database para Standard References, 2011.

TABELA 7.3 Exemplo de Consumo Diário de Proteínas

Café da manhã	1 xícara de leite no cereal, 30 g de pedaços de amêndoa
Almoço	60 g de recheio de sanduíche (atum, rosbife, peru), 1 xícara (230 g) de iogurte
Jantar	120 g de carne, peixe, aves ou o equivalente em lentilhas ou outros feijões e legumes

desenvolvidos, em que os excessos de proteína e calorias são mais comuns que as deficiências (é necessária uma quantidade suficiente de calorias para evitar a queima de proteína para combustível).

Se você busca um lanche que sacie, um acompanhamento ao carboidrato para sua refeição recuperadora, ou alguma proteína para atender a sua necessidade diária, eis algumas sugestões que dispensam cozimento se você tende a fazer refeições e lanches na corrida.

> Iogurte cremoso denso
> Requeijão, recipientes individuais
> Palito de queijo ou porções individuais pré-embaladas de queijos magros
> Leite em embalagem de 500 mL
> Café com leite magro ou desnatado
> Ovos cozidos duros
> Atum, lata ou envelope
> Fatias de peito de peru ou rosbife magro
> Sobras de frango grelhado
> Embalagem com hortaliças
> Edamame
> Pasta de amendoim
> Amêndoas, pistaches ou outros assemelhados

FATO OU FICÇÃO

Um farto jantar com rosbife no domingo oferecerá proteína suficiente para que você passe bem nos próximos dias, ou até que você ache tempo para fazer outra "refeição real."

Os fatos: você tem uma necessidade diária de proteínas. Irá se enganar acerca de uma dieta desportiva excelente ao ingerir alimentos ricos em proteína uma ou duas vezes na semana e passar a maior parte do tempo consumindo *bagels*, massas e barras energéticas. Para uma perfeita construção muscular, ingira de 20 a 25 g de proteína a cada refeição e lanche e antes de dormir, para que tenha um suprimento ininterrupto de aminoácidos que ajudam a construir os músculos (Phillips e van Loon, 2011). Isso contrasta com um padrão comum de consumir muito pouca proteína no café matinal (aveia) e no almoço (barra energética e banana) e um bife imenso no jantar.

Proteína demais

Ao contrário do que a maioria pensa, proteína demais pode gerar problemas de saúde e de desempenho. Jasper, um ambicioso fisiculturista, comia bastante frango e carne bovina, mas evitava massas e batatas, para grande prejuízo de suas aspirações desportivas. Cansava muito facilmente e perguntou-me se a sua dieta altamente proteica poderia estar prejudicando o desempenho. Eis o que eu lhe disse:

- Se você encher o estômago com proteína demais, não abastecerá os músculos com carboidrato.
- Seu organismo pode usar apenas 20 a 25 g de proteína de uma só vez (Phillips e van Loon, 2011). O que significa que, se você consumir 240 g de peito de frango (por volta de 70 g de proteína) no jantar, queimará (ou armazenará como gordura) menos que metade dessa proteína – um desperdício de dinheiro! E mais, se você não tiver comido muita proteína no café da manhã ou no almoço, imaginando que o jantar com muita proteína compensará a falta da proteína anterior, repense.
- A proteína decompõe-se em ureia, um resíduo eliminado na urina. Qualquer pessoa que coma proteína em excesso deve beber muito líquido. As idas frequentes ao banheiro podem ser inconvenientes durante o treinamento e a competição.
- Uma dieta com alto teor de proteína cobra na carteira e no ambiente. Você pode poupar dinheiro (e o ambiente), ingerindo porções menores de carne vermelha, cordeiro e outras formas de proteína animal. Use seu dinheiro para comprar mais fontes de proteína vegetal (feijões, lentilhas, *tofu*) e mais frutas, hortaliças, grãos e batatas.
- Uma dieta com elevado teor proteico pode, facilmente, ter muita gordura (p. ex., bifes de gado suculentos, costeletas de porco, pizza de linguiça). Pelo bem de seu coração e por um desempenho atlético melhor, você deve reduzir a ingestão de gordura saturada, encontrada na proteína animal. Esse tipo de dieta pode também diminuir o risco de alguns cânceres.

Instiguei Jasper a reduzir as suas porções de carne no jantar para um terço do prato e a preencher dois terços com batatas-doces, verduras e pão integral. Em dois dias, ele percebeu uma melhora no nível de energia. Então, mudou o café da manhã de uma omelete de queijo e presunto com quatro ovos para cereal e uma banana, e o almoço passou a ser um *burrito* em vez de hambúrgueres. A dieta foi aos poucos se tornando vitoriosa. "Estou maravilhado com o poder dos alimentos", diz ele agora. "Fazer refeições à base de carboidrato, que abastecem os músculos, definitivamente melhora meu desempenho desportivo!"

Opções saudáveis e práticas de carnes

"Raramente como carne, a não ser quando vou para casa visitar minha família", comentou Christina, uma estudante universitária que morava no *campus* e era responsável pela própria alimentação. "Gosto de carne, mas é cara e acaba estragando antes que eu tenha tempo de cozinhá-la para o jantar." Ela cozinhava massa na maioria das vezes e, por consequência, se questionava se consumia pouca proteína.

Se você, como Christina, considera que come pouca proteína e seus nutrientes associados ferro e zinco e está querendo comer proteína animal, uma pequena quantidade de carne vermelha magra, duas a quatro vezes por semana, pode melhorar a qualidade da sua dieta desportiva. Eis algumas dicas que se deve ter em mente para um consumo de carne promotor da saúde e com baixo teor de gordura:

- Aproveite as fiambrerias. Para carnes pré-cozidas, compre frango assado ou fatias de rosbife, presunto e peru magros na seção de fiambres do supermercado.
- Compre cortes extramagros de carne de gado, porco e cordeiro para reduzir a ingestão de gordura saturada. Rejeite os cortes com mantas de gordura e retire a gordura dos bifes e costeletas antes de cozinhá-los.
- Elimine mais gordura. Depois de fritar a carne moída, escorra-a com um escorredor de massa e enxágue-a com água quente para remover a gordura antes de adicioná-la ao molho do espaguete.
- Em lanchonetes, solicite que o pão seja servido separado do hambúrguer. Coloque o hambúrguer entre dois guardanapos para absorver a graxa. Coloque a carne então no pão e aproveite uma refeição com pouca gordura.
- Inclua carne numa refeição como acompanhamento. Adicione um pequeno hambúrguer extramagro ao molho do espaguete; frite ligeiramente um pedaço pequeno de bife com muitas verduras; sirva bastante arroz com uma costeleta de porco magra.

A proteína e os vegetarianos

Muitas pessoas ativas optam por não ingerir proteína animal. Algumas simplesmente não comem carne vermelha; outras não comem frango, peixe, ovos ou laticínios. Talvez acreditem que a proteína animal seja difícil de digerir, faça mal à saúde, ou ainda que não seja ético comê-la. Qualquer que seja a razão dessa abstinência, toda a redução de carne beneficia o ambiente, porque o gado é fonte importante de gás do efeito estufa, contribuindo para o aquecimento global (Aston, Smith e Powles, 2012). A segunda-feira sem carne (e outros dias também) é uma boa ideia para o planeta! E uma dieta vegetariana equilibrada é, realmente, um bom investimento na boa saúde. Uma dieta de base vegetal tende a ter mais fibras, menos gordura saturada e colesterol e mais fitoquímicos – componentes ativos que protegem a saúde.

O truque para ter uma dieta vegetariana equilibrada é tentar substituir a carne por proteína vegetal. Isso é, se eliminar as almôndegas da massa do jantar, adicione um pouco de *tofu*. É possível obter proteína suficiente em apoio a seu programa desportivo, incluindo feijão comum, grão-de-bico, pasta de amendoim, *tofu*, nozes, hambúrguer vegetal, edamame e outras formas de proteína vegetal em sua dieta diária. Não se alimente apenas com carboidrato, negligenciando outras necessidades proteicas.

Peter, um corredor de 68 kg, é um exemplo típico de atleta com uma dieta deficiente em proteína. Ele consumia somente 0,79 g de proteína por kg do peso corporal, ou metade da ingestão recomendada para atletas. Um dia comum de refeições para Peter parecia mais ou menos assim: um pãozinho salgado com queijo cremoso e suco de laranja no café matinal; uma barra energética, uma jarra de suco e duas bananas no almoço; um bocado de massa com molho de tomates no jantar e uma porção de passas de uva como sobremesa. O que dava a ele metade do que precisava de proteínas.

Para melhorar sua ingestão de proteína, ele simplesmente precisaria adicionar pasta de amendoim ao pãozinho, substituir a bebida de fruta por iogurte, adicionar feijão ou *tofu* ao espaguete no jantar e misturar algumas nozes com as frutas secas no lanche. Todas essas modificações foram fáceis de fazer. Ele poderia, com certeza, acrescentar algumas batidas proteicas e barras de proteína para reforçar sua ingestão proteica, mas a comida de verdade oferece um pacote nutricional mais completo, que inclui todos os compostos promotores da saúde, alguns dos quais talvez nem sequer conheçamos.

Os laticínios são uma forma perfeita de adição de mais proteína. Embora tenham sido alvo de uma bela rasteira por serem muito ricos em gordura saturada, estudos recentes fracassaram em encontrar uma ligação entre a gordura dos laticínios, doença cardíaca e derrame, independentemente dos níveis de gordura do leite (Huth e Park, 2012). Embora esse assunto valha a continuação de pesquisas, podemos concluir que por ora os vegetarianos podem aproveitar com saúde o queijo (com gordura reduzida) como proteína. O *blue cheese* e outros "queijos mofados" em especial podem ser um acréscimo positivo à dieta (Petyaev e Bashmakov, 2012). Até que a Americana Heart Association recomende os queijos integrais, a ingestão de quantidades moderadas daqueles com menos gordura parece uma escolha sensata.

O *tofu* (coalho de soja) e outros derivados da soja, como o hambúrguer e o leite, são adições saudáveis excelentes à dieta sem carne. Contêm uma fonte de proteína altamente qualificada, equivalente em valor à proteína animal. Observe, no entanto, que o *Boca Burger* (hambúrguer de soja) tem menos proteínas que um hambúrguer (Tab. 7.2). Apesar da crença popular entre fisiculturistas do sexo masculino, os estrogênios vegetais da soja não têm um efeito feminilizante, não diminuem os níveis de testosterona e não prejudicam a fertilidade (Messina, 2010). Todos os atletas podem tirar partido dos alimentos com soja, moderadamente, como com qualquer outro alimento, como parte promotora da saúde em uma dieta desportiva equilibrada.

O leite, outros laticínios, peixes, frango, carne de gado e todas as fontes animais de proteína contêm todos os aminoácidos essenciais, sendo comumente mencionados como proteínas completas. A proteína nos derivados da soja, como *tofu*, tempeh, edamame e leite de soja, são também proteínas completas. A proteína em arroz, feijões, massas, lentilhas, nozes, frutas, verduras e outros alimentos vegetais é incompleta, uma vez que tem níveis baixos de alguns aminoácidos essenciais. Assim, os vegetarianos precisam ingerir uma variedade de alimentos para obterem uma variedade de aminoácidos que combinem com as proteínas incompletas, para completá-las.

FATO OU FICÇÃO

Atletas que optam por uma dieta vegana prejudicam a capacidade de um bom desempenho.

Os fatos: os veganos, aqueles que consomem apenas alimentos de origem vegetal, podem atender às necessidades proteicas ingerindo uma variedade de alimentos de origem vegetal. A maioria dos grãos contém todos os nove aminoácidos essenciais, só que em quantidades menores que uma porção equivalente de alimentos de origem animal. Logo, os veganos precisam consumir porções generosas de proteína vegetal (grãos, feijões, hortaliças, nozes, soja) para compensar a densidade menor da proteína e o fato de que as proteínas vegetais estão menos biodisponíveis (devido a seu conteúdo de fibras).

A forma mais sensata de ser vegetariano de qualquer espécie para otimizar a ingestão de proteínas é consumir calorias adequadas, porque uma deficiência calórica leva, facilmente, a uma perda de músculos. Os veganos em dieta que querem perder gordura (e não músculo) precisam se concentrar mais na ingestão alimentar limitada de alimentos ricos em proteína vegetal e menos em frutas e gorduras pobres em proteína. Felizmente, os feijões, as lentilhas e o edamame, que oferecem proteína, também fornecem carboidratos como combustível muscular.

Proteína e aminoácidos

A necessidade de proteína é, na verdade, uma necessidade de aminoácidos. Todas as proteínas são compostas de aminoácidos, que seu organismo usa para construir tecidos – por isso, seu apelido de "blocos construtores". Há 21 aminoácidos, e cada proteína no organismo é composta por alguma combinação deles. O organismo pode também fazer aminoácidos, embora oito deles (nove no caso das crianças), os essenciais, devam vir ou ser consumido nos alimentos consumidos.

Até agora, não há evidências científicas indicativas de que os aminoácidos individuais tenham um efeito fisiculturista. Assim, a ingestão de aminoácidos extras de cadeia ramificada, como as grandes doses de omitina ou arginina, não tornarão seus músculos maiores ou mais fortes. Seu corpo necessita de todos os aminoácidos essenciais para fazer músculos novos. Os alimentos naturais fornecem o equilíbrio correto de todos os aminoácidos, funcionam bem e custam menos que os suplementos de aminoácidos. Os alimentos comuns, acompanhados de exercício regular, podem ajudá-lo a atingir suas metas atléticas.

Vegetarianos consumidores de leite podem, com facilidade, fazer isso, bebendo leite de soja ou laticínios em cada refeição, como ao combinarem leite (de soja) com aveia, ou polvilhando queijo ralado magro nos feijões. Observe que o leite de arroz e o de amêndoas são pobres como fontes proteicas.

Os veganos (vegetarianos rígidos que não consomem laticínios, ovos ou proteína animal) precisam, de forma consistente, ingerir uma variedade de alimentos para otimizar a ingestão de uma variedade de aminoácidos num dia. As combinações que seguem funcionam especialmente bem juntas e complementam-se ao incrementar os aminoácidos limitados:

- Grãos mais feijões ou legumes, como arroz e feijões, pão e sopa de ervilhas, *tofu* e arroz integral, pão de milho e chili com feijões comuns.
- Legumes com sementes, como ervilhas e *tahine* (como no homus), *tofu* e sementes de girassol.
- Adição de derivados do leite de soja (ou de vaca se não for vegano) a qualquer refeição incrementa o valor proteico, como cereal com leite (de soja), batata assada e iogurte denso ou de soja e um enrolado de homus, com queijo (de soja) magro.

Ao seguirem essas orientações, os atletas vegetarianos podem consumir uma quantidade apropriada de proteínas completas diariamente. Podem, todavia, ter carência de ferro e zinco, minerais encontrados, basicamente, nas carnes e outros derivados animais. Os veganos ainda necessitam se certificar de obterem riboflavina, cálcio e vitamina B12 adequados, seja por suplemento, seja pela seleção criteriosa de fontes alimentares.

Mulheres vegetarianas e amenorreia

Alguns atletas do sexo feminino, na obsessão de perder peso, têm uma dieta vegetariana com poucas calorias e proteínas. Essa redução drástica na ingestão alimentar pode levar à amenorreia (perda dos ciclos menstruais regulares). Pesquisas sugerem que as atletas amenorreicas têm um risco duas a quatro vezes mais alto de sofrer uma fratura por estresse do que as outras atletas que menstruam regularmente (Nattiv, 2000; ACSM, 2007b). Consumir uma dieta balanceada, com uma quantidade adequada de calorias, pode estimular a retomada dos fluxos menstruais, prover proteína suficiente para desenvolver e proteger os músculos e melhorar a saúde geral. Consulte o Capítulo 12 para mais informações sobre amenorreia.

Jéssica, hoje uma ginasta saudável, costumava comer somente melão no café da manhã, uma salada de almoço e hortaliças no vapor com arroz integral no jantar. Uma ou duas vezes por semana, espalhava alguns grãos-de-bico na salada ou adicionava um pouco de queijo de soja às hortaliças. Ela achava que sua dieta vegetariana era ótima, quando, na realidade, era deficiente em vários nutrientes. Até que sofreu uma fratura por estresse da qual se restabeleceu muito lentamente. Jéssica tinha braços e pernas delgados, com músculos muito pequenos (apesar do programa de exercícios), e seu período menstrual era ausente, sinal de um corpo nada saudável.

Ela precisou compreender que uma dieta desportiva balanceada inclui uma quantidade suficiente de proteína – sejam porções pequenas de carne de gado, de porco e de cordeiro magra ou porções generosas de *tofu*, feijão e nozes (tendo em vista que a proteína vegetal é menos concentrada do que a animal, deve-se comer porções maiores para obter a mesma quantidade de proteína). As carnes escuras são também importantes fontes de dois minerais: ferro e zinco.

Necessidades de ferro e zinco

O ferro é um componente necessário da hemoglobina, a proteína que transporta oxigênio dos pulmões aos músculos em atividade. Se você tem deficiência de ferro, provavelmente se cansará com facilidade devido ao esforço. Outros sintomas incluem tontura, cefaleia, dedos dos pés e mãos curvados e desejo de consumir alcaçuz ou gelo. Converse com seu médico se mastigar uma quantidade anormal de cubos de gelo! A ingestão de ferro recomendada para homens é 8 mg; para mulheres, 18 mg até a menopausa; depois, 8 mg. Essa ingestão limite de ferro é alta porque apenas uma porcentagem pequena é absorvida. Veja a Tabela 7.4 que traz o conteúdo de ferro de alguns alimentos. As melhores fontes de ferro são os derivados animais e os peixes. O organismo absorve bem menos ferro de fontes vegetais.

Os atletas com o risco mais alto de desenvolver anemia por deficiência de ferro são os seguintes:

- Atletas do sexo feminino, que perdem ferro pelo fluxo menstrual.
- Vegetarianos que não comem carne vermelha (a melhor fonte alimentar de ferro) ou optam por "tudo natural" em oposição aos cereais matinais enriquecidos com ferro.
- Maratonistas (e outros atletas de esportes de corrida), que podem danificar eritrócitos, batendo os pés no solo durante o treinamento.
- Atletas de resistência, que podem perder ferro por meio de grandes perdas de suor.
- Atletas adolescentes, em particular as meninas que estejam crescendo rapidamente e consumindo ferro em quantidade insuficiente para satisfazer as necessidades aumentadas.

Até mesmo a deficiência marginal de ferro (encontrada em cerca de 12% das mulheres nos Estados Unidos) pode prejudicar o desempenho desportivo. Portanto, procure ingerir alimentos ricos em ferro todos os dias. Além de tomar uma pílula de multivitaminas e minerais com ferro, pode aumentar sua ingestão de várias formas:

- Consuma cortes magros de carne de gado, cordeiro e porco e as carnes escuras de frango e peru sem pele três ou quatro vezes por semana.

TABELA 7.4 Ferro e zinco nos alimentos

Alimentos	Ferro (mg)	Zinco (mg)
Fontes animais*		
Caranguejo-real do Alasca, 120 g	1	9
Carne de gado, coxão de dentro, 120 g	4	5
Frango, coxa, 120 g	1,5	2
Ovo, 1 grande	1	0,5
Ostras, 6 médias, cruas	4	50
Porco, lombo, 120 g	1	3
Atum, 90 g, sem sal e em lata	1,5	1
Peru 120 g, peito	2	2
Frutas e sucos		
Ameixa preta, 240 mL	3	0,5
Passas de uva, 1/3 xícara	1	0,1
Verduras e legumes**		
Brócolis, 1/2 xícara	0,5	0,3
Ervilhas, 1/2 xícara	1,5	0,5
Feijão mexido, 1 xícara	4	1.5
Espinafre, ½ xícara cozido	3	0,7
Fontes de soja		
Edamame	2	1
Hambúrguer vegetariano original	1	0,8
Tofu, 90 g, firme	2	1
Grãos		
Pão, 1 fatia enriquecido	1	0,5
Arroz integral cozido, 1 xícara	1	1,2
Raisin bran, Kellogg´s, 1 xícara	4,5	2
Cereal Total, 3/4 xícara	18	15
Cream of Wheat, 1 xícara cozido	12	0,4
Massa enriquecida cozida, 1 xícara	1	1
Gérmen de trigo, 1/4 xícara	2	3,5
Outro		
Melado, 1 colher (sopa)	3,5	0,2

*As fontes animais de ferro e zinco são bem mais absorvidas (exceto o ferro dos ovos).
**As fontes vegetais de ferro e zinco são insuficientemente absorvidas.
Dados da USDA National Nutrient Database for Standard Reference, 2011.

- Escolha pães e cereais com as palavras "enriquecido com ferro" ou "fortificado" no rótulo. Esse ferro adicionado suplementa a pequena quantidade contida naturalmente nos grãos. Coma esses alimentos com uma fonte de vitamina C (p. ex., suco de laranja com cereal, tomate em um sanduíche), que pode aumentar a absorção de ferro. Atenção: cereais naturais ou orgânicos não são enriquecidos com ferro ou zinco. Misture-os com cereais fortificados ou enriquecidos para aumentar o teor de ferro do seu café da manhã.
- Use caçarolas de ferro fundido para cozinhar. Esses recipientes oferecem maior valor nutricional do que as panelas de aço inoxidável. O teor de ferro do molho para espaguete cozido em caçarola de ferro fundido por 3 horas pode aumentar de 3 para 88 mg para cada 1/2 xícara (120 mL).
- Não beba café ou chá com todas as refeições, em especial se você tem propensão a ficar anêmico, porque as substâncias dessas bebidas podem interferir na absorção de ferro. Bebê-las uma hora antes de uma refeição é melhor do que depois.
- Combine fontes vegetais de ferro de difícil absorção (ferro não heme, taxa de absorção de 10%) com fontes animais (ferro heme, taxa de absorção de 40%), se você come carne. Por exemplo, coma brócolis com carne bovina, espinafre com frango, chili com hambúrguer magro e sopa de lentilha com peru.

Se você se sente cansado durante os exercícios, deve determinar se o desempenho aquém do excelente é causado por deficiência de ferro. Uma de minhas clientes estava em dieta redutora para melhorar o desempenho, mas a deficiência de ferro – e não o excesso de gordura – estava prejudicando-a. Faça um exame de sangue para verificar não apenas a hemoglobina e o hematócrito (os testes-padrão de anemia), mas também a ferritina sérica. A ferritina mede as reservas de ferro no organismo; você precisa de, pelo menos, 20 nanogramas por decilitro (ng/dL), preferencialmente 60 ou além. (A variação normal é de 12 a 300 ng/dL para homens e 12 a 150 ng/dL para mulheres). Se as reservas estiverem baixas, você pode estar pré-anêmico, o que pode prejudicar o desempenho (DellaValle e Haas, 2011). Se for diagnosticado com anemia por deficiência de ferro, necessitará de suplementos de ferro, normalmente, na forma de sulfato ferroso ou gluconato ferroso. Você pode precisar de cerca de quatro meses de suplementação para resolver o problema, mas se sentirá melhor em duas a três semanas.

No entanto, não deve tomar suplementos a menos que recomendados por um médico, pois o ferro em demasia pode estar associado à cardiopatia. Cerca de 1 em 250 pessoas tem uma condição genética que a torna suscetível à sobrecarga de ferro. Os homens e as mulheres pós-menopáusicas são mais suscetíveis porque as suas necessidades desse mineral são relativamente baixas. A melhor maneira de identificar a sobrecarga é por meio de exame de sangue de ferritina sérica, que mede a quantidade armazenada no organismo. Um nível acima do normal sinaliza perigo.

Além do ferro, o organismo necessita de zinco, um mineral que faz parte das mais de 100 enzimas que ajudam o corpo a funcionar adequadamente. Por exemplo, o zinco auxilia a remover dióxido de carbono dos músculos quando você se exercita, além de acelerar o processo de cicatrização. Considerando que o zinco da proteína animal é melhor absorvido que o dos vegetais, os atletas vegetarianos correm risco de consumir uma dieta deficiente em zinco.

A ingestão recomendada de zinco é 8 mg para as mulheres e 11 mg para os homens. Consulte a Tabela 7.4 para ver os alimentos que fornecem zinco. Assim como o do ferro, esse nível também é alto e pode ser difícil de atingir, mas os atletas que suam em profusão e incorrem em perdas de zinco pelo suor devem tentar alcançar a ingestão-alvo.

Proteína em pó, batidas e barras

Por vezes, os atletas de potência se esquecem de que os alimentos não suprem toda a proteína e os aminoácidos necessários para desenvolver os músculos. Esses atletas são facilmente influenciados pelos poderosos anúncios em revistas de fisiculturismo e começam a acreditar que os suplementos de proteína são essenciais para o ótimo desenvolvimento muscular. Enquanto treinam nas academias de musculação, ouvem conversas incitantes sobre produtos com nomes atormentadores, como *Russian Bear* e Mega Massa. Os fisiculturistas que exaltam as proteínas e consultam comigo carregam, muitas vezes, sacolas de ginástica com um sortimento de pós e poções. Querem saber se estes são melhores do que a proteína contida nos alimentos comuns, se valem o preço e se funcionam (Tab. 7.5). Alguns acreditam piamente nessas substâncias; outros são céticos.

FATO OU FICÇÃO

Suplementos de proteína são tão populares; devem ser melhores que os alimentos reais.

Os fatos: por meio de forte propaganda, o destaque da indústria de suplementos proteicos vem convencendo muitos atletas mais mirrados de que seus produtos com proteínas construirão músculos maiores. E mais, os suplementos eliminam qualquer dúvida, os rótulos informam exatamente quanta proteína você está consumindo. Na "sociedade dos alimentos consumidos em movimento", os suplementos de proteína são uma forma despreocupada de se obter proteína saudável (sem colesterol e com pouca gordura). Mas os suplementos não são um alimento integral e não oferecem a embalagem completa de nutrientes benéficos à saúde encontrados nos alimentos naturais. Use-os para suplementar uma alimentação sensata se quiser. Mas não os considere substitutos. O organismo necessita de apenas 20 a 25 g de proteínas em uma dose para estimular o crescimento muscular. Num estudo com jovens sem treinamento que acrescentaram um suplemento com 20 g de proteína de trigo à dieta comum, tanto antes quanto depois de um programa de treinamento muscular de 12 semanas, o crescimento dos músculos foi o mesmo na comparação com o grupo sem proteína suplementar (Erskine, Fletcher, Hanson et al., 2012).

TABELA 7.5 Comparação de proteína em pó e alimentos ricos em proteína

Fonte proteica	Preço* US$	Proteína (g)	Preço/g de proteína
PowerBar ProteinPlus	$2,19	28	7,8¢
Barra Clif Builder's	$2,19	32	7,0¢
Atum branco, lata de 170 g	$1,50	20	7,5¢
Atum light, lata de 170 g	$1,95	26	7,5¢
Leite sem gordura, 1 L	$1,55	30	7,0¢
Leite sem gordura, 2 L	$1,69	32	5,0¢
Leite sem gordura, 4 L	$2,59	64	4,0¢
Pasta de amendoim, 2 colheres (sopa)	$3,99	128	3,1¢
Peanut butter, 2 tbsp	$0,19	6	3,0¢

*Preços em Massachusetts, 2012.

Embora os suplementos de proteína possam ser cômodos para atletas em viagem, vegetarianos universitários com acesso mais restrito a uma dieta equilibrada no refeitório e triatletas com agenda cheia, os profissionais da nutrição costumam recomendar suplementos comerciais de proteína só em certas situações médicas, como pacientes desnutridos com aids ou câncer. Os suplementos podem também ser úteis para pessoas com anorexia que passaram ao vegetarianismo como outra forma de eliminar uma fonte de calorias de sua dieta. Seu vegetarianismo baseia-se mais numa fobia relativa a gordura e calorias que numa necessidade de saúde ou percepção filosófica. A proteína das fórmulas comercializadas tem alto custo (Tab. 7.5), mas sem uma dieta balanceada com vitaminas, minerais e outros nutrientes que costumam faltar nos alimentos oriundos de engenharia genética.

Momento certo dos nutrientes

Os fisiologistas do exercício estão numa busca que pretende encontrar as melhores formas de desenvolver os músculos – isso é, sem esteroides. Em particular, estão examinando o papel do tempo da ingestão de nutrientes – o impacto de quando e o que se come em relação ao exercício de resistência. Em vez de focar em ingerir grandes quantidades de proteína, recomendam dar mais atenção a quando você a ingere. Se pretende ser campeão, desejando dar sempre seu máximo, faça experiências com o momento da ingestão de nutrientes, para ver se a estimulação de curto prazo do crescimento muscular resulta em benefícios de longo prazo.

O que deve fazer é consumir proteínas de alta qualidade, com todos os aminoácidos essenciais (p. ex., leite, iogurte, frango, ovos e todas as proteínas animais) próximo ao exercício, seguidas de refeições e lanches com proteínas, numa distribuição uniforme ao longo do dia. Quando os níveis de aminoácidos no sangue estão acima do normal, os músculos absorvem mais desses construtores, o que reforça o crescimento muscular. Assim, consumir várias refeições e lanches com proteína é preferível a consumir um jantar farto no final do dia.

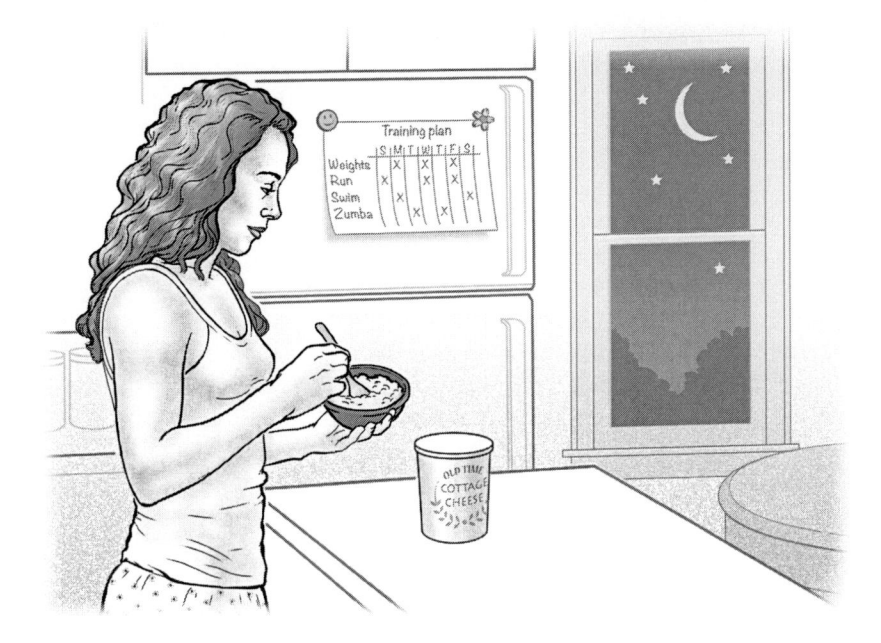

Mas não seja tão drástico. Tive mais de um cliente que acordava de três em três horas durante a noite para beber algo proteico. O organismo tem uma concentração de aminoácidos como fonte, daí a falta de necessidade de medidas extremas. Colocado de forma mais simples, lanche um pouco de requeijão antes de ir para a cama; trata-se de uma boa fonte de caseína, uma proteína de liberação lenta.

A seguir, alguns questionamentos comuns de atletas sobre quando e o que consumir.

O que devo comer antes de fazer levantamento de peso?

O consumo de proteína com carboidrato no lanche pré-exercício fará com que comece a digerir a proteína, transformando-a em aminoácidos. A proteína anterior ao exercício pode ainda reduzir algum problema muscular, que acontece durante o exercício (van Loon, 2013). Se isso se traduz ou não em músculos maiores, é algo que deve ainda ser determinado, embora, certamente, não trará prejuízo.

O que devo comer após fazer levantamento de peso?

Após um treino esforçado na academia, seus músculos estão prontos para ficar desestabilizados: as reservas de glicogênio (carboidrato) estão reduzidas;

os níveis de cortisol e outros hormônios que desestabilizam o músculo estão altos; o dano muscular que ocorreu durante o exercício causa inflamação, e o nível do aminoácido glutamina, que fornece combustível para o sistema imunológico, está baixo. Se você apenas beber avidamente um pouco de água após o treino e correr para o trabalho, perderá a janela de oportunidade de 45 minutos pós-exercício para nutrir, reparar e desenvolver os músculos. Você pode sair dessa situação de desestabilização muscular, ingerindo uma combinação de carboidrato e proteína, assim que tolerar, após o exercício. Se não estiver com fome no momento, consuma alguma coisa logo que puder tolerar um pouco de líquido ou alimento combustível. Se possível, transforme o retorno do treino numa refeição de modo a aproveitar o café matinal, o almoço ou o jantar. Caso contrário, algumas opções de recuperação conhecidas incluem achocolatado (ou qualquer leite com sabor), uma batida de frutas (com leite, iogurte, banana e frutas vermelhas), iogurte de frutas e metade de um sanduíche – ou todo ele – com pasta de amendoim e geleia, com um copo de leite.

Qual é a diferença entre proteína rápida e lenta?

O soro de leite (originário de 20% da proteína encontrada no leite) é digerido e absorvido rapidamente na corrente sanguínea com mais velocidade que outras formas de proteína, como a caseína (que compõe os demais 80% da proteína láctea), sendo absorvido mais devagar. O soro do leite é uma fonte rica de aminoácidos em cadeia ramificada (BCAAs-branched-chain amino acids), leucina, isoleucina e valina. Os BCAAs são absorvidos diretamente pelos músculos em vez de serem primeiramente metabolizados pelo fígado. Portanto, o soro de leite tem "ação rápida" e é uma boa fonte de matérias-primas para proteger os músculos contra a desestabilização durante o exercício e desenvolvê-los após o exercício. A caseína supre uma fonte de aminoácidos mais duradoura e sustentada e também é importante no processo de desenvolvimento muscular (Tipton et al., 2004). A caseína à hora de dormir pode reforçar a disponibilidade de aminoácidos durante a noite.

O leite oferece uma atividade proteica rápida e prolongada no organismo. O leite líquido e em pó são boas alternativas aos suplementos proteicos caros. Oferecem proteína como a natureza a fez, bem como possíveis compostos bioativos, promotores do crescimento, ainda a serem descobertos. Lembre-se, também, de que o soro do leite em pó costuma carecer do carboidrato necessário para repor o combustível muscular. Assim, o leite achocolatado (com carboidrato e proteína) pode ser uma opção recuperadora melhor que uma batida proteica sem carboidratos.

Quando tudo já foi dito e realizado, observe que pessoas de todas as idades e habilidades desportivas têm desenvolvido os músculos durante séculos com os alimentos comuns. E lembre-se de que seus músculos têm um tamanho máximo, influenciado pela genética. Nem todos podem ter um bíceps volumoso. Mais informações sobre adição de tamanho, melhora da imagem corporal e fortalecimento podem ser encontradas no Capítulo 15, onde abordo como obter peso de maneira saudável.

CAPÍTULO 8

Líquidos: repondo perdas de suor para manter o desempenho

Durante o exercício pesado, os músculos podem gerar 20 vezes mais calor do que quando você está em repouso. Esse calor se dissipa via transpiração. À medida que o suor evapora, resfria a pele. Isso, por sua vez, resfria o sangue, que resfria o interior do corpo. Se você não transpirasse, poderia cozinhar-se até a morte. Uma temperatura corporal mais alta do que 41°C danifica as células. A 42°C, a proteína celular coagula (como a clara de ovo quando cozinha) e a célula morre. Esse é um motivo sério por que você não deve se esforçar além dos seus limites, em dias muito quentes.

Algumas pessoas suam muito. Por exemplo, James tinha que pôr uma toalha embaixo da bicicleta ergométrica para secar o suor que pingava do corpo. Embora isso fosse motivo de embaraço, lembrei-o de que transpirar é bom. É a forma de o corpo dissipar o calor e manter uma temperatura interna constante (37°C).

James, como muitos homens, produzia mais suor do que necessitava para resfriar-se. Ele costumava transpirar grandes gotas de água, que pingavam da sua pele em vez de evaporar, resultando em um efeito de resfriamento reduzido. Em comparação, as mulheres tendem a suar de maneira mais eficiente que os homens. Mas ambos precisam estar igualmente atentos para repor as perdas de suor.

James queria saber o quanto necessitava beber para repor as perdas. Sugeri que conhecesse sua taxa de sudorese, pesando-se sem roupa antes e depois de uma hora de exercício. Para cada 0,5 kg que perdia, precisava beber cerca de 80 a 100% dessa perda (400 a 500 mL) enquanto se exercitava de modo a permanecer com um excelente equilíbrio hídrico. Portanto, teria de treinar o seu intestino para lidar com esse volume. Também sugeri que descobrisse quantos goles de água equivaliam a 480 mL.

Conhecendo a taxa de sudorese (quase 2 kg, ou 2,0 L por hora), James foi capaz de fazer uma "ingestão programada de líquidos" durante o exercício para minimizar as perdas de suor. Começou a beber 480 mL (16 goles, metade de uma garrafa de 1 L) a cada 15 minutos; isso correspondia a sua sede e era mais do que o dobro do que consumia antes. Sua ingestão programada de líquidos requeria ter a quantidade certa de líquidos agradáveis (resfriados e palatáveis) prontamente disponível e até mesmo programar o alarme do relógio para lembrá-lo de beber nos horários determinados. Ele se sentia bem melhor depois do treino; o esforço extra valia a pena.

A sede, definida por uma atenção consciente ao desejo por água e outros líquidos, costuma controlar a ingestão de água. A sensação de sede é provocada quando as concentrações de líquidos corporais estão acima do normal. Quando você sua, perde quantidades significativas de água do sangue. O sangue remanescente fica mais concentrado e tem, por exemplo, um nível de sódio acima do normal, o que precipita o mecanismo da sede e aumenta o seu desejo de beber. Para saciá-lo, você precisa repor as perdas de água e fazer o sangue retornar à concentração normal.

Infelizmente para os atletas, esse mecanismo pode ser um sinal não confiável para beber. A sede pode ser abrandada pelo exercício ou dominada pela mente. Portanto, você deve procurar beber antes de sentir vontade. Até que o cérebro sinalize a sede, você pode já ter perdido 1% do peso corporal, o equivalente a três xícaras (ou 720 mL) de suor para uma pessoa de 68 kg. Essa perda de 1% corresponde à necessidade de o coração bater mais três a cinco vezes por minuto (Casa et al., 2000). Uma perda de 2% encaixa o indivíduo na definição de *desidratado*. Uma perda de 3% pode prejudicar de forma significativa o desempenho aeróbio (Coyle; Montain, 1992). Lembre-se: você irá repor, de forma voluntária, somente dois terços das perdas de suor. Por segurança, beba o suficiente para saciar a sede – mas pare de beber se o líquido começar a bater ruidosamente (borborigmo) nas paredes do estômago. Quando chega, chega!

As crianças pequenas, em particular, têm um mecanismo de sede não ainda tão desenvolvido. Ao final de um dia quente, com frequência, elas ficam muito irritáveis, o que pode ser devido, em parte, à desidratação. Se você planejar passar o dia com crianças em um local onde não haja líquidos prontamente disponíveis, como em uma praia ou em um jogo de beisebol, leve um isopor com limonada, suco e água gelada e faça intervalos frequentes para beber esses líquidos para que todos aproveitem mais o dia inteiro.

As pessoas mais velhas também tendem a ser menos sensíveis à sede que os adultos mais jovens. Pesquisas com homens ativos saudáveis, com idade entre 67 e 75 anos, demonstraram que sentiam menos sede e bebiam menos água de forma espontânea, quando privados de água por 24 horas, comparados a homens mais jovens, com idade entre 20 e 31 anos, que passaram pela mesma privação (Phillips et al., 1984). Em outro estudo, pessoas maduras praticantes de caminhada de longa distância ficaram progressivamente desidratadas durante 10 dias de caminhada vigorosa em aclive. Os praticantes mais jovens permaneceram adequadamente hidratados (Ainslie et al., 2002). As pessoas atléticas maduras que praticam qualquer desporto devem monitorar sua ingestão de líquidos.

Fisiologia dos líquidos 101

Para ajudá-lo a entender a importância de equilibrar os líquidos corretamente em sua dieta desportiva, eis alguns dos pontos principais do posicionamento do American College of Sports Medicine sobre o exercício e a reposição de líquidos (ACSM, 2007a).

Exigências de líquidos e eletrólitos

As necessidades de líquidos variam muito de pessoa para pessoa, sendo assim difícil fazer uma única recomendação que sirva para todos. As taxas de sudorese normalmente variam entre 500 g a 2 kg (480 mL a 2 L) por hora, dependendo do desporto praticado, da estrutura corporal, da intensidade do exercício e do vestuário, das condições do tempo (calor ou frio), se a pessoa está ou não aclimatada ao calor e de quão bem treinada está. As taxas de sudorese para um corredor lento pesando 50 kg poderiam ser de quase 500 g (500 mL) de suor por hora; enquanto um corredor rápido pesando 91 kg pode perder cerca de 2 kg (2 L) por hora. Até mesmo os nadadores suam – quase 500 g por hora de treinamento exigente. Os jogadores de futebol americano, vestindo o fardamento completo no calor do verão, podem perder mais de 8 kg (8 L) de suor em um dia.

Diariamente, a forma mais simples de dizer se você está repondo de forma adequada a perda de suor é verificar a cor e a quantidade da urina. Se ela estiver muito escura e escassa, está concentrada de resíduos metabólicos, e você precisa beber mais líquidos ou comer mais alimentos com alto conteúdo de água, como farinha de aveia cozida, iogurte ou fruta (a maioria das pessoas obtém 20 a 30% dos líquidos dos alimentos; algumas, na verdade, comem toda a sua necessidade diária de água). Quando sua urina estiver amarelo-clara, significa que o corpo retornou ao equilíbrio hídrico normal. Ela pode ficar escura se você estiver tomando suplementos vitamínicos; nesse caso, o volume é

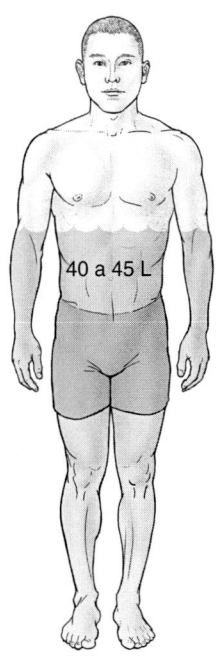

A água...
- na saliva e nas secreções gástricas, ajuda na digestão dos alimentos.
- na transpiração, dissipa calor através da pele. Durante o exercício, ela absorve calor dos músculos, dissipando-o através da transpiração, regulando assim a temperatura corporal.
- no sangue, transporta glicose, oxigênio e gorduras para os músculos em atividade e leva subprodutos metabólicos, como dióxido de carbono e ácido láctico.
- na urina, elimina os resíduos metabólicos. Quanto mais escura a urina, mais concentrados os resíduos.
- por todo o corpo, lubrifica as articulações e amortece os órgãos e os tecidos.

Homem de 68 kg

40 a 45 L

um indicador melhor do que a cor. Para saber sobre cores específicas, procure na internet por "quadro de cores da urina".

Além de monitorar a urina e a perda de peso, você também deve prestar atenção em como se sente. Se tiver fadiga crônica, dor de cabeça ou letargia, pode estar cronicamente desidratado. Isso é mais provável de ocorrer durante longos períodos de tempo quente no verão, pois a desidratação pode ser cumulativa.

O suor contém mais do que somente água; possui partículas eletricamente carregadas (eletrólitos, normalmente chamados de minerais), que ajudam a manter a água no equilíbrio certo, dentro e fora das células. A quantidade de eletrólitos que você perde pelo suor depende do quanto você sua, da genética, da dieta e de quão bem você está aclimatado. A Tabela 8.1 mostra a perda de eletrólitos que pode ocorrer com o suor.

Acredita-se que as cãibras musculares estejam associadas desidratação, déficits de eletrólitos e fadiga muscular. Se você sua em profusão, gosta de carregar no sal e costuma ter cãibras, procure beber bastante líquido que contenha sódio antes do exercício e durante o mesmo. Se sua dieta tem um alto teor de sal, é provável que possa repor as perdas de sódio após o treino com refeições pós-exercício comuns. Mas consumir sal extra na alimentação, se você tem alta perda de suor, pode ser uma forma inteligente de promover a recuperação, reter líquidos e estimular a sede.

Desidratação e desempenho

A desidratação estressa o organismo: a temperatura corporal aumenta, o coração bate mais rápido, queima-se mais glicogênio, o cérebro tem problemas para se concentrar e o exercício parece mais intenso. Alguns atletas toleram melhor a desidratação do que outros; mas, na maioria dos casos, quanto mais desidratado se está, maior o estresse.

Enquanto os praticantes de exercícios de condicionamento (que se exercitam por 30 a 60 minutos em um ritmo moderado, três a quatro vezes por semana) conseguem facilmente manter o equilíbrio hídrico se estiverem comendo

TABELA 8.1 Perda de eletrólitos na transpiração

Eletrólito	Quantidade média/ 1 kg (1 L) de suor	Comparação com alimentos
Sódio	800 mg (faixa de 200-1.000)	1 L de Gatorade = 440 mg sódio
Potássio	200 mg (faixa de 120-600)	1 banana média = 450 mg potássio
Cálcio	20 mg (faixa de 6-40)	230 g de iogurte = 300 mg cálcio
Magnésio	10 mg (faixa de 2-18)	2 colheres (sopa) de pasta de amendoim = 50 mg magnésio

e bebendo normalmente, os atletas que se exercitam vigorosamente dia após dia podem ficar cronicamente desidratados se não conseguirem se reidratar por completo diariamente. Os jogadores de futebol americano, usando o fardamento completo, podem perder muito mais líquidos do que pensariam em consumir. Ter dados sobre a perda de suor elimina conjecturas.

A maioria dos atletas que perde mais de 2% do seu peso corporal pelo suor perde também sua capacidade mental e física para ter um bom desempenho, especialmente se o tempo estiver quente. Já durante tempo frio, é menos provável que você tenha desempenho reduzido em um evento, mesmo com 3% de desidratação. Isso é, os corredores sentem menos o impacto da desidratação no desempenho durante o inverno rigoroso em comparação com a mesma corrida no calor do verão. A desidratação de 3 a 5% não parece afetar a força muscular nem as explosões curtas e intensas de capacidade anaeróbia, como o levantamento de peso.

No entanto, uma perda de suor de 9 a 12% do peso corporal pode levar à morte. Alguns sinais de alerta de indisposição devido ao calor incluem cãibras musculares, náusea, vômitos, dor de cabeça, tontura, confusão, desorientação, fraqueza, desempenho reduzido, incapacidade de concentração e comportamento irracional.

FATO OU FICÇÃO

A melhor maneira de prevenir a desidratação é bebendo ao sentir sede.

Os fatos: em dias de exercícios vigorosos e repetidos, a melhor maneira de determinar se está bebendo o suficiente para repor as perdas pela transpiração e manter o equilíbrio hídrico normal é pesar-se sem roupa todos os dias pela manhã, depois de esvaziar a bexiga e o intestino. Seu peso deve permanecer estável, assumindo-se o seguinte:

- Você não está restringindo calorias para perder peso de gordura.
- Você não comeu quantidades anormalmente elevadas de sódio na noite anterior, como uma comida chinesa retentora de água.
- Você não está com 1 a 2 kg de inchaço pré-menstrual.

Líquidos antes do exercício

A meta de beber antes do exercício é iniciar o exercício quando seu organismo estiver em equilíbrio hídrico e não em déficit em decorrência de uma sessão de exercícios anterior. Talvez precise de 8 a 12 horas para se reidratar. A meta é beber cerca de 2 a 3 mL a cada meio kg (5 a 7 ml/kg) por quilograma de peso corporal, pelo menos quatro horas antes do exercício. Para um atleta de 68 kg, isso chega a 300 a 450 mL. Hidratando-se com várias horas de antecedência, você tem tempo para eliminar o excesso antes de começar o evento de exercício.

Se você ingerir uma bebida com sódio (110-275 mg de sódio por 240 mL) ou comer alguns lanches salgados ou refeições contendo sódio, ele estimulará a sua sede e, assim, você beberá mais; o sódio também ajuda a reter o líquido, de forma que ele não entre em uma ponta e saia na outra. Não há necessidade de tentar se hiper-hidratar. Conforme mencionei antes, o organismo consegue absorver somente o necessário – e você acabará precisando urinar durante o evento. A hiper-hidratação também pode diluir o sódio no sangue; se, então, você continuar bebendo líquidos em excesso durante o exercício, poderá aumentar o risco de desenvolver hiponatremia, uma condição potencialmente fatal, relacionada à diluição do sangue, com um nível de sódio anormalmente baixo.

FATO OU FICÇÃO

A cafeína tem um efeito desidratante.

Os fatos: de acordo com Larry Armstrong, um fisiologista do exercício da Universidade de Connecticut, a cafeína não contribui para a perda excessiva de água e é boa para os atletas, mesmo em temperaturas elevadas (Armstrong, 2002). Os militares interessaram-se muito pelos efeitos fisiológicos da cafeína sobre a hidratação entre os soldados que passam por temperaturas altíssimas. Pesquisaram os efeitos de doses moderadas (cerca de 200 mg) e elevadas (cerca de 400 mg) de cafeína sobre a hidratação, em soldados que costumavam consumir somente 180 mL (1 xícara) de café encorpado (100 mg de cafeína/dia). Não ocorreram efeitos prejudiciais da cafeína. A término de um dia, as perdas de urina por 24 horas foram similares (Armstron et al., 2005). Em outro estudo que testou a resistência em temperatura alta (37,7ºC), os sujeitos que consumiram por volta de 225 mg de cafeína – o equivalente a 360 mL numa caneca de café – exercitaram-se 11 minutos além (86 *versus* 75 minutos), na comparação com o grupo que não ingeriu cafeína (Roti et al., 2006).

Líquidos durante o exercício

O objetivo de beber durante o exercício é importante para prevenir a desidratação excessiva, definida como uma perda de mais de 2% do peso corporal resultante de um déficit hídrico. Se você está se exercitando o bastante para arriscar que fique desidratado, deve beber periodicamente durante o exercício. Se planejar se exercitar por mais de três horas, precisa realmente saber a sua taxa de sudorese para prevenir declínio do desempenho associado a pequenos desacordos cumulativos entre a quantidade de líquido de que você precisa *versus* a quantidade que está perdendo pelo suor. Considerando que poucos atletas realmente se esforçam para conhecer suas taxas de sudorese, um ponto de partida é beber quando sentir vontade, em consonância com sua sede.

O que você deve beber durante o exercício? O repositor de líquidos recomendado contém um pouco de sódio para estimular a sede, um pouco de potássio para ajudar a repor as perdas de suor e um pouco de carboidrato (açúcar) para suprir a energia. Mais precisamente, a bebida deve conter 110 a 170 mg de sódio por 240 mL (20-30 mEq de sódio/L), 20 a 50 mg de potássio por 240 mL (2-5 mEq de potássio/L) e cerca de 12 a 24 g de carboidrato por 240 mL (em uma solução de 5-10% de açúcar, para 50-95 kcal) (ACSM, 2007a). Você pode consumir esses nutrientes por meio dos alimentos comuns, como *pretzels* e bananas, e pelos alimentos produzidos pela engenharia de alimentos (Cap. 11), que podem ser mais convenientes para corredores, triatletas e outros atletas de resistência aeróbia.

Quando estiver se exercitando vigorosamente por mais de uma hora (ou fazendo um exercício de menor intensidade e maior duração), consumir 120 a 240 kcal de carboidrato (30-60 g) por hora com água pode melhorar seu desempenho. Se você se exercitar durante mais de duas horas e meia, incremente essa quantidade para 60 a 90 g de carboidratos por hora (Burke, 2011). O carboidrato ajuda a manter os níveis de glicose sanguínea normais, assim você consegue usufruir da energia sustentada. As bebidas desportivas são uma forma fácil de obter carboidrato e água. Por exemplo, 480 mL de Gatorade oferecem 25 g de carboidrato e 100 kcal; 480 mL de *Powerade* oferecem 35 g de carboidrato e 140 kcal. Experimente beber grandes volumes de líquidos durante o treinamento para ajudá-lo a se adaptar à carga de fluidos e prevenir o borborigmo no estômago e o desconforto durante uma competição.

Líquidos após o exercício

Após o exercício, sua meta é repor completamente qualquer déficit de líquidos e eletrólitos. O quão intensamente você deve se reidratar depende da rapidez com que precisa se recuperar antes da próxima sessão de exercícios e da magnitude do seu déficit de eletrólitos e líquidos. A maioria das pessoas ativas consegue recuperar-se com refeições normais (que contenham um pouco de sódio) e água pura. Se estiver significativamente desidratado e precisar exercitar-se novamente dentro de 12 horas, então precisa intensificar seu programa de reidratação e adicionar mais sal à comida se perdeu muito sódio por meio do suor.

Beber 50% a mais de líquidos do que você perdeu no suor promove uma rápida e completa recuperação da desidratação (o líquido extra compensa o que se perdeu por meio da urina). Ingerir pequenos goles de líquido ao longo de um período maximiza a retenção de líquidos e é preferível a beber grandes quantidades de uma só vez. Se você ficar desidratado durante uma série de exercícios atipicamente longa e vigorosa, deve beber frequentemente no dia seguinte ou por dois dias. Seu organismo pode precisar de 24 a 48 horas para repor as perdas de líquido via sudorese.

Se você ficar mais de 7% desidratado (seja por perdas de suor, diarreia ou vômitos), provavelmente acabará necessitando de reposição intravenosa de líquidos sob cuidados médicos. Na maioria dos casos, não há vantagem em tomar líquidos intravenosamente, a menos que haja necessidade médica. O melhor a fazer é ficar longe do consultório médico, conhecendo sua taxa de transpiração e bebendo acertadamente.

Hiponatremia e perda de sódio

Não há necessidade de tentar se super-hidratar antes do exercício; o organismo consegue absorver somente a quantidade necessária de líquidos. Os rins regulam o equilíbrio hídrico, ajustando a produção de urina – de um mínimo de, aproximadamente, uma colher de sopa até um máximo de cerca de 1 L por hora. Se você beber demais, pode precisar urinar durante o exercício (um incômodo). Uma boa tática é beber até 2 horas ou mais antes do exercício, o que permite que os rins processem e eliminem o excesso. Depois, beba novamente 5 a 15 minutos antes do exercício.

Na maioria das vezes, as idas frequentes ao banheiro são simplesmente inconvenientes para pessoas que bebem água em demasia. Mas, em alguns casos, beber água em demasia, na verdade, pode ser letal se a água diluir os fluidos corporais e gerar um desequilíbrio de sódio. Uma condição conhecida

O que procurar em uma bebida desportiva

Muitas bebidas desportivas estão lutando por um espaço nas prateleiras onde quer que se vendam bebidas. Com tantas opções de escolha, você deve se perguntar o que procurar em uma bebida desportiva. Eis um breve resumo:

O básico
- **Sabor agradável.** Se você gostar do sabor, beberá mais e estará menos propenso a ficar desidratado.
- **Carboidrato.** Procure por bebidas com, aproximadamente, 50 a 70 kcal de carboidrato (13-18 g de carboidrato por 240 mL). Carboidrato demais retarda a absorção; de menos, deixa você com uma defasagem de energia. Para um exercício longo, árduo e intenso, como uma corrida de bicicleta ou uma maratona, o carboidrato proveniente de uma variedade de fontes (glicose, frutose e sacarose – ou frutas secas, barras energéticas e balas de goma) pode ser mais bem absorvido e oferecer uma vantagem de energia.
- **Sódio.** Importante para manter o equilíbrio hídrico, o sódio estimula a sede e promove a retenção de líquidos. Se a sua sudorese é significativa, o sódio encontrado nas bebidas desportivas ajuda a repor um pouco do sódio perdido no suor.

Ingredientes com valor questionável
- **Vitaminas.** As vitaminas nas bebidas desportivas não são incorporadas rápido o suficiente durante o exercício para causarem algum benefício.
- **Ginseng, guaraná e outras ervas.** Inexistem dados sólidos para sustentar quaisquer supostos benefícios e as quantidades nas bebidas são, provavelmente, pequenas demais para fazerem alguma diferença.

como hiponatremia ocorre quando os níveis de sódio no sangue ficam abaixo do normal. Em geral, a hiponatremia que ocorre em eventos que duram menos de quatro horas é causada por uma ingestão excessiva de água antes, durante e até depois do evento. Já a hiponatremia em eventos de resistência, que dura mais de quatro horas no calor, está frequentemente relacionada à perda excessiva de sódio. Durante o exercício e o estresse do calor, os rins produzem menos urina; portanto, se um atleta fica hiper-hidratado durante o exercício, seu organismo pode não ser capaz de produzir urina suficiente para excretar o volume em excesso.

Os atletas propensos a ter um desequilíbrio de sódio causado pela perda excessiva desse mineral costumam ser maratonistas lentos, triatletas, ultracorredores e os chamados de "atletas de fim de semana", não condicionados, que têm uma perda mais alta de sódio pelo suor do que os condicionados. Esses atletas podem vir a consumir, frequentemente, altas quantidades de água

- **Cafeína.** Por causa das respostas individuais, a cafeína pode aumentar a resistência ou causar os efeitos colaterais de ansiedade, agitação e irritabilidade.
- **Proteína.** A adição de proteína pode alterar o sabor (menos desejável) e retardar o esvaziamento gástrico. Pesquisas sugerem que proteínas nas bebidas desportivas podem não oferecer benefícios ao desempenho durante o exercício (Steams et al., 2010). O benefício observado após o exercício pode ser uma redução no mal-estar muscular. Você pode obter o mesmo benefício, ingerindo proteínas antes de se exercitar (digamos, fazendo um lanche pré-exercício de cereais com leite desnatado), se preferir não consumir proteínas durante o exercício.
- **Potássio, cálcio, magnésio e outros minerais.** Na maioria dos casos, uma quantidade muito pequena desses minerais é perdida no suor, o que não chega a criar problemas. Os minerais podem ser facilmente repostos com frutas, hortaliças e alimentos integrais.

O que você pode não querer
- **Carbonatação.** As bolhas podem deixá-lo inchado e fartá-lo logo.
- **Garrafas plásticas.** Elas poluem o meio ambiente se não forem recicladas, com potencial de serem uma fonte do hormônio prejudicial BPA (conforme observado por um 7 dentro de um triângulo na parte inferior da garrafa). Que tal ter somente uma garrafa sem BPA que você encha diariamente (aço inoxidável, alumínio)?

antes do exercício e ainda beber constantemente durante o evento. Em consequência, acumulam água demais porque a consomem mais rápido do que o organismo consegue produzir urina e acabam com um excesso relativo de água comparado com o sódio. A água pura dilui seu equilíbrio eletrolítico, piorando a situação.

A maior parte dos atletas obtém sal em demasia nas dietas diárias. Mesmo com exercício prolongado, você pode, com facilidade, repor as perdas sódicas com alimentos salgados. Além disso, não se esqueça de que quanto mais treinar no calor, menos sódio perde, porque o organismo aprende a conservar tanto o sódio quanto outros eletrólitos (Tab. 8.2).

Os sintomas de hiponatremia incluem cansaço, inchaço, nausea e dor de cabeça. Qualquer um desses pode tornar-se progressivamente grave. Uma pessoa com hiponatremia também pode evidenciar inchaço nas mãos e nos pés, fadiga indevida, confusão e desorientação (pelo aumento progressivo de água no cérebro), declínio na coordenação e dificuldade para respirar (pela presença de água nos pulmões). Os níveis de sódio no sangue, que caem demais, podem levar a convulsão, coma e morte. Para evitar hiponatremia, quando você se exercitar por mais de quatro horas no calor, observe as seguintes orientações:

- Evite abastecer-se de água antes do evento.
- Ingira alimentos e líquidos salgados (sopa, *pretzels*, farinha de aveia salgada) 90 minutos antes do exercício. Essa dose de sódio resulta em retenção hídrica no organismo. O líquido extra não apenas o ajuda a se exercitar por mais tempo, como também faz com que o exercício pareça mais fácil e agradável (Sims et al., 2007).
- Durante exercícios prolongados (mais de quatro horas) no calor, consuma uma bebida própria para desporto de resistência aeróbia, com quantidades de sódio mais altas do que as das bebidas desportivas convencionais.
- Consuma alimentos salgados durante evento de resistência aeróbia, conforme tolerado (suco de hortaliças, caldo de legumes picles, *pretzels*).
- Pare de beber água durante o exercício se começar o borborigmo no estômago, como pode acontecer se você beber mais de 1 L de água por hora por longos períodos.

TABELA 8.2 Teor de eletrólitos no suor em indivíduos não condicionados e condicionados

Eletrólito no suor	Não condicionado não aclimatado	Condicionado não aclimatado	Condicionado aclimatado
Sódio	3,5 g/L	2,6 g/L	1,8 g/L
Potássio	0,2 g/L	0,15 g/L	0,1 g/L
Magnésio	0,1 g/L	0,1 g/L	0,1 g/L
Cloreto	1,4 g/L	1,1 g/L	0,9 g/L

Adaptada, com permissão, de T. Noakes, 2003. Lore of running, 4th. ed. (Champaign, IL: Human Kinetics), 214.

FATO OU FICÇÃO

As bebidas desportivas são a melhor forma de repor as perdas de sódio resultantes da transpiração.

Os fatos: as famosas bebidas desportivas costumam ter muito pouco sódio para equilibrar perdas por sudorese. As melhores opções incluem as bebidas desportivas de resistência e os lanches salgados (p. ex., *pretzels*, suco V8, azeitonas e picles), sal colocado levemente sobre a comida e caldos de legumes. Seu alvo deve ser de 250 a 500 mg de sódio/hora, a quantidade encontrada em 0,6 a 1 de Gatorade, por exemplo. É muita bebida desportiva! Observe que algumas pastilhas de sal, como *Endurolytes*, oferecem somente 40 mg de sódio cada uma. Um ciclista de longa distância aproveitou o reforço da ingestão de sódio, ingerindo batatas pequenas fervidas, passadas em azeite de oliva e com um pouco de sal ao redor. Ele as preparou na noite anterior, guardou-as num saco plástico e as consumiu nas paradas para descanso.

Repensando o que você bebe

Muitos atletas que suam bastante querem saber o que beber para saciar a sede; sentem-se confusos com as inúmeras opções de líquidos – a velha e boa água, bebidas desportivas, refrigerantes (com adição de açúcar ou dietéticos), sucos de fruta 100% naturais, bebidas à base de sucos, leite (achocolatado, desnatado, com baixo teor de gordura ou integral), cerveja, vinho... e a lista continua. Como nutricionista do desporto, ouço e recebo muitas perguntas sobre o que é melhor (ou pior) para beber, então aí vai meu conselho sobre uma variedade de líquidos com calorias:

- **Suco de laranja (e outros sucos de fruta 100%).** Muitos atletas perguntam se devem parar de beber suco de laranja, porque se preocupam por ele ser cheio de carboidrato e açúcar (engordantes). Minha resposta é não. Para começar, carboidrato não engorda e é um importante combustível para os músculos (Cap. 6). Por favor, não elimine o suco de laranja do seu café da manhã – ou outro suco 100% de fruta – (e depois o substitua por um café extra grande com açúcar e uma porção dupla de creme!). Com certeza, comer uma laranja é preferível a beber seu suco; mas, para os que comem e saem correndo e não se dão tempo para descascar a fruta, o suco de laranja é melhor do que nenhum suco. Ele oferece uma forte dose de vitamina C, potássio, folato e outros nutrientes que protegem a saúde. O truque é equilibrar as calorias do suco de laranja – e de outro suco – na sua provisão calórica diária.

    Sucos vermelhos, azuis e violeta oferecem uma dose poderosa de antioxidantes, capazes de reduzir o mal-estar muscular, proteger contra cardiopatias e oferecer outros benefícios à saúde. Incluem suco de framboesa, de uva preta, de outras frutas vermelhas "do bosque", bem como de frutas misturadas (não é 100% suco porque a uva-do-monte é bastante amarga).

Você não tem que gastar mais dinheiro comprando açaí ou outras frutas tropicais da Amazônia... as locais são boas também!

- **Refrigerantes.** Após um treinamento vigoroso, alguns atletas gostam de beber Coca-Cola ou Pepsi, ansiando por beber a combinação de açúcar, cafeína e água das colas como combustível, substância reidratante e revigorante. Embora um suco ofereça muito mais vitaminas e minerais, as diretrizes nutricionais indicam que 10% das calorias podem vir, de forma apropriada, do açúcar refinado. Portanto, você pode saborear, se desejar, 200 a 300 kcal de açúcar por dia – uma lata ou duas de refrigerante. Há, porém, certa dúvida de que uma Coca ou Pepsi – normal ou *diet* – faça alguma coisa para melhorar sua saúde e não cause mal aos dentes. São bebidas ácidas e, com a exposição crônica, pode ocorrer erosão no esmalte dos dentes, retirando o cálcio dos dentes também. Isso pode levar a cáries (Borjian et al., 2010). Enxágue a boca com água pura após consumir essas bebidas, mas só escove os dentes após uma hora, uma vez que isso pode, realmente, piorar o dano causado pelos ácidos. Vale o mesmo para os drinques, em especial, no caso de atletas de resistência, como os triatletas de elite, que continuamente bebem um ou outro gole de bebidas desportivas durante períodos prolongados (Bryant et al., 2011).

    Muitos atletas perguntam sobre uma possível relação entre os refrigerantes e o ganho de peso. Alguns estudos sugerem que pessoas que consomem bebidas açucaradas tendem a ser mais pesadas do que as que se abstêm. Isso talvez porque as calorias dos líquidos não "contam" (p. ex., podem não moderar o apetite); assim, os tomadores de refrigerante consomem mais calorias por dia. Outros estudos relatam que o refrigerante pode provocar o desejo de comer mais. Assim, se a ingestão de refrigerante culminar no consumo de mais calorias do que você queima, o resultado é, de fato, ganho de peso (Drewnowski; Bellisle, 2007; Vertanian; Schwartz; Brownell, 2007).

    Como atleta, você pode beber um refrigerante por dia sem ganhar peso se manter as calorias do refrigerante dentro da sua provisão calórica diária, escolhendo alimentos saudáveis pelo resto da sua dieta desportiva. Se está preocupado com a possibilidade de os refrigerantes serem engordantes, preste atenção à quantidade de bebidas desportivas que você consome. Muitos atletas com sede negligenciam o fato de que entornar 1 L de uma bebida desportiva durante uma sessão de treino e depois dela (ou durante o almoço, nesse caso) contribui com 200 a 300 kcal de açúcar – e essas calorias, sim, contam.

- **Água.** Lembra da velha e boa água? Talvez não! Hoje podemos escolher não apenas água da fonte engarrafada como também águas modificadas com sabor, fortificadas com vitaminas, e com adição de ervas e supostos energéticos. Muitas águas engarrafadas provêm do abastecimento municipal – não dos córregos das montanhas desenhados nos rótulos –, o que confirma a alta qualidade da nossa água encanada comum. Nos Estados Unidos, a água municipal é estritamente regulada pela Environmental Protection Agency (EPA), e a maior parte da água municipal contém fluoreto, um mineral adicionado para reduzir as cáries dentárias. Em comparação, a água engarrafada é (negligentemente) regulada pela Food and Drug Administration (FDA) – mas somente se for transportada além dos limites estaduais ou importada. Se você não confia na segurança da água encanada da sua região, procure investir em um filtro d'água e encher sempre uma garrafa de água vazia. Caso contrário, provavelmente comprará água em bombonas plásticas. Mais de um milhão de toneladas de plástico é usado todo ano para fabricar garrafas plásticas, a maioria das quais acabam virando lixo ou indo para aterros sanitários não ecológicos.

FATO OU FICÇÃO

Os adoçantes artificiais no refrigerante *diet* causam câncer.

Os fatos: conforme o National Cancer Institute (www.cancer.gov), esse pressuposto é falso. Os estudos não mostram uma relação clara entre adoçantes artificiais e câncer (Gallus et al. 2007; Lim et al., 2006). A opção de beber refrigerantes normais ou *diet* é pessoal. De minha parte, o voto vai para a água. O refrigerante normal está cheio de calorias nutricionalmente vazias do açúcar.

A "água vitaminada", uma nova e popular categoria de bebida, tem grande apelo para muitas pessoas preocupadas com a saúde que igualam vitaminas e energia (errado, a energia, na verdade, vem do carboidrato). Algumas dessas bebidas têm, de fato, alto valor energético – há 125 kcal em uma garrafa de 600 mL da *VitaminWater Glacéau*. Isso é o suficiente para contribuir para um ganho de peso indesejado. As águas vitaminadas não melhoram sua saúde; contêm muito poucas vitaminas (devido ao sabor residual) para que façam muita diferença. Se forem altamente fortificadas, ainda carecem dos fitoquímicos e outros promotores da saúde encontrados nos alimentos verdadeiros. Seria melhor beber a água vitaminada original: suco de laranja ou quaisquer outros sucos, ou adicionar um pouco de suco à água gaseificada.

- **Água de coco.** Comercializada como "100% pura" e "natural", a água de coco tem apenas dois ingredientes: água do coco (o líquido, em seu interior, quando o coco é verde) e vitamina C. Essa água é naturalmente rica em potássio e custa bastante (cerca de US$3,00 para 500 mL). A Tabela 8.3 compara a água de coco com o Gatorade e o suco de laranja.

  Uma vez que atletas sérios têm muito mais necessidade de sódio que de potássio, durante exercício em que transpiram (com o acréscimo de eliminar via urina a vitamina C), sugiro que optem por uma bebida desportiva com muito sódio durante treinos de resistência e gastem o dinheiro em suco de laranja e outros alimentos naturais em seguida. Isso é, a não ser que prefiram o gosto e a digestibilidade da água de coco, o que as pesquisas sugerem nem sempre é o caso (Kalman et al., 2012).

- **Bebidas energéticas.** A energia provém das calorias; as bebidas energéticas, como o *Red Bull* e o *Rockstar*, tendem a ser ricas em calorias do açúcar. Por exemplo, uma lata de 250 mL de *Red Bull* contém 110 kcal, e uma lata de 480 mL de *Rockstar*, 240 kcal. Se você busca um reforço de energia, a melhor aposta é abastecer o organismo com refeições e lanches apropriados. Não há dose de energético que compense uma dieta desportiva subótima.

As bebidas energéticas também têm cafeína, um auxiliar ergogênico conhecido (reforça a energia). Veja o Capítulo 11. O *Red Bull* tem 80 mg de cafeína, similar às 100 mg a cada 240 mL de uma xícara de café, mas muito além das 200 mg encontradas numa embalagem de *Gu* cafeinado. Ainda está por ser decidido se os demais ingredientes, como taurina, guaraná, *ginseng* e erva-mate incrementam mais. Um estudo com jogadores universitários de futebol americano, que comparou um energético com taurina (*AdvoCare Spark*), com e sem cafeína, sugeriu que esta é o principal "ingrediente mágico" (Gwacham e Wagner, 2012). Mas muitas idas às salas de emergência ainda têm a ver com doses excessivas de bebidas energéticas com cafeína que acabam em aceleração dos batimentos cardíacos, tremores musculares e convulsões.

Tal como com os refrigerantes, os energéticos causam erosão e podem ocasionar danos permanentes aos dentes. Outra preocupação sobre essas bebidas é que muitos atletas e fãs do desporto as usam para misturar ao álcool. A cafeína mascara os efeitos do álcool, então os consumidores podem não perceber o quão intoxicados estão. Isso aumenta a possibilidade de dirigirem embriagados (Ferreira et al., 2006; Marczinski e Fillmore, 2006).

- **Chá verde.** Muitos atletas com quem converso querem saber se o chá verde protege a saúde e se intensifica a perda de gordura. Ele é feito de folhas de chá frescas e tem uma maior concentração que o chá preto e o *oolong* de compostos que podem proteger contra a cardiopatia e o câncer, particularmente os cânceres de mama, estômago e pele. Muitos dos estudos sobre o chá verde são desenvolvidos em animais ou laboratórios de pesquisa. Até o momento, a FDA declara não haver evidências científicas suficientes com estudos em humanos para provar que o chá verde seja uma cura milagrosa para todos os males. Você precisa analisar toda a dieta; certamente você pode incorporar o chá verde a uma dieta geral saudável para o coração e que proteja contra o câncer, sem prejuízo e com benefícios complementares potenciais.

Sabemos, sim, que as pessoas que bebem chá tendem a ser mais saudáveis do que os tomadores de café, e parece não haver aspectos adversos em beber chá (a menos que você seja sensível à cafeína). Mas use o

TABELA 8.3 Comparação entre bebidas pós-exercício

Líquido	Tamanho da porção	Cal	Sódio	Potássio	Vitamina C
Água de coco (2 ingredientes)	500 mL	90	60	1.030	350% VD (enriquecido)
Gatorade (12 ingredientes)	600 mL	125	275	75	0%
Suco de laranja (1 ingrediente)	480 mL	220	0	900	200% DV

bom senso. Tenho um cliente que começou a beber o *latte* de chá verde *Starbucks* (leite vaporizado com 350 kcal em 480 mL – 70 kcal da gordura e 220 do açúcar). Essa foi uma forma questionável de investir na boa saúde e, provavelmente, eliminou os possíveis benefícios do chá verde para a saúde, sem dúvida, não auxiliando a reduzir o peso!

Calorias de líquidos

Fique atento para a rapidez com que as calorias dos líquidos podem se somar, especialmente quando vêm em grandes porções. Beber avidamente 1 L de qualquer bebida contendo calorias – mesmo uma bebida desportiva após um treino – pode impedir a perda de peso. Seguem as quantidades de calorias de algumas bebidas populares na Tabela 8.4. Dê ainda uma olhada na Tabela 3.3, Gulp! É um café calórico!

TABLE 8.4 Calorias de líquidos

Bebida	Calorias
Água, qualquer tamanho	0
Refrigerante dietético, qualquer tamanho	0
Café e chá pretos, qualquer tamanho	0
Suco V8, 345 mL	70
Leite magro, 240 mL	80
Café com 2 porções de creme e 2 de açúcar	80
Leite de soja, baunilha, 240 mL	100
Gatorade, 480 mL	100
Cerveja, leve, 360 mL	110
Suco de laranja, 240 mL	110
Leite, 2%, 240 mL	120
Glacéau VitaminWater, 600 mL	120
Vinho tinto, 150 mL	125
Refrigerante normal, 360 mL	150
Cerveja normal, 360 mL	150
Limonada *Snapple*, 480 mL	210
Naked Juice Smoothies, 450 mL	300
Nesquik leite achocolatado, 480 mL	340
Vanilla Frappuccino Starbucks 480 mL	430

Informações nutricionais retiradas dos rótulos dos alimentos, empresas, sites da internet e da USDA National Nutrient Database for Standard Reference, 2011.

Álcool e atletas

O álcool e o desporto parecem andar juntos. Os competidores reúnem-se no bar após um treino de equipe, celebram vitórias com champanhe e saciam a sede com uma cerveja gelada. Talvez alguém pense que os efeitos nocivos do álcool no desempenho diminuam a probabilidade de os atletas beberem álcool, mas esse não é o caso. Até mesmo os corredores recreacionais sérios bebem mais do que as pessoas sedentárias.

Se você está determinado a beber álcool como parte de sua dieta de recuperação, tenha em mente os seguintes fatos:

- O álcool é um depressivo. Retarda seu tempo de reação; prejudica a coordenação olhos-mãos, a precisão e o equilíbrio e, além de abrandar a dor, não oferece nenhuma vantagem para os atletas. Você não consegue ficar esperto e rápido estando embriagado.
- Beber tarde da noite contribui para um sono muito curto e pode arruinar a sessão de treinamento do dia seguinte. As bebidas que contêm congêneres, substâncias químicas produzidas durante o processo de fermentação, que adicionam sabor e aroma – vinho tinto, conhaque, uísque – podem causar mais ressacas do que outras bebidas alcoólicas. O melhor remédio para a ressaca é evitar beber em excesso.
- O álcool é uma fonte de carboidrato pobre. Uma lata de cerveja de 360 mL contém somente 14 g de carboidrato, comparada com 40 g em uma lata de refrigerante. Você pode carregar na cerveja, mas ela não abastecerá seus músculos com carboidrato – a menos que você consuma junto *pretzels*, pizza com massa grossa ou outros alimentos ricos em carboidrato.
- O álcool é absorvido diretamente do estômago para a corrente sanguínea, entrando nela 5 minutos depois de ingerido. Depois de uma sessão vigorosa de treino, o álcool em um estômago vazio pode contribuir rapidamente para o estupor resultante da embriaguez. Bem melhor é você curtir a animação natural do exercício do que ser derrubado por algumas cervejas pós-exercício.
- A cerveja é, muitas vezes, uma fonte significativa de líquidos pós-exercício; os atletas costumam consumir volumes maiores de cerveja do que de água ou refrigerantes. Mas o álcool na cerveja tem um efeito diurético – quanto mais você bebe, mais fluidos perde. Esse processo não é saudável para a recuperação e, muitas vezes, tampouco para a sequência de exercícios seguinte. Um estudo evidenciou que os atletas que beberam cerveja comum eliminaram cerca de 480 mL a mais de urina ao longo de 4 horas do que aqueles que beberam cerveja com baixo teor de álcool (2%) ou sem álcool (Sherriffs e Maughan, 1997).
- O fígado fragmenta o álcool a uma taxa fixa – cerca de 120 mL de vinho ou uma lata de cerveja (360 mL) por hora. O exercício não acelera esse processo, tampouco o café.
- Os banhos de imersão quentes, o álcool e os atletas são uma má combinação. Quanto mais quente o seu corpo, mais embriagado você pode se sentir. O álcool prejudica a capacidade de controlar a temperatura corporal,

e a alta temperatura do banho de imersão quente eleva a resposta do corpo ao álcool.
- Os desportos de inverno e o álcool são uma combinação perigosa. Não beba enquanto esquia. Se decidir beber álcool, alterne com refrigerantes ou sucos para obter carboidrato e líquidos.
- As calorias no álcool engordam facilmente. Pessoas que bebem moderadamente muitas vezes consomem calorias do álcool além da ingestão calórica normal, porque ele estimula o apetite. Essas calorias em excesso promovem acúmulo de gordura corporal, comumente, na região do tronco – o famoso "pneu". Se você está tentando manter um corpo magro, é preferível abster-se da bebida. O fardo com seis garrafas equivale a 900 kcal – o mesmo que quatro fatias de pizza com queijo.
- Se você estiver determinado a beber, faça isso com moderação. A definição de beber moderadamente é dois drinques por dia para homens e um para mulheres. E beba pelo menos um copo d'água para cada drinque que consumir.
- Não comece a beber se não consegue parar com facilidade. Conscientize-se da sua capacidade de manter o consumo de álcool dentro dos limites social e clinicamente aceitáveis.
- Se você acha que precisa beber para se encaixar no grupo e ser popular, repense. Uma pesquisa com 117 atletas universitários no Texas revelou que 22% se abstinham de beber álcool, 68% descreveram-se como bebedores leves a moderados, e 59% não se excediam no álcool (Wagner; Keathley; Bass, 2007).

Se você pensa antes de beber, pode se propor a beber com moderação, o que é preferível a lidar com uma ressaca. Ou, se sabe que irá beber, pelo menos faça uma refeição substancial e tome mais água para diminuir o impacto do fluxo iminente de álcool. Beba devagar, não misture bebidas alcoólicas e, por favor, tenha outra pessoa como motorista.

Se você não conseguir seguir esse conselho, provavelmente sofrerá os sintomas de uma ressaca: dor de cabeça, tontura, irritabilidade, ansiedade, sensibilidade à luz e a ruídos, dificuldade para dormir e para concentrar-se, náuseas e vômito. Esses sintomas geralmente desaparecem decorridas 12 horas (ou mais), mas talvez você procure uma forma de acelerar o processo.

Os remédios populares para ressaca incluem beber líquidos (não alcoólicos) com sódio. O sódio ajuda a reter os fluidos no organismo. Experimente sopa de galinha, bebidas desportivas (com ou sem adição de água mineral *Alka*), *Pedialyte* ou mais água ou bebida desportiva toda vez que levantar para urinar durante a noite. Não tome acetaminofeno (Tylenol): essa combinação pode ser prejudicial para o fígado.

Se desejar mudar seu comportamento de bebedor, ou estiver preocupado com o comportamento bebedor do namorado (namorada), visite http://hamsnetwork.org. O acrônimo HAMS significa redução de dano, abstinência e moderação. A redução de danos é um conjunto de estratégias práticas para diminuir as consequências negativas dos comportamentos de alto risco, como beber muito álcool. Em lugar de exigir uma abstinência perfeita, essa abordagem apoia as pessoas que querem minimizar o prejuízo associado a beber em demasia, mediante ensino de como planejar em segurança sua bebida. Para muitos, isso funciona melhor que os Alcoólicos Anônimos (AA), em seu método de eliminação total do álcool (Mariatt e Witkiewitz, 2002). Pessoas que usam o método HAMS planejam antecipadamente os dias em que beberão, em que farão abstinência, em que beberão moderadamente e em que beberão em demasia. Escolhem dias para beber apenas cerveja e dias para beber drinques mais fortes. Há os que se comprometem a não beber dois dias antes de um evento.

Mais importante que tudo, aja com sabedoria. É de sua vida que estamos falando.

PARTE II

A ciência da alimentação e do exercício

CAPÍTULO 9

Alimentando-se antes do exercício

Sempre fico surpresa com o pouco que as pessoas comem e bebem antes do exercício e durante o mesmo. Por exemplo, durante as 4 horas de uma prova de ciclismo em grupo, com 96 km, observei pessoas que "pedalavam para comer" em vez de "comerem para pedalar". Elas salivavam ao descrever a "recompensa" alimentar após a corrida. Uma mulher queixou-se de o quanto estava cansada depois de pedalar 2 horas – e depois acrescentou que nunca comia ou bebia em uma prova mais do que algumas garrafas de bebida desportiva. Ela preferia aguentar até o banquete pós-competição. Pensava que estava cansada porque não havia treinado forte o suficiente (e não porque correu sem se alimentar). Outros ciclistas reclamaram de quanto estavam sedentos ao final da prova.

Meu recado para esses ciclistas e todos os atletas e pessoas que praticam exercícios diariamente é este: assim como se abastece um automóvel antes de dirigi-lo, é preciso abastecer o corpo antes do exercício. Esse lanche ou refeição pré-exercício irá ajudá-lo a energizar seu treino. Sâo cinco as funções principais da alimentação pré-exercício:

1. Ajuda a prevenir a hipoglicemia (baixa taxa de açúcar no sangue) e seus sintomas de tontura, fadiga injustificada, visão obscurecida e indecisão – que podem interferir no desempenho.
2. Ajuda a acalmar o estômago, absorver alguns dos sucos gástricos e impedir a fome.
3. Abastece os músculos tanto com carboidrato, que você ingere com bastante antecedência para ser estocado como glicogênio, quanto com o carboidrato ingerido dentro de uma hora de exercício, que entra na corrente sanguínea e nutre o cérebro.
4. Tranquiliza-o, porque você sabe que seu corpo está bem abastecido.
5. Auxilia-o a exercitar-se mais, para que possa queimar mais calorias quando seu motivo principal para se exercitar for perder gordura corporal indesejada.

FATO OU FICÇÃO

Você deve se exercitar com o estômago vazio para reforçar a queima de gordura.

Os fatos: os atletas queimam mais gordura, quando se exercitam de estômago vazio, mas queimar mais gordura não é sempre o mesmo que ficar mais magro. Para perder gordura corporal, você precisa gerar um déficit calórico no final do dia, independentemente de ter ou não queimado carboidratos ou gorduras durante o exercício. Você conseguirá exercitar-se mais vigorosamente, queimar mais calorias e, potencialmente, perder mais gordura corporal se fizer um lanche pré-exercício (Paoli et al., 2012). Veja o Capítulo 16 para mais informações sobre métodos adequados para perder peso.

Ouça seu intestino

Os alimentos pré-exercício que assentam bem podem aumentar a energia, a resistência, a força e o prazer. Mas muitas pessoas receiam que a alimentação pré-exercício resulte em distúrbio gástrico, diarreia e interrupções indesejadas. Naturalmente, comer em excesso os tipos errados de alimentos pode causar problemas intestinais. Mas, diante da possibilidade de qualquer alimento pré-exercício poder causar confusão intestinal, seu desejo por panquecas pode ser dominado pela ameaça de problemas estomacais.

As pessoas têm preferências e aversões alimentares singulares; assim, não existe um alimento ou refeição mágica que garanta o máximo desempenho a todos. Frank, um corredor competitivo, evita qualquer alimento quatro horas antes de treinar ou competir. Se não fizer isso, terá cólicas estomacais terríveis. Kristin, uma fiel praticante de exercícios em um centro desportivo, dá-se melhor com um *bagel* simples, uma hora antes da rotina matinal. "Ele absorve os sucos gástricos e assenta bem no estômago". Sarah, uma ginasta e estudante da 8ª série do Ensino Fundamental, lancha uma banana antes das sessões de exercícios, mas não come nada antes de uma competição. Fica tão nervosa que não consegue segurar nada. "Procuro comer mais no dia anterior à competição".

FATO OU FICÇÃO

A maioria dos atletas consegue se exercitar sem preocupação quanto a interrupções indesejadas.

Os fatos: por volta de 30 a 50% dos atletas de resistência têm queixas quanto a problemas intestinais, inclusive:

- Problemas gastrointestinais (GI) superiores, como azia, vômito, inchaço, peso alimentar e dor estomacal.
- Problemas intestinais no trato inferior, como gases, cólicas intestinais, urgência para defecar, fezes soltas e diarreia.

Entre os 362 concluintes do *Ironman de Triatlo* no Havaí, que terminaram numa tenda médica em 2004, 63% teve um ou mais problemas GI. Isso representa cerca de 14% da totalidade. O problema mais comum foi náusea, seguida de vômito, diarreia e cólicas abdominais. O sofrimento GI não tem relação com tempos de corrida ou gênero (Sallis, Lonacre e Morris, 2007).

Problemas estomacais, náusea, cólicas e urgência para uma parada são problemas comuns entre atletas de esportes de corrida. Uma vez que cada pessoa tem uma reação intestinal própria ao exercício prolongado, sua melhor aposta é tornar-se um detetive alimentar e manter registros dos alimentos para descobrir os possíveis responsáveis, ou, no mínimo, reduzir o problema. Durante vários dias, elimine um alimento problemático suspeito, como leite, brócolis, cebolas, milho, feijões comuns ou chiclete sem açúcar com sorbitol. Será que o problema desaparece quando o alimento não está em seu sistema? O problema volta quando o alimento suspeitado é reintorduzido na dieta?

As escolhas do que comer antes do exercício variam de pessoa para pessoa e de desporto para desporto – não há uma opção certa ou errada. Minha experiência tem mostrado que cada atleta precisa aprender, por tentativa e erro, durante o treinamento e as competições, o que funciona melhor para o seu organismo e o que não funciona. Desde o primeiro dia do programa de treinamento, você deve treinar não apenas o coração, pulmões e músculos, mas ainda o trato intestinal a tolerar o alimento ingerido antes do exercício.

Para treinar o trato intestinal a tolerar o combustível pré-exercício, comece com um biscoito tipo *cracker* ou um gole de uma bebida desportiva; aos poucos, adicione mais até ingerir cerca de 200 a 300 kcal uma hora antes do treino. Tenha em mente os seguintes fatores que podem desencadear problemas GI:

- **Tipo de desporto.** Ciclistas, nadadores, esquiadores *cross country* e outros que se exercitam em uma posição relativamente estável relatam menos problemas GI que atletas de modalidades desportivas que provocam solavancos e colisões no intestino.
- **Estado de treinamento.** As pessoas não treinadas que estão começando um programa de exercícios relatam mais problemas GI do que os atletas bem treinados que desenvolveram tolerância ao exercício. Se você é um principiante que está sofrendo de desconfortos GI, aumente de forma gradual o volume e a intensidade de seu treinamento de forma que o corpo possa ajustar-se às mudanças.
- **Idade.** Problemas GI ocorrem com mais frequência em atletas mais jovens do que em veteranos. Os atletas mais jovens podem ser menos treinados e, possivelmente, ter menos conhecimento nutricional e experiência com a alimentação pré-competição. Já os veteranos tiveram a oportunidade de aprender a partir de anos de erros nutricionais.
- **Gênero.** As mulheres, quando comparadas aos homens, relatam mais problemas GI, particularmente no período menstrual. As alterações hormonais

que ocorrem durante a menstruação podem contribuir para as evacuações mais frequentes.
- **Estresse emocional e mental.** Atletas tensos são mais suscetíveis a relatar que os alimentos demoram a ser digeridos e pesam no estômago.
- **Intensidade do exercício.** Durante exercícios leves a moderados, o corpo pode digerir o alimento e, ao mesmo tempo, exercitar-se confortavelmente. Entretanto, durante exercício intenso, a mudança do fluxo sanguíneo do estômago para os músculos em atividade pode ser responsável por problemas GI.
- **Ingestão alimentar pré-competição.** Comer em excesso alimentos com alto teor de proteína e gordura (como *bacon* e ovos ou hambúrgueres fritos), pouco antes do exercício, pode causar problemas GI. Aqueles alimentos favoritos, já testados e aprovados, com baixo teor de gordura e ricos em carboidrato (como farinha de aveia ou bananas), que são parte da sua dieta de treinamento do dia a dia, são uma opção mais segura.
- **Fibras.** As dietas com alto teor de fibras intensificam os problemas GI. Se você está comendo grandes quantidades de farelo de cereais ou barras energéticas ricas em fibras, tente reduzir sua ingestão por uma semana para observar se você se sente melhor.

Dicas a atletas competitivos

Para determinar o lanche ou refeição certa pré-competição para seu organismo, tente as seguintes orientações:

- Sempre consuma alimentos conhecidos antes de uma competição. Não tente coisas novas! Alimentos novos trazem um risco de não assentar bem e causar desconforto intestinal, acidez estomacal, azia ou cólicas ou paradas por necessidade. Agende alguns treinos de intensidade similar e no mesmo horário do dia da competição e tente alimentos diferentes para determinar quais serão melhores (e a quantidade) no dia da competição.
- Se você sabe que ficará nervoso e incapaz de tolerar qualquer alimento antes de um evento, faça um esforço especial para comer bem no dia anterior. Consuma um lanche extragrande antes de dormir como se fosse o café matinal. Alguns atletas conseguem, com conforto, consumir alimento antes da competição, mas outros preferem se abster.
- Se você tem um estômago delicado, tente substituições com refeições líquidas (batidas, *Boost*) para confirmar se oferecem alguma vantagem. Antes de trocar para uma refeição líquida pré-evento, seja caseira liquidificada, seja em lata comprada, experimente durante o treino para determinar se esse novo alimento funciona bem para você.

- **Cafeína.** Alguns atletas buscam melhorar o desempenho, tomando uma caneca de café maior do que a usual, mas acabam com distúrbios gástricos, diarreia e desempenho abaixo do padrão.
- **Géis e soluções concentradas de açúcar.** As soluções altamente concentradas de açúcar consumidas durante o exercício podem provocar desconforto estomacal. Não confunda as bebidas de recuperação, com alto teor de carboidrato (cerca de 200 kcal por 240 mL), com os repositores de líquidos, com baixo teor de carboidrato.
- **Alimentos sem açúcar, com sorbitol.** É possível que você tenha problemas ao digerir alguns tipos de carboidratos, tendo que ver um nutricionista, especializado em dietas FODMAP (oligo-, di- e monossacarídeos e polióis fermentáveis; veja o Apêndice A).
- **Nível de hidratação.** A desidratação aumenta o risco de problemas intestinais. Durante o treinamento, procure beber diferentes líquidos em horários regulares (240 mL a cada 15 a 20 minutos de exercício vigoroso) para aprender como seu corpo reage à água, às bebidas desportivas, ao suco diluído e a quaisquer líquidos que beber durante a competição.
- **Alterações hormonais.** O processo digestório está sob controle normal, e o exercício estimula alterações nesses hormônios. Por exemplo, os níveis

- Ao se deslocar para um evento, embale um suprimento de alimentos já testados e aprovados para casos de emergência. Se ocorrerem atrasos, você ficar preso no trânsito ou ocorrer problemas num avião, assim mesmo você poderá alimentar adequadamente o organismo. Eis algumas sugestões para um *kit* de emergência com alimentos para um atleta que viaja:
  - Sacolas lacráveis com cereais secos (granola, *Cheerios*, aveia).
  - Biscoito água e sal, *pretzels* mais rijos, tortilas, *wraps* de cereal.
  - Barras de granola, biscoito salgado integral.
  - Frutas secas, *mix* de frutas secas, nozes.
  - Pasta de amendoim, geleia, mel (de preferência em porções individuais).
  - Saquinhos ou latas de fácil abertura com atum ou frango.
  - Água, suco, bebidas desportivas, achocolatado em caixinha.
- Se você tiver um "alimento mágico", certifique-se de levá-lo com você. Mesmo que seja um item comum, como barras *Clif*, embale-as para ter certeza de tê-las disponíveis.
- Beba líquidos extras no dia anterior para que sua urina seja clarinha. Beba de dois a três copos de líquido até duas horas antes do evento e beba mais um ou dois copos (conforme tolerar com conforto) entre 5 e 10 minutos antes do início.

pós-maratona de hormônios GI em maratonistas tendem a ser duas a cinco vezes mais altos do que os níveis em repouso. Essas alterações hormonais podem fazer com que o alimento atravesse mais rápido o sistema digestório e explicam por que algumas pessoas têm problemas GI, independentemente do que comam.
- **Síndrome do intestino irritável.** Por volta de 10 a 20% dos norte-americanos sofrem da síndrome do intestino irritável. O número inclui uma porção de pessoas atléticas que podem ficar para trás em decorrência dos sintomas durante um exercício. Ainda assim, em geral, o exercício é capaz de melhora os sintomas (Johannesson et al., 2011).
- **Doença celíaca não diagnosticada.** As mesmas pessoas que, rotineiramente, têm "estômagos sensíveis" e problemas intestinais acham que o exercício exagera o problema. Marta, corredora de 17 anos do ensino médio, continuava sem evoluir, com urgência fecal durante competições *cross country*. Apareceu na clínica em busca de ajuda para compreender o problema GI. Quando perguntei sobre a história médica, mencionou que teve uma tireoide inativa, três ossos quebrados nos últimos quatro anos e anemia recorrente. O pai teve câncer de cólon; a mãe, osteoporose severa, e a tia teve diabetes. Todas essas questões médicas constituíram um alerta para doença celíaca.

Sugeri que Marta procurasse um médico gastroenterologista. Sem dúvida, doença celíaca era o problema. Quando ela iniciou uma dieta sem glúten (sem trigo), o problema intestinal começou a diminuir em poucas semanas depois. Considerando-se que 1% dos norte-americanos apresenta doença celíaca e apenas por volta de 10% tem o diagnóstico (e outros têm um diagnóstico incorreto como portadores de síndrome do intestino irritável), é possível que você queira conversar com um médico se sua história for parecida com a de Marta. Veja o Capítulo 6 e o Apêndice A para mais informações sobre doença celíaca.

Coma os alimentos certos na hora certa

O truque para completar o seu treino com energia de sobra é abastecer-se com os alimentos certos na hora certa antes do evento. A Figura 9.1 mostra as fases da digestão. No caso de treinos inferiores a 60 a 90 minutos, o lanche pré-exercício deve ser predominantemente carboidrato, pois sai rapidamente do estômago (comparado à proteína e à gordura) e fica prontamente disponível para ser utilizado pelos músculos. No entanto, antes de exercício prolongado, como uma corrida longa ou uma corrida de bicicleta de grande distância, adicionar pasta de amendoim ao *bagel* contribui para energia sustentada. Eis algumas sugestões para diferentes tipos de eventos, em diversos horários do dia.

Horário: evento às 8 horas, como uma corrida de rua, uma prova de natação ou uma aula forte na bicicleta ergométrica.
Refeições: coma um jantar rico em carboidrato e beba bastante água no dia anterior. Na manhã do evento, por volta das 6 ou 6h30min, faça uma refeição

leve de 200 a 400 kcal (dependendo da sua tolerância), como um iogurte e uma banana ou uma barra de granola com café e leite e mais água. Coma alimentos com os quais esteja familiarizado. Se desejar uma refeição mais farta, procure levantar para comer entre 5 e 6 horas.

Se seu organismo não tolera o café da manhã antes do exercício pesado nas primeiras horas do dia, tome-o antes de ir dormir na noite anterior. Uma tigela de cereal, um *bagel* com pasta de amendoim ou pacotinhos de farinha de aveia ajudarão a aumentar as reservas de glicogênio hepático e a prevenir um baixo nível de açúcar na manhã seguinte.

Horário: evento às 10 horas, como uma prova de ciclismo ou um jogo de futebol.

Refeições: coma um jantar com alto teor de carboidrato e beba bastante água no dia anterior. Na manhã do evento, tome um café da manhã usual por volta das 7 horas para permitir três horas para a digestão. Essa refeição evitará a fadiga que resulta da hipoglicemia. Algumas opções populares são farinha de

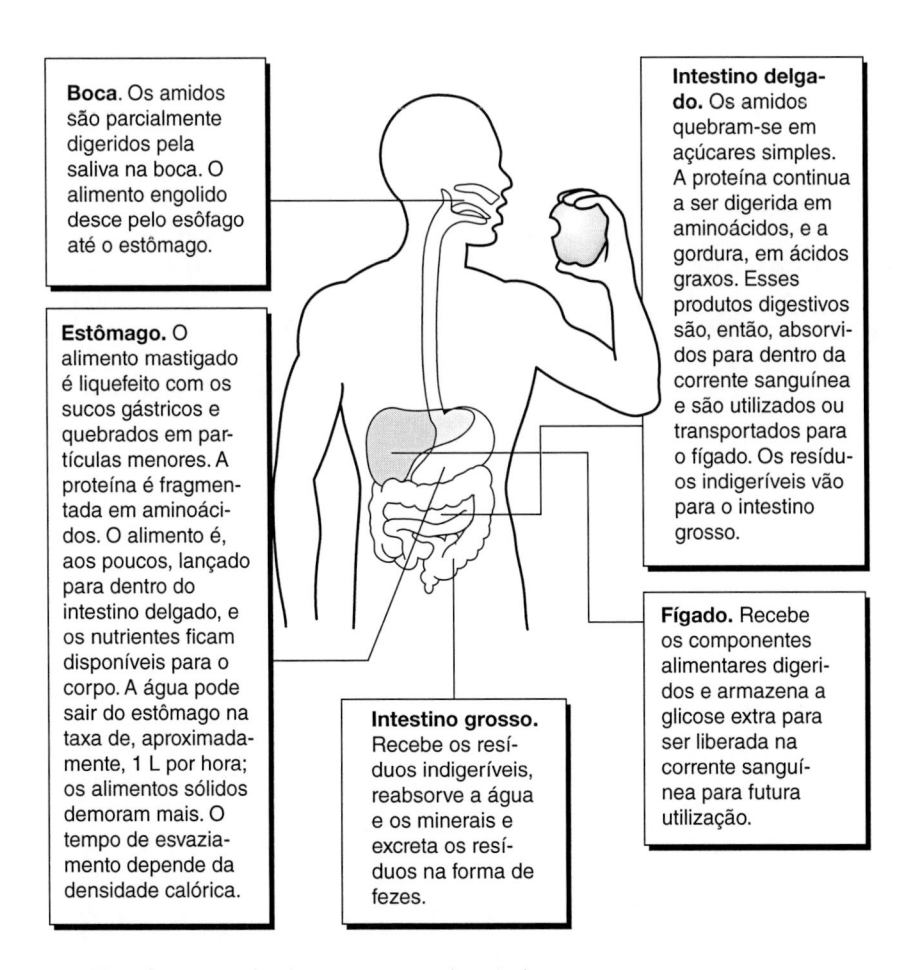

Boca. Os amidos são parcialmente digeridos pela saliva na boca. O alimento engolido desce pelo esôfago até o estômago.

Estômago. O alimento mastigado é liquefeito com os sucos gástricos e quebrados em partículas menores. A proteína é fragmentada em aminoácidos. O alimento é, aos poucos, lançado para dentro do intestino delgado, e os nutrientes ficam disponíveis para o corpo. A água pode sair do estômago na taxa de, aproximadamente, 1 L por hora; os alimentos sólidos demoram mais. O tempo de esvaziamento depende da densidade calórica.

Intestino delgado. Os amidos quebram-se em açúcares simples. A proteína continua a ser digerida em aminoácidos, e a gordura, em ácidos graxos. Esses produtos digestivos são, então, absorvidos para dentro da corrente sanguínea e são utilizados ou transportados para o fígado. Os resíduos indigeríveis vão para o intestino grosso.

Intestino grosso. Recebe os resíduos indigeríveis, reabsorve a água e os minerais e excreta os resíduos na forma de fezes.

Fígado. Recebe os componentes alimentares digeridos e armazena a glicose extra para ser liberada na corrente sanguínea para futura utilização.

FIGURA 9.1 Transformação do alimento em combustível.

aveia, um *bagel* com pasta de amendoim e uma banana e iogurte com passas e frutas vermelhas.

Horário: evento às 11 horas, como uma luta de boxe da categoria peso leve, uma disputa de luta romana ou outro desporto por categorias de peso que requeira a pesagem 1 ou 2 horas antes da competição.

Refeições: os atletas que seguiram uma dieta muito rígida e se desidrataram para alcançar um peso específico para a sua modalidade desportiva têm somente algumas horas após a pesagem para se prepararem para a competição. Precisam repor água, carboidrato e sódio. Uma meta ideal para um atleta depletado de 68 kg seriam 700 kcal (basicamente de carboidrato), 2.200 mg de sódio e 2 L de água (Slater et al., 2007). A ingestão variará muito, dependendo da tolerância de cada atleta aos alimentos. Muitos lutadores acabam vomitando na lona depois de terem exagerado na comida após a pesagem. Algumas opções de alimentos podem ser estas:

- Sopa de talharim com frango, pão e bastante água.
- Batatas fervidas e com sal, caldo de verduras ou carne, biscoitos salgados e água.
- *Ginger ale* ou cola, sanduíche de presunto com mostarda, água.
- Gatorade *Endurance* e batatas *chips* assadas.

Horário: evento às 14 horas, como um jogo de futebol ou *lacrosse*.

Refeições: um jogo à tarde dá a você tempo para tomar um farto café da manhã com alto teor de carboidrato, como uma rabanada e também um almoço leve ou um substancioso *brunch* por volta das 10 horas, restando, ainda, quatro horas para a digestão. Como sempre, faça um jantar com alto teor de carboidrato na noite anterior e beba bastante líquido no dia anterior e até o meio-dia. As opções populares de *brunch* incluem rabanada, panquecas, cereal, ovos mexidos, ovos *pochê* sobre torrada, *bacon* à moda canadense, *bagels*, salada de frutas frescas, suco de frutas 100%, iogurte de frutas e batidas de frutas.

Horário: evento às 20 horas, como um jogo de basquetebol.

Refeições: você pode digerir completamente um café da manhã substancioso e com alto teor de carboidrato e o almoço à tardinha. Planeje jantar cedo, conforme o tolerado, por volta das 17 horas e faça um lanche pré-jogo, às 19 horas. Beba bastante líquido o dia todo. Duas opções populares de jantar são massa com molho de tomate e almôndegas e frango com uma porção grande de arroz ou batata, e mais enroladinho, salada de frutas e sorvete com pouca gordura.

Horário: evento durante todo o dia, como uma caminhada vigorosa de longa distância, uma prova de ciclismo de 160 km ou um dia de esqui *cross country*.

Refeições: dois dias antes do evento, reduza a intensidade dos exercícios. Tire um dia de recuperação um dia antes para possibilitar que os músculos reponham as reservas de glicogênio depletadas. Faça refeições ricas em carboidrato no café da manhã, no almoço e no jantar. Veja o Capítulo 6 para informações sobre carga de carboidrato. Beba bastante líquido. No dia do evento, tome um café da manhã já testado e aprovado, de acordo com a sua tolerância. Mingau de aveia e *bagels* com pasta de amendoim têm a preferência.

Enquanto estiver se exercitando, procure comer alimentos à base de carboidrato (pão de banana, barras energéticas, frutas secas, bebidas desportivas e géis) a cada 60 a 90 minutos para manter a taxa normal de açúcar no sangue. Se parar na hora do almoço, faça uma refeição de tamanho confortável, mas, em geral, tente distribuir suas calorias de maneira uniforme ao longo do dia. Inclua alguns alimentos com proteína e gordura, como pasta de amendoim, nozes e queijo, pois oferecem energia sustentada, já que a gordura dos alimentos demanda algumas horas para se transformar em combustível. Beba líquidos antes de ficar com sede; você deve sentir necessidade de urinar pelo menos três vezes ao longo do dia.

Alimentando-se entre três e quatro horas antes de um treino

A maioria dos atletas, em geral, prefere ter entre três a quatro horas de digestão de uma refeição completa. A refeição assim tem tempo suficiente para deixar o estômago, em especial se os atletas não exageram em alimentos muito gordurosos (*cheeseburguers* e batatas fritas) que demandem mais tempo para digerir que uma refeição com massa, à base de carboidratos. Kyle, corredora universitária, não fez o café matinal, mas fez uma combinação dessa refeição com o almoço (*brunch*) às 11 horas, sabendo que seria útil para seu treino das 16 horas. Também lanchou alguns biscoitos salgados integrais e uma banana, às 15 horas, uma quantidade pequena de alimento a oferecer combustível e acalmar a fome. A Tabela 9.1 sugere quantidades de alimento a serem consumidos antes de um exercício.

Para um triatleta com 68 kg que iniciará uma corrida de bicicleta de 80 km às 10 horas, 600 calorias de carboidratos no café da manhã, às 8 horas, traduzem-se no seguinte:

- Uma tigela de granola com uma banana grande e leite.
- Três a quatro panquecas com xarope de bordo.
- Três embalagens de aveia com uma caixinha de passas de uva.

Isso é mais do que muitos atletas tendem a comer!

TABELA 9.1 Metas sugeridas para combustível pré-exercício

Uma vez que cada pessoa difere quanto à tolerância a alimentos antes de um exercício, os números a seguir são apenas sugestões. Tente durante um treino determinar a quantidade de comida que funciona bem para seu organismo. A quantidade tolerada varia conforme o esporte e a intensidade do exercício. Isso é, ciclistas costumam comer mais que corredores.

Tempo pré-exercício	Gramas de carboidratos (g/kg do peso corporal)	Calorias (para atleta com 68 kg)
4 horas	4 g/kg	1.200
2 horas	2 g/kg	600
5-60 minutos	1 g/kg	300

Por favor, não exagere contando gramas de carboidratos, trata-se tão somente de um guia. Adicionar um pouco de gordura ou proteína (como ovos ou pasta de amendoim) pode ajudar a mantê-lo alimentado por mais tempo, além de proteger seus músculos, mas os carboidratos são aqui o fator mais importante como combustível. Proteína ou gordura em excesso (uma omelete grande de queijo com *bacon* e bolinhos de batata inglesa) pesaria no estômago, contribuindo para um treino desagradável.

Sherman et al. (1989) fizeram um estudo que demonstra a importância de se fazer uma refeição farta quatro horas antes do exercício; no estudo, ciclistas ingeriram coisa alguma ou 1.200 kcal de carboidratos (4,4 g/kg do peso corporal), quatro horas antes de um teste-exercício até a exaustão. Quando ingeriram uma refeição com 1.200 kcal (o que é muita massa e molho), conseguiram pedalar 15% mais forte durante os 45 minutos finais, na comparação com o teste em que nada ingeriram. Considerando que as corridas de bicicleta em estradas e que muitos eventos competitivos são vencidos ou perdidos por frações de segundos, estar 15% mais forte constitui uma enorme vantagem. O carboidrato que os ciclistas ingeriram antes do exercício forneceu o combustível a mais para o final do treino, quando estavam baixas as reservas de glicogênio.

Ainda que este estudo focou ciclistas que tendem a relatar menos queixas gastrointestinais que atletas de esportes de corrida que duelam com o estômago, vale a pena o benefício. Se você sempre fez exercícios à tarde com estômago vazio, talvez descubra que pode se exercitar com mais afinco e por mais tempo, fazendo um café da manhã e um almoço mais fartos, além de um lanche pré-exercício, uma hora antes do treino. Mesmo em dieta, você deve seguir esse padrão; você precisa de combustível durante a parte ativa de seu dia. Pode perder peso à noite, enquanto dorme! Veja o Capítulo 16.

Ingerindo alimentos uma hora ou menos antes dos treinos

Os que se exercitam pela manhã antes do café, em especial, precisam estar seguros de terem se alimentado adequadamente. Se você sai da cama e nada ingere antes de pular na piscina, participar de uma aula de *CrossFit* ou correr, pode estar correndo com escassos recursos. Seu desempenho será melhor se ingerir alguma coisa antes do exercício. Durante a noite, é possível que gaste o glicogênio do fígado, a fonte de carboidratos que mantém normais os níveis de açúcar do sangue. Ao iniciar o treino com nível baixo de açúcar, cansará mais cedo do que se tivesse ingerido alguma coisa.

FATO OU FICÇÃO

O alimento que você ingere na hora antes do exercício pesa no estômago e não é útil.

Os fatos: você pode pegar algo para comer apenas cinco minutos antes do exercício e esse alimento será bem utilizado – desde que você se exercite num ritmo que possa ser mantido por mais de meia hora. Isso é, talvez você não queira comer muito cinco minutos antes de um treino de corrida árduo, mas poderia comer uma banana antes de colocar os tênis nos pés. Pesquisas sugerem que ingerir uma barra de cereais 15 minutos antes do exercício moderado oferece o mesmo reforço de energia que ingerir uma barra 60 minutos antes de se exercitar (Kerr, 2008).

A quantidade de pessoas que consegue comer antes de um treino matinal varia de pessoa a pessoa, indo de alguns biscoitos salgados até uma fatia de torrada, um pouco de suco ou uma tigela de cereais. Se você nada consumiu desde o jantar das 18 horas na noite anterior, o açúcar do sangue, definitivamente, precisará de um reforço. No entanto, se tiver feito um lanche farto na noite anterior, a necessidade será menor de um alimento bem cedo pela manhã.

A regra mais importante é consumir 4,4 calorias de carboidrato a cada kg do peso corporal, em 5 a 60 minutos antes de se exercitar (ACSM, ADA e Dietitians do Canada, 2009). Seja ingerindo alimento para uma corrida matinal ou uma sessão de *CrossFit* após o trabalho, 300 kcal pré-exercício de carboidrato para um atleta de 68 kg traduzem-se em:

- Duas embalagens de aveia instantânea (com sabor).
- Um *bagel* e 240 mL de suco de laranja.
- Um saquinho de *mix* de cereais com frutas secas, cereais e *pretzels*.
- Uma barra energética e 480 mL de uma bebida desportiva.

Como há variação demasiada em relação à tolerância, definir a melhor quantidade de alimento pré-exercício fica difícil. Alguns atletas competitivos acordam duas horas mais cedo só para comer e voltam a dormir, dando tempo para que o alimento chegue ao estômago. Outros comem parte de um *bagel*, uma banana ou algum outro alimento de fácil digestão na saída para o treino. E há os que costumam se exercitar de estômago vazio. Se esse for seu caso, um abstêmio, leia este estudo importante capaz de convencê-lo a tentar comer pelo menos 100 kcal de um lanche matinal antes de se exercitar.

Pesquisadores solicitaram a um grupo de ciclistas que pedalassem moderadamente forte enquanto conseguissem. Quando fizeram o café da manhã (400 kcal de carboidrato), pedalaram durante 136 minutos, na comparação com apenas 109 minutos sem café da manhã, apenas água (Schabort et al., 1999). Sem dúvida, esses atletas poderiam treinar melhor com um pouco de alimento nos tanques. O combustível pré-exercício matinal provavelmente agirá por você também. Estimulo-o a tentar e observar os benefícios. Catherine, nadadora que treina bem cedo, aprendeu que, simplesmente, não queria comer às 5 horas; assim, fazia o café matinal às 21 horas da noite anterior, com uma tigela de cereais, antes de ir para a cama. Isso funciona bem para ela e para muitas outras pessoas que se exercitam de manhã.

Hipoglicemia reativa

Pessoas em boas condições físicas costumam ser capazes de regular a glicose do sangue com bastante menos insulina que as pessoas sedentárias, e não têm as "quedas de insulina" (hipoglicemia de rebote). Mas há aquelas muito mais sensíveis que outras a quedas da glicose no sangue. Para ficar no lado seguro, caso esteja com fome e sentir muita vontade de comer doces antes do treino da tarde, coma-os dentro de 10 minutos de exercício. Se for sensível ao açúcar, opte por um carboidrato de baixa glicemia, como uma pera, uns damascos secos ou um achocolatado. Esse plano minimizará o risco de uma possível reação hipoglicêmica, pois a insulina não terá aumentado muito nesse curto espaço de tempo. Ou consuma um gel, um pouco de mel, uma goma de mascar açucarada ou outra forma de carboidrato enquanto faz o aquecimento, ou no começo do exercício, e a cada 20 a 30 minutos durante o exercício.

FATO OU FICÇÃO

O açúcar pré-exercício prejudica o desempenho.

Os fatos: apesar da crença popular, a maioria dos atletas consegue tolerar uma dose de açúcar antes do exercício sem problemas físicos. Mesmo uma barrinha de chocolate ingerida cinco minutos antes dificilmente prejudicará o desempenho. No entanto, uma solução melhor do que consumir doces antes do exercício como um aumento de energia é manter um nível de energia alto ao longo do dia, ingerindo calorias suficientes de alimentos saudáveis no café da manhã e no almoço.

Para algumas pessoas, consumir um alimento com alto teor de açúcar 15 a 45 minutos antes do exercício pode ter um efeito negativo. Uma dose concentrada de açúcar (seja o natural no suco de laranja ou o refinado em refrigerantes e jujubas) aumenta, de forma rápida, sua glicose sanguínea; mas, simultaneamente, faz com que o pâncreas secrete uma grande quantidade de insulina. A insulina transporta o açúcar em excesso para fora do sangue e para os músculos. O exercício, como a insulina, aumenta de forma semelhante esse transporte. Assim, a glicose sanguínea pode cair a um nível anormalmente baixo logo que você inicia o exercício.

A maioria de meus clientes com queixas de "abalos no açúcar", simplesmente, comeu pouco antes do exercício. Kathy, uma professora que ia direto para a academia após um dia escolar movimentado teve "quedas" de baixo açúcar no sangue, simplesmente porque não repunha calorias durante todo o dia. Estava tentando muito perder peso e comia apenas porções pequenas no café matinal e almoço. Em 15 minutos do início do exercício, sentia tonturas, insegurança, falta de coordenação e de motivação para continuar. Como solução, sugeri que fizesse o seguinte:

- Ter um farto café da manhã e almoço (e um jantar mais modesto).
- Fazer um lanche pré-exercício com biscoitos salgados integrais e um pouco de pasta de amendoim.

Fazendo isso, Kathy descobriu que possuía energia para aproveitar o exercício, sentia menos fome ao chegar em casa e conseguia ingerir menos calorias à noite. Aprendeu a perder peso enquanto dormia e não durante o exercício físico (Cap. 16).

Cafeína pré-exercício

A cafeína é um energético pré-exercício popular, conhecida por ajudar os atletas a treinar com mais vigor e por mais tempo se ingerida com moderação. Estimula o cérebro e contribui para um estado mental alerta e com melhor concentração. Há muitos estudos de qualidade sobre o uso da cafeína para os exercícios de resistência, como corridas e passeios ciclísticos longos, e para exercícios de curta duração e intensidade mais alta, como o futebol. A grande maioria dos estudos conclui que a cafeína, ingerida uma hora antes do exercício, de fato melhora o desempenho (em cerca de 11%) e faz com que o esforço pareça mais fácil (em aproximadamente 6%).

Uma dose-alvo de cafeína tem por volta de 3 miligramas a cada kg (Doherty e Smith, 2005). Para um atleta com 68 kg, essa quantidade fica em torno de 225 mg de cafeína. A Tabela 9.2 traz as quantidades de cafeína em alguns cafés energizantes.

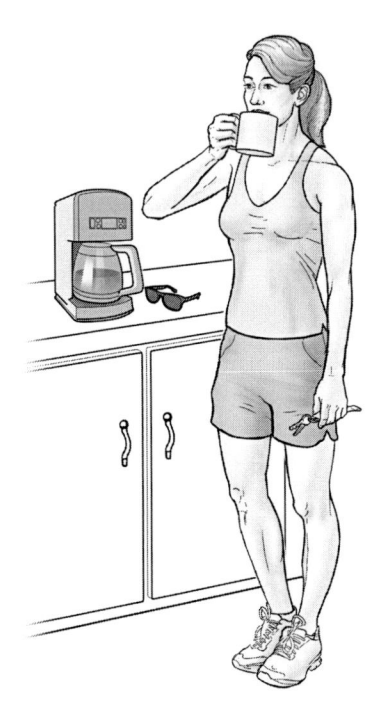

TABELA 9.2 Conteúdo de cafeína em bebidas comuns e outras bebidas

Fonte de cafeína	Teor médio de cafeína (mg)
Coffee, 16 oz (480 mL) xícara	
Café, coado *Maxwell House*	135-215
Starbucks preparado, grande	330
Dunkin' Donuts	180
Descafeinado *Dunkin Donuts* ou *Starbucks*	15-23
Outras bebidas	
Expresso *Starbucks* duplo (195 mL)	150
Expresso genérico, tirada de 30 mL	40 (30-90)
Chocolate quente, 360 mL	12
Chá	
Chá por infusão, 480 mL	60-160
Tazo Chai Tea Latte Starbucks, 480 mL	95
Chá de limão *Snapple*, 480 mL	62
Lipton Pure Leaf Iced Tea 480 mL	60
Arizona Iced Tea, Green, 480 mL	15
Refrigerante, lata de 360 mL*	
Mountain Dew normal ou *diet*	54
Pepsi One	54
Pepsi	38
Pepsi diet	35
Coca-Cola clássica ou *diet*	35
Root beer Barq's	23
Mug Root Beer	0
7-Up	0
Bebidas energéticas	
Red Bull, 250 mL	80
Rockstar, 240 mL	80
Monster Energy Drink (240 mL)	80
5-Hour Energy (60 mL)	200
Suplementos desportivos descafeinados	
Goma de mascar *Jolt*, 1 pedaço	45
Gel *Gu* de baunilha, 30 g	20

(continua)

TABELA 9.2 Conteúdo de cafeína em bebidas comuns e outras bebidas (continuação)

Fonte de cafeína Drogas	Teor médio de cafeína (mg)
NoDoz, força máxima, 1 comprimido	200
Dexatrim, 1 comprimido	80
Excedrin, 1 comprimido	130
Anacin, 1 comprimido	64

* Crianças pequenas que bebem uma lata de refrigerante tipo cola podem estar ingerindo o equivalente em cafeína ao que um adulto bebe em uma xícara de café.

Copyright CSPI, 2007. Adaptada de Nutrition Action Healthletter. www.cspinet.org.

Embora uma xícara de café antes do exercício possa ser um energizante útil, mais que isso pode não ter valor. Ciclistas bem treinados apresentaram desempenhos igualmente bons com cerca de 350 mg de cafeína e com 850 mg (Passman et al., 1985). Portanto, se você estiver tentado a animar-se com uma segunda caneca cheia, repense: pode descobrir que essa segunda caneca irá deixá-lo agitado.

Uma vez que cada pessoa tem uma reação diferente à cafeína, não pressuponha que seu desempenho será melhor com um reforço dessa substância. Talvez você acabe nauseado, sofrendo de acidez estomacal ou agitação em um momento em que já está nervoso e ansioso. E fique prevenido: embora uma xícara de café pela manhã possa ajudar com uma evacuação desejável, uma caneca cheia antes da competição pode levar a problemas no trânsito intestinal. Experimente durante o treinamento para determinar se o melhor para você é uma bebida cafeinada ou água pura.

Se você não consegue dormir e usa o café pelo efeito estimulante, repense antes de comprar aquela xícara bem grande de café fresco para acordá-lo pela manhã. É possível que o melhor para você seja fazer um descanso e não se arrastar para treinar. Certifique-se de que não haja nada de errado em seu desejo por cafeína!

CAPÍTULO 10

Alimentando-se durante e após o exercício

Da mesma forma que o que você come antes do exercício influencia significativamente seus níveis de energia, isso também ocorre com o que você come durante e após o exercício prolongado. Estudantes que praticam desportos depois da escola, das 15h30min às 17h30min; executivos que se exercitam no centro desportivo das 17h30min às 19 horas; maratonistas que treinam por uma a duas horas, e outros que se exercitam por mais de 60 minutos precisam pensar em alimentar-se durante o exercício. Infelizmente, muitas dessas pessoas estão com tanta pressa para começar os seus treinos, que não trazem consigo os alimentos e os líquidos que intensificariam os seus esforços. Esquecem que o aumento do desempenho depende não apenas de treinamento mas de combustível!

Este capítulo irá ajudá-lo a desfrutar de alta energia e maior resistência durante as sessões de exercícios que durem mais de uma hora. As práticas comuns de alimentação saudável devem dar conta de sessões mais curtas; mas, quando estiver se esforçando no limite, desejará dar atenção correta ao que come e bebe durante e após os treinos pesados. Pesquisas com ciclistas bem treinados sugerem que aqueles com planos alimentares científicos e específicos desempenharam 6% melhor que os com planos escolhidos por eles próprios (Hottenrott et al., 2012). Seis por cento – o que é muito! Continue a leitura para aprender como elaborar seu próprio plano científico.

Alimentação durante o exercício exigente

Seria ideal que, durante exercício com duração de mais de 60 minutos, você tentasse equilibrar suas perdas pela transpiração e o débito de energia com líquido e carboidratos suficientes para manter em alta a energia e o açúcar do sangue em níveis normais. Você pode aumentar significativamente a energia, consumindo alimentos adequados enquanto executa atividades de resistência. No caso de exercícios de elevada intensidade, é possível que você queira manter os géis e as bebidas desportivas – sem necessidade de mastigação! Mas tenha certeza de beber bastante água com os géis. Todavia, com exercício de baixa intensidade, você consegue digerir e usar alimentos simples, consumidos enquanto se exercita. A Tabela 10.1 mostra vários planos alimentares.

Pesquisas envolvendo ciclistas sugerem que *Sport beans*, bebidas desportivas e géis oferecem, todos eles, os mesmos benefícios de desempenho (Campbell et al., 2007). Seu organismo não se importa se você ingere carboidrato sólido ou líquido: ambos são igualmente eficazes (Mason; McConell e Hargreaves, 1993). Mesmo o açúcar pode ser um lanche positivo durante o exercício (Cap. 6). O importante é ingerir o suficiente, 60 a 90 g (240 a 360 kcal) é mais do que muitos atletas de resistência jamais considerariam ingerir. Consulte a tabela 6.6, Conteúdo de Carboidrato de Alimentos Comuns, no Capítulo 6, para saber a que correspondem 60 a 90 gramas.

Sua melhor aposta é misturar seus alimentos e líquidos para obter uma variedade de tipos de carboidratos de alimentos naturais e industrializados. Em lugar de bebidas desportivas tão somente, opte por uma bebida desportiva e anéis de maçã seca ou (uma parte) barra energética e mais água extra. Como açúcares diferentes usam diferentes transportadores, você consegue absorver mais carboidratos e ter mais combustível para apoiar seu exercício de resistência se escolher uma variedade de alimentos que oferecem várias formas

TABELA 10.1 Sugestões de alimentos durante o exercício

Tipo de exercício	Ingestão de carboidrato durante o exercício	Exemplos
<45 min, como um treino no clube	Nada é necessário, a não ser um lanche pré-exercício	Água quando com sede
1 a 2,5 horas, como jogo de futebol, meia-maratona ou prática da equipe de natação	30-60 g de carboidrato/hora (120-240 kcal de carboidrato/hora), após a primeira hora. (O lanche antes do exercício suporta a primeira hora)	Bebidas desportivas, géis, banana, abacaxi desidratado, anéis de maçã desidratada, bala de goma, *pretzels*
>2,5 horas, intensidade baixa a moderada, como andar numa maratona, ciclismo durante todo um dia ou caminhadas em locais difíceis	Conforme o apetite, mas, pelo menos, 30 g de carboidrato/hora (120 kcal de carboidrato/hora), quando não mais	Pão de banana, *mix* de cereais, fruta desidratada, enrolado com homus, qualquer alimento que assente bem no estômago
>2,5 horas, intensidade contínua de moderada a elevada, como numa corrida de maratona, corrida de aventura ou triatlo	60-90 g de carboidratos/hora (240 a 360 kcal de carboidrato/hora) a partir de uma variedade de alimentos (Ingestões maiores estão associadas a desempenho melhor)	Bebidas desportivas, géis, balas desportivas, barras energéticas, biscoitos doces e doces, alimentos comuns, conforme a tolerância, para mudar carboidratos; proteínas e sabor: enroladinho de pasta de amendoim e mel, achocolatado, carne seca, bastão de queijo

de carboidratos (Jentjens et al., 2006). Você precisa experimentar para determinar quais alimentos ou bebidas funcionam melhor para você e qual a quantidade apropriada.

Durante um treino de resistência de moderado a exigente, os carboidratos oferecem cerca de 50% de sua energia. Com o gasto de carboidratos das reservas musculares de glicogênio, cada vez mais você conta com o açúcar do sangue como energia. Ao consumir carboidratos durante o exercício, como o açúcar nas bebidas desportivas, você dá aos músculos e ao cérebro uma fonte adicional de combustível. Uma vez que muito do desempenho depende da resistência mental, o que você quer é manter um nível normal de açúcar no sangue para conservar o cérebro alimentado de modo a conseguir pensar com clareza, concentrar-se bem e permanecer no foco.

Mais carboidrato é melhor? Não se a fonte de carboidrato apenas lhe assentar no estômago. Tenha em mente que açúcar ou alimentos em excesso ingeridos de uma só vez podem desacelerar a taxa da digestão. Seja mais conservador com as doses de açúcar durante o exercício intenso em tempo quente, quando a rápida reposição de líquido é, talvez, mais importante do que a reposição de carboidrato. Em dias frios, entretanto, em que o risco de ficar desidratado é mais baixo, mais carboidrato pode oferecer a energia bastante necessária.

Considerando que consumir 100 a 250 kcal ou mais por hora (após a primeira hora) pode ser bem mais do que você está acostumado a consumir durante o exercício, você precisa praticar comer durante o treinamento para saber quais alimentos e líquidos funcionam.

Alex, um maratonista principiante, levava balas de alcaçuz, *Gummi Bears* e manga seca numa bolsa na cintura, usada em corridas longas. Também levava uma bolsa com géis, *nuggets*, *pretzel*, banana e garrafas de água, bem como a bebida desportiva que ficaria disponível durante a maratona. Entre os lanches e as bebidas, conseguia manter energia suficiente durante o treinamento de três horas e, simultaneamente, aprendia o que gostava de comer durante o exercício. No dia da maratona, designava alguns amigos para ficarem em postos específicos ao longo do percurso com a tarefa de mantê-lo bem suprido com uma variedade dessas fontes de carboidrato. Ele nunca chegou à exaustão e ficava satisfeito com seu tempo.

Allie, outra maratonista, ficava com o abdome reclamando depois de duas horas de corrida. Não conseguia tolerar líquidos de qualquer tipo, mas sabia que enxaguar a boca com bebidas desportivas ou água a deixava melhor. Esse enxágua oral envia uma mensagem ao cérebro de que está chegando energia. Esse enxágue é capaz de reforçar o desempenho em 2 a 3% se o atleta está correndo de estômago vazio (Rollo e Williams, 2011).

Seja qual for a situação, atletas de resistência, como os maratonistas, os ciclistas de longas distâncias e os triatletas que participam do *Ironman*, precisam elaborar um plano alimentar antecipadamente ao evento e tentá-lo durante os treinos para conhecerem suas preferências. Criando uma lista de vários alimentos experimentados e aceitos, com gosto bom mesmo quando há calor e cansaço, você fica isento de preocupações sobre o que comer (e o que não comer) no dia da competição. Se preocupado estiver com problemas intestinais, consulte o Capítulo 9.

O ideal seria que você soubesse mais ou menos quanto líquido consumir e quantas calorias buscar. Eis como calcular suas necessidades:

- Determine o limite da ingestão de líquidos, pesando-se sem roupas, antes e depois de um treino, a temperaturas diferentes, para determinar a perda de suor por hora.
- Calcule seus alvos calóricos, trabalhando com um nutricionista desportivo, fisiologista do exercício ou com informações da internet (como as encontradas em www.caloriesperhour.com). As informações sobre cálculo de calorias no Capítulo 16 podem também ser úteis para a estimativa de suas necessidades calóricas por hora, da mesma forma que as informações calóricas de alta tecnologia em monitores da taxa cardíaca, relógios esportivos e equipamento para exercício.

Assim como Alex, você também deve inventar um meio para disponibilizar esses alimentos e bebidas durante os treinos e as competições. Se tiver uma equipe de apoio, instrua-a a alimentá-lo em horários definidos para evitar hipoglicemia e desidratação.

Ingerindo alimentos no meio dos treinamentos

Jameel, um devoto da atividade física, percebeu que ficava sem energia depois de correr 45 a 60 minutos e então levantar peso. "Acho que meu levantamento de peso ficaria melhor se eu pudesse novamente comer um pouco depois de correr." Concordei e sugeri vários lanches durante o treino, com 100 a 300 kcal, que reforçariam sua energia para que pudesse exagerar no levantamento de peso – e aproveitar melhor o treino. A cafeteria da academia oferecia as seguintes opções:

- Achocolatado (leite magro ou normal), iogurte com sabor.
- Suco de frutas, batida de frutas.
- Banana, pedaços de melão, abacaxi desidratado, passas de uva.
- Suco de maçã, pêssegos em lata.
- *Pretzels*, *Fig Newtons*, biscoitos para café da manhã *BelVIta*, barras de cereais.

Um lanche doce na metade do treino pode ainda ser equilibrado para caber numa dieta integral geral, considerando que 10% das calorias diárias possam, de maneira adequada, ter origem no açúcar. O que inclui Coca, Pepsi, chá doce gelado (para reforço de cafeína), bebidas desportivas, bala de goma, qualquer tipo de bala e chocolates e *marshmallows*. Os lanches doces oferecem uma dose rápida, embora não contribuam para uma boa saúde; assim, se você preferir essa via, escolha, por favor, basicamente "calorias de qualidade" em outros momentos ao longo do dia.

Ingerindo combustível durante competições e eventos de equipe

Se você for um nadador, lutador de luta romana, adepto do tênis ou jogador de futebol ou basquete competitivo, pode, com frequência, se ver diante de um desafio nutricional apresentado por eventos de equipe e competições que exigem desempenho máximo durante horas, algumas vezes, dias seguidos. Se prestar muita atenção ao que come, você conseguirá vencer com uma boa alimentação. Os atletas que não se preocupam com um plano nutricional para todo um dia de atividades podem se enganar com a capacidade de um desempenho bom ao longo do dia.

Quando você estiver num evento de dia inteiro, certifique-se de levar alimentos conhecidos e aceitos. A seguir, há umas poucas sugestões para auxiliar sua armazenagem de itens na bolsa da academia ou na sacola térmica.

Frutas
Frutas vermelhas desidratadas, abacaxi, manga e outras frutas preferidas.
Passas de uva em caixinhas de porção única.
Maçãs e laranjas.

Proteínas
Amêndoas ou nozes de qualquer tipo, em embalagens de porção individual ou repartidas em pequenos saquinhos.
Pasta de amendoim, porções individuais ou em vidro.
Atum em pacotes ou latas fáceis de abrir.
*Homus** em embalagens individuais.
Ovos fervidos duros*.
Palitos de queijo*.
Queijo *cheddar** (como o queijo magro de *Cabot*, em porções individuais).
Iogurte* mais denso ou normal.

Grãos
Granola.
Quadrados de aveia ou sua marca preferida de cereais secos.
Aveia instantânea se houver água quente.
Pretzels, de preferência, integrais.
Lascas de pão árabe, de preferência, integrais.
Pipoca.

Lanches e outras delícias
Barras *KIND*.
Barras *Kashi*.
Larabars.
Mix de cereais.
Fig Newtons, embalagens individuais.
Chocolate amargo.

---

* N. de R.T.: recomenda-se refrigeração, embora esses alimentos possam resistir por períodos curtos sem refrigeração. O melhor a fazer é investir numa bolsa térmica pequena.

Líquidos
   Água com gás.
   Suco 100%.
   Achocolatado.

Quando comprometido com períodos longos de exercício, as metas do atleta incluem manutenção da hidratação correta e níveis normais de açúcar no sangue. Há necessidade de planejamento de estratégias de reabastecimento assim que possível, após o primeiro evento, em preparação para o seguinte. Conhecer suas metas calóricas e hídricas permite orientar o planejamento do cardápio e da ingestão calórica.

Levar na sacola térmica alimentos desportivos confiáveis e já testados pode facilitar essa tarefa. O atendimento a boas práticas nutricionais pode, com certeza, dar uma boa margem de vitória à equipe. Persuadir os atletas a se dedicarem a fazer uma dieta desportiva adequada pode, no entanto, ser um desafio. Um treinador de universidade sentiu-se frustrado diante do ritual da equipe envolvendo a realização de festas regadas a pizza de linguiça, antes de competições (normalmente com acompanhamento de cerveja), momentos em que os atletas se empanturravam, embora com a musculatura pouco reabastecida e o corpo desidratado. Não surpreendem os maus resultados do time. O técnico adotou uma posição firme: contratou nutricionista desportivo para educar os jogadores em relação aos benefícios da ingestão correta de carboidratos e líquidos antes de competições. Orientou todos os treinadores e auxiliares a exigirem uma alimentação apropriada entre os jogos. Com apoio de vários pais, os jogadores passaram a consumir determinado tipo de pão, bananas, sucos, *pretzels*, iogurte, achocolatado e outros lanches e bebidas desportivos, com elevado teor de carboidratos, para os dias de campeonato. Em viagens para jogos, o técnico pré-selecionava um restaurante apropriado para atendimento de toda equipe, além de arranjos prévios de um bufê econômico com sopas tipo minestrone, biscoitos salgados, talharim com molho de tomates, com acompanhamento de almôndegas, vagens, rolinhos integrais frescos, leite desnatado (com chocolate), sucos e crispis de maçã com iogurte gelificado. Orientava cada jogador a preparar a bolsa para os treinos com os alimentos desportivos preferidos (p.ex., bebidas desportivas, cookies de aveia e passas, barrinha de cereais, laranjas, pão especial, *mix* de cereais) para consumo antes dos treinos e jogos, nos intervalos e após.

Os jogadores perceberam que a ingestão do combustível correto ajudava-os a ter um desempenho melhor, passando a respeitar o valor desse programa alimentar vencedor. Com certeza, começaram a ter mais energia e força. Ainda que nem sempre vencessem, nem sempre estavam acabados nos minutos finais, sentindo-se melhor em relação ao esforço geral.

Se você é um dos atletas que não valorizam um plano alimentar desportivo durante competições de dia inteiro e eventos repetidos, repense. A dieta desportiva certa é capaz de, verdadeiramente, melhorar o desempenho. No caso de você e colegas de equipe terem um bom desempenho apesar de escolhas alimentares insatisfatórias, imaginem o quanto podem melhorar! Consultar o Capítulo 13 para mais informações sobre formas de controle da nutrição da equipe.

O prejuizo das cãibras

As cãibras musculares costumam estar associadas à desidratação. Se você já sofreu a excruciante dor de uma cãibra muscular grave, pode não desejar que ocorra novamente. Infelizmente, ninguém entende totalmente o que causa cãibras musculares. Um estudo de campo com 433 triatletas participantes do *Ironman* sugere que os que sofreram cãibras haviam se exercitado muito mais que o usual, tinham uma história familiar de cãibras e haviam sofrido antes de lesões nos ligamentos ou tendões. (Shang, Collins e Schwellnus, 2011). Considerando que a cãibra normalmente ocorre quando os músculos estão fatigados, esse problema pode estar relacionado a um mau funcionamento nervoso, que gera um desequilíbrio entre a excitação e a inibição musculares, impedindo o relaxamento muscular (Schwellnus et al., 2004).

Embora as cãibras provavelmente estejam relacionadas com o esforço excessivo, outros fatores de predisposição podem incluir perda de líquidos, condicionamento inadequado e desequilíbrio eletrolítico. A solução costuma estar na massagem e no alongamento. Em outros momentos, a nutrição pode estar envolvida. Embora as dicas alimentares a seguir não garantam a solução do problema, recomendo que as pessoas que tenham predisposição descartem essas possíveis causas contribuintes:

- **Deficiência de água.** As cãibras costumam coincidir com a desidratação. Para prevenir as cãibras induzidas pela desidratação, beba líquidos suficientes antes, durante e após o exercício. Sempre beba uma quantidade suficiente de líquidos diariamente, de forma que sua urina seja clara, amarelo-clara e abundante. Durante uma sessão de exercícios longa, a ingestão-alvo para um atleta de 68 kg deve ser em torno de 240 mL de líquidos a cada 15 a 20 minutos. Veja o Capítulo 8 para mais informações sobre recomendações de líquidos.
- **Deficiência de sódio.** Atletas que se exercitam muito durante mais de quatro horas em tempo quente, como tenistas, triatletas e ultracorredores, podem estar se colocando em risco de desenvolver um desequilíbrio de sódio capaz de contribuir para cãibras se consumirem apenas água durante o evento e nenhuma comida ou bebida com sódio. Bebidas para os desportos de resistência e *pretzels* salgados podem ser opções inteligentes de lanches durante exercícios extenuantes e prolongados. Aaron, um tenista, costumava levar picles aos campeonatos.
- **Deficiência de cálcio.** O cálcio tem uma função fundamental nas contrações musculares. Algumas pessoas ativas relatam que as cãibras desaparecem quando aumentam a ingestão de cálcio. Por exemplo, uma bailarina descobriu que, depois que reintroduziu iogurte e leite desnatado em sua dieta, as cãibras sumiram. Um alpinista resolveu o problema, tomando comprimidos antiácidos contendo cálcio, como o *Tums*, enquanto fazia as longas caminhadas. Porém, alguns cientistas do exercício argumentam que o desequilíbrio de cálcio parece ser uma causa improvável de cãibras musculares, porque, ao ocorrerem deficiências alimentares, o cálcio é liberado dos ossos para suprir o que é necessário para uma contração muscular

adequada. Todavia, para descartar qualquer possível relação entre uma dieta pobre em cálcio e as cãibras, os atletas afligidos por elas devem consumir laticínios ou outras fontes de cálcio (suco de laranja ou leite de soja enriquecido com cálcio), pelo menos, duas vezes por dia.

- **Deficiência de magnésio.** Assim como os músculos necessitam de cálcio para contrair, também precisam de magnésio para relaxar. O magnésio ajuda a reduzir as cãibras nas pernas que ocorrem no meio da noite (Roffe et al., 2002). Não se sabe se ele também é útil nas cãibras relacionadas ao exercício. Muitas pessoas não atendem às recomendações diárias de magnésio: 320 mg por dia para mulheres e 420 mg para homens. As fontes mais ricas de magnésio são os vegetais folhosos, os grãos integrais, as nozes, os feijões e os legumes. Uma xícara de espinafre contém 155 mg de magnésio; meia xícara de *All-Bran*, 110 mg; uma xícara de arroz integral, 85 mg, um pão sírio de trigo integral, 45 mg. Ouço maratonistas alegarem que antiácidos como *Rolaids* são úteis. Uma pastilha contém 45 mg de magnésio e 220 mg de cálcio.
- **Deficiência de potássio.** Um desequilíbrio eletrolítico, como a deficiência de potássio, pode ter relação com cãibras musculares. No entanto, uma deficiência de potássio é improvável de ocorrer como resultado de perdas de suor, pois o corpo contém muito mais potássio do que mesmo um maratonista poderia perder durante uma corrida no calor, transpirando bastante. Você pode, ainda assim, descartar esse problema, comendo alimentos ricos em potássio diariamente, como as bananas e as laranjas. Consulte a Tabela 10.1.

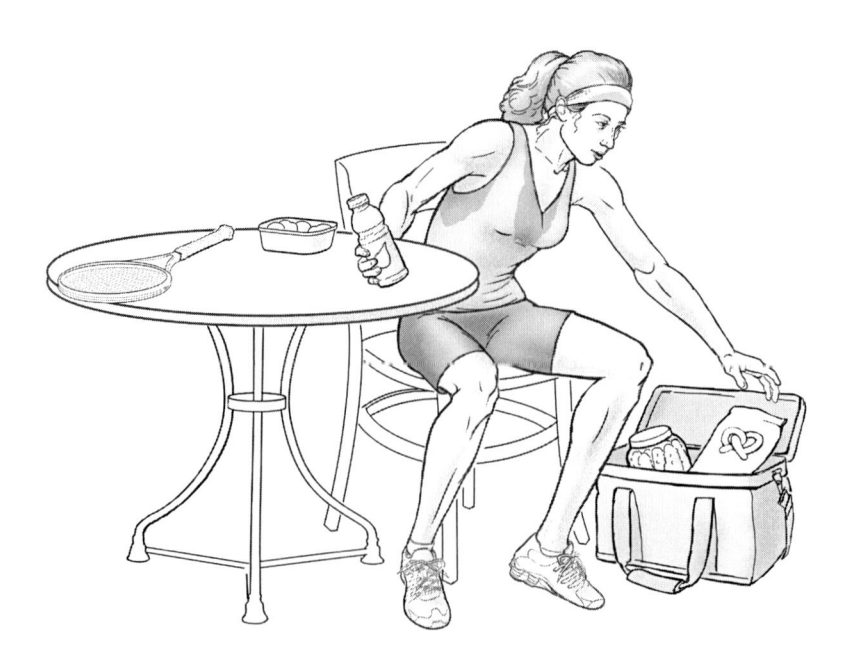

Embora as dicas para resolver as cãibras musculares sejam apenas sugestões e não soluções comprovadas, procure experimentá-las se você sofre repetidamente com esse problema. Adicionar mais fluidos, laticínios com baixo teor de gordura, frutas e hortaliças ricas em potássio e uma pitada de sal certamente não lhe prejudicará e poderá resolver esse preocupante desconforto. Também recomendo consulta com um fisioterapeuta, um treinador desportivo ou um técnico com relação a técnicas apropriadas de alongamento e treinamento. E se você está tomando estatinas para reduzir o colesterol, converse com seu médico. Esse medicamento pode estar colaborando com o problema.

Recuperando-se de exercício extenuante

Ao lidar com os rigores de uma agenda apertada de treinos, lembre-se de que aquilo que você consome após um treino cansativo ou uma competição influencia sua recuperação. Logo após o exercício, os músculos facilmente assimilam proteína (aminoácidos) do sangue, usando-a para construir músculos. Estes são também mais eficientes quando absorvem carboidrato do sangue para reposição das reservas de glicogênio esgotadas. Não aja, então, como Kevin, um triatleta competitivo que corria dos treinos para o trabalho e para outro treino, alegando não ter tempo para fazer uma refeição que o recuperasse. Disse-lhe para repensar, complementando: "Se consegue tempo para treinar, pode também conseguir para repor energias. Essa reposição é parte de seu programa de treinamento! Você só termina o treino quando tiver reposto combustível no organismo."

Kevin acrescentou que não estava com fome e que passara por momentos difíceis ao tolerar a comida após o exercício. Expliquei que repor alimentos com carboidratos mais proteínas traz duplo benefício:

- Os carboidratos estimulam a liberação de insulina, um hormônio que ajuda a construir musculatura além de transportar carboidrato para os músculos, repondo as reservas esgotadas de glicogênio.
- Os carboidratos combinados com um pouco de proteína (cerca de 10 a 20 g) criam uma resposta até mesmo melhor, reduz o cortisol, um hormônio que fragmenta a musculatura.

Sugeri que Kevin tomasse pequenos goles de um achocolatado e mastigasse um pouco de *pretzel* até meia hora após iniciar o treino. Não precisava consumir muita comida, 100 kcal poderiam causar uma grande diferença (Flakol, 2004). Esse lanche estimulou seu apetite e, após uma hora e meia, ele estava preparado para uma refeição completa.

Para um atleta sério, o alimento consumido após o exercício deve ser escolhido com o mesmo cuidado que o consumido antes do exercício. Não separe a dieta da recuperação de sua dieta diária! Escolhendo com sabedoria seus alimentos e líquidos logo após concluir um exercício e ao longo do dia, você prepara o organismo da melhor forma possível para o treino seguinte. E, conseguindo agir bem consumindo algo *durante* os treinos de resistência, terá menos esgotamento de reservas para recuperar.

O principal para uma recuperação real é consumir três vezes mais carboidrato (que repõe as reservas de glicogênio esgotadas) que proteínas (que reconstrói e repara músculos danificados). Isso significa que você não deve consumir uma batida proteica como refeição de recuperação; você deve, sim, consumir uma batida de frutas com iogurte cremoso, frutas vermelhas e banana! Ou consumir leite achocolatado. Você pode também pode encontrar suporte a seu treinamento numa refeição e aproveitá-la, algo como massa e almôndegas, ou frango com arroz integral. Isso poupa calorias para atletas conscientes do peso, que têm que se recuperar rapidamente, mas não desejam adicionar "calorias de recuperação".

FATO OU FICÇÃO

Você precisa comer imediatamente após o exercício para tirar vantagem da janela de oportunidade para a recuperação.

Os fatos: embora músculos depletados estejam, na verdade, preparados para se recomporem com mais rapidez durante a hora após o exercício extenuante, os músculos continuam a absorver carboidratos durante as próximas 24 horas, ainda que de forma menos acelerada. Atletas competitivos, como os que seguem, devem tentar recompor combustível assim que possível se realizarem duas ou mais sessões de treinos:

- Jogadores de futebol nos campos de treinamento que praticam pela manhã e pela tarde.
- Nadadores competitivos que competem em múltiplos eventos a cada encontro
- Triatletas que treinam duas vezes ao dia.
- Jogadores universitários de basquete, que têm que resistir a toda uma temporada de treino e competição intensos.

Se, em lugar disso, você se exercita como recreação, três a quatro vezes na semana, seu tempo é suficiente para recompor as reservas musculares de glicogênio entre os exercícios, sem reposição imediata de combustível.

Líquidos para recuperação

Terminada uma sessão vigorosa de exercícios, sua prioridade alimentar máxima deve ser repor os líquidos que perdeu transpirando, de forma que seu corpo possa retornar ao equilíbrio hídrico. Conforme assunto do Capítulo 8, se você praticar um exercício que o coloque em risco de ficar desidratado, deve conhecer sua taxa de sudorese. A meta é beber em horários estipulados e perder não mais do que 2% do seu peso corporal (p. ex., 1,4 kg para uma pessoa de 68 kg). O ideal seria maximizar a hidratação durante o evento – mas isso pode ser difícil de fazer durante exercício intenso.

Lenny, um homem grande e musculoso que passava duas horas na academia, realizando uma hora de treinamento cardiovascular e uma hora de treinamento de força, ficou chocado ao descobrir que perdia cerca de 3,6 kg durante as sessões matinais – 5% do peso corporal e o equivalente a 4 L de suor

(450 g de perda de suor representam cerca de 500 mL de líquido). Pesando-se, ele ficou ciente da importância de beber mais. Começou, então, a levar 4 L de água para a academia. Bebia 1 L a cada meia hora e se assegurava de que havia esvaziado a garrafa ao término dos exercícios. Esses passos, para evitar a desidratação, ajudaram-no a recuperar-se muito mais rápido – e ele se sentia muito melhor no resto do dia.

Após treinamento vigoroso, muitos atletas querem uma bebida desportiva como Gatorade ou *Powerade* para saciar a sede e repor as perdas de açúcar. Pouco percebem que o leite com menos gordura e magro pode ser um reidratante eficaz (Karp, Johnson, Tecklenburg et al., 2006). O leite magro tem eletrólitos (como todos os alimentos naturais) que intensificam a retenção de líquidos e restauram o equilíbrio hídrico normal (Shirriffs, Watson, Maughan, 2007). Use as bebidas desportivas *durante* o exercício, não são necessárias depois! A Tabela 10.2 mostra como o leite puro ou com chocolate pode ser comparado ao *Powerade*.

O que interessa: após exercício extenuante, alimentos recuperadores como leite com chocolate, *bagel* com pasta de amendoim ou massa com molho de tomates oferecem muito mais eletrólitos que os encontrados numa bebida desportiva.

Alimentos para recuperação

Se você se exercitar novamente de maneira extenuante em quatro a seis horas, deve planejar comer assim que tolerar, após o primeiro treino. O segredo é planejar para que consiga, facilmente, consumir uma combinação de fontes de carboidrato para repor as reservas de glicogênio e proteína depletadas nos músculos para reparar e construir a musculatura. Embora alimentos desportivos da engenharia alimentar possam anunciar uma proporção de 3 para 1 ou 4 para 1 de carboidratos em relação às proteínas, não há necessidade de você ficar obcecado em relação à proporção certa. A ideia é comer, basicamente, carboidrato com cerca de 10 a 20 g de proteína como acompanhamento, dependendo do tamanho de seu corpo. Isso fornece bastante proteína para otimizar a síntese muscular. A maior parte dos atletas famintos faz isso naturalmente (quando não no começo, em uma hora ou mais), quando procuram,

TABELA 10.2 Comparação entre o leite e as bebidas desportivas

Bebida (240 mL)	Sódio (mg)	Potássio (mg)	Proteína (g)	Carboidrato (g)
Leite magro	100	400	8	12
Powerade	55	45	–	19
Leite achocolatado	150	425	8	26
Água	–	–	–	–

repetidamente, lanches e refeições integrais – a menos que empolgados com as dietas da moda com muita proteína e pouco carboidrato.

Se você gosta de calcular o que consome e quer uma recomendação mais específica, tente atingir 1 g de carboidrato e 0,2 a 0,4 g de proteínas por kg do peso corporal, de hora em hora, consumidos a intervalos de 30 minutos, durante quatro horas (Beelen et al., 2010), ou até que fizer uma refeição. Vamos pressupor que você pese 68 kg. Esta seria a equação:

75 kg x 1 g de carboidrato = 75 g de carboidratos =
300 kcal de carboidratos

75 kg x 0,2 a 0,4 g proteína =
15-30 g proteína, mais facilmente 20 g de proteína =
80 kcal proteína

Seguem algumas combinações de proteína e carboidrato que combinam com essa fórmula:

- 3 ovos mexidos + tigela de aveia com xarope de bordo
- 480 mL de leite achocolatado + barra de cereais
- sanduíche de pasta de amendoim e mel + um iogurte
- batida de frutas (1 xícara adoçada com iogurte cremoso) + banana + frutas vermelhas
- sanduíche de peito de peru + suco de uva

Você pode comer mais que a quantidade calculada, mas carboidratos e proteínas a mais não aceleram o processo de recuperação. Escolha alimentos saborosos, que assentem bem no estômago e ajudem-no a se sentir melhor. Acompanhando a ingestão de alimentos (usando www.supertracker.usda.gov ou outras opções do Apêndice A), você pode aprender quão perto está de atender a essas recomendações. Atletas que treinam 10 horas semanais devem consumir cerca de 5 a 7 g de carboidrato a cada kg do peso do corpo; os que treinam 20 horas semanais precisarão de cerca de 7 a 12 g de carboidrato por kg.

Se o exercício diminui seu apetite, pode optar por líquidos mais atraentes que os alimentos sólidos. Alimentos líquidos e sólidos repõem os músculos da mesma maneira positiva. Saboreie um pouco de leite achocolatado ou uma batida de frutas. Mas, se estiver faminto, não há nada demais em um rosbife magro com um pãozinho *Kaiser*, mais uma sopa de massinha com biscoitos água e sal e um copo de suco ou leite achocolatado. Pense no rosbife como um acompanhamento para as outras escolhas ricas em carboidrato, e você, no final das contas, ainda acabará com uma dieta rica em carboidrato.

Alguns atletas exauridos vão atrás de proteína – hambúrgueres, bifes. Depois de horas de bebidas desportivas açucaradas e géis, seus organismos pedem um pouco de proteína. Se esse for seu caso, delicie-se com o bife magro – com batatas e pãezinhos.

Eletrólitos para a recuperação

Quando você transpira, perde não somente água, mas também alguns minerais (eletrólitos), como potássio e sódio, que ajudam o organismo a funcionar normalmente. Quatrocentos e oitenta mililitros (480 mL) de suor contêm aproximadamente de 80 a 100 mg de potássio e cerca de 400 a 700 mg de sódio. Supondo que quanto mais vigorosamente se exercitar, mais fome sentirá e mais comerá, você consumirá mais do que o suficiente de eletrólitos dos alimentos pós-exercício comuns (Tabs. 10.3 e 10.4). Não haverá necessidade de comprimidos de sal ou suplementos especiais de potássio. Por exemplo, uma maratonista que entorna 1 L de suco de laranja ao concluir uma competição repõe três vezes o potássio que possa ter perdido. Comer um saco de pretzels irá repor as perdas de sódio mais do que o necessário.

As pessoas ativas que realizam atividade física por mais de quatro horas e os atletas que suam excessivamente devem procurar consumir mais sal. Porém, para o praticante de exercícios comum, a depleção de sal é improvável, ainda que esse eletrólito seja perdido em uma concentração mais alta. A concentração de sódio no sangue de fato aumenta durante o exercício, porque você perde proporcionalmente mais água do que sódio. Portanto, sua primeira necessidade é repor líquidos. Você pode repor sódio pelo alimento, adicionando uma pitada de sal na sua refeição de recuperação ou escolhendo itens salgados, como azeitonas, picles, bolachas tipo *cracker* ou sopa. Observe, por favor, lendo os rótulos dos alimentos, que os alimentos populares de recuperação, como iogurte, *bagels*, *pizza* e espaguete, contêm mais sódio do que você pode imaginar (Tab. 10.4).

TABELA 10.3 Potássio em alimentos populares para recuperação

Alimento	Potássio (mg)
Batata, 1 grande assada (300 g)	1.650
Iogurte, baixo teor de gordura, 230 g	530
Suco de laranja, 240 mL	445
Banana, 1 média	420
Suco de abacaxi, 240 mL	325
Passas de uva, 1/4 xícara (40 g)	310
Cerveja, lata de 360 mL	90
Suco misto de oxicoco de maçã, 240 mL	50
Gatorade, 240 mL	30
Cola 360 mL lata	10
Potencial de perda em uma sessão de exercícios de 2 horas	**300**

Dados da USDA National Nutrient Database for Standard Reference, 2011.

Se você está tentado a repor as perdas de sódio com bebidas industrializadas de reposição de fluidos, como Gatorade ou *Powerade*, note que a maioria é pobre em sódio. Essas bebidas especiais são desenvolvidas para serem tomadas *durante* o exercício intenso. Elas são bastante diluídas, o que ajuda a saída mais rápida do estômago, mas não são os melhores alimentos para recuperação em termos de conteúdo eletrolítico, carboidrato e valor nutricional em geral, a menos que sejam bebidos grandes volumes ou que você opte pela fórmula de resistência, como o Gatorade *Endurance*.

Vitaminas para a recuperação

Muitas pessoas acreditam na necessidade de vitaminas extras após exercício exaustivo. Até hoje não há uma pesquisa que sustente essa crença. As vitaminas não são usadas durante o exercício, mas recicladas, como velas de ignição no automóvel.

TABELA 10.4 Sódio em alimentos populares para recuperação

Alimento	Sódio (mg)
Sopa de frango e massa, *Campbell's* lata	2.350
Macarrão e queijo, 1 caixa *Kraft* (225 g)	1.740
Massa *Ramen, Manuchan*, 1 embalagem	1.660
Pizza, ½, queijo *DiGiorno* 30 cm	1.190
Molho de massa, 1 xícara Prego	940
Biscoitos salgados, embalagem pequena	590
Pretzels, 30 g Lata *Rold Gols*	490
Bagel, 1	370
Pão, 1 fatia	170
Batata *chips*, 15 *Lay's*	170
Iogurte de frutas, 170 g	80-130
Gatorade, 240 mL	160
Crackers Saltines 15 g	150
Cheerios, 1 xícara multigrãos	120
Wheat Thins, 8, 15 g	115
Coca, lata de 360 mL	45
Cerveja, lata de 360 mL	10-15
Suco de laranja, 240 mL	0-15
Perda potencial em 2 h de exercícios	**1.000-2.000**

Nutrient information from food labels, 2012.

Há quem pense que as vitaminas podem ajudar a reparar o dano oxidativo, que ocorre durante a atividade física, e que possam impedir o reparo muscular e aumentar o risco de câncer. Assim, elas consomem vitaminas antioxidantes (C, E e beta-caroteno). Doses grandes dessas vitaminas, todavia, podem criar um desequilíbrio que impede a recuperação. O melhor a fazer é consumir frutas e hortaliças coloridas que oferecem o equilíbrio certo de antioxidantes. Veja o Capítulo 11, que traz mais informações sobre suplementos vitamínicos.

Dando um tempo para a recuperação

Ainda que a nutrição apropriada possa otimizar a recuperação, mesmo as pessoas ativas que comem bem podem ficar cronicamente fatigadas por várias razões, inclusive treinamento excessivo, repouso inadequado ou poucas horas de sono. Se você tem uma programação de treinamento vigorosa e prolongada, além de outros compromissos e responsabilidades, pode deparar-se com pouco tempo para a alimentação, o sono e o cuidado pessoal apropriados.

Os sintomas de treinamento excessivo podem variar. Alguns sintomas físicos incluem perda de apetite, perda de peso (involuntária), insônia, resfriados ou infecções respiratórias frequentes e dores musculares ou articulares sem causa aparente. Os sintomas mentais incluem irritabilidade e ansiedade, ambas podendo ser acompanhadas por depressão. Desempenho ruim fora do padrão no treinamento ou em competições e falta de melhora, apesar do treinamento constante, também podem indicar excesso nos treinos. Se você estiver apresentando dois ou mais desses sintomas, saiba que o seu treinamento pode estar causando mais danos que benefícios.

Em vez de treinar em demasia até o ponto de fadiga crônica, você deve tomar algumas medidas para prevenir isso: siga uma dieta desportiva apropriada que forneça quantidades corretas de carboidrato e proteína, permita-se um tempo de recuperação entre as sequências de exercício intenso e planeje os seus horários de forma a ter horas suficientes de sono à noite. Você também deve tentar minimizar o estresse em sua vida e restringir as atividades perturbadoras que possam esgotar suas reservas de energia física e mental.

Dias de repouso com pouco exercício ou sem nenhum são elementos importantes de qualquer programa de treinamento, mas algumas pessoas se sentem culpadas se não treinarem todos os dias. Temem ficar mal condicionadas, gordas e preguiçosas se perderem um dia. Essa situação é improvável. Esses exercitadores compulsivos negligenciam o importante fato fisiológico de que o repouso é essencial para o desempenho máximo. Ele otimiza o processo de recuperação, reduz o risco de lesões e constitui um investimento no desempenho futuro. Para repor completamente as reservas de glicogênio esgotadas, os músculos podem necessitar de até dois dias de repouso sem nenhum exercício e uma dieta com alto teor de carboidrato. Atletas de verdade admitem que coisas ruins acontecem quando treinam e coisas boas ocorrem quando descansam. Planejam dias sem qualquer exercício! Os que se exercitam compulsivamente, na comparação, exigem demais de si sem parar e costumam pagar o preço de um desempenho pior e lesões por uso excessivo.

Os mesmos atletas que evitam repousar após um evento também tendem a treinar em demasia ao se prepararem para outra competição. Muitos treinam duas a três horas por dia, pensando que tal regime irá ajudá-los a melhorar. Esse tipo de programa de treinamento, no entanto, dificilmente melhora o desempenho. Pesquisas revelaram que nadadores apresentaram o mesmo bom desempenho tanto após uma sessão de treinamento de 90 minutos por dia como após treinos com duas sessões de 90 minutos (Costill et al., 1991). Um treinamento de *qualidade* é melhor do que um de *quantidade*. Não subestime o poder do repouso.

CAPÍTULO 11

Suplementos, otimizadores do desempenho e a engenharia de alimentos desportivos

Houve uma época em que os atletas apreciavam uma dieta balanceada à base de alimentos naturais para o desporto – bananas, suco de laranja, iogurte, massa, espinafre e frango. Hoje, muitos se alimentam de um carrinho de compras cheio de barras, pós, poções e suplementos desenvolvidos pela engenharia de alimentos. Eles lambiscam carboidrato, proteína, aminoácidos e pílulas vitamínicas e pouco mencionam as refeições aprazíveis compartilhadas com a família e os amigos.

Não há como negar que a indústria de alimentos e suplementos desportivos expande-se rapidamente. Os concorrentes estão lutando por um nicho, e os anúncios de produtos levam-nos a crer que a nutrição proporcionada pela engenharia de alimentos é uma forma melhor de otimizar a saúde e o desempenho. Algo duvidoso. Uma revisão da pesquisa mencionada em propagandas de alimentos desportivos e em páginas na internet indica que somente três de 74 estudos foram considerados altamente qualificados, com baixo risco de tendenciosidade (Heneghan et al., 2012).

Embora haja hora e lugar para esse tipo de nutrição, os produtos industrializados devem ser utilizados com sensatez, nas horas certas e pelos motivos certos. Eles anunciam promessas de melhora do desempenho e excelência nutricional; mas, por favor, não se esqueça deste ponto importante: os alimentos naturais contêm componentes que interagem de formas altamente complexas para beneficiar, com sinergia, sua saúde geral.

Comer os alimentos o mais próximo possível de sua forma natural é, de longe, a melhor aposta para melhorar a saúde, prevenir doenças, otimizar o restabelecimento e, assim, melhorar o desempenho. Verduras, frutas, grãos integrais, carnes magras, laticínios com baixo teor de gordura, nozes e legumes são ricos em uma combinação das importantes vitaminas, minerais, fibras, proteínas, gorduras, carboidratos, antioxidantes e fitoquímicos de que os atletas necessitam diariamente para se manterem no jogo. O objetivo deste capítulo é ajudar você a navegar em meio ao excesso de informações confusas e entender as situações apropriadas para a escolha de alimentos desportivos desenvolvidos pela engenharia de alimentos, suplementos vitamínicos e otimizadores do desempenho.

Suplementos de vitaminas e minerais

O que são as vitaminas e os minerais? As vitaminas são os catalisadores metabólicos que regulam as reações bioquímicas no organismo, encontradas nos vegetais que comemos e criadas por eles mesmos. O pico do valor nutricional ocorre no pico da maturação; assim, a compra de produtos locais recém-colhidos pode oferecer leves benefícios alimentares. Os minerais são substâncias naturais que os vegetais precisam absorver do solo. Se ele não contiver os minerais necessários, o vegetal não conseguirá vicejar ou produzirá frutos ou hortaliças pequenos, com uma aparência ruim.

Seu organismo não consegue produzir vitaminas ou minerais, razão pela qual precisamos obtê-los nos alimentos. Comendo uma variedade de alimentos integrais, você pode conseguir o equilíbrio de vitaminas e minerais necessários para melhorar a saúde e o desempenho. Até hoje, foram descobertas 14 vitaminas e 15 minerais, cada um com uma função específica. Eis alguns exemplos:

- O cálcio mantém a estrutura rígida dos ossos.
- O sódio ajuda a controlar o equilíbrio hídrico.
- O ferro transporta oxigênio para os músculos.
- A tiamina ajuda a converter glicose em energia.
- A vitamina D controla a forma como o organismo utiliza o cálcio.
- A vitamina A é parte de um pigmento dos olhos que o ajuda a enxergar em ambientes com pouca luz.

Muitos de meus clientes tomam suplementos vitamínicos. Acreditam que pessoas ativas necessitam de mais vitaminas e suplementos para abrir caminho para uma melhora na saúde e no desempenho. Mas não é bem assim. Você pode obter a quantidade recomendada da maioria dos nutrientes (exceto provavelmente o ferro), consumindo 1.500 kcal de uma variedade de alimentos. Essa quantidade não apenas evita deficiências nutricionais, mas é ainda um bom investimento na boa saúde. Não é consumindo suplementos vitamínicos que você terá vida mais longa (Macpherson, Pipingas e Pase, 2012).

Embora realmente você precise de vitaminas e minerais em quantidades adequadas para que seu organismo tenha um ótimo funcionamento, nenhuma evidência científica até o momento provou que vitaminas e minerais extras ofereçam vantagem em competições. Apesar de alegações em contrário, os suplementos vitamínicos não reforçam o desempenho, não aumentam a força ou a resistência, não fornecem energia, nem desenvolvem os músculos de pessoas ativas saudáveis. Tampouco o exercício aumenta significativamente suas necessidades de vitaminas e minerais. O exercício não queima vitaminas, assim como os carros não queimam velas de ignição.

De acordo com o Comitê Olímpico Internacional (COI, 2011), a melhor maneira de obter todas as vitaminas, minerais e proteínas necessários é ingerir uma variedade de alimentos de todos os grupos. Embora os suplementos possam ser adequados em algumas ocasiões. Os atletas devem planejar para maximizarem o desempenho, consumindo alimentos de qualidade. Tomar uma multivitamina geral provavelmente não será prejudicial, mas doses elevadas de vitamina C, vitamina E, betacaroteno, selênio e manganês podem suprimir, de forma negativa, o sistema imunológico do organismo.

Tenha em mente que quanto mais você se exercita mais você come. Comparada com as pessoas inativas com menor apetite, a maioria dos atletas consome mais calorias e, portanto, mais vitaminas e minerais. As deficiências são mais prováveis de ocorrer em uma pessoa sedentária que coma pouco (como um idoso) do que em uma pessoa ativa que coma grandes porções.

As deficiências de vitaminas e minerais não se desenvolvem da noite para o dia, mas no decorrer de meses ou anos, como as que podem suceder a uma pessoa com anorexia ou alguém que tenha uma dieta vegetariana inadequada. Na realidade, o organismo estoca algumas vitaminas em grandes quantidades (A, D, E e K – as vitaminas lipossolúveis) e outras em quantidades menores (B e C – as vitaminas hidrossolúveis). A maioria das pessoas saudáveis possui vitamina C estocada no fígado em quantidade suficiente para seis semanas. Um dia de alimentação subótima não resultará em um organismo depletado nutricionalmente.

Paul, um triatleta, ouviu dizer que o exercício aumenta os radicais livres nocivos (partículas que podem causar dano oxidativo e câncer). Disseram-lhe para tomar suplementos de antioxidantes que previnem câncer, incluindo as vitaminas C e E, betacaroteno e selênio. Mal podia imaginar que as altas doses de antioxidantes podem, às vezes, converter-se em pró-oxidantes (Nieman, D, D. Henson, S.McAnulty et al., 2001) e reduzir a resposta ao treinamento (Ristow, M, Zarse, K. e Oberbach, A et al., 2009). Uma boa razão para obter antioxidantes nos alimentos é que estes os contêm nas quantidades certas (bem como outros nutrientes que o corpo precisa).

Consumindo uma variedade de frutas, hortaliças, grãos integrais, carnes magras e laticínios com baixo teor de gordura você garante o consumo das vitaminas e minerais dos quais necessita. Como uma bonificação, muitos alimentos de nossa época (inclusive barras energéticas e cereais matinais) são bastante enriquecidos, assim, muitas pessoas ativas, na verdade, consomem muito mais vitaminas e minerais do que se dão conta, além de negarem a necessidade de consumir pílulas suplementares. Em geral, pessoas consumidoras de vitaminas têm consciência da saúde, comem bem e não necessitam de suplementos. A Tabela 11.1 mostra algumas fontes de várias vitaminas e minerais em alimentos de consumo comum.

FATO OU FICÇÃO

Os suplementos alimentares são altamente regulamentados para atenderem aos padrões governamentais.

Os fatos: suplementos vitamínicos e ervas estão sujeitos a um conjunto de regulamentos governamentais diferentes dos que regulam os fármacos prescritos e outros medicamentos. O governo tem muito pouco controle sobre sua pureza, potência, segurança ou eficácia, e a indústria de suplementos pode, assim, otimizar seus produtos com pouca necessidade de comprovar o que alegam. Alta potência e *totalmente natural* são termos usados na propaganda.

Os suplementos são uma garantia de saúde?

Embora tomar uma simples multivitamina provavelmente não prejudique sua saúde, será que tomar suplementos vitamínicos melhora a saúde se você já tem uma boa dieta? Em uma revisão de estudos cuidadosamente controlados sobre o impacto de suplementos vitamínicos no câncer, na cardiopatia, na catarata ou na degeneração macular e na hipertensão relacionadas ao envelhecimento, os National Institutes of Health concluíram que "as evidências são

TABELA 11.1 Fontes comuns de vitaminas e minerais

Vitaminas ou minerais	Frutas	Hortaliças	Grãos	Alimentos ricos em proteínas	Laticínios e alternativas ricos em cálcio
Vitaminas B	Laranjas e suco de laranja	Hortaliças de folhas verdes	Pão integral e enriquecido, cereais, massas, arroz e macarrãozinho integrais	Carnes, leite, ovos, nozes, sementes	Leite, iogurte
Vitamina C	Laranjas, pomelo, morangos, melão	Brócolis, pimentas, vagens, batata	Cereais matinais enriquecidos	–	–
Vitamina D	–	Cogumelos (expostos ao sol)	Cereais matinais enriquecidos	Salmão, atum, ovos	Leite, iogurte, queijos enriquecidos
Cálcio	Suco de laranja enriquecido	Brócolis, couve, folhas do nabo	–	Salmão em lata com ossos comestíveis, tofu processado com cálcio	Leite, iogurte, queijo Soja, arroz e leite de amêndoas enriquecidos
Ferro	Passas de uva, tâmaras, figos, damasco desidratado, suco de ameixa seca	Espinafre, acelga, folhas do nabo, couve, brócolis, couve-de-bruxelas	Pães, cereais, massas, arroz, massinha, quinoa, gérmen de trigo enriquecidos	Carne de gado, porco, coxas de frango, sementes de soja, feijão-de-lima e feijão comum, gema do ovo	–
Magnésio	Tâmaras, figos, damascos, ameixas secas	Espinafre, brócolis, hortaliças verdes, cacau	Grãos integrais, farelo de trigo	Pasta de amendoim, amêndoas, castanha de caju, feijão mexido, lentilhas, edamame	–

insuficientes para provar a presença ou ausência de benefícios decorrentes do uso de suplementos de multivitaminas ou minerais para a prevenção de câncer e doenças crônicas" (Huang et al., 2006; National Institutes of Health, 2007).

Os resultados mais recentes de pesquisas clínicas realizadas de forma criteriosa sugerem que a maior parte dos suplementos, inclusive as vitaminas, não tem a eficiência amplamente alegada. E isso se dá porque muito do exagero na propaganda se deriva de estudos de pesquisas observacionais que não mostram causa e efeito. Isso é, as pessoas que consomem suplementos vitamínicos tendem a ser conscientes da saúde, para começo de conversa. Assim, quando você ouve que pessoas que consomem comprimidos de vitamina E têm menos doença cardíaca, tem que se perguntar se elas foram comparadas com pessoas (menos conscientes da saúde) que optaram por não consumir vitamina E, ou com pessoas escolhidas aleatoriamente.

A American Cancer Society recomenda obter vitaminas de uma dieta saudável e, se você optar por ingerir suplementos, consuma um com 100% do valor diário (VD), mas não mais que isso. Consumir uma dose grande de uma única vitamina pode prejudicar o equilíbrio natural, uma vez que as vitaminas agem com sinergia.

Os antioxidantes (vitaminas A, E e C e o betacaroteno) mostraram prejuízo potencial para os atletas e nenhum benefício. Por exemplo, uma revisão de estudos sobre multivitaminas mostra que mais do que 1.000 mg de vitamina C podem causar danos ao desempenho do atleta (Braakhuis, 2012). O consenso é que é improvável que a suplementação diária de altas doses de vitaminas antioxidantes traga algum benefício prático real (Davison; Gleeson e Phillips, 2007).

Tomar um suplemento de multivitaminas e minerais não compensa uma dieta de baixo valor nutritivo, alto teor de gordura e baixo teor de fibras, nem deve permitir que você confie demais num consumo alimentar aquém do excelente, uma vez que haverá excesso de confiança em relação a sua ingestão nutricional. As informações nos Capítulos 1 e 2 podem ajudá-lo a fazer escolhas alimentares inteligentes que ofereçam os nutrientes de que você precisa. Se você optar por tomar um suplemento vitamínico, analise primeiro sua dieta diária para confirmar se já não está consumindo essas vitaminas por meio de alimentos altamente enriquecidos, como os cereais matinais.

Suplementação em situações especiais

Tomar uma simples pílula de multivitaminas e minerais pode ser uma boa ideia para certos indivíduos que corram risco de desenvolver deficiências nutricionais. Você deve realmente considerar essa possibilidade ao se enquadrar numa destas categorias:

- **Restrição calórica.** As pessoas em dieta que comem menos de 1.200 kcal diariamente podem carecer de alguns nutrientes importantes.
- **Alergia a certos alimentos.** As pessoas que não conseguem comer certos tipos de alimentos, como frutas ou trigo, podem ter que os compensar com fontes alternativas de vitaminas para evitar deficiências de alguns nutrientes.

- **Intolerância à lactose.** A incapacidade de digerir o açúcar do leite encontrado nos laticínios é uma ocorrência comum entre afroamericanos e hispânicos. Evitar laticínios pode resultar numa dieta deficiente em riboflavina, vitamina D e cálcio.
- **Atleta em ambientes fechados.** Se você fica pouco tempo no sol ou usa, constantemente, filtro solar quando está ao ar livre, pode estar com falta de vitamina D, a chamada vitamina do sol. O leite enriquecido com vitamina D está entre as melhores fontes dessa vitamina. Se você não pode ou não gosta

Ingestão dietética de referência (DRI)

Para ajudar a determinar se você está obtendo o correto equilíbrio de nutrientes, o governo dos Estados Unidos estabeleceu a ingestão dietética de referência (DRI). As recomendações de vitaminas e minerais excedem as necessidades nutricionais médias para quase todas as pessoas, incluindo os atletas. As DRIs possuem estes subgrupos:

- Recomendação diária de nutrientes (RDA) é a quantidade diária que deve diminuir o risco de doença crônica.
- A ingestão adequada (AI) é utilizada quando não se pode determinar uma RDA para um nutriente específico.
- O limite de ingestão máxima tolerável (UL) é o nível mais alto de ingestão diária de um nutriente que provavelmente não apresentará riscos à saúde. Acima desse UL, há potencial para o risco aumentado.

Outra medida de ingestão que provavelmente você já tenha visto é o valor diário de referência (VD), que é uma compilação das DRIs utilizadas nos rótulos de alimentos. O VD é um auxílio para que as pessoas tenham uma perspectiva das necessidades alimentares gerais. A Tabela 11.2 apresenta as DRIs relativas a várias vitaminas e minerais.

de beber leite, pode ser uma boa ideia tomar uma pílula de cálcio com vitamina D, bem como realizar 15 minutos de atividade regular no sol, sem filtro solar.
- **Atleta em deslocamento.** Se você passará períodos prolongados em países com limitação de itens alimentares, ou fará uma longa viagem capaz de desorganizar seu programa alimentar, talvez precise ingerir uma multivitamina para garantia da saúde alimentar.
- **Intenção de gravidez.** Para ajudar a prevenir certos tipos de defeitos congênitos, as mulheres que estejam pensando em ficar grávidas devem

TABELA 11.2 DRIs de vitaminas e minerais

Nutriente	Valor diário no rótulo dos alimentos	Ingestão alimentar recomendada (RDA) ou ingestão adequada		Limite máximo de ingestão tolerável (UL)
		Mulheres	Homens	Mulhers e homens
Vitamina A (UI/dia)	5.000	2.333	3.000	10.000
Vitamina C (mg/dia)	60	75	90	2.000
Vitamina D (UI/dia)	400	600 (<idade 50)	600	4.000
		600 (idades 50-70)	600	
		800 (>70)	800	
Vitamina E (mg/dia)	30	15	15	1.000
Vitamina K (mcg/dia)	80	90	120	ND
Thiamina (mg/dia)	1,5	1,1	1,2	ND
Riboflavina (mg/dia)	1,7	1,1	1,3	ND
Niacina (mg/dia)	20	14	16	35
Vitamina B_6 (mg/dia)	2	1.3	1,3	100
		1,5 (>idade 50)	1,7	
Folato (mg/dia)	400	400	400	1.000
		600 (se grávida)		
Vitamina B_{12} (mcg/dia)	6	2.4	2.4	ND
Cálcio (mg/dia)	1.000	1.000	1.000	2.500
		1.200 (>idade 50)	1.200	
Ferro (mg/dia)	18	18	8	45*
		8 (pós-menopausa)		
Zinco (mg/dia)	15	8	11	40

ND = não determinado.
*O limite máximo de ingestão tolerável não se aplica a pessoas que tomam suplementos de ferro como tratamento médico de curto prazo para anemia ferropriva.

Fonte: Food and Nutrition Board, Institute of Medicine, 2011. Dietary Reference Intakes (DRIs). Recommended dietary allowances and adequate intakes. (online) Disponível em http://Iom.edu/Activities/Nutrition/SummaryDRIs/-/media/File/Activity%20Files/Nutrition/DRIs/RDA%20and%20AIs_Vitamin%20and%20Elements.pdf[May 21,2013].

procurar seguir uma dieta rica em ácido fólico e tomar uma multivitamina com 400 μg de ácido fólico.
- **Gravidez.** As gestantes requerem vitaminas e ferro adicionais, mas devem consultar seus médicos antes de tomar um suplemento. Consulte o Capítulo 12 para mais informações sobre atletas e gravidez.
- **Veganos.** As pessoas que se abstêm de comer quaisquer alimentos de origem animal podem ficar com deficiência das vitaminas B12 e D e de riboflavina. Aqueles que seguem uma dieta vegetariana pouco balanceada também podem ficar com deficiência de proteína, ferro e zinco.
- **Idosos.** Uma alimentação insatisfatória é comum entre idosos fragilizados que ingerem poucas calorias. Quanto menos calorias, maior o risco de deficiências de vitaminas e minerais.

Decidindo o uso de suplementos

Confuso? Se você está atualmente ingerindo suplementos e não está informado sobre as vitaminas e os minerais, recomendo que consulte um nutricionista,

Vitamina D

Quando os raios ultravioleta do sol brilham em sua pele, ativam o precursor da vitamina D. Se você toma muito pouco sol ou sempre usa filtro solar (que bloqueia a produção de vitamina D), pode ter níveis baixos dessa vitamina. Curtir 15 minutos de exposição ao sol sem filtro solar algumas vezes por semana pode aumentar os níveis de vitamina D sem que aumente o risco de câncer de pele. Se você mora na parte norte do Estado norte-americano de Atlanta (Geórgia) (mais especificamente, a uma latitude de 37° norte ou sul do equador), uma escolha inteligente pode ser a ingestão de suplementos de vitamina D durante os meses de inverno. Isso se sua dieta contiver muito pouca vitamina D (Tab. 11.3). A tais latitudes, os raios solares não são suficientemente fortes para converter o precursor da vitamina D no organismo na forma ativa da vitamina durante os meses frios. Seu médico poderá solicitar um exame de sangue para determinar sua condição de vitamina D e se você deverá ou não consumir um suplemento.

A vitamina D ajuda o organismo a absorver o cálcio dos intestinos; daí a sua importância para a saúde óssea. Ela também pode estar envolvida na prevenção e no tratamento de hipertensão; cardiopatia; diabetes; cânceres de mama, próstata e colo; fibromialgia; esclerose múltipla e artrite reumatoide.

O valor diário de referência (VD) atual para a vitamina D é 600 UI, mas alguns especialistas em nutrição acreditam que a ingestão recomendada deva ser aumentada para pelo menos 1.000 UI por dia (Lappe et al., 2007). Uma pessoa de pele clara pode produzir 20.000 a 30.000 UI de vitamina D em 30 minutos de banho de sol sem filtro de preferência um especialista em nutrição desportiva. Esse profissional será capaz de avaliar a sua dieta e dizer-lhe não apenas quais os nutrientes que estão faltando, mas também como escolher os alimentos que oferecem o que você precisa. Para encontrar um nutricionista, acesse, na internet, os *sites* dos conselhos e das associações profissionais, além de consultar Nutricionistas no Apêndice A, para conhecer outros recursos.

Se você se inclui numa das categorias de pessoas que podem se beneficiar com um suplemento, eis algumas orientações que podem ajudá-lo a concentrar-se nas melhores opções:

- Escolha um suplemento com as vitaminas e os minerais próximos de 100% dos VDs. Mais não quer dizer melhor.
- Não espere encontrar 100% dos VDs de cálcio e magnésio listados em um rótulo: esses minerais são volumosos demais para serem colocados em uma pílula.
- Não compre suplementos que contenham doses excessivas de minerais. Uma dose elevada de um mineral pode prejudicar os benefícios de outro.

solar (CSPI, 2006). Cogumelos podem também produzir vitamina D quando expostos à luz ultravioleta. A maior parte das pílulas multivitamínicas diárias oferece 400 UI; as pílulas de cálcio contêm 200 a 400 UI. Ao ler o rótulo de um suplemento, note que a vitamina D3 (colecalciferol) é preferível e mais potente que a D2 (ergocalciferol). Você pode aumentar a sua ingestão de vitamina D consumindo os alimentos da Tabela 11.3.

TABELA 11.3 Boas fontes de vitamina D nos alimentos

Fontes alimentares	Vitamina D (UI)
Salmão rosa em lata (90 g)	470
Cogumelos Portobello (90 g), expostos a raios UV	375
Atum, leve (90 g)	154
Camarão cru (120 g)	175
Leite (240 mL)	115-125
Suco de laranja enriquecido (240 mL)	135
Leite de soja enriquecido (240 mL)	80-120
Iogurte enriquecido (175-230 g)	80
Cereais enriquecidos (10% VD) (30 g)	40
Ovo, 1 grande	40

Fontes: National Institutes of Health Office of Dietary Supplements, http://ods.od.nih.gov, USDA, National Nutrient Database for Standard Reference, www.ars.usda.gov.

Por exemplo, zinco demais pode interferir na absorção do cobre. No estudo do Iowa Women's Health, a suplementação prolongada de ferro foi associada a um aumento do risco de morte (Mursu et al., 2011).
- Compre e utilize suplementos dentro do prazo de validade. Armazene-os em um local fresco e seco.
- Ignore os anúncios de vitaminas naturais: elas tendem a ser misturas de naturais e sintéticas e não oferecem nenhum benefício. A vitamina E é mais potente em sua forma natural, mas a diferença é irrelevante.
- Os suplementos quelados não oferecem vantagens, tampouco aqueles feitos sem açúcar ou amido, ou os mais caros.
- Procure no rótulo pelo selo de aprovação do órgão fiscalizador competente, indicativo de que o fabricante seguiu os padrões estabelecidos (no caso dos Estados Unidos, pela U.S. Pharmacopeia).
- Opte por suplementos de marcas nacionalmente conhecidas: isso pode aumentar a probabilidade de você realmente obter o que acredita estar comprando.
- Para otimizar a absorção, tome o suplemento com uma refeição ou após a mesma.

Acima de tudo, pense nos alimentos em primeiro lugar. Como já disse e agora repito, nenhuma pílula vitamínica compensa uma alimentação realizada ou não. Se você se alimenta bem e com sensatez, pode obter os nutrientes de que precisa dos alimentos de que gosta. Seu padrão alimentar geral é que protege a saúde, não as vitaminas isoladas. O melhor a fazer é conseguir suas vitaminas de uma variedade de alimentos.

Suplementos otimizadores do desempenho

Assim como os grãos integrais, as frutas, hortaliças, proteínas magras e laticínios com pouca gordura podem oferecer as vitaminas e minerais de que você precisa para uma saúde excelente, eles também podem suprir a proteína necessária para desenvolver os músculos e o carboidrato e a gordura saudável para o desempenho excelente. No entanto, muitos atletas fracassam em se abastecer de modo correto; buscam uma dose rápida de suplementos, pílulas e poções.

Um de meus clientes, um aspirante a arremessador de beisebol, não tomava café da manhã, não se alimentava adequadamente antes do exercício e depois dele; em outro momento, tarde da noite, devorava arroz frito e rolinhos primavera de um restaurante chinês. Procurou me cheio de dúvidas sobre os suplementos, perguntando sobre as substâncias para desenvolver os músculos, os otimizadores de energia, os que melhoram o sistema imunológico e os que protegem os ossos e as articulações. Lembrei-lhe que nenhum suplemento, independentemente do preço, pode compensar uma dieta insatisfatória. Conversamos sobre como muitos dos maximizadores de desempenho populares são superestimados. Alguns anunciam asserções falsas; outros não listam os "ingredientes mágicos" (i.e., ilegais) no rótulo. E não há fiscalização criteriosa de instituições governamentais.

Alguns suplementos podem até estar contaminados. Se você é um atleta sério, submetido a teste de controle *antidoping*, fique alerta de que os suplementos nutricionais contaminados têm feito com que os atletas não passem nesses testes (van der Merwe e Grobbelaar, 2005). Consulte a seção de suplementos, no Apêndice A, que traz uma lista de páginas na internet que podem ser visitadas para mais informações detalhadas e pesquisas recentes.

Suplementos com *sólidas* evidências de melhorar o desempenho incluem cafeína, creatina e bicarbonato de sódio. Suplementos com boas evidências de melhorar o desempenho incluem arginina, beta-alanina e nitrato alimentar (Maughan, Greenhaff e Hespel, 2011). Muitos outros oferecem lampejos de esperança, embora, no momento, careçam de evidências necessárias em apoio ao que alegam. Com novas pesquisas e produtos surgindo a cada semana, você precisa realizar a própria pesquisa e tirar as próprias conclusões sobre produtos sobre os quais possa ler na internet ou revistas especializadas. Repito, consulte, por favor, a seção de suplementos, no Apêndice A, para saber as informações mais recentes.

Independentemente do que faça, não se esqueça de que suplemento algum compensa uma dieta desportiva aquém da excelente. Seja responsável, leve a sério as refeições da mesma forma que considera seu treinamento e esteja atento ao poder da boa alimentação.

Construtores da musculatura

O melhor construtor de músculos inclui os exercícios de resistência que cansam a musculatura. Ao mesmo tempo em que você acha que as pessoas na academia são *hulks* devido a pílulas e poções, na verdade, elas trabalham duro. Esse trabalho exaustivo constrói a verdadeira base para a construção da massa muscular.

A creatina é um componente naturalmente encontrado nos músculos (carne) e pode ser útil à capacidade de realização de levantamento de peso de elevada intensidade. Ela é uma importante fonte de combustível para tiros de corrida e sequências de exercícios de alta intensidade que durem até 10 segundos. Isso inclui levantamento de peso; treinamento intervalado ou de *sprint* com sequências curtas repetidas de esforços explosivos e desportos coletivos ou que utilizem raquete com padrões de trabalho intermitentes, como futebol, futebol americano, basquetebol, tênis e *squash*. Atletas de resistência que realizam treino de alta intensidade podem também se beneficiar da creatina (Kreider e Jung, 2011). Os que se recuperam de ossos fraturados podem achar que a creatina ajuda a reconstruir a musculatura após a retirada do gesso. A dieta típica das pessoas que comem carne contém cerca de 2 g de creatina por dia; os vegetarianos têm reservas de creatina mais baixas no organismo.

Muitos atletas que ingerem creatina relatam aumentos na massa muscular magra, provavelmente porque conseguem uma melhor recuperação durante os treinos de força, o que possibilita mais repetições de levantamento de peso. Um estudo com 31 fisiculturistas experientes que tomaram um suplemento de proteína e carboidrato com ou sem creatina no meio da manhã, após a sessão da tarde e antes de dormir (para um total aproximado de 450 kcal), sugere que o grupo que ingeriu o suplemento de proteína, carboidrato e creatina ganhou mais massa e força musculares do que o que consumiu somente proteína e carboidrato (Cribb; Williams; Hayes, 2007).

No entanto, nem todo atleta tem melhora do desempenho com a creatina. A resposta é variável, com 20 a 30% dos atletas não apresentando alterações no desempenho. Em um estudo com 21 indivíduos, quatro foram classificados como não responsivos (Kilduff et al., 2002).

Em pesquisas, os indivíduos costumam ingerir uma "carga" 20 g de creatina (mais exatamente, 0,3 g de creatina/kg, em quatro doses de 5 g cada uma) durante cinco a sete dias para, então, consumir uma dose diária de manutenção de 3 g por dia (Kreider e Jung, 2011). Consumir a creatina com uma refeição é mais eficiente que consumi-la com o estômago vazio. A creatina retém água, então abastecer o corpo com ela resulta em ganho de volume hídrico, que pode ser contraproducente para os atletas que se preocupam com a saúde, como os velocistas.

A maior parte dos profissionais da área da saúde concorda que somente os atletas completamente desenvolvidos devem tomar a creatina. Os jovens precisam aprender a melhorar o desempenho treinando pesado e desenvolvendo as habilidades desportivas. Embora seja improvável que a creatina cause problemas médicos, ela pode influenciar o desejo mental de buscar atalhos para o sucesso.

Ao mesmo tempo em que a creatina tem a preferência em termos de suplementos que otimizem o crescimento muscular, a leucina e o beta-hidroxi-beta-metilburato parecem ser uma promessa na promoção da saúde muscular. O aminoácido essencial, leucina, age como um gatilho metabólico para estimular o crescimento muscular. O HMB é um subproduto do metabolismo da leucina. Em pacientes hospitalizados, ajuda a prevenir desgaste muscular. Em atletas, pode reduzir a fragmentação da proteína muscular e melhorar a recuperação (Wilson et al 2013). Continue antenado para saber se isso resulta em melhora do desempenho.

Atletas que consomem fontes animais de proteína obtêm muita leucina na dieta diária e não precisam de suplementos de leucina. Os halterofilistas veganos, entretanto, precisam planejar com cuidado suas dietas para garantir ingestões apropriadas ao longo do dia de proteína, na forma de sementes de soja, nozes e feijões, se desejam otimizar a reação em decorrência de seus programas. Embora uma porção de 180 g de carne de gado contenha por volta de 5 g de leucina, uma xícara de edamame (feijões-de-soja) oferece apenas 1,6 g de leucina, e uma xícara de lentilhas, apenas 1,3 g.

Otimizadores da resistência

Os melhores otimizadores de exercícios de resistência são os carboidratos consumidos como base de cada refeição e lanche e ainda antes de um exercício e durante o mesmo. O alimento dá energia necessária para se exercitar por mais tempo e com maior intensidade. Assim que você tiver otimizado a dieta, poderá tentar algo diferente, como suco de beterraba ou beta-alanina, para determinar os custos e os benefícios do uso desses suplementos. Atletas altamente competitivos devem planejar as tentativas com auxiliares ergogênicos, como a cafeína e o suco de beterraba, durante pelo menos quatro longas sessões de treinamento que imitem as exigências de uma competição.

Uma quantidade pequena mas convincente de estudos sugere que o nitrato alimentar pode melhorar o desempenho em eventos com duração entre 4 e 30 minutos. Fontes sólidas de nitratos nos alimentos são o ruibarbo, a rúcula e as beterrabas. O nitrato alimentar estimula a produção de óxido nítrico, que regula o fluxo sanguíneo e o consumo de oxigênio. Para a mesma quantidade de absorção de oxigênio, atletas com níveis superiores de óxido nítrico conseguem trabalhar melhor. Em geral, os atletas deparam-se com algo em torno de 1,5% de melhora no desempenho.

Um protocolo típico é consumir 75 mL de suco de beterraba concentrado, 200 g de beterrabas assadas, ou 200 a 500 mL de suco de beterraba, ou outras fontes ricas em nitrato, equivalentes a algo em torno de 300 mg de nitrato, duas a três horas antes de um evento. É o momento em que o óxido nítrico atinge o pico; ele permanece elevado durante mais seis a nove horas antes de declinar até a quantidade inicial, por volta de 12 horas (Jones, Bailey e Vanhatalo, 2013). O essencial é tentar isso durante os treinos para ter certeza de que seu trato digestivo lida bem com esse alimento incomum antes de um evento.

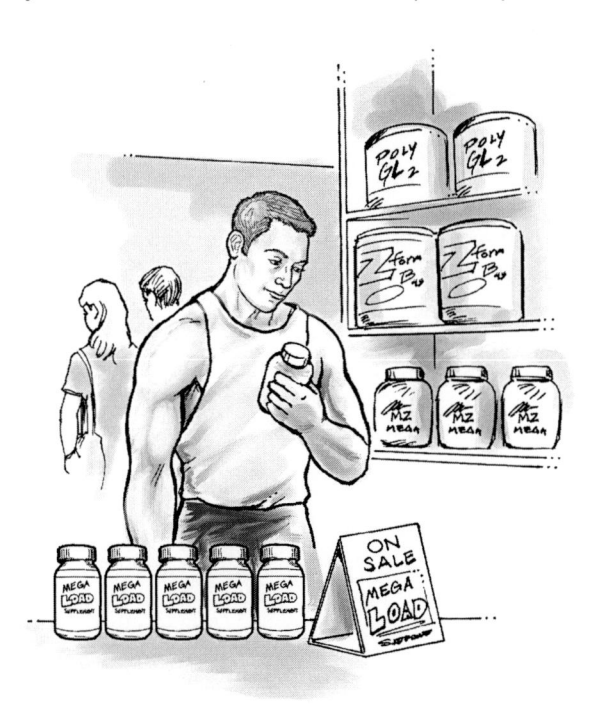

Num estudo com ciclistas competidores, que tinham um bom tempo de treinamento, após o consumo do suco da beterraba, cada ciclista mostrou melhora significativa no desempenho. A média dessa melhora ficou em 2,8 % (Lansley et al., 2011). Isso é suficiente para separar os vencedores do restante do grupo. Em outro estudo, ciclistas treinados completaram um ensaio de tempo 12 segundos mais rapidamente após consumirem suco de beterraba (Cermak, Gibala e van Loom, 2012). Se o suco de beterraba ajuda ou não atletas de elite demanda mais pesquisas.

Os efeitos do óxido nítrico podem ser especialmente benéficos a atletas que treinam e competem em altitudes (como esquiadores e alpinistas), porque ele ajuda a reduzir as necessidades de oxigênio. Mas é útil ainda a pessoas com doenças pulmonares, circulação prejudicada e problemas cardiovasculares. Por exemplo, alguns com doença arterial periférica (PAD) que consomem suco de beterraba podem se exercitar por mais tempo antes de a dor fazê-los parar. Para os que amam a beterraba e têm PAD, trata-se de uma forma fácil de melhorar a tolerância ao exercício e à qualidade de vida.

A beta-alanina, outro otimizador da resistência e do desempenho, é um aminoácido que ajuda a retirar o "desgaste" e a fadiga do exercício de alta intensidade, sendo um tampão para o ácido que se acumula nos músculos. Novas evidências apoiam os benefícios dos suplementos de beta-alanina a atletas como remadores, nadadores e corredores de velocidade que fazem exercício prolongado de alta intensidade por um a sete minutos; atletas que têm fases repetidas de treinos de alta intensidade, como os treinos intervalados e o halterofilismo, que praticam esportes com parada e retomada, como o futebol e o hóquei no gelo, e atletas que correm em velocidade no final dos treinos de eventos de resistência, como as maratonas e as competições de ciclismo. Há atletas que ingerem doses elevadas (mais de 800 mg) de beta-alanina e têm vermelhidão e formigamento na pele que pode variar de leve a intolerável. Pode diminuir e desaparecer com o consumo de suplementos de liberação contínua (Artiol et al., 2010). A beta-alanina pode ser usada com ou em lugar do bicarbonato de sódio, outro agente tampão.

O bicarbonato de sódio é conhecido como tampão do ácido láctico que se acumula no sangue e pode melhorar o desempenho em exercícios de alta intensidade, com duração de 60 a 180 segundos. Atletas que tomam bicarbonato de sódio antes do desempenho em treinos com intervalo de elevada intensidade, três vezes na semana, tendem a apresentar melhoras superiores no desempenho de resistência. A maneira preferida de ingerir bicarbonato de sódio é via cápsulas (encontradas em farmácias). Isso contribui reduzindo náusea e diarreia, na comparação com o consumo do bicarbonato em pó.

Para terminar, a cafeína é um auxiliar ergogênico conhecido que aumenta a atenção, reduz o tempo de reação e faz com que o esforço pareça mais fácil. Muitos atletas gostam demais de um reforço de cafeína antes do exercício, durante e após o mesmo. Mais informações sobre a cafeína estão nos Capítulos 3 e 8.

Otimizadores da imunidade

Quase todos os nutrientes estão ligados ao sistema imunológico, com uma função importante na manutenção de uma resposta imunológica excelente. Essa é uma razão para você se alimentar bem diariamente. As substâncias que otimizam o sistema imunológico são encontradas em vários alimentos, incluindo maçãs, aveia, brócolis, chás, condimentos... E a lista continua! Tomar nutrientes extras não elevará a resposta imunológica para além dos níveis normais; mas, se você estiver treinando intensamente, poderá ajudar a manter a função imunológica, consumindo carboidratos antes do exercício, durante e após o exercício.

Pessoas com imunidade baixa tendem a apresentar uma ingestão alimentar menor e a perder rapidamente o peso corporal– uma síndrome mais comumente observada em idosos fisicamente frágeis ou pessoas que estejam passando fome do que em atletas robustos (a menos que estejam com déficit calórico grave). Para pessoas com HIV/AIDS, infecções e saúde debilitada, a "imunonutrição" está sendo intensamente pesquisada. Porém, ainda precisa ser determinado se os achados irão se traduzir em uma melhor recuperação para os atletas. Até lá, otimize o seu sistema imunológico, evitando o treino excessivo, ingerindo carboidrato em quantidade adequada e dormindo bem. Segue uma lista de algumas substâncias que melhoram a função imunológica e que são populares entre os atletas.

- **Carboidrato.** Consumir carboidrato antes do exercício, durante e após o exercício é a melhor forma de os atletas melhorarem a função imunológica. Alimentar-se com uma quantidade suficiente e constante de carboidrato reduz a resposta de estresse. Consulte os Capítulos 9 e 10 para informações sobre táticas de abastecimento adequado.
- **Equinácea.** Um medicamento herbáceo, a equinácea supostamente previne ou encurta a duração de resfriados (Turner et al., 2005). Em um estudo com 437 pessoas que foram expostas ao vírus do resfriado comum, tomar equinácea antes da exposição, ou depois dela, não afetou as taxas de infecção ou a gravidade dos sintomas.
- **Glutamina.** A glutamina é um aminoácido que constitui uma fonte importante de combustível para as células imunológicas. Tem envolvimento com a cicatrização de ferimentos, no reforço do sistema imunológico, no combate a infecções e no declínio de doenças. Durante o estresse físico (câncer, cirurgia), os níveis de glutamina caem. Suplementos de glutamina são utilizados com sucesso em pacientes muito doentes com HIV/AIDS e câncer, mas as pesquisas que investigam se eles podem ajudar os atletas saudáveis quando estão treinando intensamente são frágeis e inconclusivas. A maioria dos alimentos ricos em proteína é rica em glutamina, incluindo carne de gado, frango, peixe, feijões, soro de leite e laticínios.
- **Vitamina C.** Um antioxidante, a vitamina C é abundante em frutas e hortaliças. Tem envolvimento com a melhora da resposta imunológica e a redução do potencial de dano celular causado por radicais livres. Treino excessivo e participação em exercício prolongado podem diminuir sua resposta imunológica. É improvável, no entanto, que tomar altas doses de vitamina C melhore a sua resposta imunológica. Pode haver exceção para atletas que estejam realizando um aumento abrupto no treinamento (Burke, 2007). A melhor opção é consumir carboidrato durante o exercício (Davison e

Gleeson, 2005). Se você insiste em tomar vitamina C, 500 mg são mais do que suficientes.
- **Vitamina E.** Em pequenas doses, a vitamina E tem importante papel na função imunológica. Em um estudo com 38 triatletas participantes do *Ironman* do Havaí, que tomaram altas doses (800 UI) desse antioxidante por 2 meses antes da prova de triatlo, muitos tiveram inflamação inesperada durante o exercício (Nieman et al., 2004). Embora alguma proteção antioxidante seja benéfica, mais pode não ser melhor. Na verdade, a vitamina E pode tornar-se um pró-oxidante nocivo à saúde (Ristow et al., 2009). O ponto central é que você, se decidir tomar vitamina E, tome-a com moderação; 500 UI são mais do que suficientes. Pelo fato de o organismo se adaptar ao exercício mediante a produção de mais antioxidantes, um momento apropriado para tomar um suplemento antioxidante seria logo antes de iniciar uma quantidade de exercício incomumente alta. Consulte o Capítulo 10 para obter mais informações.

Substâncias para proteger ossos e articulações

Corredores, jogadores de basquetebol, apanhadores de beisebol e outros que submetem seus corpos a estresse indevido costumam se preocupar com articulações doloridas. Eles podem tomar alguma coisa para investir na saúde óssea e articular? Seguem duas opções populares (embora não comprovadas):

- **Condroitina.** A condroitina confere elasticidade à cartilagem, ajudando-a a reter água. Uma revisão de 20 experimentos com 3.846 pacientes com osteoartrite do joelho sugere que o benefício da condroitina é mínimo ou inexistente. Até o momento, não há evidência de que ela ajude os atletas a prevenirem dano à cartilagem; no entanto, muitas pessoas ativas asseguram que ela as auxilia. Considerando que há um risco muito baixo de ela ser prejudicial, os usuários podem continuar tomando-a se acreditam em sua efetividade (Reichenbach et al., 2007).
- **Glucosamina.** A glucosamina é um componente-chave, utilizado na manutenção e regeneração da cartilagem saudável nas articulações. Embora não existam provas conclusivas de que previna a deterioração articular, há estudos que demonstram que o sulfato de glucosamina (500 mg, três vezes ao dia) pode ajudar a aliviar a dor moderada a grave de artrite – mas não a dor branda (Clegg et al., 2006).

Se consumidas isoladamente ou combinadas, pesquisas com a glucosamina e a condroitina não relatam reduções significativas na dor articular (Wandel et al., 2010). Anote: de 20 suplementos para as articulações comercializados para pessoas (e seus animais de estimação) para aliviar as dores de artrite, 40% não continham o que os rótulos prometiam (www.consumerlab.com, 2007). Consumidor, tome cuidado!

Alimentos e bebidas desportivos comercializados

A indústria da alimentação desportiva cresceu rapidamente, começando na década de 1970 com a introdução do Gatorade, continuando em 1980 com a estreia da *PowerBar*, expandindo-se em 1990 com géis, como o Gu e assoberbando os atletas na década de 2000 com uma gama de produtos. Foram muitos os que embarcaram nesse trem para criar nichos de elementos de abastecimento para todas as necessidades alimentares possíveis – livre de glúten, veganos, *kosher*, livre de lactose, livre de frutose e tudo mais em que se possa pensar – e para todos os momentos possíveis de consumo (antes do exercício, durante e após o exercício).

Se você se sente confuso pela variedade de opções de alimentos e bebidas desportivas industrializadas, não está sozinho. Os atletas e os praticantes casuais de exercícios inevitavelmente dirigem-me as mesmas perguntas: "Qual é a melhor barra energética? Gel? Bebida desportiva?". Há os que se preocupam em consumir a melhor proporção entre carboidrato e proteína. A resposta simples é que você precisa aprender quais produtos são melhores para o seu organismo, experimentando-os durante o treinamento. A melhor opção para uma pessoa pode ser enjoativa para outra.

Em geral, os alimentos desportivos tendem a ser mais práticos do que necessários. Eles podem facilitar a alimentação, dispensar as conjecturas sobre o que comer e oferecer mais benefícios do que a água pura. Mas se o seu orçamento está reduzido, tome nota: um litro por dia de bebida desportiva pós-exercício a $ 1,59 totaliza cerca de $ 50 por mês em água com açúcar. A receita de bebida desportiva caseira do Capítulo 25 pode lhe poupar um bom dinheiro!

Certamente, existe uma hora e um lugar para os alimentos e as bebidas produzidos pela engenharia de alimentos, particularmente se você for um ciclista de resistência de alto nível, maratonista, triatleta ou atleta de aventuras que se exercite intensamente ou seja limitado por um trato intestinal sensível. Porém, toda pessoa ativa deve manter uma base alimentar integral na dieta do dia a dia, com o uso de opções industrializadas somente para dar sustentação ao seu programa de exercícios. Em outras palavras, não tome uma bebida desportiva no almoço (em vez de suco de laranja), ou coma as jujubas desportivas *Jelly Belly* (em vez de fruta) como lanche da tarde. Procure misturar algumas sementes de maçã e cascas de banana na lixeira junto com as embalagens de alimentos desportivos industrializados. Ao fazer suas escolhas alimentares, por favor, leve em conta o impacto ambiental negativo das garrafas plásticas de bebidas desportivas, das embalagens de gel e barras energéticas.

Muitos atletas são facilmente influenciados por propagandas a avançarem a sua dieta desportiva "para o próximo nível" com produtos industrializados. Os alimentos, os suplementos e os energéticos resultantes da engenharia dos alimentos parecem oferecer a solução mágica quando a vida está muito agitada; o desempenho está lento, as refeições, desregradas, e o sono, inadequado. Porém, alguns desses produtos oferecem nutrientes em um equilíbrio não natural que prejudica o desempenho. Por exemplo, sabemos que os atletas podem absorver mais carboidrato proveniente de várias fontes, e não apenas de uma, como o que pode ser oferecido por uma bebida desportiva (Jentjens et al., 2006; Wallis et al., 2005). Sabemos que a gordura é importante para repor as reservas de gordura intramuscular depletadas durante exercícios de resistência (van Loon et al., 2003), mas muitos produtos industrializados oferecem carboidrato e proteína, mas não oferecem gordura. São necessárias

Recursos relativos a combustível alimentar

Para ajudá-lo a esmiuçar o emaranhado de "ferramentas combustíveis", segue uma lista abrangente (mas incompleta) de várias barras energéticas, organizadas por tipo. Trata-se de apenas uma lista e não um endosso dos produtos. Talvez ela o ajude a ver como a indústria comercializa para aparentemente todo o nicho possível. Tente não ser influenciado pelo nome de um produto uma vez que ele possa ser mais poderoso do que o próprio alimento!

- **Completamente natural (sem adição de vitaminas ou minerais):** *AllerEnergy, Big Sur, Cliff Moyo, Cliff Nectar, Good Greens, Gnu, Honey Stinger Waffle, KIND, Larabar, NRG, Odwalla, Optimum, Peak Energy, Perfect 10, PowerBar Nut Naturals, ProBar, Pure, Honey Stinger, Kashi, Raw Revolution, Red Square Powerflax, Re New Life Organic Energy, thinkThin, Trail Mix Honeybar, Zing.*
- **Com cafeína:** *Clif Cool Mint Chocolate, Peak Energy Plus.*
- **Sem laticínios:** *AllenEnergy, Clif Builder´s, Clif Nectar, Good Greens, KIND, Larabar, Olympic Granola, Perfect 10, Pure Fit, thinkThin, Crunch, Vega Endurance.*
- **Sem glúten:** *AllerEnergy, Bora Bora, BumbleBar, Elev8Me, EnviroKidz Rice Cereal, EB Performance Whey Protein, Extend, First Endurance EFS, Good Greens, GoMacro, Hammer, KIND, Larabar, Omega Smart, Perfect 10, Perfect Simple, Pure, ReNew Life Organic Energy, SOY JOY, thinkThin, Vega Endurance, Wings of Nature, Zing.*
- **Baixo teor de fibras:** *Balance, PowerBar Pria.*
- **Sem frutose:** *JayBar.*
- **Barras tipo granola:** *Nutri-Grain, Nature Valley Granola, PowerBar Harvest, Quaker Chewy.*
- **Kosher:** *Extend, Larabar, Pure Fit, ReNew Life Organic Energy, thinkTHin.*
- **Sem nozes e afins:** *Avalanche, Odwala Super Protein, MetaBall, No Nuttin.*
- **Orgânicos:** *Clif, NRG, Pure, Red Square Powerflax.*
- **Sem amendoim:** *AllerEnergy, Larabar* (tem outros tipos de nozes), *Soy Rockstar.*

mais pesquisas para provar que os alimentos naturais são tão efetivos quanto os produtos industrializados, se não mais. O problema é que pequisas que comparem os benefícios, como por exemplo, de um sanduíche com pasta de amendoim e uma guloseima desportiva produto da engenharia alimentar, podem ser muito caras. A indústria da pasta de amendoim precisaria decidir se um projeto como esse melhoraria seus lucros ou não.

- **Barra de proteínas (opção de soja, soro do leite, ovos ou fonte mista de proteínas):** *Atkins Advantage, Ome Ready, Clif Builder´s,* EAS *Mioplex Deluxe, High 5 Protein, Honey Stinger Protein,* Lenny & Larry's *Muscle Brownie, Maximuscle Promax Meal, PowerBar ProteinPlus, thinkThin Protein, Tri-O--Plex, Detour,* USN *Pure Proteinplus.*
- **Crus:** *Amazing Grass Green Superfood, Good Greens, Pure, Raw Revolution, Vega Whole Food Raw Energy Bar.*
- **Barra de recuperação (proporção de carboidratos-proteína 4:1):** *PowerBar Performance-enhan.*
- **Sem soja:** *Amazing Grass Green Superfood, BumbleBar, Clif Nectar,* KIND, *Larabar,* NRG, *Organic Food Bar, Perfect* 10 *Natural Energy, RawRevolution, Vega Endurance, Zing.*
- **Vegano:** *Amazing Grass Green Superfood,Clif Builder´s, Good Greens, Hammer, Larabar,* NRG, *Perfect* 10, *Pure Fit, ReNew Life Organic Energy, thinkThin Crunch Fruit and Nut, Vega Whole Food Raw Energy,* SOYJOY, *Vega Performance Proteinplus.*
- **Barras para mulheres (menos calorias; soja, cálcio, ferro e ácido fólico):** *Amino Vital Fit, Balance Oasis, Luna, PowerBar Pria.*
- **Barras 40-30-30:** *Balance, ZonePerfect.*
- **Barra doce com adição de vitaminas e proteínas:** *Detour, Marathon.*
- **Sem soro doleite, mas pode conter glúten:** *Bonk Breaker, Clif Builder´s, Clif Nectar,* NRG, *Odwalla, Olympic Granola, Zing.*

Considerada a imensa gama de opções, você talvez se pergunte se há uma barra melhor do que todas. A melhor é a que atende melhor ao seu paladar, questões de saúde e filosofia alimentar. Para algumas pessoas, a melhor é a sem glúten. Outras escolhem a feita com ingredientes orgânicos. E há todos os que consideram melhor, simplesmente, a mais gostosa.

CAPÍTULO 12

Nutrição e mulheres ativas

Seja você o pai ou a mãe de uma adolescente que quer se destacar nos esportes do ensino médio, de uma corredora que pretende engravidar ou uma corredora sênior na menopausa, é provável que tenha algumas perguntas específicas para mulheres sobre a alimentação. Este capítulo trata de alguns aspectos relativos à alimentação que preocupam mulheres ativas durante o ciclo de vida.

Nutrição e perda do período menstrual

Mulheres que se exercitam muito e comem pouco podem parar de menstruar (uma condição conhecida como amenorreia). Embora você possa achar que a amenorreia seja desejável, uma vez que não precisará mais lidar com a chatice do período menstrual, ela pode levar a problemas que interferem na saúde e capacidade de dar o melhor de si, como:

- Uma incidência quatro vezes mais alta de fraturas de estresse que a colocam de lado (Nattiv, 2000).
- Osteoporose prematura, capaz de afetar a saúde óssea num futuro nem tão distante.
- Uma incapacidade de engravidar com facilidade no presente ou futuro (após a retomada dos ciclos menstruais) se você desejar uma família.

A amenorreia pode acontecer, por exemplo, quando você conclui seu programa de exercícios sem reforçar a ingestão calórica. Se isso ocorrer, é algo para não ser ignorado! Talvez você esteja sofrendo a tríade da atleta feminina. É uma síndrome envolvendo os três problemas de saúde não relacionados a seguir, com variações na gravidade:

1. Ingestão inadequada de energia (em decorrência de "falta de tempo para comer", dieta rígida ou um distúrbio alimentar importante).
2. Períodos menstruais irregulares ou inexistentes.
3. Fraturas por estresse e ossos enfraquecidos (resultando em osteoporose precoce).

A amenorreia costuma acontecer em mulheres com distúrbios alimentares ou alimentação irregular, embora ocorra também em estudantes atarefadas que costumam não encontrar o tempo certo para comer o suficiente.

Para conseguir menstruar, seu organismo exige um mínimo de 30 kcal a cada kg de massa corporal magra (o peso sem qualquer gordura corporal) (Loucks, 2004). Comparativamente, a mulher média (não desportista) mantém o equilíbibrio de energia com cerca de 45 kcal a cada kg de massa corporal magra.

Uma atleta que pesa 54 kg e tem 20% de gordura corporal, por exemplo, tem uma massa corporal magra de 44 kg (20% X 54 kg = 11 kg de gordura), significando que tem 44 kg de massa corporal magra. Ela precisa ingerir, no mínimo, 1.300 kcal (30 kcal/kg X 44 kg de massa corporal magra = 1.300 kcal) que não são gastas, são "energia disponível." Se essa mulher gastar 500 kcal num exercício, precisa consumir um mínimo de 1.300 + 500 = 1.800 kcal, o que ainda é muito pouco para suprir totalmente os músculos e possibilitar-lhe aproveitar um excelente desempenho.

FATO OU FICÇÃO

Exercitar-se demais causa amenorreia.

Os fatos: a amenorreia costuma ser causada por uma alimentação aquém das necessidades, mas não por exercício em exagero. A maior parte das mulheres que fazem algum desporto ou exercício costuma ter períodos menstruais regulares. Comem o suficiente em calorias para apoiarem os programas de exercício e a capacidade reprodutiva de seus corpos.

Ingerir mais comida, para algumas mulheres, é algo mais fácil de ser dito que realizado – em especial, se é alguém que luta com algum distúrbio alimentar. Se pensar em adicionar mais combustível à sua dieta desportiva causar pânico, talvez queira procurar ajuda de um nutricionista com registro profissional, especializado em nutrição desportiva. Para encontrar alguém em sua cidade, consulte *sites* de órgãos especializados, entidades, etc. E estas dicas podem também ajudar:

- **Dispense a balança do banheiro.** Mais do que fazer de tudo para atingir determinado peso na balança, deixe que o organismo adquira seu peso genético. As informações nos Capítulos 14 e 16 podem ajudá-la a calcular um peso que você consiga manter facilmente sem, constantemente, fazer dieta. Seu médico ou nutricionista pode ainda lhe oferecer conselhos profissionais honestos.
- **Se tiver peso a perder, não consuma menos que 1.200 kcal por dia** (Woolsey, 2001). Mais exatamente, não coma menos que 30 calorias a cada kg da massa corporal magra (Loucks e Thuma, 2003). Seguindo um programa de redução saudável, você terá mais sucesso na perda do peso no longo prazo e energia suficiente para aproveitar a participação e o aperfeiçoamento em seu programa desportivo.

- **Pratique o consumo dos alimentos da mesma forma que fez quando era criança.** Se seu peso estiver adequado, concentre-se em comer quando tem fome e parar quando satisfeita. Se está sempre com fome e, constantemente, tem obsessão por comida, sem dúvidas está ingerindo pouco alimento. Seu corpo está apresentando queixas e solicitando mais combustível. Não esqueça: a fome é, simplesmente, um pedido de combustível. As informações no Capítulo 16 e mais alguns conselhos de seu médico e nutricionista podem ser úteis para que você determine uma ingestão energética correta.

  Mulheres amenorreicas costumam ter padrões alimentares incomuns e caóticos. Podem comer muito pouco no café matinal e almoço, apenas para comer em demasia à noite, ou limitam o consumo de alimentos de segunda a quinta e exageram nos finais de semana. Se seu peso for estável, de alguma forma está consumindo a quantidade calórica de que precisa, de modo a poder ingeri-las regularmente em refeições integrais e bem equilibradas regularmente. Uma vez mais, procure, por favor, ajuda para planejar suas refeições com um profissional registrado em vez de lutar sozinha.

- **Ingira proteínas adequadas:** os vegetarianos, em especial, precisam estar seguros de obter as proteínas adequadas para que minimizem desgaste muscular que ocorre quando alguém come menos do que necessita. As necessidades proteicas aumentam por volta de 1% a cada redução de 100 kcal na ingestão de energia, abaixo de 2.000 calorias por dia (Layman, 2009). Veja o Capítulo 7 que traz orientações proteicas específicas.

- **Consuma, no mínimo, 20% de suas calorias das gorduras.** Um pouco de gordura é absolutamente essencial para a saúde e bem-estar. Seu organismo precisa de gordura para a construção de membranas celulares saudáveis e a produção de substâncias semelhantes aos hormônios, as prostaglandinas. Cabe a você reforçar a ingestão de gordura boa e, com cautela, equilibrar a gordura saturada ("ruim"), nas carnes vermelhas, e outros alimentos ricos em proteína. No caso da maioria das mulheres ativas, ingerir entre 40 e 60 g de gordura por dia constituiria uma dieta apropriada com baixo teor de gordura. Esse plano sem dúvida permite salmão, pasta de amendoim, abacate, amêndoas, azeite de oliva e outras gorduras promotoras da saúde, bem como quantidades menores de gordura saturada, como a encontrada num bife magro de carne bovina, no queijo com pouca gordura e em outros alimentos nutritivos que oferecem um equilíbribrio a uma dieta desportiva. Se para você é difícil adicionar manteiga ao pão, ou azeite às saladas, faça então o seguinte:

  - Salpique sementes de girassol ou lascas de amêndoa nas saladas.
  - Aproveite um misto de nozes e passas de uva no lanche.
  - Coma peixe rico em ômega 3 (salmão, atum) duas vezes na semana.
  - Use azeite de oliva ou canola para cozinhar.
  - Não consuma produtos sem gordura (não têm gosto).

- **Mantenha uma dieta rica em cálcio.** Se você estiver amenorreica, deve consumir, com regularidade, porções com 240 mL ou gramas de leite ou iogurte com pouca gordura (ou outros alimentos ricos em cálcio) diariamente para investir na saúde dos ossos. Eles se beneficiam com o efeito fortalecedor do exercício, mas este não compensa a falta do cálcio. Embora você queira fugir ao pensar em gastar 300 a 400 kcal com alimentos derivados do leite, observe que mulheres que tomam três ou mais copos de leite ou porções de iogurte tendem a ser mais magras que as que não o fazem (Pereira et al., 2001). Se a sua dieta inclui muito farelo de cereal, frutas e hortaliças, é possível que tenha uma necessidade maior de cálcio, porque as fibras podem interferir em sua absorção. Você só precisa de 35 g de fibras por dia!

Muitas mulheres com amenorreia têm preocupação com a saúde dos ossos e estão certas. Se a amenorreia estiver associada à anorexia, você poderá perder densidade óssea a uma taxa de 2,5%/ano (Miller et al., 2006). Multiplique isso por vários anos e você entenderá o motivo de muitas clientes minhas com 20 a 30 anos terem ossos similares aos das pessoas com 70 anos de idade e problemas de fraturas de estresse. Adolescentes, em especial, precisam otimizar a densidade óssea, uma vez que 90% dessa densidade é obtida por volta dos 17 anos de idade. Nessa faixa etária, precisam estar muito atentas ao fato de estarem não apenas perdendo densidade óssea, mas não estarem ganhando densidade óssea como deveria ocorrer na adolescência. Se, como adolescente, você não tem densidade óssea, talvez jamais atinja seu pico de massa óssea, podendo correr um risco maior de osteoporose mais tarde (Weaver, 2002). Um número chocante: 1/4 de mulheres jovens que sofrem com anorexia têm osteoporose precoce. Algumas acabam com dores severas durante a vida toda; outras, em cadeira de rodas.

Você pode recuperar muito da massa óssea alimentando-se suficientemente bem para reconstruir os músculos e aumentar o peso, mas nem sempre o peso ideal (Dominguez et al, 2007). Um estudo de caso com uma corredora de longas distâncias, com 31 anos de idade, indica que ela poderia recuperar a densidade mineral de seus ossos, chegando aos valores normais, comendo melhor e reconstruindo o corpo, apesar de uma história longa de anorexia e amenorreia (Fredericson e Kent, 2005). Nem todas têm essa sorte.

Muitas atletas amenorreicas são aconselhadas a consumir anticoncepcionais para retomarem a menstruação e, teoricamente, ajudarem a prevenir perdas ósseas. Mas pesquisas atuais não apoiam tal teoria. Comer alimento suficiente para negar uma "drenagem de energia" e reconstruir os músculos é o segredo para reverter as perdas ósseas. Os alimentos corretos incluem carboidratos para a reposição de reservas depletadas de glicogênio, proteínas adequadas para construir músculos e combustível suficiente para manter o equilíbrio energético (Nattiv et al., 2007; Zanker e Cook, 2001).

Embora atletas femininas receiem que comer mais e se exercitar menos leve a aumento do peso que prejudicará o desempenho, não é esse o caso. Uma corredora amenorreica com 19 anos de idade reduziu o treinamento em um dia na semana, aumentou a ingestão diária de comida com uma lata de suplemento líquido de refeições com 350 kcal, ganhou 2,7 kg poderosos ao longo de uns quatro meses (de 48 para 51 kg) e retomou a menstruação. Conseguiu mais recordes pessoais jamais batidos, quebrou dois recordes escolares e qualificou-se para um encontro nacional de corrida (Dueck et al., 1996). O que está esperando?

Nutrição e gravidez

Muitas mulheres ativas têm doces sonhos de se tornarem mães. Outras têm pesadelos com os efeitos da gestação no corpo. As atletas competidoras, em particular, preocupam-se com a possibilidade de ganhar peso demais. Lembre-se de que a gravidez e a obesidade são muito diferentes! Nos 11 a 16 kg, aproximadamente, ganhos durante a gestação, podem estar incluídos o peso do bebê (3,6 kg), a placenta (900 g a 1,4 kg), o líquido amniótico (900 g a 1,4 kg), o útero (900 g a 2,3 kg), o tecido mamário (900 g a 1,4 kg), o suprimento sanguíneo (1,8 kg) e as reservas de gordura para o nascimento e a amamentação (2,3 a 4 kg). O Institute of Medicine (2009) recomenda que mulheres que estão abaixo do peso no início da gestação ganhem mais peso (13 a 18 kg); aquelas acima do peso, de 6,8 a 11,3 kg.

Nutrição antes da gravidez

Se você está pensando em ser mãe, não deve esperar até ficar grávida para começar a comer bem. Todos os dias, as futuras mamães devem fortificar o organismo com os nutrientes necessários para o bem-estar atual e futuro de seus corpos e de seus bebês que estão por vir. Em especial, uma dieta desportiva pré-gestação deve ser rica em folato (Tab. 12.1), uma vitamina B que ajuda a prevenir dano cerebral no feto no momento da concepção e pode reduzir o risco de alguns tipos de defeitos congênitos. O folato é a forma natural dessa vitamina B encontrada nos alimentos. O ácido fólico é a forma sintética encontrada em suplementos e alimentos enriquecidos. A ingestão recomendada é 400 µg de folato ou ácido fólico por dia.

Nutrição durante a gravidez

Cada mulher atlética tem uma gravidez singular. Algumas se sentem ótimas, comem bem, exercitam-se regularmente e passam bem pelos nove meses de gestação; outras têm fadiga, náusea, dor lombar e outros desconfortos. Algumas engordam mais que o esperado. Há as que engordam de acordo com as orientações padronizadas. Coma conforme seu apetite e conte com o dado de que refeições e lanches organizados de forma regular contribuirão para um aumento adequado do peso para seu corpo, para a alegria de um programa confortável de exercícios e o desenvolvimento de um bebê saudável. Exercitar-se durante a gestação pode não afetar o nível de gordura do corpo. Certamente, você ficará fisicamente mais apta e poderá reduzir o risco de uma cesariana, devido ao exercício, mas suas mudanças de peso possivelmente serão similares ao exercício voluntário ou à ausência dele (Price, Amini e Kappeler, 2012).

O melhor a fazer em relação à nutrição durante a gravidez é seguir as orientações alimentares dos dois primeiros capítulos deste livro, além de ler alguns livros sobre gestação sugeridos no Apêndice A. Sua dieta deve ter o foco no ácido fólico (Tab. 12.1), alimentos ricos em cálcio, verduras verde-escuras ou coloridas, frutas frescas, como laranjas e outras frutas cítricas, grãos integrais e alimentos ricos em ferro e proteína. Atletas que ficam grávidas com baixas reservas de ferro correm alto risco de anemia. A gravidez já causa cansaço suficiente!

Para cerca de dois terços das mulheres, o paladar muda durante a gravidez. Talvez você desenvolva forte aversão à carne de gado, hortaliças ou café. Se a única coisa que consegue manter no estômago inclui biscoitos água e sal, tenha certeza de que seu bebê vai se desenvolver, contando com os nutrientes armazenados por meio de sua dieta anterior à gravidez. Se sua ingestão ficou muito limitada devido à náusea que perdura além de três meses, você pode consultar um nutricionista que pode sugerir formas de equilibrar a dieta.

TABELA 12.1 Fontes de folato ou ácido fólico

A ingestão que você quer alcançar é de 400 microgramas (μg). Podem ser obtidos pela escolha de frutas, hortaliças verdes, feijões, legumes e grãos enriquecidos.

Alimento	Quantidade	Folato ou ácido fólico (μg)
Alimentos naturais		
Espinafre	1 xícara, cozido	230
Lentilhas	1/2 xícara, cozidas	180
Aspargos	6 brotos	135
Brócolis	1 xícara, cozidos	100
Alface-romana	1 xícara, rasgada	65
Abacate	1/2 medium	60
Grão-de-bico	1/2 xícara, enlatados	60
Feijões comuns	1/2 xícara, enlatados	50
Laranja	1 média	50
Ervilhas verdes	2 colheres (de sopa)	30
Pasta de amendoim	2 colheres (de sopa)	25
Ovo	1 grande	25
Alimentos fortificados e enriquecidos		
PowerBar	1 unidade	240
Cheerios	1 xícara	335
Farinha enriquecida	½ xícara	180
Aveia, instantânea	1 pacote	150
Pão integral	2 fatias	30

Fontes: National Institutes of Health Office of Dietary Supplements: http://ods.od.nih.gov. USDA National Nutrient Database for Standard Reference, www.usda.gov.

Se você apresenta fortes desejos incomuns, como por sal, gordura ou carne de gado, é possível que a natureza esteja informando que esses alimentos têm nutrientes necessários a você. Ceder aos desejos, moderadamente, tende a não prejudicar; assim, escute o corpo e responda de forma adequada. Tente solucionar os desejos por doces com escolhas mais saudáveis, como iogurte congelado em raspas em vez de sorvete, ou tâmaras e abacaxi desidratado em vez de balas. A realidade pode ser a de que apenas um alimento funcione: aquele pelo qual você anseia! Ter na gravidez uma dieta saudável garante um bom início, com uma boa alimentação, de modo que seu organismo possa sobreviver aos desejos estranhos e aos enjoos matinais.

Nutrição após a gravidez

Se você recém teve o bebê e receia que jamais perderá o peso ganho durante a gravidez, tenha paciência e lembre-se de que a vida é feita de fases. O primeiro ano após a gestação pode não ser a fase de ser tão magra ou atlética quanto se deseja. Uma gestação dura nove meses, e muitas mulheres necessitam de mais nove a doze meses para retornar ao físico pré-gestação (Fig. 12.1). Não tente ser muito rígida na dieta agora.

O melhor a fazer é concentrar-se numa alimentação saudável e confiar que ela contribuirá para o retorno ao seu peso adequado. Mas esse processo frequentemente fica confuso, porque a maternidade traz seu próprio conjunto de desafios e frustrações nutricionais. Quando o bebê chora, a sua vida para, assim como muitos hábitos alimentares saudáveis! Fadiga, as estressantes mudanças, os ajustes familiares e a falta de energia para comprar comida e cozinhar também podem ter reflexos na qualidade da sua dieta. Talvez também lhe falte a energia mental necessária para reduzir o peso e manter o programa de exercícios.

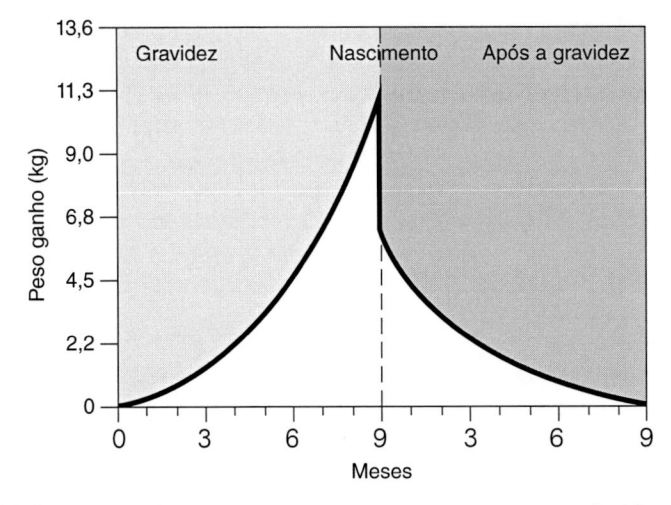

FIGURA 12.1 Mulheres grávidas costumam aumentar o peso em cerca de 12 a 15 kg durante a gestação e podem precisar de nove ou mais meses para voltar ao peso anterior após o parto.

Os estresses e as frustrações que acompanham a maternidade podem interferir nos planos de perda do peso desejada e, ainda, contribuir para ganho de peso. Se agora você fica em casa o dia inteiro com comida prontamente disponível, talvez se conforte com bombons, biscoitos e outras guloseimas especiais. A exaustão física, a falta de tempo e as responsabilidades de cuidar da criança podem frustrar suas intenções de se exercitar. Se esse for o caso, talvez seja interessante pagar uma babá para que você possa ter algum tempo para praticar exercícios. Isso pode ajudá-la a sentir-se melhor fisicamente e em relação a si mesma. Mas não tenha a expectativa de o peso após a gestação desaparecer com exercícios – mesmo que você use 45 minutos/dia, cinco dias na semana (Lovelady, 2011). É claro que se exercitar regularmente, durante e após a gestação, pode ajudar a evitar aumento de peso indesejado, mas os fatores mencionados antes são capazes de afetar o peso mais do que a falta de exercício (Haakstad e Bo, 2011).

Se você teme continuar com sobrepeso pelo resto da vida, veja os achados de um levantamento com mamães recentes. A maioria dessas mulheres, todas corredoras, relatou que voltou a correr após cinco semanas do parto e, em cinco meses, retornaram ao peso pré-gestação (Lutter e Cushman, 1982). Sim, pode haver uma vida magra depois da gravidez, conforme confirmado pelas muitas mães magras que você vê por aí. Por ora, ame-se de dentro para fora, curta o seu bebê, orgulhe-se de seu feito e seja compreensiva consigo mesma.

As mulheres como guardiãs da nutrição familiar

Muitos de meus clientes ativos são pais que se preocupam com a saúde e o peso e que se frustram com as práticas alimentares dos filhos, como Janine, uma triatleta e mãe de duas meninas (11 e 14 anos de idade), que desabafou: "Gostaria de poder fazer com que minhas filhas comessem melhor e praticassem mais exercício. Elas amam *junk food*, ficam horas conversando com os amigos via computador e pesam mais do que deveriam. As refeições estão se tornando a III Guerra Mundial". Janine tentou muito ensinar às filhas a importância da nutrição e da saúde, mas elas não lhe deram ouvidos.

Recomendei à Janine que não focasse a oposição a alimentos "bons" *versus* "ruins"; mas, em vez disso, ensinasse as filhas a apreciar e gostar de todos os alimentos e como uma boa nutrição ajuda o organismo a fazer coisas maravilhosas. É normal que as crianças gostem de alimentos com baixo valor nutritivo, mas também é muito normal que queiram alimentos que sejam bons para elas. O equilíbrio – não a restrição – é a chave. Do contrário, as crianças comerão às escondidas.

Apesar da crença popular, os filhos (e seus pais) não precisam ter uma dieta perfeita para ter uma boa dieta. A maioria das crianças pode satisfazer às necessidades nutricionais dentro de 1.200 a 1.500 kcal com uma variedade de alimentos integrais. Assim, há espaço para algumas guloseimas, com moderação (crianças ativas podem, na verdade, ter problemas para obter a quantidade adequada de calorias se os pais limitarem rigidamente as guloseimas). Uma maneira de reduzir a ingestão de alimentos não tão bons do seu filho é oferecer um "segundo almoço" ou um jantar mais cedo, ambos saudáveis, depois da escola e antes do desporto. Saborear biscoitos tipo *cracker* com pasta de amendoim, uma pizza de *muffin* inglês, cereal com leite, uma batida de frutas ou um sanduíche é preferível à rotina de comer chocolates, biscoitos doces e batatas *chips*. Um segundo almoço saudável é particularmente importante para as crianças que comem mal na escola. Para ajudar a pôr um fim às batalhas na hora de comer, recomendo com ênfase a leitura do livro *Secrets of Feeding a Healthy Family*, de Ellyn Satter.

O corpo da criança em desenvolvimento

Nina, uma corredora e mãe de uma nadadora de 12 anos de idade, sentia-se desanimada cada vez que via a filha de maiô. "Sarah é atarracada, embora tentemos mantê-la ativa". Lembrei à Nina que o corpo de cada criança é diferente; algumas são mais mirradas; outras, maiores, e há as que ficam no meio. Isso é normal e está tudo bem. Embora Nina ficasse infeliz com o físico da filha, adverti-lhe que expressasse sua preocupação sob o aspecto da saúde e não da beleza. Passar a mensagem de que "você não está boa o suficiente" pode ser a raiz de futuros problemas emocionais. Sarah estava, sem dúvida, mais do que ciente do excesso de gordura corporal; ajudá-la a aceitar e a gostar de seu corpo seria um passo importante a ser dado pela mãe.

Embora fazer dieta seja normal entre os nadadores e os participantes de outros desportos que enfatizam a magreza (patinadores artísticos, dançarinos, ginastas, corredores), a pressão para adquirir o corpo "perfeito" pode levar a problemas se a pessoa em dieta tiver uma autoimagem ruim e autoestima baixa. Muito frequentemente, as dietas são motivadas por sentimentos de imperfeição ou inadequação e não somente pelo peso. Fazer dieta aumenta o risco de desenvolver um transtorno alimentar completamente manifesto.

Como mãe e modelo a imitar, Nina precisava dar menos importância ao tamanho corporal como forma de avaliar a autovalorização e ensinar Sarah a se amar de dentro para fora. Meu conselho à Nina foi nunca comentar o tamanho de crianças grandes: Sarah poderia concluir ter que ser magra para ser valorizada e amada. Isso é particularmente importante para as meninas jovens durante a puberdade, quando lidam com as mudanças corporais e, ao mesmo tempo, lutam para serem as melhores em seus desportos. Os esforços para controlar o peso podem levar a uma dieta insalubre, frustração, culpa, desespero e fracasso.

Ajudando seu filho com sobrepeso

Nina sentiu-se perdida em relação a como ajudar Sarah a perder peso. Disse-lhe que os problemas de peso na infância são complexos e também um tópico de debate entre pais e pediatras. Sabemos que restringir a ingestão alimentar de uma criança não funciona; mais do que isso, resulta em comer às escondidas, compulsão alimentar, culpa, vergonha – as mesmas coisas por que os adultos passam quando "extrapolam suas dietas". Porém, no caso das crianças, os pais policiam a alimentação – uma dinâmica familiar indesejável.

Apesar das melhores intenções de Nina para prevenir a obesidade progressiva, eu a adverti quanto a colocar Sarah em uma dieta, privá-la de batatas fritas ou proibir-lhe os doces. Restrições alimentares não funcionam – nem para adultos nem para crianças. Se as dietas funcionassem, então a maioria das pessoas que fez dieta seria magra, e a epidemia de obesidade não existiria.

As dietas para as crianças causam mais problemas do que solução. Elas acabam com a capacidade natural de a criança comer quando está com fome e parar quando satisfeita. Em vez disso, a criança supercompensa e empanturra-se na sua "última chance de comer". Você sabe, "é minha última chance de comer bolo de aniversário, então é melhor comer bastante agora porque, quando chego em casa, estou limitada a talos de aipo e bolos de arroz". Sugeri à Nina que perguntasse delicadamente à Sarah se ela se sente confortável com seu corpo. Se ela admitisse estar descontente e expressasse o desejo de aprender a comer melhor, Nina poderia, então, agendar uma consulta com um nutricionista especialista em controle de peso pediátrico.

Se você, como Nina, é pai ou mãe de uma criança rechonchuda, deve saber que as crianças geralmente crescem "para os lados" antes de crescer "para cima". Isso é, elas muitas vezes ganham gordura corporal antes de iniciar o estirão do crescimento. Fale com seu pediatra para determinar se o problema é real. Você também pode avaliar o peso do seu filho com gráficos de crescimento disponíveis no *site* www.cdc.gov/growthcharts.

Você pode estar corretamente preocupado com o peso do seu filho; vemos cada vez mais problemas médicos relacionados ao diabetes infantil, colesterol alto e hipertensão. No entanto, suas preocupações com o peso de seu filho podem refletir a sua própria ansiedade em relação a ter um filho "imperfeito". Sim, você diz que quer poupá-lo da aflição de ser gordo – mas procure examinar também seus próprios problemas. Se você mesmo se preocupa muito com o peso e supervaloriza a aparência, pode estar se sentindo marcado se o seu filho estiver com sobrepeso. Muitas vezes, o problema de peso de uma criança é, na verdade, o problema do pai ou da mãe. Talvez você queira um "filho perfeito".

Procure amar de dentro para fora o filho com sobrepeso – e não o julgar de fora para dentro. Pequenos comentários, como: "Este vestido é bonito, querida, mas ficaria ainda mais bonito se você emagrecesse só um pouquinho", podem ser interpretados pela criança como: "Não sou boa o bastante". A autoestima fica reduzida e contribui para os pensamentos anoréxicos, como "ser mais magro é melhor", e a dieta pode fracassar. Consulte o Capítulo 17 para informações sobre os transtornos alimentares.

Então o que você pode fazer para ajudar filhos mais gordinhos a emagrecer? Em vez de desacreditá-los e tentar fazer com que emagreçam, restringindo a alimentação, faça com que fiquem mais saudáveis, ajudando-os a ver os benefícios de uma vida mais ativa. Isso pode significar incitá-los a assistir menos TV, planejar atividades agradáveis em família (que não sejam como um campo de treinamento de recrutas) e, quem sabe, até criar uma caminhada em grupo até a escola com as crianças da vizinhança. Como uma família, tente inscrever todos em um evento beneficente de caminhada ou corrida. Como membro de uma sociedade, faça ouvir a sua voz sobre a necessidade de calçadas seguras, centros desportivos que recebam bem crianças com sobrepeso e piscinas que lhes permitam (e aos adultos, nesse caso) vestir camisetas e calções em vez de embaraçosas roupas de banho.

Em se tratando da alimentação, ofereça a seus filhos alimentos integrais e nutritivos, bem como *junk food* de vez em quando (do contrário, eles irão comprá-los na rua). Estimule-os a tomarem café da manhã. Planeje refeições e lanches estruturados; leve o jantar a sério. Sua tarefa é determinar o que, onde e quando comer; a da criança é determinar quanto e se deve comer (não a force a comer toda a ervilha ou a impeça de comer uma segunda porção). Se você interferir na capacidade natural da criança de regular a alimentação, poderá provocar uma vida inteira de batalhas. Confie em que seus filhos comerão quando estiverem com fome e pararão quando satisfeitos – e terão bastante energia para curtir um estilo de vida ativo. Mais informações no livro que você deve ler, *Your Child´s Weight: Helping Without Harming*, de Ellyn Satter.

Mulheres, peso e menopausa

Até mesmo atletas de elite ganham um pouco de peso com a idade, e sabe-se que os demais indivíduos ganham muito peso. O truque para o controle de peso é manter-se ativo e ingerir calorias de qualidade que invistam em boa saúde. No entanto, muitas mulheres temem ganhar peso na maturidade. Mary, uma ávida tenista, queixou-se: "Não importa o que eu faça, parece que eu não paro de engordar". Estava frustrada com o alargamento da sua cintura e assustada com o ganho de peso descontrolado, então perguntou, receosa: "As mulheres estão condenadas a engordar na maturidade?".

A resposta é não: as mulheres nem sempre ganham peso durante a menopausa. Sim, mulheres com idades entre 45 e 50 anos normalmente engordam e engrossam ao redor da cintura, à medida que a gordura se aloja dentro e ao redor da região abdominal. Porém, a maioria dessas mudanças se deve mais à falta de atividade física e a um excesso de calorias do que a uma redução de hormônios (Wing et al., 1991) Em um estudo de três anos com mais de 3.000 mulheres (idade inicial de 42-52 anos), a média de ganho de peso era de 2,1 kg. O ganho de peso ocorreu em todas as mulheres, independentemente de seus *status* de menopausa (Sternfeld et al., 2004).

Analisemos alguns responsáveis por influenciar o peso de mulheres na maturidade. A menopausa ocorre num período em que o estilo de vida da mulher se torna menos ativo. Se os filhos cresceram e saíram de casa, ela pode se deparar mais tempo sentada em frente à TV ou ao computador do que subindo e descendo as escadas, carregando intermináveis cestos de roupas para lavar. Um estilo de vida menos ativo não apenas reduz as necessidades calóricas como também resulta em um declínio da massa muscular; quando as mulheres (e os homens) envelhecem, tendem a perder massa muscular, a menos que realizem treinamento de força regularmente. Os músculos elevam a taxa metabólica, então músculos menos desenvolvidos significam uma taxa metabólica mais baixa e menos calorias queimadas.

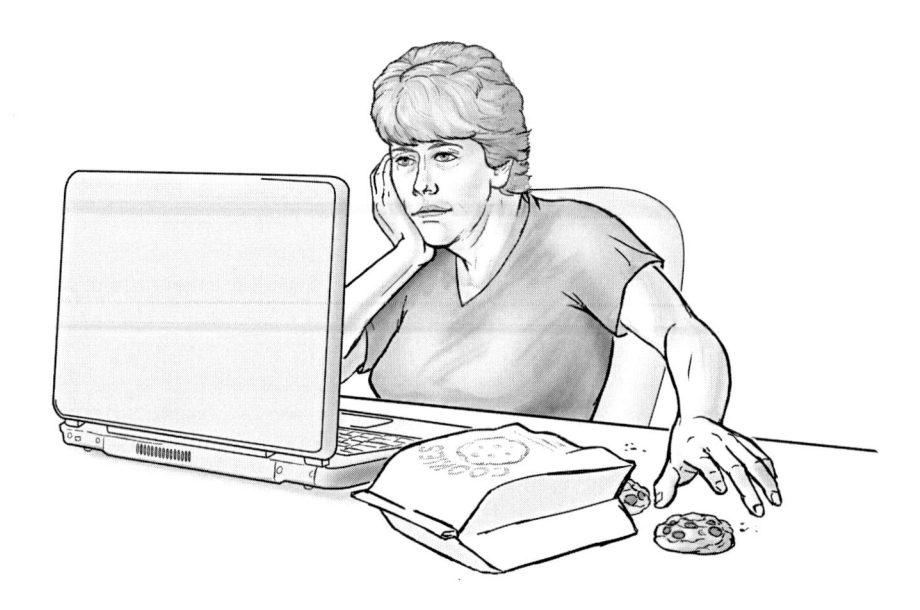

Outro problema é que os padrões de sono geralmente se alteram na maturidade, muitas vezes devido a suores noturnos e ao ronco do marido. Muitas mulheres acabam se sentindo exaustas a maior parte do tempo. A exaustão e a privação do sono podem facilmente acabar com a motivação para exercitar-se rotineiramente, e isso perpetua mais a perda muscular e aumenta a queda do metabolismo.

A privação do sono também está associada a ganho de peso. Os adultos que dormem menos de sete horas tendem a ser mais pesados que os bem descansados. Quando se está carente de sono, o apetite aumenta. O hormônio que modera o apetite (leptina) fica reduzido, e o hormônio que aumenta o apetite (grelina) fica mais ativo (Taheri et al., 2004). Assim, você pode levar tempo tentando diferenciar fome e cansaço. Em ambos os casos, os biscoitos e os chocolates podem ser tentadores.

A menopausa também pode coincidir com uma carreira de sucesso, incluindo as refeições de negócios em restaurantes sofisticados e o vinho extra, além de férias e cruzeiros. Isso pode significar mais calorias e menos exercício. Na meia-idade, a maioria das mulheres está cansada de fazer dieta e privar-se de alimentos tentadores, pois talvez venham fazendo isso desde a puberdade. O "não, obrigada" que antes prevalecia em festas de aniversário agora se transforma em "sim, por favor".

A melhor forma de minimizar, ou evitar, o ganho de peso é exercitar-se com regularidade, comer com sabedoria, limitar as calorias do álcool, dormir bastante e manter um estilo de vida ativo. Pesquisas sugerem que as mulheres que praticam atividade física não engordam e não aumentam a cintura, o que ocorre com as que não se exercitam (Sternfeld et al., 2004). O programa de exercícios ideal inclui os aeróbios (para melhorar a capacidade cardiovascular) e os de fortalecimento (para preservar os músculos e a densidade óssea). O livro *Strong Women Stay Slim*, de Miriam Nelson, é um bom recurso para auxiliar as mulheres a desenvolverem um programa de exercícios que proteja a saúde.

Apesar da crença popular, tomar hormônios para combater os sintomas da menopausa não contribui para o ganho de peso. O que pode ocorrer é o auxílio da terapia de reposição hormonal para refrear o ganho de peso na maturidade (Davis et al., 2012).

FATO OU FICÇÃO

Alimentos à base de soja ajudam a evitar os fogachos.

Os fatos: um estudo com mais de 3.300 mulheres em pré-menopausa e pós-menopausa não encontrou padrões consistentes a sugerir que as mulheres que ingeriam mais alimentos com soja apresentavam menos calorões (fogachos) e suores noturnos. Algumas mulheres realmente tiveram benefícios; assim não há prejuízo em reforçar o consumo da soja para ver se ocorre uma resposta positiva (Gold et al., 2012).

Se você ganhou peso indesejado, não faça dieta. Se você vem fazendo dieta por 35 a 40 anos da sua vida adulta, deve ter aprendido agora que isso não funciona. Em vez de fazer um regime, precisa aprender a comer de forma saudável, o que significa nutrir o organismo com café da manhã, almoço e lanche da tarde suficientes para refrear o apetite e energizar o seu programa de atividade física. Depois, faça um jantar leve. Pense em um *pequeno déficit calórico*. O consumo de 100 kcal a menos após o jantar (teoricamente) traduz-se na perda de 4,5 kg de gordura por ano.

Para ter paz com a comida e o corpo, consulte um nutricionista do desporto, especialista em alimentação, e leia os Capítulos 16 e 17. Esse profissional pode desenvolver um plano alimentar personalizado que satisfaça as suas necessidades. Para encontrar um nutricionista perto de você, consulte o Conselho ou a Sociedade de Nutrição da sua região. Além disso, faça a seguinte pergunta a si mesma: "Realmente estou com sobrepeso?" Talvez haja apenas mais de você para amar. Seu corpo pode não ser tão perfeito quanto foi no auge da sua carreira de atleta, mas pode ser bom o bastante. Eu a encorajo a tentar ser fisicamente apta e saudável em vez de magra a qualquer custo. Peso "perfeito" nenhum cumprirá a enorme tarefa de trazer felicidade na maturidade.

CAPÍTULO 13

Conselhos nutricionais específicos para atletas

Ao longo deste *Guia de Nutrição Desportiva*, ofereço orientação genérica sobre alimentação desportiva para aqueles que se exercitam de vez em quando e para atletas participantes de competições. As informações específicas de esportes ou de situações a seguir aplicam-se a atletas mais específicos, participantes de equipes, praticantes de esportes de força, em esportes com classificação por peso ou esportes extremos ou de ultradistância, atletas de esportes de inverno, ou atletas machucados, mais velhos ou que retornam aos exercícios após cirurgia de desvio gástrico.

Nutrição para esportes de equipe

Independentemente de ser uma equipe de futebol, hóquei, lacrosse, tênis ou futebol americano, quando grupos de atletas se reúnem, conseguem, com facilidade, acabar em festas em estacionamentos antes dos jogos e celebrações pós-jogo que não combinam tão bem com uma dieta desportiva de qualidade. Adicione a isso viagens, competições e sono interrompido, e a alimentação pode facilmente ser colocada de lado. Todavia, com uma liderança forte de capitães e treinadores de equipe, os jogadores podem, sem dúvida, ganhar uma boa nutrição – especialmente se estão competindo contra times com práticas alimentares não tão eficazes, quando estão comprometidos reciprocamente a planejar com antecipação, alimentar-se bem e, existindo jogadores que consomem bebidas alcoólicas, deixar o álcool de lado até o final da temporada.

Eis alguns fatores a serem analisados por equipes que querem chegar ao círculo dos vencedores (Holway e Spriet, 2011):

- A maioria dos esportes de equipe inclui atividades mistas que envolve implosões de jogo de alta intensidade, seguidas de pausas de baixa intensidade. Os atletas nesses esportes exigentes podem, facilmente, esgotar as reservas de glicogênio e ficar desidratados. Assim, todos precisam se responsabilizar e tentar de tudo para se alimentarem da melhor maneira.
- Mesmo nos jogos em casa, alguém deve planejar o fornecimento de comida e líquidos antes dos jogos ou competições, durante e após os mesmos, além dos intervalos. Seria tarefa dos pais, dos capitães de equipe, dos gerentes ou dos treinadores? Uma boa comunicação consegue evitar surpresas!

- Nas viagens, um cardápio que atenda a todos tem tudo para não funcionar, uma vez que cada atleta tem necessidades, metas e questões alimentares peculiares. Os bufês com muitas opções podem satisfazer às necessidades da maioria dos jogadores, na maior parte do tempo – inclusive veganos e jogadores com doença celíaca, ou alergias a nozes e assemelhados.
- Quando a equipe se aloja num campo desportivo ou em local afastado de casa, alguém precisa revisar o cardápio e organizar tudo para que haja refeições adequadas. Se o cardápio é muito "saudável" mas pobre em gorduras, os atletas recorrem a levar alimentos escondidos para seus alojamentos. Para reduzir queixas, os cardápios têm que incluir "alimentos divertidos" em quantidade suficiente, jantares especiais e sorvetes, bem como um bom suprimento de lanches integrais, mas populares (p.ex., *bagels*, pasta de amendoim, cenourinhas, iogurte, biscoitos de aveia e passas de uva, abacaxi desidratado, achocolatados) de acesso fácil, em especial, nos dias do deslocamento (Holway e Spreit, 2011).
- Equipes com sorte suficiente para ter um nutricionista desportivo beneficiam-se com conselhos individuais, conversas com a equipe, material específico (inclusive informações sobre suplementos desportivos mais conhecidos), idas a supermercados e lições de culinária. O ideal é que essa pessoa esteja disponível para conversar com os jogadores em locais informais, como à hora das refeições. Ter um nutricionista habilitado em alimentação de atletas ajuda treinadores e jogadores a permanecer no âmbito de sua prática, com foco no que fazem melhor – treinar!
- Durante os treinos de pré-temporada com duplicação das sessões, os atletas podem, facilmente, esgotar reservas e desidratar, além de perder peso. Na temporada competitiva, eles podem ter mais tempo para comer, embora precisem de menos calorias devido à redução do treinamento. Isso pode levar a aumento indesejado do peso. Educação alimentar pode ser útil no controle de aspectos do peso.
- Quando a desidratação preocupa, o nutricionista desportivo pode organizar os aumentos de peso antes e depois das práticas para identificar os jogadores que perdem mais do que 2% do peso corporal (estágio em que o desempenho pode sofrer). Quando há preocupações orçamentárias, os atletas podem fazer uso de uma bebida desportiva caseira (Cap. 25) que custa bem menos que as bebidas desportivas comercializadas.
- O período fora de temporada é um bom momento para os atletas perderem gordura corporal indesejada e fortalecerem a musculatura. Alguns ficam mais lerdos e preguiçosos, ganham gordura e perdem músculos. Elaborar um plano para controle do peso nesses momentos pode evitar problemas que influenciam toda a equipe quando inicia o treinamento pré-temporada.
- As informações neste livro podem ajudá-lo a estabelecer políticas e procedimentos alimentares sobre hidratação, suplementação e recuperação nutricional, após práticas e jogos, além de controle do peso (inclusive medida da gordura corporal e distúrbios alimentares). Todos os atletas deveriam conhecer as políticas e conduzir suas vidas conforme as mesmas regras.

Nutrição para esportes de força

Atletas que usam a força incluem os corredores de distâncias médias, os canoístas, os que competem com caiaque, os remadores, os ciclistas com trajetos definidos e os nadadores. O treinamento é exigente e causam muito cansaço, e esses atletas realmente precisam de atenção especial relativa à alimentação desportiva durante os treinos e competições. Eis algumas indicações (Stellingwerff, Maughan e Burke, 2011):

- Para treinos de alta intensidade, há necessidade de iniciar os exercícios bem nutrido. Se iniciar com baixo glicogênio muscular, não conseguirá fazer seu melhor, o que significa não ser capaz de competir dando o melhor de si. Aproveite uma dieta desportiva à base de carboidratos diariamente.
- Para maximizar a força e a massa musculares, consuma por volta de 20 a 30 g de proteína a cada refeição e lanche, espalhando a proteína de modo uniforme ao longo do dia, para que os músculos tenham um suprimento ininterrupto de aminoácidos para construção e reparo tissulares.
- Beber líquidos adequados para reduzir o risco de desidratação. Se não conseguir engolir líquidos durante exercícios e eventos desportivos intensos, com duração de mais de 45 minutos, pelo menos tente pequenos goles e cuspidas. O ato de enxaguar a boca com água ou bebida desportiva pode oferecer benefícios ao desempenho (Rollo e Williams, 2011).
- Quando houver mais de um evento competitivo num dia, você desejará consumir novamente assim que tolerar, após o primeiro evento, para otimizar a recuperação para o segundo. A meta ideal fica em torno de 1 a 1,2 g de carboidratos a cada kg por hora, nas primeiras quatro horas (Burke, 2011). O que significa que você deve planejar para que tenha disponíveis e aguardando alimentos adequados à recuperação. Alimentos doces, com efeito glicêmico de moderado a alto, podem auxiliar a maximizar a restauração das reservas esgotadas de glicogênio.
- Agentes tampão, como bicarbonato de sódio e beta alanina, podem levar a benefícios no desempenho, mas tenha certeza de tentá-los já durante o treino.

Nutrição para esportes que enfatizam aparência e peso

Se você for ginasta, patinador artístico, dançarino, mergulhador ou remador, ou participar de esporte com pesos que enfatizam a existência de massa magra e a aparência corporal, você está sob muita pressão para conseguir o corpo "perfeito". Não apenas precisa ter um peso muito baixo, mas chegar a isso enquanto tenta melhorar o desempenho. É uma obrigação difícil e pode soar além de suas capacidades (Sundgot-Borgen e Garthe, 2011).

A pressão para ser magro e os receios de ser julgado pela magreza podem, com facilidade, levar a dietas exageradas, comportamentos alimentares perturbados e métodos perigosos de controle do peso (agasalhos para transpirar, saunas, desidratação) que podem não apenas prejudicar o desempenho mas ainda a saúde e, tragicamente, levar à morte. Você poderá aprender da forma mais difícil que perder peso não melhora o desempenho se decorrente de um déficit alimentar grande demais. Consultar um nutricionista desportivo pode ser um sábio investimento para ajudá-lo a atingir suas metas. Eis algo a ser pensado:

- Persistir numa dieta com muito poucas calorias é bastante difícil, mental e fisicamente. Se faminto, sem dúvida você ficará de mau humor. Com uma educação alimentar adequada, poderá aprender a perder peso sem sentir fome demais ou usar práticas alimentares prejudiciais (Cap. 16). O ideal é que você consiga perder peso fora da temporada, a uma taxa de cerca de 250 a 500 g por semana. Não deve perder mais que 2% do peso do corpo pela desidratação (1,5 kg/atleta de 68 kg).
- Suas metas de nutrientes incluem comer por volta de 1,4 a 2 g/kg de proteína a cada kg e de 15 a 20% de calorias das gorduras (Sundgot-Borgen e Garthe, 2011). Dar suporte aos treinos com uma refeição possibilita que sejam poupadas "calorias de alimentos recuperadores".
- Muitas atletas mulheres em esportes estéticos limitam a ingestão alimentar até interromper seus períodos menstruais, seus organismos carecerem do combustível necessário para funcionar completamente. O que pode levar a uma saúde óssea insatisfatória e a fraturas de estresse que as deixa fora dos eventos (Cap. 12) e todo o trabalho árduo não encontra recompensa.
- Ainda que a tríade da atleta do sexo feminino (amenorreia, fraturas de estresse e distúrbios alimentares) esteja estudada, atletas do sexo masculino podem também ter problemas com a saúde dos ossos. Por exemplo, num grupo de ciclistas, 25% tiveram diagnóstico de osteopenia e 9%, osteoporose (Smathers, Bemben e Bemben, 2009).
- Independentemente de ser homem ou mulher, você deve se concentrar na perda gradativa do peso porque é menos provável que prejudique seu desempenho atlético. E mais, consumindo mais do que o mínimo dos mínimos, irá ingerir um pouco mais de proteína, gordura alimentar essencial, carboidrato, cálcio, ferro, zinco e os demais nutrientes necessários para a boa saúde e o máximo desempenho.

Nutrição para atletas de ultradistância e esportes de risco

Com o aumento dos eventos de ultrarresistência e muito perigo, muitos atletas estão levando seus corpos ao limite. Treinam durante três a cinco horas diárias para competir durante horas. As metas podem ser testarem seus limites e tentarem terminar um triatlo tipo *Ironman* (3,8 km de natação, 180 km de ciclismo e 42 km de corrida), uma competição de ciclismo *double century* (321 km) e uma corrida nas montanhas de 160 km, a travessia a nado do Canal da Mancha (28 horas), uma remada através do Atlântico (50 a 60 dias), uma caminhada nas Montanhas Apalache (3.476 km) ou qualquer quantidade de outros eventos de distância extrema. Sem dúvida, a alimentação é um elemento fundamental para que o atleta consiga concluir um evento dessa espécie. Esses atletas testam os princípios nutricionais! Eis alguns indicadores para ultraenergia e sucesso ao participar de um evento:

- Pratique sua alimentação do dia do evento durante as sessões de treinamento. Parte do treinamento envolve criar e praticar a estratégia alimentar. Você precisa aprender que alimentos e líquidos assentam melhor durante exercício prolongado. Bebida desportiva de limão ou uva? Barras energéticas ou "alimentos reais", como bananas, figos desidratados e *bagels*? Alimentos sólidos ou líquidos? Ao criar uma lista de vários alimentos experimentados e validados, você não precisa se preocupar com fazer uma escolha alimentar errada no dia da competição.

  Avalie ainda o fator "desgaste das papilas gustativas". Isso é, quantos géis por hora você aguenta num triatlo? Nas caminhadas longas, quantos dias seguidos você encontrará prazer em ovos em pó no café da manhã? Ficará sem açúcar, à base de bebidas desportivas, durante a prova de ciclismo do século? Pense na variedade e em como consumir, com prazer e facilidade, carboidratos suficientes para alimentar seus músculos e cérebro, bem como proteínas suficientes para o reparo e proteção dos músculos. Use as estratégias abordadas nos Capítulos 6 a 10.

- Otimize sua dieta diária de treinamento. Com frequência, entre trabalho e estudo, família e amigos e sono e treinamento, numa agenda lotada, os atletas de resistência têm pouco tempo para planejar, comprar e preparar refeições desportivas bem equilibradas, muito menos reunir forças para escolher lanches nutritivos. Atletas famintos e cansados costumam pegar biscoitos, frituras e outros alimentos com muita gordura para acalmar a fome, embora, com isso, não forneçam combustível para os músculos. Não se esqueça: não conseguirá competir com seu melhor se não treinar em sua melhor forma. O que significa consumir uma dieta desportiva boa diariamente.

  Suas metas incluem abastecer-se constantemente antes dos exercícios e, depois, novamente abastecer-se, ingerindo refeições e lanches à base de carboidratos, com regularidade. Alimentando o organismo de maneira uniforme ao longo do dia (diferentemente de comer pouco durante o dia e exagerar em tudo à noite), você terá energia sempre disponível sem carências. Você tem que elaborar uma estratégia alimentar que combine com sua agenda de treinamento. Eis um exemplo de um triatleta:

    - Bebia 480 mL de suco (i.e., carboidrato) antes de nadar pela manhã.
    - Comia novamente em seguida, no caminho para o trabalho, uma refeição que incluía um *bagel* grande com pasta de amendoim, uma banana e um achocolatado para viagem.
    - No almoço, consumia uma refeição quente, assemelhada ao jantar, no refeitório do local de trabalho.
    - No lanche da tarde, comprava um *muffin* de farelo, iogurte e suco.
    - Ao lanchar, já comprava o jantar (sanduíche com peito de peru e uma salada de frutas), que mantinha no refrigerador do escritório.

Esse plano alimentar evitava que o triatleta recorresse, aleatoriamente, a "comidas erradas" ao ter fome.

- Planeje os dias de descanso. O descanso é elemento essencial de um programa de treinamento. Como os atletas de ultradistância costumam se sentir sobrecarregados com as tarefas iminentes, tendem a preencher todo o tempo disponível exercitando-se. Uma má ideia! Os dias de descanso são essenciais para reduzir o risco de lesão e dar aos músculos tempo para reabastecimento e ainda dar um tempo para comprar alimentos (e, até mesmo, preparar uma embalagem grande de molho para toda a semana, se esse for o desejo).

    Preste atenção: o desempenho melhora mais com exercícios de qualidade que com uma quantidade excessiva de exercício (i.e., forçar-se a treinar cada vez mais). Sabendo disso, um triatleta concluiu o *Ironman* do Havaí, treinando apenas uma vez ao dia, seja um treino forte, seja um treino longo. Usava um dia da semana inteiro para descanso. Terminou com metade das reservas; seus adversários ficaram pasmos!

- Beba líquidos suficientes. Monitore a urina diariamente. Você precisa urinar com frequência (a cada duas a quatro horas); a urina deve estar clara e em quantidade adequada. A da manhã, quando escura e com odor desagradável, indica algo mal, desidratação. Beba mais!

    Durante os treinos, você consegue calcular suas necessidades hídricas para o dia da competição, pesando-se sem roupas antes e depois de uma hora de exercício semelhante ao da competição. Para cada 0,5 kg de perda de suor, você precisa planejar beber pelo menos 500 mL de líquido enquanto se exercita para evitar essa perda. Veja o Capítulo 8 que traz mais informações sobre líquidos e como evitar a desidratação.

- Tenha um plano alimentar definido para o dia da competição. Você precisa conhecer suas metas hídricas e suas metas calóricas. Trabalhando com um nutricionista desportivo ou um fisiologista do exercício, você consegue calcular as exigências calóricas por hora. Tente repor pelo menos um terço ou metade, quando não mais, dessas necessidades calóricas durante o evento desportivo maior, de acordo com sua tolerância. Por exemplo, um ciclista pode precisar consumir 450 kcal por hora, durante uma competição prolongada. O que equivale a 1 L de bebida desportiva e cinco *Fig Newtons*, ou 946 mL de água e um sanduíche com pasta de amendoim e mel. Use lanches de hora em hora. Coma e beba conforme uma agenda estabelecida. As metas incluem evitar a desidratação e a hipoglicemia (baixa quantidade de açúcar no sangue). Veja o Capítulo 10 que traz mais informações sobre como se abastecer durante os exercícios.

- Seja flexível e tenha a mente aberta. Embora precise ter um programa bem definido para alimentos sólidos e líquidos que garanta uma ingestão apropriada de carboidrato e líquido, você precisa também de flexibilidade. Afinal, seu paladar pode mudar durante 18 horas de exercício! Sua abordagem inicial de consumo de frutas integrais, sucos e barras energéticas pode acabar em *M&Ms*, balas malte e batata *chips*. Escute o que o organismo solicita durante o evento; espera-se que tenha a quantidade desejada de combustível. Muitos atletas de longa distância desejam demais os doces e está tudo bem com isso. Açúcar durante o exercício funciona bem, retardando o cansaço. Cabe a você sobreviver ao evento; sua dieta diária nos treinos ajudará a passar por tudo com saúde.

Nutrição para atletas de inverno

Se você é esquiador ou corredor de inverno, caminhante ou outro tipo de atleta, precisa dar muita atenção à dieta desportiva. Uma carência de alimentos e líquidos pode acabar com a diversão das atividades ao ar livre. Combustível apropriado antes do exercício é fundamental para gerar calor corporal. O frio, por si só, não aumenta as necessidades de energia, mas você gastará calorias a mais se sua temperatura corporal cair e você começar a tremer. O tremor é um tensionamento involuntário dos músculos que gera calor. Assim, se você for um atleta de inverno, deve comer antes de iniciar um exercício em tempo frio, especialmente antes de esquiar, correr ou iniciar qualquer atividade externa, em frio extremo.

Outra questão enfrentada pelos atletas do inverno é o aumento do peso. Alguns comem demais por estarem desanimados e menos ativos. Outros têm uma perturbação afetiva sasonal (SAD, do inglês, *seasonal affective disorder*); a mudança das estações causa um efeito marcante no humor. Mudanças na química do cérebro aumentam o desejo por carboidratos e comer mais. As tentações dos alimentos nas férias de inverno também podem colaborar para aumento do peso. Essas dicas podem ajudá-lo a se alimentar com sabedoria para os exercícios dos dias frios.

Hidratação no inverno

- Beba líquidos em quantidade suficiente. Desidratar-se é um erro imenso cometido pelos atletas do inverno. Um estudo comparando a condição hídrica de esquiadores com jogadores de futebol americano ou futebol informou que os esquiadores apresentavam a taxa mais elevada de desidratação crônica. Antes de competir, onze dos doze esquiadores alpinistas estavam desidratados (Johnson et al., 2010). A causa pode estar no fato de o frio amenizar o mecanismo da sede; os atletas do inverno podem ter menos sede apesar de perda significativa de suor e por não pensarem em beber. Alguns de propósito não bebem para minimizar a necessidade de urinar. Não há dúvidas de que retirar toda a roupa especial incomoda. Mas a desidratação prejudica o desempenho e é uma das causas do fracasso dos montanhistas.
- Os atletas de inverno (em especial, esquiadores em altas altitudes) precisam, conscientemente, consumir líquidos para repor o vapor de água exalado via respiração. Quando você respira em temperaturas frias, seu corpo aquece e umidifica o ar. Ao expirar, você perde quantidades significativas de água. Esse vapor pode ser visto quando você respira.
- A não ser que esteja quente, não consuma água gelada (i.e., mantenha uma garrafinha guardada na bicicleta ou no bolso externo da mochila). A água

fria pode resfriá-lo e causar calafrios. O melhor a fazer é ter uma garrafa térmica com água, ou uma com bebida desportiva quente, coberta com uma meia de lã para conservar o calor.
- Vista-se em camadas para suar menos. Roupas molhadas de suor drenam o calor do corpo. Quando o tempo fica mais "tropical" no interior de sua roupa de treino, tente tirar um pouco da roupa. Você ficará mais seco e aquecido. O simples ato de tirar um chapéu já resfria; expor a cabeça é capaz de dissipar de 30 a 40% do calor do corpo.

Combustível de inverno

- O efeito geral de aquecimento provocado pelo alimento é chamado de termogênese (i.e., "produzir calor"). O organismo gera por volta de 10% mais de calor do que com estômago vazio em 30 a 60 minutos após comer. Assim, comer não apenas fornece combustível, mas aumenta a produção de calor (aquecimento).
- Exercícios aeróbios podem aumentar seu metabolismo sete a dez vezes acima do nível em repouso. O exercício é uma forma excelente de aquecimento no inverno!
- Se você sentir muito frio durante um exercício no inverno (ou mesmo ao nadar), provavelmente procurará comida. Uma queda na temperatura corporal estimula o apetite e você sente fome. O organismo quer combustível para "alimentar o forno"; assim, você gerará calor.
- Por segurança, sempre tenha com você alguma fonte de alimento de emergência (como uma barra de cereais), para casos de escorregões no gelo ou algum incidente que o deixe imóvel em ambiente gelado. Os que acampam no inverno, por exemplo, costumam ter um suprimento de frutas secas, chocolate ou biscoitos sempre disponível para situações em que acordam gelados às 3 horas da madrugada. E, naturalmente, tenha sempre o telefone celular.

Necessidades energéticas

- Quando pela primeira vez tiver leves calafrios (como ao assistir a um jogo de futebol em ambiente externo), você fará um tipo de exercício isométrico de tensionamento muscular capaz de aumentar sua taxa metabólica duas a quatro vezes. Se ficar com mais frio ainda, começará a saltar. É assim que a natureza faz com que você gere calor e aqueça o corpo.
- Se você sentir tanto frio que comece a tremer, essas contrações musculares fortes geram bastante calor – possivelmente, 400 kcal por hora. Esse tremer intensamente esgota, com rapidez, suas reservas musculares de glicogênio, drenando sua energia. É quando comida de emergência é tudo que você gostaria de ter!
- Seu organismo usa grande quantidade de energia para aquecer e umedecer o ar que respira quando você se exercita no frio. Por exemplo, se você tiver que queimar 600 kcal no esqui *cross country* durante uma hora, a

-18°C, poderá usar cerca de 150 dessas calorias para aquecer o ar inspirado. No verão, esse calor seria dissipado via transpiração.
- Se usar roupas pesadas e levar equipamento pesado como esquis, botas, casaco grosso ou sapatos para neve, queimará um pouco mais das calorias levando esse peso extra. O exército norte-americano permite 10% mais calorias às tropas com muito peso que se exercitam nos climas frios. Se você for um corredor, o peso de suas roupas extras, todavia, será mínimo. Pense duas vezes antes de fazer uma boa refeição!

Alimentos que recuperam no inverno

- Para afastar calafrios, reabasteça as reservas esgotadas de glicogênio e reidrate o corpo e faça bom uso de fontes de carboidrato com um pouco de proteína, como chocolate quente feito com leite, mingau de aveia com nozes, sopa de lentilhas com torrada de queijo (magro), chili e espaguete com almôndegas. O alimento quente adicionado ao efeito termogênico do ato alimentar contribui para uma recuperação rápida.
- Comparativamente, comer alimentos frios e líquidos gelados pode esfriar demais o organismo. Isso é, deixe os sorvetes para os exercícios de verão. Eles o resfriarão. No inverno, você quer comida quente para abastecer seus exercícios. Reinvente a bebida quente com especiarias ou a embalagem térmica com sopa!

Aumento do peso no inverno

- Para limitar o aumento do peso no inverno, permaneça ativo! Exercícios ajudam a controlar a saúde, o peso e a depressão do inverno.
- Os truques para exercitar-se no inverno são investir nas roupas certas, alimentar-se bem e prevenir a desidratação, para que permaneça aquecido e aproveite a natureza maravilhosa dos dias de inverno.

Nutrição para atletas em altitudes

Se você é um esquiador de elevadas altitudes, caminhante ou alpinista, deve dar atenção a mais e especial à dieta. Falta de oxigênio é exaustivamente suficiente para que não se tenha outros problemas causados por alimentos ou líquidos inadequados. Mas a altitude pode reduzir o apetite; assim, talvez você coma sem estar com fome, mesmo com necessidades energéticas aumentadas devido ao uso de botas e roupas pesadas de inverno. Se você começar a tremer, as necessidades de energia aumentarão.

Você também pode não se dar conta da quantidade de água que perde pela respiração. As perdas de água ao respirar são altas devido à baixa umidade na altitude; o ar frio retém muito pouca água. Para maximizar o lado positivo da aventura em alta altitude, esteja atento a estas indicações:

- Garanta que as reservas de ferro estejam adequadas, fazendo um exame de sangue para saber a ferritina sérica, no mínimo, um mês antes de ir a

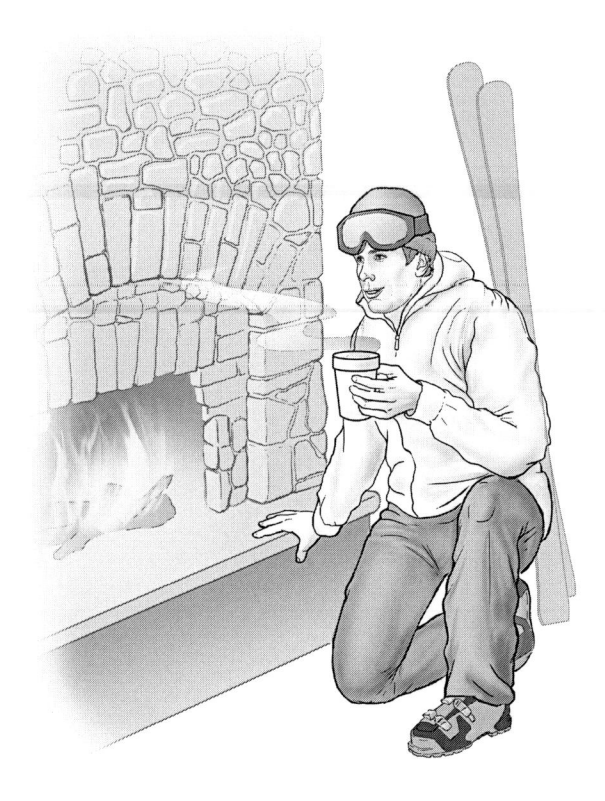

altas altitudes. Concentrações de ferritina abaixo de 20 a 30 ng/mL sugerem condição ferrosa aquém do ideal e o desempenho pode ser prejudicado. Se sua ferritina está baixa, converse com o médico sobre suplementação de ferro antes de iniciar a subida, de modo a ter tempo para repor as reservas esgotadas de ferro. O ferro é importante para que o oxigênio vá dos pulmões aos músculos em atividade.
- Coma suficientemente. Não faça dieta na altitude, porque o corpo precisa de energia para um bom desempenho e para fabricar células vermelhas (que levam o oxigênio aos músculos). Embora possa ser mais fácil perder peso a altitudes elevadas na comparação com o nível do mar (pela falta de apetite), a melhor época para emagrecer é a baixa temporada, ou quando você voltar para casa.
- Pese-se diariamente logo de manhã, para que possa acompanhar a perda de peso. Se a balança baixar, talvez você esteja comendo pouco, esteja pouco hidratado ou ambos. Ajuste da melhor maneira a sua dieta.
- Planeje fazer exercícios de baixa intensidade nos primeiros dias, dê ao corpo tempo para se familiarizar com a altitude. Embora possa estar entusiasmado por começar o esporte de alta intensidade, o excesso de exercícios no início pode levar a batalhas na metade de sua viagem. A aclimatação completa pode demandar de quatro a seis semanas. Tenha paciência.

Nutrição para atletas lesionados

Estar lesionado é uma das partes mais difíceis para um atleta. Se incapacitado ao exercício devido a um osso quebrado, cirurgia de joelho ou fratura de estresse, talvez você se pergunte o que pode comer para ficar rapidamente curado. Como evitar engordar enquanto não puder se exercitar? Que suplementos deve tomar? Esta parte do livro trata disso e mais.

Para começar, trago esse lembrete materno: em lugar de emagrecer sua dieta quando lesionado, mantenha uma ingestão alimentar de alta qualidade diariamente. Assim, ficará com uma poupança em vitaminas e minerais, guardada no fígado, pronta e esperando para ser colocada em uso. Por exemplo, um atleta bem alimentado tem vitamina C suficiente (importante para a cicatrização), armazenada no fígado, para durar umas seis semanas. Quem consome *junk food* e fica lesionado gravemente (p.ex., acidente com bicicleta, queda de esqui, pancada no hóquei) e acaba numa cama hospitalar em coma está em enorme desvantagem.

- Uma enorme barreira ao abastecimento excelente para atletas lesionados é o receio de engordar. Lembre-se, por favor: mesmo atletas machucados precisam comer! Recebi no consultório um corredor mancando, com muletas, dizendo: "Não como há três dias porque não consigo correr". Parecia acreditar que merecia comer apenas se pudesse queimar calorias em exercícios voluntários. Errado! Outro atleta perdeu o apetite após uma cirurgia. Ao mesmo tempo em que parte de seu cérebro dizia: "Que bela maneira

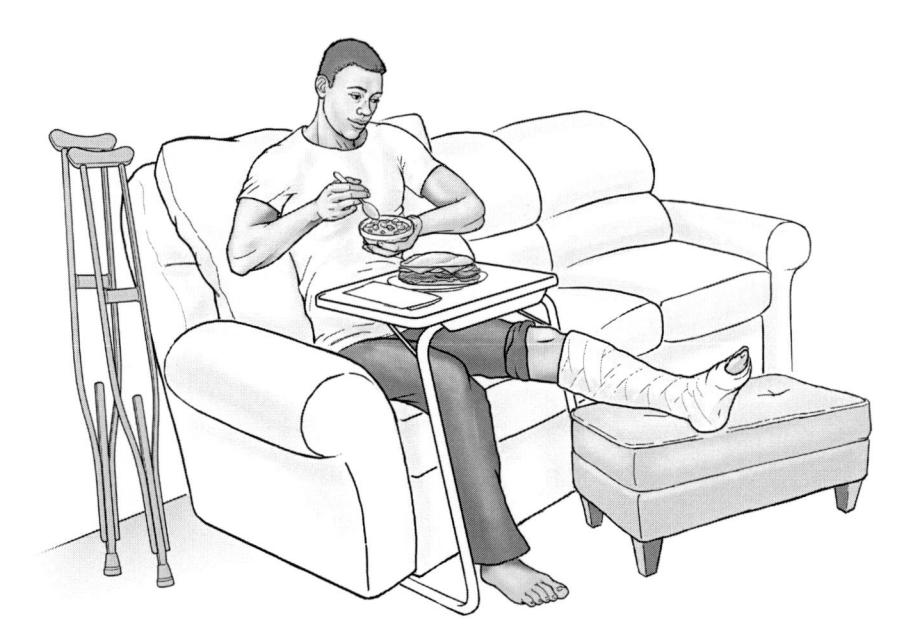

de perder peso", a parte mais saudável se dava conta de que uma boa alimentação reforçaria a recuperação.
- Apesar da crença popular, a maioria das calorias consumidas é queimada por seus órgãos (p.ex., cérebro, fígado, pulmões, rins, coração). Os órgãos estão metabolicamente ativos e exigem muito combustível. Cerca de dois terços das calorias consumidas pela pessoa média (levemente ativa) dão suporte à taxa metabólica em repouso (a energia necessária para tão somente existir). Mais do que tudo isso, seu corpo pode exigir 10 a 20% mais calorias após um trauma ou cirurgia pequena; cirurgias maiores podem necessitar de muito mais. Sim, talvez você precise de menos calorias totais, porque não está treinando exaustivamente; todavia, definitivamente, você necessita de mais do que o normal quando sedentário.
- Seu organismo é o melhor contador de calorias; ele reage de forma certa a seus indicadores de fome. Coma quando sentir fome e pare de comer quando satisfeito.

Para reforçar a cicatrização, escolha uma variedade de alimentos de qualidade que supram a gama de nutrientes que o organismo necessita para funcionar e cicatrizar. Não elimine grupos alimentares; todos agem em conjunto! Seu organismo precisa dos grupos alimentares a seguir.

FATO OU FICÇÃO

Falta de exercício leva os músculos a se transformarem em gordura.

Os fatos: se incapacitado para treinar, seus músculos sem poder se exercitar atrofiam, mas não se transformam em gordura. Wayne, um esquiador que quebrou a perna, ficou chocado ao ver a aparência dos músculos da perna, quando o médico retirou o aparelho gessado seis semanas depois. Logo que começou a se exercitar, recompôs os músculos até o tamanho original.

Se você comer demais quando lesionado (o que facilmente pode ocorrer quando deprimido ou chateado), é verdade que você engorda sem dificuldade. Joseph, um jogador de futebol americano frustrado, com uma concussão feia, rapidamente ganhou cerca de 6,8 kg após a lesão, porque continuou a comer grandes porções. No entanto, se comer com sabedoria, o corpo consegue regular uma ingestão apropriada. Antes de se jogar em refeições e lanches, pergunte-se: quanto desse combustível é realmente necessário ao meu corpo?

Quando lesionados, alguns atletas com peso menor engordam. Por exemplo, Shana, uma ginasta de 13 anos de idade, notou que o corpo estava "engordando", ao mesmo tempo em que ela se recuperava uma lesão no joelho. Estava, simplesmente, chegando e mantendo o físico apropriado a sua idade e genética. Não estava engordando, mas amadurecendo da maneira correta.

- **Carboidratos.** Consuma grãos integrais, frutas, hortaliças. Transformando o carboidrato em combustível, a proteína que você consome pode ser usada para cicatrizar e reconstruir os músculos. Se você ingerir muito poucas calorias, seu organismo queimará proteínas, o que impede a cicatrização.

- **Proteínas.** Consuma carnes magras, hortaliças desidratadas, legumes, nozes e laticínios desnatados. Devido a sua necessidade extra de proteínas pós-lesão ou pós-cirurgia, tenha a certeza de incluir 20 a 30 g de proteína a cada refeição e lanche, para que o organismo tenha um fluxo contínuo de ferramentas para promover a cicatrização. Uma porção de 20 a 30 g de proteína é o mesmo que um dos seguintes: três ovos, 1 xícara (230 g) de requeijão, 90 a 120 g, o tamanho de um baralho de carne de gado, frango ou peixe, dois terços de 420 g de um *tofu* firme ou 1,25 = 1¼ xícara de pasta de grão-de-bico. Se não tiver muito apetite (como costuma ocorrer após uma cirurgia), essa quantidade de proteína pode parecer demasiada. Dê o melhor de si, começando com um ovo e chegando a 2 ou 3; acrescente um pouco de frango à sopa e, em seguida, mais. O iogurte mais denso (grego) pode ser um reforço mais fácil de proteína.

  A proteína transforma-se em aminoácidos necessários para reparar músculos danificados. Embora você possa ver propaganda de suplementos com aminoácidos, inclusive arginina, ornitina e glutamina, os aminoácidos necessários podem ser obtidos nos alimentos.

- **Óleos vegetais e de peixe.** As gorduras no azeite de canola e oliva, nas nozes, na pasta de amendoim e em outras manteigas de substâncias como as nozes, a semente de linho da terra, o óleo do linho e o do abacate têm efeito anti-inflamatório. O mesmo se dá com os óleos de peixe com ômega-3. Consuma, pelo menos, duas refeições com peixe na semana, de preferência, peixes mais oleosos, como o salmão do Pacífico, o robalo e o atum. Reduza o consumo das gorduras ômega 6 em alimentos industrializados, com óleos parcialmente hidrogenados, listados entre os ingredientes, e limite os alimentos processados com óleos vegetais parcialmente hidrogenados.

- **Vitaminas.** Consumindo uma porção de frutas e hortaliças coloridas, você terá mais nutrição que a encontrada numa pílula de vitamina. As frutas e os vegetais têm antioxidantes poderosos que acabam com a inflamação. Não subestime os poderes curativos do mirtilo, morango, cenoura, tomate e abacaxi. Faça batidas usando suco de cerejas ácidas, romã e uva.

- **Minerais.** Muitos atletas, especialmente os que comem pouca carne de gado ou nenhuma, podem precisar de um reforço de ferro. Exames de sangue podem indicar se suas reservas estão baixas ou não. Em caso positivo, eu médico receitará um suplemento de ferro. Talvez você queira um pouco mais de zinco (10 a 15 mg) para acelerar a cicatrização.

- **Ervas, especiarias e outras plantas medicinais.** Compostos anti-inflamatórios são encontrados na cúrcuma (um tempero usado no *curry*), alho, cacau, chá verde e, sem dúvida, frutas e hortaliças. Para doses terapêuticas, é possível que você precise tomar as ervas em forma de comprimidos ou pílulas. O consumo dessas especiarias e ervas diariamente, na doença e na saúde, pode compor uma base para uma recuperação mais rápida.

Nutrição para atletas idosos

Se você for um atleta sênior que quer continuar ativo nos próximos anos, pode estar se perguntando se sua alimentação precisa ser diferente da dos atletas mais jovens. Talvez suas necessidades de cálcio, vitamina B6 e vitamina D sejam levemente maiores, mas o melhor para você é, simplesmente, otimizar sua dieta desportiva para que tenha todas as vantagens sobre os atletas mais jovens. Sua maior preocupação alimentar deve ser a de, rotineiramente, ingerir calorias de qualidade de alimentos densos em nutrientes e protetores da saúde para reduzir o risco de doença cardíaca, câncer, osteoporose e outras doenças debilitantes do envelhecimento.

A última coisa que deseja é terminar como Mickey Mantle, que uma vez falou: "Se soubesse que viveria por tanto tempo, teria cuidado melhor de mim". Nunca é demasiado tarde para começar a comer bem, exercitar-se de maneira correta e adicionar vida aos seus anos. Seguem algumas dicas específicas para ajudar atletas mais velhos (e os que envelhecem – isso é, todos nós) a criarem um plano alimentar vencedor, apropriado a cada esporte, inclusive o de viver tudo que a vida oferece.

- **Proteína.** Com o envelhecimento, aumentam as necessidades proteicas das pessoas – embora não haja ainda uma recomendação separada de proteínas para atletas sênior. Apenas evite deixar de consumir alimentos com proteína (Cap. 7). Garanta atingir cerca de 20 g – se possível, 40 g – de proteína (a quantidade em 85 a 170 g de carne magra) com as refeições e os lanches, para ter um suprimento contínuo de aminoácidos que otimizam a construção, recuperação e proteção de seus músculos (Robinson, Burd, Breen et al., 2013). Peixes ricos em proteína – especialmente, salmão, atum e outros peixes oleosos – são benéficos. A meta inclui, pelo menos, 200 g de peixe oleoso por semana (uma porção grande).

    Planeje recarregar logo depois de concluir os exercícios, não retarde o consumo de alimentos. Se você tem mais de 70 anos de idade, pode precisar de 40 g de proteína após o exercício para otimizar o crescimento muscular. Isso está muito além das necessidades dos homens mais jovens, que constroem músculos com apenas 20 g de proteína pós-exercício (Yang et al., 2012).
- **Gordura.** Óleos vegetais e de peixe saudáveis têm um efeito anti-inflamatório protetor da saúde. Considerando-se que as doenças do envelhecimento, como as cardíacas, o diabetes e a artrite, são desencadeadas por inflamação, consumir azeite de canola, óleo de peixes e de oliva, que reduzem a inflamação, é uma escolha sábia. Veja o Capítulo 2 que traz informações sobre gorduras saudáveis.
- **Cálcio.** Mesmo que seus ossos tenham parado de crescer, estão constantemente num fluxo, liberando e então, mais uma vez, depositando cálcio. Em mulheres na pós-menopausa, o equilíbrio entre fragmentação óssea e formação de ossos muda, resultando em perda óssea e em risco maior de osteoporose – em especial, se a dieta é pobre em cálcio. A capacidade do organismo para absorver o cálcio diminui com a idade. O que explica por

que a ingestão recomendada de cálcio vai de 1.000 a 1.200 mg/dia para mulheres com mais de 50 anos de idade e homens com mais de 70. Selecionando um alimento rico em cálcio a cada refeição (inclusive a soja ou os derivados do leite sem lactose), você investe em saúde dos ossos. Ter músculos fortes presos a seus ossos também é fundamental; assim, garanta a realização de exercícios de fortalecimento, como levantamento de peso, no mínimo, duas vezes na semana.

- **Fibras.** Consuma alimentos ricos em fibras em quantidade suficiente para ter movimentos intestinais regulares. Isso não apenas reforça o conforto durante os exercícios, mas ainda é um investimento na boa saúde. A fibra na aveia, por exemplo, pode reduzir o colesterol e o risco de cardiopatia.
- **Vitaminas.** As melhores fontes totalmente naturais de vitaminas inclui frutas e hortaliças coloridas. Consuma um arco-íris de produtos agrícolas. Mantendo-se ativo e exercitando-se, pode consumir mais calorias – e mais frutas e hortaliças ricas em vitaminas. Esses alimentos integrais oferecem compostos que funcionam de modo sinérgico, sendo mais poderosos que as vitaminas em pílulas.

  Usar suplementos com doses elevadas de vitaminas antioxidantes, como C e E, é popular entre atletas sênior, mas pesquisas sugerem que isso pode ter um efeito negativo. O corpo reage ao exercício extra, produzindo antioxidantes a mais. Assim, assegure-se de obter vitamina D suficiente, porque poderá protegê-lo contra a perda da força muscular que se dá com o envelhecimento (Grimaldi et al., 2013). Veja o Capítulo 11 para mais informações sobre suplementos vitamínicos.
- **Líquidos.** Quanto mais velho você fica, menos sensível ao mecanismo da sede você se torna. Isso é, você pode precisar de líquidos, mas pode não ter sede. Para reduzir o risco de hipoidratação crônica, beba o suficiente para urinar a cada três a quatro horas. Durante exercício prolongado, tenha um plano de hidratação. Veja o Capítulo 8 para mais informações sobre como ficar bem hidratado.

O mais importante é: coma com sabedoria, incluindo alguns alimentos ricos em proteínas em cada refeição, beba muitos líquidos, exercite-se com regularidade, levante peso, reabasteça rapidamente o organismo e aproveite a sensação de juventude. Você pode estar envelhecendo, mas não tem que agir de acordo com sua idade. Permita que os alimentos integrais e os exercícios agradáveis sejam seu limite vencedor!

Nutrição para atletas com desvio gástrico

Sem qualquer dúvida, exercitar-se é elemento importante num programa exitoso de manutenção do peso. Alguns pacientes com desvios gástricos praticam exercícios. Num cálculo, 14% ficam "ativos" e outros 6%, "altamente ativos" (Wing et al., 2008). Se você está entre os do grupo altamente ativo, pode estar gastando várias horas diariamente caminhando ou se exercitando na academia. Pode até estar treinando para uma maratona, triatlo do *Ironman* ou trajeto ciclístico do século. Seguem algumas dicas de nutrição desportiva para ajudá-lo a alcançar suas metas:

Atenção: pesquisas sobre nutrição desportiva bariátrica são muito limitadas. O que posso oferecer são apenas sugestões baseadas em minhas experiências com atletas com desvio gástrico. Você terá que aprender, por tentativa e erro, as melhores práticas de abastecimento para seu organismo singular e sempre mudando. Com você ficando cada vez mais ativo, talvez necessite de mais do que uma prescrição padrão de 1.600 kcal/dia, em especial, se está se exercitando mais de uma hora por dia. Essas calorias a mais não te "engordarão". Elas representam o combustível essencial que apoia seu programa de exercícios, alimenta o cérebro para que você não se sinta mal e tonto e evita a fome incessante.

Seguem algumas crenças e barreiras que complicam um programa nutricional desportivo para atletas com desvio gástrico, pelo menos, no primeiro ou dois primeiros anos após a cirurgia. Com o tempo, você conseguirá aproveitar uma dieta desportiva mais comum.

- **Abasteça antes de se exercitar.** "Por que desejaria me alimentar antes do exercício?", perguntou um de meus clientes obesos. "Estou tentando queimar calorias e não consumi-las!" Eis o motivo: se você nada consumir antes do exercício, terá menos energia e resistência. Seus exercícios parecerão desagradáveis. Ao consumir de 100 a 300 kcal conforme a tolerância antes do exercício, você será capaz de se exercitar mais e conseguir melhores resultados a partir disso. Também gostará mais do programa de exercícios, o que é muito importante. Você precisa manter um estilo de vida ativo o resto da vida, para que aproveite melhor o que faz.
- **Encontre fontes de carboidratos que você consegue suportar.** Se você é como a maioria dos atletas bariátricos viverá com receio de ingerir alimentos ou líquidos com carboidratos que o levarão a *dump* (ter tremores, indisposição ou urgência fecal). Também poderá recear reintroduzir carboidratos se antes enfrentou algo como dependência de carboidratos. Todavia, com a construção de seu programa de exercícios, você terá benefícios ao encontrar mais frutas, barras energéticas ou bebidas de apoio que assentem bem no trato intestinal. Um corredor de longa distância descreveu o mingau de aveia como um "carboidrato delicado" que tolerava bem antes de um exercício, mas relatou que açúcar refinado e farinha branca criavam problemas intestinais em meia hora. Aproveitava bem as frutas desidratadas mas não tolerava massas. Sem dúvida, cada atleta com desvio (da mesma forma que os atletas sem desvio) precisa conhecer, por tentativa e erro, que alimentos combinam bem com ele e quanto pode ser tolerado por vez.
- **Monitore sua urina.** Pessoas com estrutura corporal maior transpiram demais durante o exercício e perdem quantidades importantes de líquido. Monitorar a urina é uma boa maneira de determinar se você reidratou, corretamente, o organismo. Sua meta é eliminar um volume significativo de urina a cada duas a quatro horas durante o dia. Talvez precise beber,

continuamente, muitos goles durante o dia, leve uma garrafinha de água com você! Veja o Capítulo 8 que traz mais informações sobre líquidos.
- **Leve sua vitamina e suplementos minerais bariátricos.** Pacientes com desvio podem desenvolver, com facilidade, deficiências nutricionais, em especial, de ferro, vitamina B12 e vitamina D. Uma deficiência de ferro pode prejudicar demais o desempenho atlético. Um caminhante bariátrico queixava-se de cansaço o tempo inteiro e de não se sentir bem. Perguntava-se se estava treinando demais ou se o organismo carecia de alguns nutrientes importantes, em consequência do desvio. Encorajei-o a fazer um exame de sangue para determinar se seria uma anemia a contribuir com sua fadiga. Era esse o problema, com certeza.
- **Não exagere para conseguir um peso baixo sem justificativa.** Uma imagem corporal distorcida e quantidades significativas de "carne" em excesso podem mudar o rumo de suas metas quanto ao peso. Um ciclista que pesava 159 kg identificou 77 kg como meta de peso, apesar de ter uma medida corporal de 5% de gordura com 100 kg. Auxiliei-o a identificar um peso-pesado e permanente que combinava com a genética. Ele havia fracassado em admitir ter ganho vários quilos de músculos.

    Embora as medidas da gordura corporal possam ajudar os atletas a avaliar se estão ou não perdendo gordura e construindo músculos, há poucas pesquisas sobre como medir, com precisão, a gordura corporal que está sendo reduzida de atletas obesos. No entanto, um recurso simples e relativamente bom é, rotineiramente, conseguir medidas de dobra da pele com o adipômetro. As medidas não precisam ser traduzidas em percentual de gordura corporal (o número poderia ser inexato); podem ser apenas comparadas de tempos em tempos. Isso é, se a espessura da dobra se mantiver igual, o ganho de peso reflete-se num aumento do peso muscular ou peso da água e não em gordura. E pele em excesso pode ser confundida com tecido adiposo em excesso (gordura), confundindo o atleta.
- **Não receie fazer um dia de descanso sem exercícios.** Atletas com desvio costumam relatar que se exercitam sete dias na semana; muitos receiam fazer um dia de descanso, temendo "engordar". Há os que temem que, interrompendo a rotina de exercícios mesmo para um dia de descanso, não recomeçarão. Tornam-se praticantes de exercícios severos e compulsivos, sem dias para descanso. Infelizmente, isso cria um risco elevado de desgaste, por vezes, lesão. Para outros, o exercício torna-se uma desculpa para comerem mais, a ponto de se tornarem bulímicos pelo exercício. Um ciclista comentou: "Criei uma vida onde preciso pedalar para que consiga comer uma agradável quantidade de comida... Troquei minha dependência por comida por dependência pelas pedaladas." Se isso parece conhecido, busque ajuda de um nutricionista desportivo ou um terapeuta.

    O que atletas assim conseguem é exaustão e lesões por uso excessivo. Planeje no mínimo um dia de descanso na semana. Pode se sentir esfomeado nos dias de repouso. Atletas com desvio precisam aprender que essa fome é um pedido normal de carboidrato necessário para reabastecimento dos músculos esgotados. Nos dias de descanso, você pode, sem problemas, ingerir a mesma quantidade de alimentos dos dias de exercício. Se você verifica o peso após um dia de descanso, saiba antecipadamente que o ponteiro da balança pode subir, já que para cada grama de glicogênio armazenada como glicogênio muscular, os músculos armazenam também cerca de 3 g de água. Esse ganho de peso rápido reflete peso da água, mas não de gordura, e músculos mais bem abastecidos.

- **Planeje com sabedoria seu tempo.** Atletas com desvio normalmente exercitam-se, no mínimo, uma hora por dia se não mais. Um cliente relatou acordar entre 4 horas e 5 horas da manhã para ter certeza de realizar os exercícios antes de iniciar um dia de trabalho atarefado. Você precisará de habilidades excelentes de controle do tempo para encontrar os momentos de compra de alimentos, preparo dos alimentos e ingestão lenta das refeições – além do exercício.

PARTE III

O equilíbrio entre peso e atividade

CAPÍTULO 14

Avaliando seu corpo: gordo, em forma ou sarado?

Quando você se olha no espelho ou para as pessoas no *shopping center*, vê que a natureza quer que os seres humanos tenham um pouco de gordura corporal. Na realidade, a mulher de referência de 24 anos tem cerca de 27% de gordura; o homem de referência da mesma idade, cerca de 15%. Alguns têm mais gordura que outros – as indesejadas saliências e protuberâncias, os conhecidos "pneuzinhos" ao redor da cintura e a gordura nas coxas.

A sociedade preconiza que ser magro é melhor, e, por consequência, muitos de meus clientes anseiam por ter uma imagem com menos gordura. As mulheres esforçam-se para ficar esbeltas embora fortes. Os homens desejam ficar musculosos e em boa condição física. Embora certa magreza seja desejável para a saúde e o desempenho, as obsessões com relação à gordura corporal não são saudáveis. Um homem fazia mil abdominais por dia, esperando livrar-se da gordura no abdome. Uma mulher ficava horas no *stair stepper* (equipamento simulador de subida de escadas) na esperança de eliminar a gordura das coxas. Ambos me procuraram pedindo que eu medisse sua gordura corporal e ficaram chocados ao saber que eram mais magros do que pensavam.

Quando vestidos com pouca roupa, os atletas comumente se acham gordos demais, mas raramente magros demais. A medição da gordura corporal pode, então, oferecer uma perspectiva útil sobre a classificação do nível de gordura. A medida da gordura corporal permite que você quantifique a perda de gordura corporal ou o ganho muscular ao iniciar uma dieta e um programa de exercícios. O objetivo deste capítulo é falar sobre corpos e gordura corporal, discutir os diferentes métodos de medição de gordura corporal e oferecer perspectivas sobre a gordura em relação à aptidão física. Mesmo pessoas muito gordas podem ficar em forma, saudáveis e em paz com seus corpos.

Gordura corporal: por que a temos?

Ainda que a gordura corporal em demasia seja um "excesso de bagagem" que nos torna menos ativos, precisamos de certa quantidade de gordura para que nossos corpos funcionem normalmente. Gordura, ou tecido adiposo, é uma parte essencial dos nervos, da medula espinal, do cérebro e das membranas celulares. A gordura interna envolve os rins e outros órgãos; a externa oferece uma camada protetora contra o tempo frio. Para o homem de 68 kg, considerado de referência, a gordura essencial compreende cerca de 4% do peso corporal, ou 2,7 kg. Em comparação, a mulher de referência (57 kg) possui cerca de 12% de gordura essencial, isso é, 6,8 kg é o nível mínimo dessa substância corporal; todos devemos ter mais gordura além da gordura essencial. A Tabela 14.1 descreve melhor os vários níveis de gordura corporal. Não se esqueça de que não há o melhor percentual de gordura corporal para atletas. A melhor porcentagem é a que permite que você se sinta bem, tenha um bom desempenho e consuma alimentos de forma adequada. Mesmo atletas aumentam de peso quando envelhecem. A Tabela 14.2 mostra as metas para pessoas atletas durante a passagem do tempo.

As mulheres armazenam gordura essencial nos quadris, nas coxas e nos seios. Essa gordura está prontamente disponível para nutrir um bebê saudável se a mulher ficar grávida. Se você é do sexo feminino e está lutando contra coxas protuberantes, talvez esteja se esforçando em vão. As enzimas que armazenam gordura são muito ativas nas coxas e nos quadris das mulheres, na comparação com outras áreas de armazenamento de gordura – e com o armazenamento de gordura nos quadris e nas coxas dos homens. Além disso, a atividade das enzimas que libera gordura é baixa nessas áreas, dificultando a perda de adiposidade. O período mais fácil para as mulheres perderem gordura no quadril e nas coxas dá-se no último trimestre de gestação e na amamentação. Nesses momentos, a atividade das enzimas armazenadoras de gordura diminui, enquanto a das enzimas liberadoras de gordura aumenta. A natureza protege a capacidade da mulher de cuidar da sua prole.

Gordura corporal e exercício

Existem muitos mitos e concepções errôneas em torno do papel do exercício no controle do peso. Seguem algumas informações que podem atualizar seu conhecimento sobre gordura corporal e exercício.

TABELA 14.1 Percentuais de gordura corporal para homens e mulheres e suas classificações

Descrição	% Gordura nos Homens	% Gordura nas Mulheres
Gordura essencial	3-5	11-13
Atlético, magro, muito pouca gordura	5-10	12-15
Gordura boa, magra, baixa	11-14	16-23
Aceitável, média	15-20	24-30
Com excesso, roliço	21-24	31-36
Obeso, muita gordura	>24	>37

Adaptada com permissão de A. Jeukendrup e M. Gleason, 2010.*Sport nutrition: An introduction to energy production and performance*, 2nd ed. (Champaign, IL. Human Kinetics), 316.

Se você iniciar um programa de exercícios, perderá gordura corporal de forma automática?

Para perder gordura corporal, você tem que gerar um déficit calórico durante todo o dia, isso é, precisa ter queimado mais calorias do que as consumidas, à hora de deitar. O exercício pode contribuir para o déficit calórico, mas é frequentemente superestimado como uma forma de reduzir a gordura corporal. A atividade física é melhor utilizada como uma ferramenta para prevenir o ganho de peso, manter a perda de peso e melhorar a saúde. Exercitar-se pode aliviar o estresse (o que pode reduzir o comer quando estressado), reforçar o metabolismo e ajudá-lo a sentir-se bem em relação a si mesmo, além de ser capaz de aumentar o desejo de alimentar-se de forma saudável.

Muitas pessoas, de fato, perdem peso praticando exercícios, porque começam uma campanha de saúde total que engloba não apenas a inclusão da atividade física, mas também a subtração de algumas calorias. Após se exercitarem, tendem a se sentir menos estressadas, mais descansadas após um dia agitado, já não devoram substâncias sem valor nutricional, como faziam antes de iniciar o programa de exercícios.

No entanto, alguns de meus clientes têm queixas de não ter perdido nada de peso, apesar de horas de malhação. Isso costuma acontecer, porque, depois da atividade, eles se recompensam com generosas quantidades de calorias que repõem tudo o que queimaram. Talvez tenham se exercitado por 30 minutos e queimado 300 kcal, mas depois consumiram 300 kcal de "alimento de recuperação", em três minutos. Apesar da crença popular, o apetite tende a acompanhar sua carga de exercício (exceto em condições extremas). Quanto mais você se exercitar, mais fome sentirá cedo ou tarde e maior a probabilidade de comer o suficiente para repor as calorias que queimou. A natureza faz um trabalho maravilhoso de proteger seu corpo contra a degradação, particularmente se você já for magro e tiver pouca gordura excessiva para perder.

Outro fator que influencia a eficácia do exercício como meio de perder peso refere-se ao lugar ocupado pelos exercícios em sua atividade diária total. Alguns ávidos praticantes de exercícios são "atletas sedentários". Colocam todo o esforço em exercitar-se vigorosamente por uma ou duas horas diárias, mas depois realizam poucas atividades espontâneas no resto do dia. Por exemplo, um grupo de estudantes moderadamente obesos e em idade universitária, participante de um programa de exercícios aeróbios de 16 meses,

TABELA 14.2 Percentuais de gordura corporal e idade

Idade	Mulheres	Homens
Até 30 anos	14-21%	9-15%
30-50 anos	15-23%	11-17%
50+ anos	16-25%	12-19%

Adaptada com permissão, de A. Jeukendrup e M. Gleason, 2010.*Sport nutrition: An introduction to energy production and performance*, 2nd ed. (Champaign, IL. Human Kinetics), 316.

apresentou gastos de energia diários similares, antes de iniciar o programa e ao final deste. O motivo é terem ficado mais sedentários em outras horas do dia (Bailey; Jacobsen; Donnelly, 2002). Esse padrão é comum entre os praticantes de exercícios casuais e programados, muitos dos quais se queixam do fato de manterem o peso, apesar de se exercitarem com vigor.

Se você realmente quer usar o exercício para promover perda de peso, pense em realizar um exercício que desenvolva os músculos. Diferentemente do exercício aeróbio, que queima calorias principalmente durante a sessão, mas muito poucas depois, o treinamento de força desenvolve os músculos que reforçam seu metabolismo ao longo de todo o dia e à noite. O tecido muscular queima calorias ativamente. Quanto mais massa muscular você tem, mais calorias você queima apenas permanecendo sentado.

Perderei mais peso se fizer exercícios de baixa intensidade de "queima de gordura" em lugar de exercícios de alta intensidade que queima carboidrato?

Há quem creia que o segredo da perda da gordura corporal seja fazer exercícios que queimem gordura ou exercícios de baixa intensidade que usem mais gorduras que carboidratos (glicogênio muscular) como combustível. Errado. O essencial para perda de gordura corporal é consumir menos calorias que as queimadas. Há estudos que mostram que a queima de gordura durante o exercício não influencia a perda de gordura corporal (Zelasko, 1995). Entretanto, pelo fato de podermos manter o exercício de baixa intensidade por mais tempo do que as sessões de alta intensidade, podemos facilmente queimar mais calorias em, digamos, 60 minutos de *jogging* (600 kcal) do quem em 10 minutos de corrida rápida (150 kcal).

O exercício de alta intensidade pode realmente contribuir para um percentual mais baixo de gordura corporal (Yoshioka et al., 2001). Uma pesquisa com 1.366 mulheres e 1.257 homens sugere que aqueles que realizaram exercícios de alta intensidade demonstraram tendência a ter menos gordura corporal do que aqueles que realizaram exercícios de menor intensidade que queimam gordura (Tremblay et al., 1990). Se você optar por exercitar-se mais vigorosamente, procure fazê-lo de forma prudente – aqueça, alongue, não exagere logo no início. Tenha em mente que você pode não gostar tanto da atividade de alta intensidade e, em consequência, acabar exercitando-se menos.

Os homens perdem peso mais depressa que as mulheres?

A natureza parece trabalhar duramente para proteger as reservas de gordura femininas. Em termos evolutivos, ela quer que as mulheres tenham gordura e sejam férteis; os homens devem ser caçadores magros. Em um estudo com homens e mulheres com peso normal e anteriormente sedentários que participaram de um programa de treinamento de maratona de 18 meses, os homens relataram ter aumentado a ingestão alimentar em cerca de 500 kcal por dia; as mulheres relataram um aumento de apenas 60 kcal, apesar de terem passado a correr 80 km a mais por semana. Eles perderam cerca de 2,4 kg de gordura; elas, menos de 1 kg, mesmo com relatos (com questionável precisão) de um déficit calórico maior (Janssen; Graef; Saris, 1989). De forma semelhante, outros estudos sugerem que as mulheres com peso normal não conseguem perder quantidades significativas de gordura ao adicionarem exercícios a seu cotidiano.

Em um estudo com homens e mulheres com sobrepeso e anteriormente sedentários (com médias de idade entre 22 e 24 anos) que realizaram exercícios de aptidão física cinco vezes por semana, durante 16 meses, sem restrições alimentares, os homens perderam 5,4 kg, e sua gordura corporal caiu de 27 para 22%. Eles não comeram mais para compensar as calorias extras queimadas. As mulheres, no entanto, não apresentaram alterações significativas no peso ou na gordura corporal; os seus apetites acompanharam seus gastos calóricos (Kirk; Donnelly; Jacobsen, 2002). Conforme relatou uma de minhas clientes, "corro há 10 anos e ainda não perdi meio quilo". Ela não é a única!

Para reduzir a gordura ao redor do estômago e quadris, devo incorporar abdominais diários?

Quando se perde gordura, perde-se em todo o lugar, não apenas na parte do corpo em que se está trabalhando mais vigorosamente. Além do mais, é necessário gerar um déficit calórico ao longo do dia para reduzir a gordura corporal. O movimento muscular, por si só, não resulta em perda de gordura. Por exemplo, o homem que executava mil abdominais todos os dias para queimar a gordura no abdome certamente desenvolveu músculos abdominais fortes, mas não conseguiu gerar um déficit calórico e perder gordura abdominal.

Por que tenho "covinhas" de celulite nas coxas – e como me livrar dela?

A celulite é um tipo de gordura que lembra casca de laranja com saliências, que geralmente aparece nos quadris, nas coxas e nas nádegas. A gordura é depositada em bolsas logo abaixo da superfície da pele. Embora se escreva muito sobre a celulite, pouco se entende a seu respeito. Alguns profissionais da área médica acreditam que sua aparência "em covinhas" possa resultar de restrições do tecido conectivo que separa as células adiposas em compartimentos. Se você se superalimentar e encher as células adiposas, as restrições compartimentais poderão fazer com que a gordura se projete em saliências.

A celulite é um problema maior para as mulheres do que para os homens, pois elas têm a pele mais fina e os seus compartimentos de gordura são maiores e mais arredondados. Além disso, elas tendem a depositar a gordura nos quadris, nas coxas e nas nádegas, regiões em que a celulite aparece com mais facilidade. Já os homens tendem a depositar gordura na cintura. Pode existir uma predisposição genética para a celulite: se a mãe tem, é provável que a filha também a tenha. A celulite, em geral, aparece à medida que a pessoa envelhece, pois a pele perde elasticidade e afina. Para se livrar dela, consuma menos calorias; ao perder gordura, você a perde em todos os locais, inclusive a celulite.

Se estiver praticando exercícios principalmente para perder peso, estimulo-o a separar exercício e peso. Você deve exercitar-se para melhorar a saúde e a aptidão física, aliviar o estresse e, o mais importante, por prazer. Desaconselho que o faça basicamente para queimar calorias. Sob essas condições, a atividade parece uma punição pelo excesso de gordura corporal. Provavelmente, você abandonará o programa de exercícios mais cedo ou mais tarde, tendo em vista que ele se tornará enfadonho.

Sua tarefa é buscar um programa que tenha propósito e significado, de forma que você sinta prazer em incorporar algum tipo de exercício em seu dia pelo resto da vida. Considere estes exemplos:

- Jim comprou um cachorro e agora está caminhando com ele cerca de 5 km por dia.
- David gosta de dedicar-se à jardinagem no verão e caminhar na mata no inverno.
- Gretchen, uma executiva assoberbada, faz uma caminhada de 30 minutos no horário do almoço para aliviar o estresse e processar os sentimentos.
- Sherri vai de bicicleta de casa para o trabalho e vice-versa.
- Kevin ingressou em um programa de treinamento de maratona.

Embora o exercício sem um déficit calórico não resulte em perda de peso, sabemos que é importante para a manutenção da perda de peso e a melhora da saúde. As pessoas que queimam 1.000 a 2.000 kcal por semana tendem a ser mais magras e mais saudáveis do que as sedentárias. Mais uma vez: escolha um programa de exercícios que tenha propósito e significado.

Imagem corporal

Monique, uma nadadora do ensino médio que participava de competições, era sensível em relação a sua corpulência e descreveu-se como se "achando gorda". Enquanto eu media a sua gordura corporal, ela esperava com ansiedade o momento decisivo. Então eu lhe disse: "Você está, na verdade, muito magra, Monique. Só que tem bastante músculo e uma grande estrutura óssea. Tem pouquíssimo excesso de gordura".

A aparência visual e o peso corporal são enganosos para os atletas que tendem a comparar-se com os seus colegas de equipe. Temos tamanhos e formas diferentes, muito disso determinado pela genética. Embora possamos modificar o corpo, até certo ponto, perdendo a gordura ou desenvolvendo os músculos, não podemos fazer uma reforma completa. Mesmo que percamos o "excesso de bagagem", às vezes acabamos não ficando com o corpo que desejamos.

Se você é uma mulher com coxas grossas (como todas as mulheres da sua família), ou é um homem que odeia os seus "pneuzinhos" (que todos os homens na sua família têm), precisa ser realista em suas expectativas. Pode remover um pouco da gordura localizada nas coxas ou ao redor da cintura, gerando um déficit calórico, mas é provável que não a faça desaparecer. Em vez de obcecar-se com sua imperfeição corporal, recomendo que deixe de lado a insatisfação com o corpo, aceite-se pela pessoa sincera e generosa que é, aprecie seu corpo por todas as coisas maravilhosas que ele faz por você e tenha o foco nos relacionamentos, que realmente importam na sua vida. Você pode desperdiçar muita energia mental, inquietando-se com a gordura corporal indesejada. Reitero que viemos ao mundo com tamanhos e formas únicos de nossa composição genética. Assim como alguns de nós têm cabelos grossos, outros os têm finos. Alguns têm olhos azuis; outros, castanhos. Ninguém parece se importar com a espessura dos cabelos ou a cor dos olhos, mas a mídia faz com que todos se preocupem com a gordura corporal. Como consequência, muitas pessoas autoconscientes se sentem inadequadas devido a repetidos insucessos em se tornarem algo para que não foram feitas.

Lembre-se de que o seu valor como amigo, colega ou amante não depende da aparência física. Sua beleza vem de dentro. A preocupação com a aparência pode ser uma máscara de como se sente em relação a si mesmo. As pessoas obcecadas em relação a seus corpos imperfeitos costumam ter baixa autoestima. De algum modo, acreditam não serem suficientemente boas.

FATO OU FICÇÃO

A maioria das pessoas ativas se sente bem com o próprio corpo.

Os fatos: alguns atletas têm, naturalmente, o psiquismo desejado. A maioria de nós está no grupo dos mortais comuns, com "covinhas de celulite", pneuzinhos, gordura e carne. Por volta de um terço de todos os norte-americanos está realmente insatisfeito com a aparência, mulheres mais que homens. É comum uma mulher queixar-se das coxas, do abdome, dos peitos e das nádegas. Homens reclamam do abdome, da parte superior do corpo e da falta de cabelos na cabeça. Algumas vezes, o problema é imaginário (quando a patinadora anoréxica reclama da gordura das coxas); algumas vezes, é real e varia de uma queixa leve sobre a gordurinha da cintura que se salienta na roupa de corrida até a flacidez das coxas, resultando em dieta e exercícios intermináveis.

Transtorno dismórfico do corpo

O transtorno dismórfico do corpo – uma preocupação com um defeito imaginado na aparência ou preocupação excessiva com um leve defeito físico, como dentes mal-alinhados, falta de cabelos na cabeça ou um nariz alongado – é cada vez mais encontrado. Pessoas com esse transtorno são socialmente ansiosas, acreditando que todos ao seu redor percebem suas falhas e as julgam pela aparência. Mesmo os atletas magros, tanto homens quanto mulheres, não são imunes à epidemia da insatisfação com o corpo, apesar da aptidão física. Muitos se veem como portadores de corpos inaceitáveis, e essa percepção pode levar ao desenvolvimento de distúrbios alimentares. O melhor preditor de um distúrbio alimentar é a batalha com a imagem corporal.

Sua aparência externa deve ter pouco a ver com a maneira como você se sente por dentro. Porém, na realidade, muitas pessoas pensam desta forma:

1. Tenho um defeito (p. ex., coxas gordas) que me torna diferente dos outros.
2. As outras pessoas percebem essa diferença.
3. Minha aparência influencia a forma como essas pessoas me veem – como repulsivo e indesejável.
4. Sou ruim, inadequada e não sou boa o bastante.

Esse tipo de pensamento é comum entre bailarinas jovens que desenvolvem os quadris e as coxas à medida que desabrocham e deixam de ser meninas para ser mulheres; corredores que se sentem pressionados a emagrecer; instrutores de exercícios que pensam que todos os alunos reparam nas suas saliências, e muitas outras pessoas que pensam ter corpos imperfeitos.

No pensamento tradicional, homens não devem ter preocupação com a aparência, já que isso pode ser visto como feminino ou fraco. Mulheres, entretanto, crescem numa sociedade e com mensagens da mídia que lhes dizem que não são suficientemente boas. Embora as mulheres, historicamente, sejam o alvo principal dos modeladores do corpo, atualmente, os homens estão sob as mesmas pressões. Homens e mulheres lutam com questões de imagem corporal.

Aprenda a amar o seu corpo

Muitos acreditam que a melhor solução para a insatisfação com o corpo é a perda de peso, o levantamento de pesos ou as milhares de abdominais. Essa abordagem externa para encontrar a felicidade tende a ser inadequada. A preocupação em relação à aparência costuma ser uma máscara do que você sente

Dismorfia Muscular

Alguns homens querem ver até onde podem ir quanto à grandeza corporal. Têm obsessão com pensamentos de serem pequenos demais e não ter massa muscular suficiente. A isso se dá o nome de dismorfia muscular, um transtorno obsessivo-compulsivo, que é um subtipo do BDD (*body dysmorphic disorder*). A dismorfia muscular é algumas vezes chamada de "vigorexia", porque é o oposto da anorexia (Leone, Sedony e Gray, 2005). Na maioria dos casos, esses homens não são de modo algum pequenos; são "marcados" e podem participar de competições de fisiculturismo. Muitos erguem pesos durante muitas horas nas academias, veem-se no espelho excessivamente, gastam muito dinheiro com suplementos e podem consumir esteroides perigosos e outras drogas para aumento muscular. É como alguém comentou: "Por que devo ser Clark Kent se posso ser o Super-homem?" (Olivardia, 2002). Nem todos os atletas que querem construir musculatura têm dismorfia muscular. Levantar pesos três vezes na semana pode ser saudável; fazer isso cinco horas por dia significa existência possível de um problema.

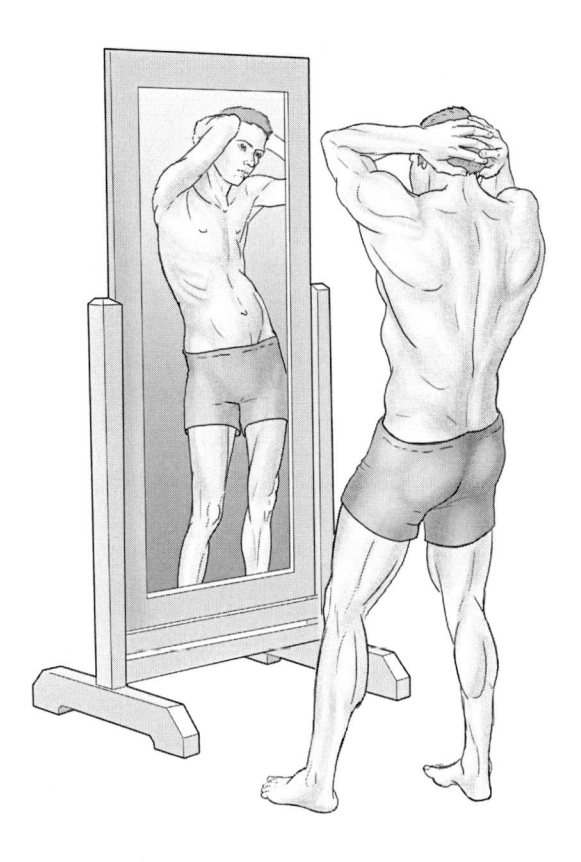

Eis algumas perguntas diagnósticas que você se pode fazer para determinar se isso se aplica a você:

- As relações com os outros foram afetadas pelos exercícios rígidos e regimes alimentares?
- Você passa muito tempo se exercitando mais para construir musculatura que para melhorar o desempenho desportivo?
- Você passa muito tempo pensando na aparência?
- Você dedica dinheiro demasiado para melhorar a aparência física?

Se acredita que questões sobre a imagem de seu corpo estão controlando sua vida, busque ajuda com um terapeuta familiar por causa disso. Consulte também os recursos no Apêndice A.

em relação a si mesmo, sua autoestima. Dado que cerca de 25% da sua autoestima está vinculado ao aspecto físico, você não consegue se sentir bem em relação a si próprio a menos que goste de seu corpo e se sinta confiante quanto à aparência. Os problemas ligados ao peso, com frequência, são problemas de autoestima.

A melhor abordagem para resolver os problemas referentes à forma corporal é aprender a amar o corpo que se tem. Conforme mencionei anteriormente, muito da sua aparência, seu tamanho e sua forma, é determinado pela genética. Você pode redesenhar levemente a casa que a natureza lhe deu, mas não pode reformá-la por completo, pelo menos sem pagar o alto preço de seguir uma dieta restritiva e exercitar-se compulsivamente.

Se você está lutando contra a imagem corporal, precisa tentar lembrar-se de quando, pela primeira vez, lhe disseram que algo estava errado com seu corpo. Talvez tenha sido seu pai ou sua mãe que, de forma carinhosa, comentou que você ficara bem em uma roupa para uma ocasião especial, mas que ficaria ainda mais bonito se perdesse apenas alguns quilos; talvez tenham sido seus irmãos que caçoaram de suas coxas flácidas. Assim, você precisa seguir estes passos para ficar em paz com o corpo e aprender a se gostar:

- Dê outro nome à parte do corpo de que você não gosta (i. e., em vez de "pança horrorosa", um nome mais carinhoso, como "barriguinha redonda").
- Identifique as partes do corpo de que gosta.
- Valorize-se por suas regiões corporais atraentes com expressões positivas.

Declaração de independência de um mundo obcecado pelo peso

Declaro que, deste dia em diante, optarei por viver dentro dos princípios a seguir. Fazendo isso, declaro-me livre e independente das pressões e dos constrangimentos de um mundo obcecado pelo peso.

- Aceitarei o meu corpo em seu tamanho e sua forma naturais.
- Celebrarei tudo que o meu corpo puder fazer por mim a cada dia.
- Tratarei o meu corpo com respeito, dar-lhe-ei repouso adequado, abastecer-lhe-ei com uma variedade de alimentos, exercitá-lo-ei moderadamente e prestarei atenção ao que ele necessita.
- Resistirei às pressões da sociedade para julgar a mim e as outras pessoas de acordo com as características físicas, como o peso, a forma ou o tamanho. Respeitarei as pessoas com base no seu caráter e no impacto de suas realizações.

Se você for obsessivo com a aparência do corpo, permita-se levar a vida de uma forma mais saudável. A Declaração de Independência de um Mundo Obcecado pelo Peso, neste capítulo, oferece uma maneira positiva de começar a aceitar seu corpo como ele é. Por favor, não enfatize os aspectos negativos; em vez disso, ame todas as coisas boas que seu corpo faz por você: com ele você anda de bicicleta, levanta pesos na academia, pratica canoagem e diverte-se. Como você praticaria desportos sem seu corpo? Lembre-se de que corpos saudáveis podem assumir muitos tamanhos e formas diferentes. Você pode até estar gordo e com boa aptidão física.

Para começar a melhorar a sua relação com seu corpo, feche os olhos e imagine que você tem o corpo desejado. Visualize o porte confiante, a expressão oral e a linguagem corporal que usaria. Abra os olhos e assuma essas características. Com a prática, aprenderá que a aparência é apenas superficial, e que o seu real valor é o amor, o cuidado e a preocupação com a família e os amigos. Você conseguirá reunir coragem para enfrentar as situações ameaçadoras. Poderá até vestir aquele traje de banho e sentir-se em paz!

Não se deixe influenciar pelos números

Algumas pessoas conferem muito poder ao número indicado na balança do banheiro. Jean, uma dedicada praticante de exercícios, chegou a guardar a balança no porta-malas do carro porque ela estragava o seu dia com muita facilidade. Ivan, um maratonista, contou isto: "Uma manhã fiquei possesso com a balança. Disse a mim mesmo que havia ganho 1,4 kg e passaria fome por meia

- Recusar-me-ei a privar o meu organismo de nutrientes valiosos, fazendo dieta ou usando produtos para a perda de peso.
- Evitarei classificar os alimentos como "bons" ou "maus". Não associarei culpa ou vergonha à ingestão de certos alimentos. Em vez disso, nutrirei o meu organismo com um equilíbrio de alimentos, prestando atenção e respondendo ao que ele necessita.
- Não usarei os alimentos para mascarar as minhas necessidades emocionais.
- Não evitarei participar de atividades de que gosto (p. ex., nadar, dançar, saborear uma refeição) simplesmente porque fico constrangido com a aparência do meu corpo. Reconhecerei o meu direito de desfrutar de quaisquer atividades, independentemente da minha forma ou do meu tamanho.
- Acreditarei que a minha autoestima e a minha identidade vêm de dentro!

Cortesia da National Eating Disorders Association. www.nationaleatingdisorders.org.

semana. Com raiva, pulei em cima dela várias vezes até quebrá-la. Essa foi a última vez que me pesei!". Ivan consegue rir hoje quando se lembra dessa história, mas não estava rindo na ocasião.

Se você se preocupa com o peso, desaconselho que se pese todos os dias. É provável que diga que está bem quando baixar de peso e mal quando aumentar. Besteira. Você é a mesma pessoa adorável, independentemente de 1 ou 2 kg mais ou a menos.

Uma balança mede não apenas gordura, mas também o ganho muscular, a água, o alimento, o conteúdo intestinal, o café que você bebeu logo antes de se pesar e assim por diante. Ela muitas vezes dá informações irrelevantes. Por exemplo, se aumentar o programa de exercícios, diminuir a ingestão alimentar, desenvolver a musculatura e perder gordura, a balança poderá indicar que seu peso continua igual. Você se sentirá mais magro, parecerá mais magro e suas roupas estarão mais folgadas; mas você não ganhará quaisquer recompensas psicológicas se depender da balança.

Alguns atletas enganam as balanças e iludem somente a si próprios. Por exemplo, é comum que corredores, jogadores de raquetebol e outros atletas que transpiram muito prefiram se pesar após um treino vigoroso. Durante o exercício, eles podem ter perdido 2,3 kg de suor, e não de gordura.

O único horário para você se pesar (se insistir) é logo ao acordar, pela manhã. Levante-se, esvazie a bexiga e o intestino e então suba na balança, antes de comer ou beber qualquer coisa. Você estará pesando somente o corpo. Caso se pese no final do dia, estará pesando também o jantar, as bebidas e outros alimentos presentes no intestino.

Lembre-se também de que o peso é mais do que uma questão de força de vontade. Assim como a altura, ele tem um componente genético. Em relação à altura, provavelmente você tenha aceitado o fato de não poder se obrigar a crescer 15 cm; mas, quando o assunto é peso, talvez exija que seu corpo perca um número inadequado de quilos.

Certamente, se estiver muito gordo, pode emagrecer até um nível apropriado de gordura corporal. Pesar-se semanalmente pode oferecer um reforço positivo. No entanto, se você já é um atleta magro e está se esforçando para perder aqueles 2,3 kg finais abaixo do peso apropriado, pode sentir-se fracassado e questionar seu valor próprio: "Por que não consigo fazer algo tão simples como perder 2,3 kg?". Porque não é algo simples! A natureza intervém e impede perdas inapropriadas de gordura.

Alguns atletas ficam em uma situação difícil quando se trata de satisfazer as exigências de peso de seus desportos. Os lutadores da luta romana, os ginastas, os bailarinos clássicos e os patinadores artísticos participam de um sistema desportivo que não admite os atletas tais como foram criados pela natureza. Essa circunstância suscita questões éticas. As pessoas geneticamente "atarracadas" devem ser desestimuladas da prática de balé, patinação artística, ginástica e outras modalidades desportivas que priorizam a magreza? Os remadores devem ser incentivados a perder 7 kg para alcançar uma categoria de peso mais baixa? Como os organismos reguladores desses desportos convivem com o fato de que a saúde é mais importante do que o peso? Essas são perguntas difíceis.

Quanto devo pesar?

Embora somente a natureza saiba qual o melhor peso para o seu corpo, as orientações a seguir oferecem um método para calcular o ponto central de uma faixa de peso saudável (mais ou menos 10%, dependendo de você ter ossos grandes ou pequenos). Essa regra não se aplica a todas as pessoas – especialmente a fisiculturistas musculosos e jogadores de futebol americano.

- **Mulheres:** 45 kg para os primeiros 1,52 cm de altura, 0,9 kg por centímetro subsequente.
- **Homens:** 48 kg para os primeiros 1,52 cm, 1,07 kg por centímetro subsequente.

Por exemplo, uma mulher com 1,68 cm de altura poderia pesar apropriadamente 45 + 14 = 59 kg, com uma variação de 53 a 65 kg. Um homem com 178 cm poderia pesar apropriadamente 48 + 27 = 75 kg, com uma variação de 68 a 83 kg.

Ainda que os atletas costumem desejar ser mais magros do que a pessoa média, atente para esta mensagem: se você está se esforçando para pesar bem menos do que o peso estimado por essa regra, repense a sua decisão. Preste atenção ao modelo genético para o seu corpo e não se empenhe em ficar leve demais. A melhor meta de peso é a que permite ficar com uma boa aptidão física e saudável, em vez de magérrimo e "elegante".

Se você está com sobrepeso significativo, sua meta inicial deve ser perder apenas 5 a 10% do peso atual. Se pesa 91 kg, perder apenas 5 a 10 kg é o suficiente para melhorar o estado de saúde e reduzir consideravelmente o risco de cardiopatia, diabetes e hipertensão. Embora você possa querer perder mais gordura por razões estéticas, saiba que perder os quilinhos iniciais é um feito importante.

Índice de Massa Corporal

Embora existam os que pensem que determinar o índice de massa corporal (IMC) seja uma boa maneira de analisar o excesso de gordura em atletas, esse índice, na realidade, é um método insatisfatório, porque é uma proporção entre peso e altura, tem mais a ver com massa corporal que com gordura corporal. Jogadores de futebol americano corpulentos, levantadores de peso e outros atletas de potência que tenham grande massa muscular são classificados, facilmente, como obesos (IMC superior a 30), algo totalmente longe da verdade.

Na população em geral, pessoas com IMC superior a 25 são consideradas com excesso de gordura e correm risco de ter cardiopatia, diabetes e outros problemas médicos. Num estudo com 28 jogadores universitários de hóquei, o IMC médio foi 26 (sobrepeso), mas a gordura corporal média foi somente de 13% (Ode et al., 2007).

Na minha prática de consultas, utilizo o IMC para determinar quem está magro demais. Se você tem uma musculatura normal, um IMC apropriado seria 18,5 a 24,9. Quando o IMC de um atleta é menor que 18,5, preciso descartar a possibilidade de anorexia. Para determinar se você se enquadra nessa categoria de subpeso, faça uma busca na internet por "cálculo de índice de massa corporal" e você encontrará uma variedade de ferramentas para avaliar seu IMC.

Medições de gordura corporal

Quando atendo atletas que têm um conceito equivocado do que seja um peso apropriado, meço a sua gordura corporal em vez de confiar em balanças e tabelas de peso e altura. A medição da gordura ajuda a colocar em perspectiva a proporção, no corpo do atleta, de músculo, osso, gordura essencial e gordura em excesso. Uma balança fornece um número sem sentido, pois não indica a composição do peso. Ainda que alguns quilogramas sejam desejáveis (peso muscular), alguns são menos desejáveis (peso de gordura). Obviamente, o peso muscular contribui para o desempenho atlético de excelência na maioria das modalidades desportivas. O peso de gordura é a preocupação maior, pois esse excesso pode tornar a pessoa menos ativa.

Acredite: a julgar pela tensão que se irradia do corpo de um atleta preocupado com o peso, acredito que se submeter à medição da gordura corporal seja uma das experiências de vida que mais lhe provoquem ansiedade. Esse número desvela a verdade. Os jogadores de futebol americano corpulentos muitas vezes ficam humilhados ao saber que 20% do seu físico é flácido. As ginastas preocupadas com o peso vibram ao saber que são mais magras do que pensavam.

Se você deseja se submeter à medição da gordura corporal, na certa quererá que ela seja feita de forma correta, por um profissional da saúde qualificado, para eliminar qualquer possibilidade de lhe dizerem que você é mais gordo do que realmente é. Dados imprecisos podem deixar as pessoas nervosas. Se mais tarde você quiser ser medido novamente, tente repetir com a mesma pessoa, utilizando a mesma técnica, para assegurar consistência.

Quando se trata de medir a gordura corporal, nenhum método simples e barato é 100% preciso. Os métodos comuns, como o deslocamento de ar (*Bod Pod*), a pesagem debaixo da água, os adipômetros e a impedância elétrica têm, todos, potenciais imprecisões. As informações a seguir avaliam essas opções para ajudá-lo a decidir a melhor maneira de calcular seu peso ideal, no caso de você querer quantificar suas gordurinhas.

Tenha em mente que as medições de gordura corporal devem incluir uma conversa sobre o peso apropriado para o seu corpo. As medidas da gordura corporal nada informam sobre os locais de depósito de gordura – internamente (cintura de cerveja) ou quadris e coxas *versus* pneuzinhos na cintura e nas costas. Também nada informam sobre a genética. Se você é muito mais magro do que outros membros da sua família genética, mas ainda tem um percentual de gordura mais elevado do que deseja, pode já ser magro para o seu corpo. Por exemplo, uma praticante de caminhada medindo 1,68 cm de altura perdeu 23 kg – de 91 para 68 kg – e queria alcançar uma meta de peso aparentemente apropriada de 59 kg. Como não parecia conseguir reduzir ainda mais os 68 kg sem restringir severamente a ingestão, medi a gordura de seu corpo. Ela tinha

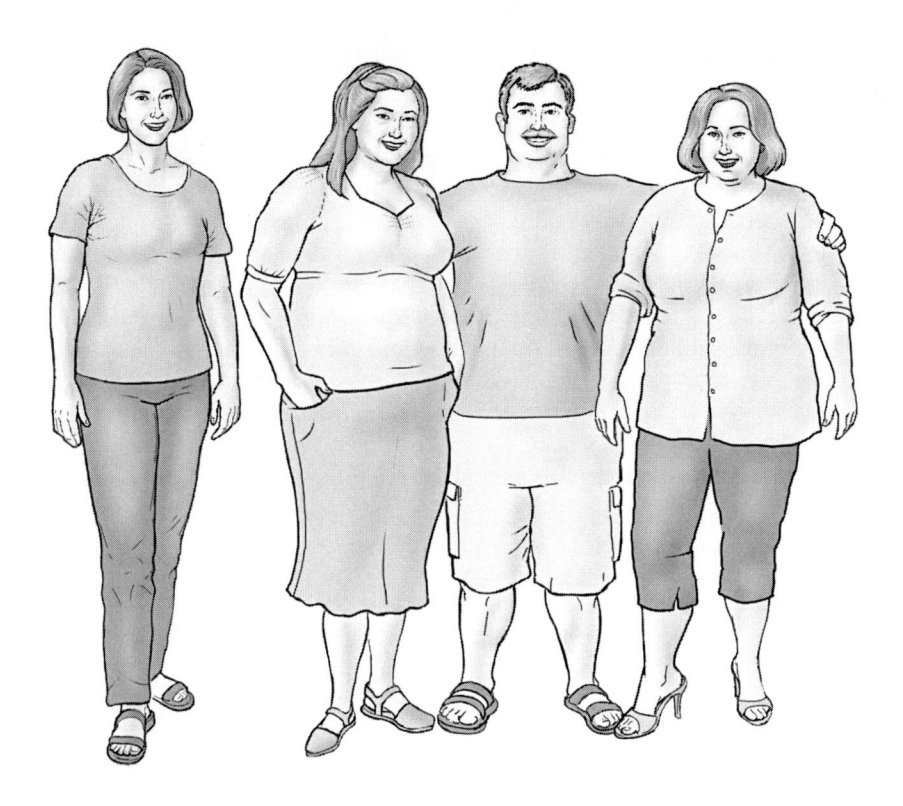

28% de gordura, um valor situado na extremidade mais alta da média, mas estava bem mais magra do que qualquer um na sua família. Sugeri que ficasse em paz com esse peso mais saudável e lembrasse que, no momento, estava magra levando em conta a genética.

Pesagem debaixo da água

A pesagem sob a água é, tradicionalmente, considerada como o método mais preciso para determinar a gordura corporal. Com ela o indivíduo expira todo o ar dos pulmões e, depois, é pesado enquanto fica submerso em um tanque d'água. Apesar da crença popular, essa técnica não mede a gordura corporal, mas a densidade corporal, que é convertida matematicamente em percentual de gordura. Durante a conversão, no entanto, pode ocorrer um erro significativo. As equações para a conversão da densidade em gordura são mais apropriadas para o homem-padrão, o que exclui muitos corredores magros e fisiculturistas musculosos. As mesmas equações podem ser usadas de forma inadequada com meninas integrantes de uma equipe de natação escolar, maratonistas de 50 anos de idade e jogadores profissionais de futebol americano.

A densidade corporal difere entre todos os tipos de atletas e é afetada pela idade, pelo sexo e pela raça. Crianças e pessoas da terceira idade diferem umas das outras em densidade corporal. A bailarina anoréxica com ossos osteoporóticos de baixa densidade é muito diferente do homem-padrão e pode receber uma estimativa imprecisa do percentual de gordura corporal, a menos que a diferença em densidade seja explicada pela utilização de uma equação específica para a população.

Os erros na pesagem sob a água também se devem à inexperiência da pessoa que está sendo pesada. Se ela nunca ficou submersa em um tanque de pesagem, provavelmente ficará nervosa e poderá não expirar por completo todo o ar dos pulmões, antes de imergir, afetando a leitura da densidade. Os fisiologistas do exercício calcularam que apenas duas xícaras (meio litro) de ar já podem afetar as medições de gordura corporal em até 3 a 5%. Os gases intestinais também podem comprometer a precisão, da mesma forma que um equipamento mal calibrado. Muitos sistemas portáteis de pesagem sob a água (os tipos que aparecem em corridas de estrada, feiras de saúde e exposições para corredores) podem carecer da precisão de um sistema de pesagem utilizado em um laboratório de pesquisa.

Pletismografia de deslocamento de ar

A pletismografia de deslocamento de ar é um método similar à pesagem sob a água, com a diferença de que o corpo desloca ar em vez de água. O pletismógrafo *Bod Pod* é uma câmara grande, semelhante a uma vagem, com uma tampa e um assento interno. A pessoa senta-se dentro dele, com mínima roupa (as roupas comuns ocupam espaço e alteram a leitura, então a pessoa deve vestir roupas de elastano e uma touca de banho). O técnico fecha a tampa do *Bod Pod* e, então, toma as medidas da pressão do ar, que determinam o volume corporal a partir do deslocamento de ar. Essas medidas são, depois, convertidas em percentual de gordura corporal, utilizando-se um princípio semelhante ao da pesagem hidrostática. A precisão também é similar; as medidas não diferem em mais de 1% (Fields; Goran; McCrory, 2002). Pelo fato de o *Bod Pod* ser rápido, confortável, fácil e menos estressante do que o método de pesagem sob a água, ele se tornou popular em centros desportivos, departamentos de desportos em universidades e instituições de pesquisa.

Ao utilizar o *Bod Pod*, certifique-se de seguir as instruções de não comer, beber ou se exercitar nas duas horas anteriores à medição. Um grupo de atletas foi medido como tendo 21,3% de gordura corporal antes de correr numa esteira por 30 minutos. Quando testados após o exercício, apresentaram 19,6% de gordura corporal. A queda de 2% não se deveu a uma perda de gordura corporal, mas à imprecisão relacionada a uma temperatura corporal elevada (Ottorstetter et al., 2012).

Adipômetros de dobras cutâneas

Os adipômetros de dobras cutâneas são mais práticos e produzem menos sensação do que outros métodos de medição de gordura corporal. São grandes pinças que medem a espessura da camada adiposa em regiões corporais específicas. Com os adipômetros, tem-se a forma mais precisa e barata para os consumidores de medida da gordura corporal (Peterson et al., 2007). No entanto, profissionais da saúde bem treinados na técnica são os mais qualificados para utilizar esse método. As pessoas ativas com frequência são medidas por estudantes ou técnicos novatos que podem estar utilizando adipômetros imprecisos ou mal calibrados em feiras de saúde ou eventos de *fitness* superlotados. Pequenos erros podem ser imprecisamente traduzidos em dados de gordura corporal muito altos.

Mesmo as medições precisas costumam ser traduzidas em informações errôneas devido a equações de conversão inapropriadas. Para serem mais precisas, as medições de um corredor, um lutador grecorromano, um fisiculturista ou um ginasta devem ser redirecionadas para as equações de conversão específicas para o desporto. Tais equações são raramente utilizadas para o atleta médio que é medido numa academia ou feira de saúde.

A precisão das medições de gordura corporal com adipômetro depende do rigor do técnico, da precisão do instrumento e da adequação das equações de conversão. As medições repetidas por técnicos diferentes, utilizando adipômetros e equações diferentes, podem produzir resultados muito desiguais.

As medições com adipômetro podem ser utilizadas para avaliar as alterações na gordura corporal. Costumo registrar mensalmente as medições de pessoas que perdem uma quantidade significativa de peso por meio de atividade física regular. Comparando os números (sejam as medidas em milímetros ou convertidas em percentual de gordura), as pessoas em dieta podem monitorar as alterações. As que estão se recuperando de anorexia podem interessar-se por medições periódicas como forma de averiguar que estão reconstruindo os músculos, e não apenas ganhando gordura. Esse uso dos adipômetros pode não oferecer um quadro 100% preciso, mas mostra tendências, especialmente quando a pessoa é medida sempre pelo mesmo técnico, utilizando o mesmo instrumento e as mesmas equações de conversão.

Análise da impedância bioelétrica

A análise de impedância bioelétrica (BIA) mede a composição corporal, utilizando um sistema computadorizado, que envia uma corrente elétrica imperceptível através do corpo. A quantidade de água no corpo afeta a oposição ao fluxo da corrente (impedância). Considerando que a água está presente somente no tecido livre de gordura, o fluxo da corrente pode ser convertido em percentual de gordura corporal. Como consequência, a BIA é relativamente precisa se o indivíduo estiver bem hidratado; mas, para atletas que suam em profusão, ela costuma ser menos exata do que os adipômetros.

A medição da composição corporal utilizando a impedância bioelétrica é um procedimento simples que leva apenas alguns minutos. O equipamento para todo o corpo (com eletrodos conectados aos punhos e tornozelos) é portátil, fácil de usar e popular em feiras de saúde. Outros modelos que avaliam a composição corporal por região vêm na forma de balanças (perna a perna), como a balança *Tanita*, e o modelo portátil *Omron* (braço a braço). Se você está procurando uma balança de impedância bioelétrica, fique atento às medidas perna a perna, que tendem a ser mais exatas que as mão a mão.

Embora seja um método popular, calcular a gordura corporal pela impedância bioelétrica pode ser problemático, particularmente entre atletas. Devido à natureza das equações de conversão, por vezes a gordura corporal de atletas magros é superestimada; e a de pessoas com sobrepeso, subestimada. Se você se medir após o exercício, é provável que tenha um percentual de gordura mais baixo comparado com a medição pré-exercício, pois a hidratação afeta a leitura (Demura et al., 2002). Você obterá uma leitura imprecisa se estiver desidratado (como frequentemente ocorre com os lutadores romanos ou em desportos com categorias de peso). Não se preocupe em medir-se depois do exercício vigoroso ou após ter ingerido bebidas alcoólicas. Conforme relatou um de meus cientes: "Posso estar em algum ponto entre 9 e 14% de gordura corporal, dependendo de quando uso minha balança *Tanita*".

Outros fatores que podem influenciar a precisão da medição são a origem étnica, o inchaço pré-menstrual, o alimento no estômago e os músculos abastecidos de carboidrato (a água é armazenada junto com o carboidrato). Os cálculos baseiam-se na premissa de que a pessoa-padrão possui 73% de água. As pesquisas mostram que pessoas jovens tendem a ter 77% de água; as mais velhas, 71%. Se você estiver mal posicionado durante o teste (digamos, com parte dos braços tocando o corpo), a leitura também será imprecisa. Esse erro pode ocorrer com facilidade em exibições com muitas pessoas. Com o desenvolvimento de novas equações específicas a cada desporto, há melhoras na exatidão.

Qual é o melhor método?

Até que os pesquisadores encontrem o método definitivo para medir a gordura corporal, aqui vai meu conselho: considere essa medição como uma ferramenta comparativa para refletir as alterações no seu corpo à medida que você perde gordura, ganha músculo, melhora a forma e emagrece. É apenas uma parte de sua saúde e perfil de desempenho e não deve ser um fator definitivo.

Não espere mais precisão que a possível. O erro-padrão é mais ou menos 3%. Assim, se sua medida for 15%, pode ser 12% ou 18%. Aqui não são levados em consideração outro erro biológico de 3% pelas variações individuais na gordura corporal.

Da mesma forma que a pesagem em balanças diferentes resulta em valores diferentes, o mesmo ocorre quando a medição de gordura corporal é realizada por pessoas diversas, utilizando métodos distintos. Em um estudo realizado com ginastas universitários (Barnes et al., 2012), a gordura corporal variou de 18,45 a 26,1%, com o método mais barato (Omron), com a menor precisão comparada à absorciometria de energia dual com raio X (DXA), um método padrão ouro usado, basicamente, pelos pesquisadores (Tab. 14.3).

O melhor que você tem a fazer é observar como as medições mudam com o tempo. Procure ser medido sempre pela mesma pessoa, a intervalos regulares, para ajudá-lo a avaliar tendências em suas alterações de gordura corporal. Porém, é provável que as medições digam algo que você ainda não saiba, olhando-se no espelho ou pelo ajuste de suas roupas.

TABELA 14.3 Medidas da gordura corporal com diferentes instrumentos

Instrumento	Medida da gordura corporal*	Preço (dólares)
Omron HBF-510W BIA mão a mão	26,1%	90
Tanita BF-350 balança pé a pé	21,7%	800
Tanita BF-balança pé a pé	21,7%	365
Padrão outro DXA dos pesquisadores	21,06%	No mínimo 25.000
Adipômetros; grau médico	19,5%	250
Omron HBF-306C; BIA mão a mão	18,4%	50*

*É a medida média para um grupo de sujeitos com todos os instrumentos.

Dados selecionados de ACSM 59th Annual Meeting and 3rd World Congress abstract: J.T. Barnes, J.D. Waganer, J.P. Loemeke, R.D. Williams, Y. Arja, G. Kirby e T.J. Pujol, 2012: "*Validity of bioelectrical impedance analysis instruments for the meemasurement of body composition in collegiate gymnasts,*" Medicine & Science in Sports & Exercise 44(5S).

Escute o corpo

Recomendo sempre que, em vez de confiar em um número incerto, você ouça seu corpo. Cada pessoa tem um peso predeterminado em torno do qual o corpo tende a se manter. Você pode comer um pouco mais um dia e um pouco menos em outro, mas seu peso ficará mais ou menos igual. Se ficar abaixo desse peso natural, seu corpo começará a falar com você. Você pode ter que lutar contra uma fome insistente, ficar obcecado com a comida e sentir-se cronicamente cansado. Por outro lado, se estiver acima do seu ponto predeterminado, irá sentir-se desconfortável e flácido.

Minha experiência tratando de atletas de todas as idades e pesos indica que você provavelmente conhece a sua zona de peso confortável. Conforme reconheceu Tricia, uma nadadora sênior de 1,57 cm de altura: "Posso fazer dieta e diminuir para 50 kg, um peso adequado para a pessoa média da minha altura; mas não consigo mantê-lo: meu corpo fica mais confortável entre 53 e 54 kg. É mais peso do que a maioria das pessoas da minha altura, mas é o normal para mim e combina com o resto da minha família. Todos são atarracados".

Tricia aprendeu, ao longo de anos de dietas malsucedidas, que nunca seria capaz de se adaptar à imagem ideal de magreza perfeita. Hoje, ela aceita sua compleição e reconhece que pode praticar desportos de forma saudável, independentemente dos quilinhos extras. Afinal, o peso é mais do que uma questão de força de vontade, e a felicidade não vem da magreza.

CAPÍTULO 15

Aumentando o peso de forma saudável

Ao ouvir todos os anúncios de dietas e alimentos dietéticos, pode-se pensar que as únicas pessoas que se debatem com o peso são as que desejam perder gordura corporal. No entanto, um número significativo de pessoas, principalmente meninos adolescentes, homens jovens e algumas mulheres jovens, esforça-se para ganhar peso. Em uma pesquisa com 400 homens com idades entre 13 e 18 anos (da 7ª série do Ensino Fundamental até o 3º ano do Ensino Médio), 25% já haviam tentado, de forma deliberada, ganhar peso nos últimos 12 meses (O'Dea; Rawstorne, 2001). Queriam aumentar de tamanho desenvolvendo os grandes músculos, para ficarem mais fortes, ter uma imagem corporal melhor, aperfeiçoar o desempenho desportivo e proteger-se melhor em desportos com contato físico, como futebol americano, futebol, rúgbi, hóquei e boxe.

Para aqueles que se esforçam para ganhar peso, comer pode ser uma obrigação; o alimento, um remédio, e as despesas com alimentação, um rombo no orçamento. Muitos atletas magérrimos devoram *doughnuts*, sorvete e batatas fritas para ajudá-los a se encherem de calorias, de forma barata, mas nada saudável. Com frequência, ficam curiosos sobre bebidas para ganho de peso, pensando que os alimentos comuns não são suficientemente bons, o que não é verdade.

Se você está consciente de sua magreza, odeia sua imagem e parece comer sem parar na esperança de adicionar um pouco de carne aos ossos, as informações neste capítulo, com as informações sobre proteína no Capítulo 7, podem fornecer-lhe o conhecimento necessário para alcançar sua meta de forma saudável. Se sua família e seu amigo dizem que você está ótimo, mas você não acredita nisso, pode querer ler as informações sobre imagem corporal do Capítulo 14. É bem possível que seu problema esteja mais numa imagem distorcida do corpo que o corpo em si.

FATO OU FICÇÃO

Garoto de 13 anos de idade é jovem demais para começar a levantar pesos para modelar a musculatura para, digamos, jogar futebol americano.

Os fatos: um programa bem supervisionado de treinamento de força, com ênfase especial na técnica e segurança (para prevenir estresse a ossos e ligamentos imaturos) pode auxiliar garotos no início da adolescência a ficarem mais fortes e evitarem lesão. O que difere de um programa de levantamento de pesos e que não contribui para músculos mais fortes antes que os garotos tenham hormônios masculinos em quantidade suficiente para apoiarem o desenvolvimento muscular. Isso corresponde ao crescimento dos pelos pubianos do adulto. Geralmente, os meninos firmam a musculatura depois dos estirões do crescimento. Muitos precisam ser lembrados de que a paciência é uma virtude!

Aumentando o seu peso

Na teoria, para ganhar 0,5 g de peso corporal por semana, você precisaria consumir 500 kcal adicionais por dia, acima da sua ingestão típica. A natureza confunde com facilidade esse método matemático; algumas pessoas têm dificuldade para engordar e demandam mais calorias que outras. Em um estudo de pesquisa de referência (Sims, 1976), 200 detentos sem história familiar de obesidade serviram de voluntários como "glutões". A meta era ganhar 20 a 25% acima de seus pesos normais (cerca de 14-18 kg), comendo deliberadamente em excesso. Por mais de 6 meses, eles comeram de maneira exagerada e exercitaram-se o mínimo possível. No entanto, só 20 dos 200 detentos conseguiram chegar ao peso-alvo. Desses, apenas dois (que possuíam uma história familiar não detectada de obesidade ou diabetes) adquiriram-no com facilidade. Um detento tentou, por 30 semanas, acrescentar 5 kg a sua estrutura de 60 kg, mas não conseguiu engordar coisa alguma.

Respostas diversas também foram observadas em outro estudo com gêmeos idênticos que foram alimentados em excesso com 1.000 kcal durante cem dias. Alguns pares de gêmeos ganharam somente 4,3 kg, enquanto outros ganharam 13,2 kg. Cada par de gêmeos ganhou uma quantidade similar de peso, sugerindo um forte controle genético (Bouchard, 1990).

Essa discrepância desconcerta os pesquisadores. O que aconteceu com o excesso de calorias que não se converteu em gordura? Alguns dizem que o organismo regula o metabolismo para ajudar a manter um peso genético predeterminado (Leibel; Rosenbaum e Hirsch, 1995); outros, consideram aumentos na agitação diária e em movimentos espontâneos (Levine; Eberhardt e Jensen, 1999).

Se você tem dificuldade para engordar, dê uma boa verificada na herança genética. Se outros membros da família são magros, é provável que tenha herdado uma predisposição genética à magreza. Você pode alterar o físico até certo ponto com dieta, treinamento de peso e maturação, mas não espere milagres. O maratonista Bill Rodgers nunca se parecerá com o fisiculturista Charles Atlas, não importa o quanto coma e levante pesos.

Entre os meus clientes, tenho observado que as pessoas que têm dificuldade para ganhar peso são bastante agitadas. Elas brincam com os dedos, balançam as pernas para frente e para trás enquanto sentadas e parecem incapazes de ficar quietas. Todos esses movimentos involuntários queimam calorias. Em comparação, as pessoas que se queixam de incapacidade de perder peso, em geral, sentam-se calmamente. Aos inquietos, recomendo que se agitem menos. A agitação crônica pode queimar 300 a 350 kcal adicionais por dia.

O termo técnico para esse movimento espontâneo é termogênese da atividade sem exercícios, ou NEAT (*nonexercise activity thermogenesis*). A NEAT inclui não apenas essa inquietação de movimentos, mas andar de um lado ao outro ao telefone e em pé (não quando sentado), enquanto conversa com um amigo. Se você comer em demasia, a ativação da NEAT ajuda-o a dissipar o excesso de energia, cutucando-o a vaguear mais pela casa, escolher dar alguns arremessos ou (surpresa) motivar-se a tirar o pó e limpar a casa. Seu nível de NEAT consegue prever sua resistência a engordar (Levine, Eberhardt e Jensen, 1999).

Os pesquisadores não compreendem a origem desse aumento de atividade, mas sabem que pessoas (como os atletas) com VO2 máximo (uma medida do potencial do atleta) estão geneticamente predispostas a passar mais tempo em atividade durante o dia. Assim, a capacidade natural de ficar ativo por períodos longos pode estar associada à NEAT e à magreza. Diferentemente, pessoas sem aptidão física (com baixo VO2 máximo) tendem a fazer menos movimentos espontâneos e isso pode levar a aumento do peso. Continue ligado para mais informações sobre a genética da atividade (Novak et al., 2010).

Proteína adicional para desenvolver os músculos?

A maioria das pessoas que deseja aumentar de tamanho acredita que a melhor maneira seja levantar pesos (verdadeiro) e fazer uma dieta altamente proteica (falso). Embora você queira ingerir proteína em quantidade suficiente, o organismo não estoca a excedente em forma de músculos salientes. O meio quilo de bife não é convertido em bíceps maiores. Você precisa de calorias adicionais, que devem provir fundamentalmente de carboidratos adicionais, e não de mais proteína. O carboidrato abastece os músculos de forma que possam executar exercícios intensos de musculação. Sobrecarregando os músculos não com proteína mas com levantamento de peso e outros exercícios de resistência, as fibras musculares aumentam em tamanho.

FATO OU FICÇÃO

Consumir proteínas a mais ajudará um garoto de 12 anos a crescer mais rápido.

Os fatos: não há quantidade extra de proteína que acelere o processo de crescimento. Os meninos costumam ter crescimento mais rápido entre 12 e 15 anos. Depois desse estirão, têm hormônios masculinos em quantidade suficiente para a adição de massa muscular e começam a ter pelos ("pele de pêssego"). Esse estirão do crescimento dura mais tempo nos meninos que nas meninas. Depois dele, os garotos continuam a crescer devagar até mais ou menos 20 anos de idade.

É muito provável que você ganhe peso se, constantemente, fizer refeições maiores do que o normal. Com frequência, atendo atletas magérrimos que juram consumir enormes quantidades de alimentos. Aaron, um nadador, jurou que comia pelo menos o dobro do que seus amigos; mas, na realidade, fazia somente duas refeições por dia. Pelo fato de nadar antes e depois da escola, não tinha tempo para desfrutar um café da manhã substancial e um lanche da tarde. Encontrava tempo só para almoçar e jantar. Sim, ele comia bastante nessas refeições, mas isso meramente compensava a falta da refeição matinal e dos lanches.

Aaron ganhou 1,4 kg em três semanas, depois que começou a fazer três refeições por dia e um lanche adicional (na verdade, um segundo lanche), de forma constante. "Hoje vejo a comida como meu remédio para ganhar peso e decidi ficar mais responsável e planejar com antecipação para que tenha alimentos comigo nas horas certas. Há dias em que estou apressado e quase me esqueço de levar o café da manhã – duas barras energéticas e duas caixas de suco –, que tomo no caminho para a escola. Aprendi a colocar um aviso grande na minha sacola de natação, e isso me ajuda a lembrar de embrulhar meu café da manhã desportivo. Estou adorando os benefícios – mais energia, menos fome pela manhã e alguns quilinhos a mais".

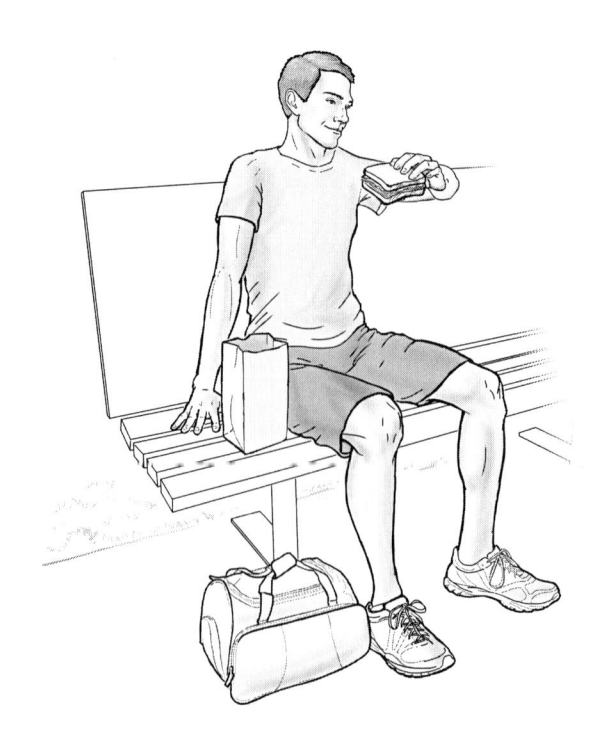

Keith, um jogador de basquetebol escolar com 1,93 cm, manifestou uma queixa diferente em relação a seus esforços para ganhar peso. Ele se sentia constrangido sempre que comia com os amigos, porque comia o dobro. Uma pizza grande era pouco. Quando calculei suas necessidades calóricas, ele começou a entender a razão pela qual não estava ganhando peso. Precisava de, aproximadamente, 6.000 kcal por dia para manter o peso e mais ainda para ganhar peso. A pizza continha 1.800 kcal; duas teriam sido mais adequadas.

Recomendei a Keith que nutrisse seu organismo com o que necessitava e parasse de comparar sua ingestão alimentar com a de amigos mais baixos. Sugeri que explicasse aos que caçoavam dele que seu corpo era como uma limusine, que precisa de mais combustível para percorrer a mesma distância. Sugeri ainda que lanchasse pasta de amendoim e geleia em sanduíches como lanches entre as refeições.

Aumentando suas calorias

O truque para ganhar peso é comer porções maiores que o normal, de forma constante, em três ou quatro refeições por dia e em um ou dois lanches. Se você tem uma agenda cheia, encontrar tempo para comer pode ser o maior desafio para aumentar as suas calorias. Talvez seja preciso levar uma bolsinha com lanches portáteis na sacola de ginástica, caso se alimente fora de casa na maioria das vezes. Para ingerir as calorias adicionais necessárias para ganhar peso, você deve comer com frequência ao longo do dia, se isso se adaptar ao seu estilo de vida. Procure ter comida à mão para cada oportunidade de alimentar-se ou experimente estas dicas: faça um lanche adicional, como um sanduíche de pasta de amendoim com um copo de leite na metade de manhã, beba suco em vez de água e escolha alimentos com muito mais calorias.

Se você ingerir alimentos compactos e densos (p. ex., granola em vez de arroz inflado), mais calorias podem caber no seu estômago com menos volume. Keith tornou-se um ávido leitor de rótulos de alimentos: aprendeu que 240 mL de suco de laranja contêm 110 kcal, enquanto a mesma quantidade de suco misto de *cramberry* e maçã contém 160 kcal; uma xícara de vagem (em lata) contém 40 kcal, e uma xícara de milho (em lata), 140 kcal; uma xícara de *Bran Flakes* contém 200 kcal, já uma xícara de granola, 780 kcal. Ele, então, passou a escolher alimentos mais densos em calorias.

Ao escolher os alimentos, tenha em mente que a gordura é a forma mais concentrada de calorias. Uma colher (de chá) de gordura (manteiga, óleo, margarina ou maionese) contém 36 kcal; a mesma quantidade de carboidrato ou proteína contém somente 16 kcal. A maioria dos alimentos ricos em proteína apresenta gordura (como a nata no queijo, a gordura no hambúrguer e o óleo na pasta de amendoim); portanto, esses alimentos tendem a ser densos em calorias. Porém, algumas das formas de gordura nesses alimentos são prejudiciais à saúde: a gordura saturada nas carnes vermelhas e a gordura *trans* em alimentos assados disponíveis no comércio, como alguns biscoitos salgados, biscoitos doces e doces com creme.

Tente limitar a ingestão de gorduras más e focar nas gorduras saudáveis, como a pasta de amendoim, as nozes, as amêndoas, o abacate, o azeite de oliva e os peixes gordurosos (p. ex., o salmão e o atum). Você deve, ainda, ingerir uma dieta desportiva básica com alto teor de carboidrato, mas acrescente azeite e gordura vegetal extras a essa base. Comer alimentos gordurosos em demasia deixa os músculos subabastecidos.

Os alimentos e as bebidas a seguir podem ajudá-lo a aumentar sua ingestão calórica de forma saudável:

- **Cereal frio.** Opte por cereais densos (em vez dos tipos em flocos e inflados), como granola, *Grape-Nuts* e *Wheat Chex*. Cubra com nozes, sementes de girassol, linhaça triturada, passas de uva, banana ou outras frutas.
- **Cereal quente.** Cozinhar com leite em vez de água aumenta as calorias e o valor nutricional. Adicione ainda mais calorias com misturas, como leite em pó, pasta de amendoim, amêndoas, sementes de girassol, gérmen de trigo, linhaça triturada, óleo de noz e frutas secas.
- **Sucos.** Os sucos de maçã, *cramberry*, maçã com *cramberry*, uva, abacaxi e a maioria das combinações de sucos (como manga-laranja-banana) contêm mais calorias do que os de pomelo, laranja ou tomate. Para aumentar o valor calórico do suco de laranja, use o concentrado congelado e adicione menos água do que as instruções indicam.
- **Frutas.** Banana, abacaxi, manga, passas de uva, tâmaras secas, damasco seco e outras frutas secas contêm mais calorias do que as frutas aquosas, como pomelo, ameixa e pêssego. Bata leite com fruta e obtenha um saboroso creme batido de frutas.
- **Leite.** Para aumentar o valor calórico do leite, adicione 1/4 xícara (30 g) de leite em pó a uma xícara (240 mL) de leite 2%, de gordura (o leite em pó é barato como pó proteico) ou experimente malte em pó, *Ovaltine*, *Carnation Breakfast*, *Nesquik* e outros aromatizantes. Guarde um litro dessa mistura pronta no refrigerador. Você também pode fazer batidas no liquidificador, como *milk shakes* e cremes de frutas. Preparar esses tipos de bebidas é muito menos dispendioso (e mais saboroso) do que comprar os suplementos alimentares líquidos enlatados.
- **Torradas.** Espalhe generosas quantidades de pasta de amendoim (ou outro tipo de pasta de nozes – amêndoa, castanha de caju), margarina (de preferência, feita com óleo de canola), geleia ou mel.
- **Sanduíches.** Opte por pães substanciosos e densos (em vez dos tipos fofos), como de gérmen de trigo, farelo de cereais e mel, centeio e os multigrãos. Quanto maiores e mais grossas as fatias, melhor. Espalhe uma quantidade moderada de margarina ou maionese. Recheie com carnes magras e adicione pasta de grão-de-bico, queijo magro ou abacate para mais calorias. Pasta de amendoim e geleia são uma opção barata, saudável e altamente calórica.
- **Sopas.** Sopas substanciosas de lentilha, ervilha seca, minestra e cevada contêm mais calorias do que as do tipo caldeadas de frango e carne de gado, a menos que o caldo seja repleto de legumes e carne. Para fazer sopas enlatadas (como de tomate e marisco) mais substanciosas, adicione creme de leite no lugar de água ou leite comum, ou adicione leite em pó. Guarneça com margarina, queijo parmesão e cubinhos de pão torrados (*croutons*). Se deseja reduzir a ingestão de sódio, procure escolher sopas com teor reduzido de sódio ou variedades caseiras.
- **Carnes.** Carnes de gado, de porco e de cordeiro costumam ter mais calorias do que as de frango ou de peixe e também tendem a ter mais gordura

saturada. Coma-as com moderação e opte por cortes magros. Para aumentar as calorias, frite rapidamente frango ou peixe em pouco óleo de canola ou azeite de oliva e adicione molhos de vinho e coberturas com farinha de rosca.
- **Feijões, legumes.** Lentilha, sopa de ervilhas secas, pimentões picantes com feijão, *burritos* de feijão, feijão-de-lima e outros feijões secos não são apenas densos em calorias, mas também repletos de proteína e carboidrato. A pasta de grão-de-bico) pode ser um lanche fácil, um molho grosso para saladas ou um recheio para sanduíche.
- **Hortaliças.** Ervilha, milho, cenoura, abóbora e beterraba contêm mais calorias do que vagem, brócolis, abobrinha e outras hortaliças aquosas. Cubra azeite de oliva e lascas de amêndoas e queijo ralado magro. Adicione calorias fritando rapidamente as hortaliças em um pouco de azeite de oliva em vez de prepará-las a vapor.
- **Saladas.** O que pode começar como uma alface com baixas calorias pode tornar-se uma refeição substancial, adicionando-se requeijão, grãos-de-bico, sementes de girassol, abacate, hortaliças sortidas, nozes cortadas, passas de uva, *cramberry* seco, atum, carne magra, cubinhos de pão torrado e uma dose generosa de molho para salada feito com azeite saudável para o coração, de preferência oliva ou canola.
- **Batatas.** Adicione margarina cremosa e leite em pó ao purê de batatas. Embora você possa estar tentado a acrescentar manteiga e molho de carne para obter calorias adicionais, repense: também pode estar acrescentando gorduras saturadas, que não são saudáveis para o coração. Coalhada (ou iogurte cremoso) e molhos de carne com baixo teor de gordura seriam alternativas melhores.
- **Sobremesas.** Escolhendo sobremesas nutritivas, você pode se deliciar com guloseimas, bem como nutrir o seu organismo. Experimente biscoitos com farinha de aveia e passas de uva, barrinhas de figada, flã de chocolate, bolinho de morango com nata, sorvete de iogurte com baixo teor de gordura, maçãs assadas com cobertura crocante ou outras sobremesas de frutas. *Muffins* de mirtilo, bolo de fubá com mel, pão de banana e outros pães doces e bolinhos podem servir de sobremesa. Veja as receitas na Parte IV deste livro.
- **Lanches.** Em vez de um lanchinho, pense em um "segundo almoço" e um "segundo jantar". Um segundo almoço às 15 horas ou um segundo jantar às 22 horas é uma forma excelente de aumentar sua ingestão calórica. Leve um sanduíche a mais. No jantar, cozinhe o bastante para uma segunda refeição. Se não estiver com fome, apenas pense no alimento como um remédio para o ganho de peso que você precisa engolir.

Se não estiver interessado ou não conseguir comer uma segunda refeição integral, pelo menos saboreie alguns lanches. As opções saudáveis de lanches incluem: iogurte de frutas, queijo com baixo teor de gordura e bolachas tipo *cracker*, amendoins, sementes de girassol, amêndoas, granola, *pretzels*, *muffins* ingleses, *bagels* com multigrãos (com queijo cremoso com baixo teor de gordura e geleia), *muffins*, pasta de grão-de-bico com pão sírio, *bagels* de farinha integral (com queijo cremoso magro e geleia), *muffins* de farelo,

pizza com legumes, biscoitos com pasta de amendoim, *milk shakes*, bebidas matinais instantâneas, chocolate quente, cremes batidos de frutas, bananas, frutas secas, mistura de frutas secas e até sanduíches.
- **Álcool.** Quantidades moderadas de cerveja e vinho podem estimular o apetite e adicionar calorias, particularmente quando consumidas com petiscos como amendoim e pipoca. Considerando que o álcool oferece pouco valor nutricional, não substitua sucos, leite ou outras bebidas integrais por ele. Não beba se for menor de idade e nunca beba álcool logo antes de um evento: ele tem um efeito desidratante e pode diminuir os reflexos, criar problemas com a hipoglicemia e prejudicar o desempenho.

Os exemplos de cardápios na Tabela 15.1 implementam algumas dessas sugestões. Você pode observar como escolhas inteligentes podem constituir uma ingestão calórica substancial, rica em carboidrato, que pode ajudá-lo a alcançar as suas metas de peso.

Bebidas para ganho de peso

As bebidas para ganho de peso (com nomes atrativos, como *Muscle Milk, N--Large, Muscle Juice* e *Serious Mass*) são altamente calóricas, sendo mais práticas do que necessárias. Um pote grande de pó pode custar $ 55; o preço de 1.000 kcal varia entre $ 2,50 e $ 4,50, mais caro do que alguns sanduíches de pasta de amendoim e geleia. As bebidas industrializadas para ganho de peso não oferecem qualquer vantagem que você não possa obter com alimentos comuns ou fazendo sua própria bebida. Porém, se não tiver tempo ou disposição para preparar sanduíches e batidas adicionais, as bebidas para ganho de peso podem ser uma forma prática de consumir uma quantidade adequada de calorias. As informações na Tabela 15.2 podem ser uma inspiração para que você pense duas vezes antes de usar produtos industrializados.

Os ingredientes nas bebidas para ganho de peso variam de marca para marca, mas todas elas suprem bastante proteína para ajudar a desenvolver os músculos e carboidrato para ajudar a abastecê-los para os exercícios de desenvolvimento muscular e para o processo de desenvolvimento muscular em si. Os produtos costumam ser práticos, com calorias concentradas, enriquecidos com vitaminas e minerais – e possivelmente outros ingredientes questionáveis também (lembre-se de que a indústria de suplementos desportivos é mal regulamentada). As bebidas para ganho de peso normalmente têm baixo teor de gordura (saturada), o que é uma vantagem comparada a aumentar as suas calorias com batatas fritas, *cheeseburgers* e sorvete.

Com relação ao que procurar em uma bebida para ganho de peso, o fator mais importante é o sabor. Se você gosta das suas calorias, terá um momento mais agradável aderindo ao seu programa de ganho de peso. Cada marca enaltece o tipo de proteína que contém – soro de leite, caseína, ovo, soja – e o tipo de carboidrato – glicose, frutose e polímeros de glicose (também chamados de maltodextrinas). Consumir uma mistura de proteína e carboidrato oferece diversas velocidades de absorção, o que gera um efeito prolongado de liberação – semelhante ao obtido com alimentos comuns. Não há necessidade de mais do que 30 g de proteína por dose; seu organismo consegue usar somente uma quantidade limitada de proteína de um tipo (Phillips e van Loon 2011). Veja o Capítulo 7 para mais informações sobre formas de satisfazer às

TABELA 15.1 Exemplo de cardápio de 5.400 kcal para aumento do peso

Plano de cardápio	Calorias aproximadas
Café da manhã	
480 mL de suco de laranjas	220
1 xícara de granola	450
1/4 xícara de passas de uva (40 g)	130
1 banana grande	120
360 mL de leite desnatado	180
Total	1.100
Almoço	
4 fatias de pão nutritivo	480
500 g de atum em lata	200
4 colheres sopa maionese *light*	150
5 tâmaras	100
2 biscoitos de aveia	220
480 mL de leite desnatado	250
Total	1.400
Segundo lanche	
1 *bagel* médio-alto	300
2 colheres sopa de pasta de amendoim	200
1 colheres sopa de geleia	50
480 mL de achocolatado	350
Total	900
Jantar	
30 cm de pizza de queijo	1.900
350 mL limonada	200
Total	2.100
Total kcal/dia	5.500
60% carboidratos (850 g)	
15% proteínas (230 g)	
25% gorduras (130 g)	

Para um atleta de 68 kg, essa tabela oferece 11 g de carboidrato e 3,0 g de proteína a cada kg do peso corporal, mais do que a quantidade nas metas recomendadas.

TABELA 15.2 O custo das calorias

Ganhar peso pode ser caro se sua opção envolver muitos *shakes* proteicos ou suplementos desportivos industrializados. Acredite ou não, os mesmos resultados podem advir dos alimentos comuns!

Alimento	Tamanho da porção	Calorias	Preço*	Custo 100 kcal
Alimentos em casa				
Granola com leite	1 xícara granola, 1 xícara leite a 2%	500	US $1,00	US $0,20
Pasta de amendoim e geleia num sanduíche	3 colheres sopa pasta de amendoim; 2 colheres sopa de geleia; 2 fatias de pão de aveia	650	US $0,95	US $0,15
Leite com chocolate 1% gordura	Copo grande (480 mL)	300	US $0,60**	US $ 0,20
Carnation Instant Breakfast	1 embalagem de mistura em 240 mL leite 2%	250	US $0,80	US $ 0,32
Suco de uva *Welch* 100%	Copo grande (480 mL)	280	US $ 1,00**	US $ 0,36
Muscle Milk, em pó	2 colheres de sorvete	310	US $1,78/ porção***	US $ 0,57
Bebidas compradas às pressas				
Nesquik	Garrafa 480 mL	300	US $1,79 (no supermercado)	US $ 0,60
Carnation Breakfast Essentials Ready to Drink	Garrafa de 330 mL	260	US $ 1,75 (base na embalagem com 4 pacotes)	US $ 0,67
Ensure	Garrafa 240 mL	250	US $ 2,10 (base embalagem com 4)	US $ 0,84
Muscle Milk, Ready to Drink	Garrafa de 420 mL	230	US $ 3,59 (em CVS)	US $ 1,56

*Preços na área de Boston em supermercados e lojas de conveniência. Dezembro de 2012.
**Baseado no preço da embalagem de 2 L.
***Baseado na embalagem em pó de 2,3 kg (US $ 57).

necessidades de proteína. Supondo-se que suas refeições incluem um equilíbrio de alimentos ricos em proteína e carboidrato, é provável que você já esteja alcançando as suas metas para esses nutrientes: 1,6 a 2,0 g de proteína por kg de peso corporal, e 6 a 10 g de carboidrato por kg de peso corporal. Por exemplo, você obterá muita proteína com as seguintes opções:

- 1 xícara de iogurte cremoso com uma barre energética e um café com leite no café da manhã apressado (30 g de proteína).
- 1 sanduíche de atum (35 g de proteína) no almoço.
- Pasta de amendoim em biscoitos salgados integrais e mais 480 mL de achocolatado como um segundo lanche (30 g de proteína).
- 180 g de peito de frango no jantar (40 g de proteína).
- Tigela de requeijão à hora de dormir (30 g de proteína).

O tipo de carboidrato, proteína ou bebida para ganho de peso que você consome como um suplemento a sua dieta desportiva pode ter um impacto significativo e de longa duração em sua capacidade de atingir as suas metas de peso. O impacto maior provém de sua genética, intensidade do treinamento, momento certo da alimentação e capacidade de consumir calorias adicionais de forma constante.

Se você é um atleta universitário, procure seguir as diretrizes da National Collegiate Athletic Association (NCAA) referentes a suplementos aceitáveis para ganho de peso. Assim como a NCAA, acredito que uma nutrição adequada, com fundamentação científica, e não os suplementos industrializados, é que deve alicerçar um ótimo desempenho. Gerações de atletas constroem músculos com trabalho árduo e alimentos reais. Você consegue isso também.

Alimentando-se nas horas certas

Se você está determinado a ganhar massa muscular, precisa ter os alimentos certos disponíveis nas horas certas, de forma que possa comer de maneira estratégica e otimizar o crescimento muscular. As ações descritas a seguir ajudarão você a alcançar os seus objetivos:

- Abasteça-se, antes do treino de força, com um lanche à base de carboidrato e proteína, como um iogurte ou uma tigela de cereal com leite. O lanche digerirá em glicose prontamente disponível para combustível e em aminoácidos para proteger os músculos.
- Reabasteça-se, imediatamente após a atividade, com mais proteína, para curar e reconstituir os músculos, e mais carboidrato, para repor as reservas de glicogênio depletadas. Você deve repor por volta de três vezes mais calorias dos carboidratos que da proteína.
- Coma várias vezes ao longo do dia, pelo menos a cada 4 horas: desjejum, almoço, um segundo almoço (se você treina à tarde, divida essa refeição

em lanches pré e pós-exercício), jantar e um lanche à noite, se desejado. Essa distribuição equilibrada de calorias garante que os músculos tenham um suprimento constante de glicose para combustível e aminoácidos para o crescimento. Quando os níveis de aminoácidos estão acima do normal, os músculos utilizam mais esses blocos formadores, o que promove o crescimento muscular. Se você fica longos períodos sem se alimentar, o seu organismo fragmenta os músculos como combustível; isso acontece com as pessoas em dieta e é contraproducente para o alcance das metas.

Você deve estar querendo saber se o momento da refeição faz uma diferença real. A resposta é: muito. Um estudo com fisiculturistas recreacionais do sexo masculino que consumiram cerca de 270 kcal de um suplemento de carboidrato e proteína, imediatamente antes e após o exercício do meio-dia, em comparação a tomar o mesmo suplemento pela manhã e à noite (em horários bem distantes do treino), indicou um crescimento muscular significativamente maior ao final de um programa de 10 semanas – aproximadamente 2,7 kg *versus* 1,5 kg de músculo. É quase o dobro de ganho! Os fisiculturistas que se abasteceram antes e depois do treino também conseguiram levantar 12 kg a mais no supino, no final do estudo, na comparação com apenas 9 kg mais alcançado pelo grupo que se abasteceu pela manhã e à noite (Cribb; Hayes, 2006). Vê-se claramente a diferença causada pelo *momento* em que você se alimenta.

É preferível fazer várias refeições e lanches contendo proteína a comer muito no jantar no final do dia. Como mencionei, seu organismo consegue usar apenas cerca de 30 g de proteína a cada vez (Cap. 7). Uma maneira simples de assegurar que uma fonte de proteína de alta qualidade esteja sempre disponível é beber leite com as refeições e tomar iogurte nos lanches. Outros exemplos de combinações de carboidrato e proteína são o leite achocolatado, o cereal com leite, um sanduíche de peru, uma batida de frutas, uma maçã com queijo, uma refeição líquida em lata (como *Boost* ou *Carnation Essentials*) ou qualquer quantidade de alimentos desportivos industrializados. O suplemento para o desenvolvimento muscular utilizado no estudo mencionado anteriormente incluía cerca de 32 g de proteína de soro de leite, 34 g de açúcar (glicose) para combustível e 5,5 g de creatina, conhecidos por aumentar a massa e a força musculares durante exercícios de resistência (Cribb; Hayes, 2006).

Equilibrando sua dieta para o ganho de peso

A melhor e mais simples dieta para ganho de peso segue uma versão ampliada das orientações fundamentais para uma alimentação saudável, descritas no Capítulo 1. Sugiro que você faça registros alimentares por alguns dias para avaliar sua ingestão típica; depois, pense onde poderia acrescentar calorias. Veja Análise de Dietas e Avaliação Nutricional, no Apêndice A. Steve, um jogador de voleibol, descreveu-me o que normalmente comia; juntos, listamos formas pelas quais ele poderia consumir mais, sem muito esforço, em determinados momentos do dia. A Tabela 15.3 mostra o que Steve comia normalmente, bem como algumas sugestões de como poderia adicionar mais calorias a sua ingestão diária.

Adicionando mais às refeições e lanches, Steve conseguiu um potencial de aumento de 1.500 kcal. Com certeza, isso é bastante. E nada poderia assegurar que ele comeria tudo isso diariamente. Mas ele pelo menos sabia como conseguir mais calorias com pouca confusão ou esforço. Ele só precisou ser mais responsável e reservar um pouco de tempo para ingerir as calorias extras.

Se o seu caso for de contagem para aumentar o peso, siga este plano mais complexo. Seus músculos ficam saturados de glicogênio quando alimentados com cerca de 6 a 10 g de carboidratos a cada kg de peso corporal em condições de crescimento. Assim, a principal meta de sua dieta é atender a essas exigências de carboidratos e proteína. Depois, você pode escolher o equilíbrio das calorias a partir de uma variedade de fontes (preferencialmente saudáveis) de gordura e carboidrato. O acompanhamento de suas calorias *online*, por meio de www.supertracker.usda.gov, possibilita um levantamento de sua ingestão. Por exemplo, se você pesa 68 kg e é triatleta, deve desejar uma

TABELA 15.3 Adicionando mais calorias a sua dieta

Ingestão típica	Reforço calórico	Calorias adicionadas
Café da manhã		
1 *bagel*	Outro *bagel*	+300
2 colheres (sopa) de pasta de amendoim	Outras 2 colheres (sopa) de pasta de amendoim	+200
240 mL de suco de laranja	Outros 240 mL de suco de laranja	+100
Almoço		
1 sanduíche	Mais 1/2 sanduíche	+200
240 mL de leite	Outros 240 mL de leite	+100
1 biscoito	Um segundo biscoito	+100
Lanche		
Nada	Barra de granola	+200
	Suco misto de *cramberry* e maçã (360 mL)	+200
Jantar		
Lasanha	Maçã	+100
Salada		
Pão		
Leite		
		Total: 1.500 kcal a mais

análise que mostre que consumiu por volta de 450 a 750 g de carboidratos por dia e, no máximo, 150 g de proteína por dia.

A paciência é uma virtude

Ingerindo as 500 a 1.000 kcal adicionais prescritas por dia, você deve observar algum ganho de peso. Procure incluir treinamento de resistência de construção muscular (exercícios com pesos, apoios) para promover mais crescimento muscular que apenas depósitos de gordura. Consulte o treinador de sua escola, centro desportivo ou academia para planejar um programa de exercícios específico que atenda as suas necessidades. Você também deve se submeter a avaliações de gordura corporal de forma rotineira para se certificar de que o ganho de peso, de fato, seja principalmente músculo e não gordura. Homens não treinados podem ganhar 1,5 kg de massa muscular por mês, no início. A taxa de ganho em atletas bem treinados é mais lenta.

Se você não aumentar o peso, observe os membros da sua família para ver se herdou um físico naturalmente elegante. Se todos são magros, aceite o seu físico e concentre-se em melhorar as habilidades desportivas. Em vez de esgotar sua energia martirizando-se por ser magro demais, tire proveito do fato de ser leve, rápido e ágil. É provável que você seja capaz de superar as pessoas maiores e mais pesadas que não têm sua rapidez.

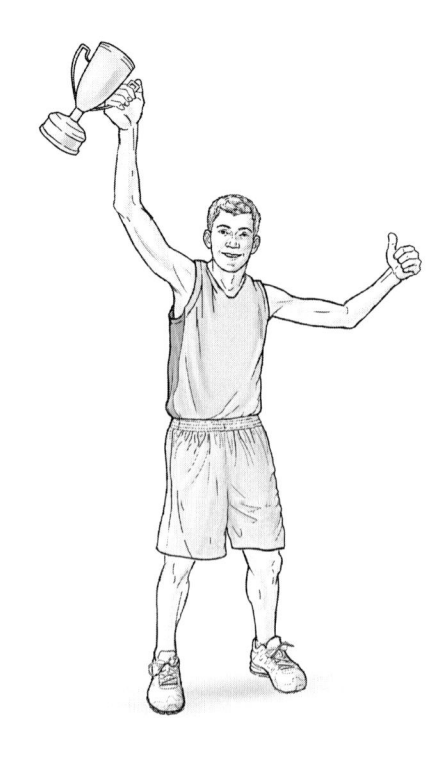

FATO OU FICÇÃO

A cretina é uma forma segura para aumentar o peso.

Os fatos: a creatina é um componente natural, encontrado na carne de gado e peixe. Está também disponível em pó ou comprimidos. Pesquisas até o momento sugerem que suplemento de creatina não prejudica o organismo se consumido nas doses recomendadas (e seja de fonte confiável, não contaminada com substâncias não identificadas). Ainda assim, até agora, não há organização desportiva que a recomenda para pessoas com menos de 18 anos de idade. Atletas adolescentes precisam aprender a treinar muito e a comer bem.

Consumir creatina não resulta em ganho muscular – mas ter uma quantidade maior dessa substância nos músculos pode ajudá-los a desempenhar melhor o levantamento de pesos (ou outros exercícios rápidos mas intensos) (Terjung et al., 2000). Os músculos usam o fosfato de creatina para gerar energia durante um a dez segundos de atividade intensa (como no levantamento de pesos). Essa capacidade de realizar exercícios de intensidade maior é capaz de estimular os músculos a ficarem maiores e mais fortes. Mas a reação não é a mesma para todos.

Os adolescentes são impressionáveis. Ingerir uma substância construtora de músculos e fortalecedora do desempenho cria uma atitude de risco capaz de levar ao desejo de consumir outras substâncias perigosas pela vida. Não se esqueça de que o corpo que tem aos 14 anos não é o que terá aos 15, 16, 17 ou 18 anos – ou 28 anos. Assim, não estimulo o uso da creatina em organismos jovens ainda em crescimento. Estimulo os adolescentes a aumentar a força de modo natural, com uma boa dieta desportiva e treinamento dedicado. Orgulhe-se do trabalho exigente que realiza. Não há atalhos para a excelência no desempenho.

Também tenha em mente que a maioria das pessoas ganha peso com a idade. Se você ainda está crescendo ou está na casa dos 20 anos, sua vez de aumentar de tamanho ainda pode chegar. Com muita frequência, os atletas jovens muito magros engordam logo que saem da escola e começam a trabalhar; daí porque hesito em incitar meus clientes a se forçarem a comer. Tal atitude descontrola os mecanismos reguladores naturais do apetite, e as pessoas perdem a capacidade natural de parar de comer quando estão satisfeitas.

Esse foi o caso de Wes, um fotógrafo e ex-jogador de futebol americano de 30 anos de idade. Ele relatou com um suspiro: "Eu era muito magro durante todo o Ensino Médio. Na faculdade, meu técnico de futebol americano insistiu que eu ganhasse peso, comendo pão com mais manteiga, batatas fritas e sorvete. Desenvolvi o gosto por esses alimentos e continuei comendo-os após ter alcançado as minhas metas de ganho de peso. *Voilà* – olhe para mim agora! Estou com um sobrepeso de 27 kg e mal posso caminhar, que dirá jogar futebol. Tenho saudade daqueles tempos em que era magro e ótimo".

Com um plano alimentar sem lanches gordurosos ou refrigerantes com açúcar, Wes perdeu peso ao longo de um ano. Naquele outono, foi técnico de um programa de futebol americano oferecido depois das aulas. Ele recomendava às crianças magras que fossem pacientes, comessem de forma saudável e desenvolvessem hábitos alimentares sensatos por toda a vida.

Recomendo o mesmo a você. Para ganhar peso, você precisa escolher porções maiores de alimentos saudáveis nas refeições e nos lanches, comer regularmente – sem pular ou restringir refeições – e ser responsável. Você precisa se esforçar para comer até saciar-se de forma constante. Também tem que trabalhar duro com levantamento de peso e outros exercícios de desenvolvimento muscular.

CAPÍTULO 16

Perdendo peso sem sentir fome

Perder peso é muito mais complexo do que a simples recomendação para "apenas comer menos e praticar mais exercícios" Tanto atletas sérios como praticantes de exercícios de condicionamento esforçam-se para perder peso ou para não recuperar o peso que perderam. Por que é tão difícil fazer isso? O corpo adapta-se a uma ingestão calórica reduzida? Fazer dieta "destrói o seu metabolismo"? Ou as pessoas em dieta simplesmente têm uma complacência ruim e dificuldade de limitar a ingestão da abundância de comidas gostosas que estão em todos os ambientes? O organismo adapta-se a uma ingestão calórica reduzida? Fazer dieta prejudica o metabolismo? As diferenças de gênero influenciam a facilidade da perda de gordura?

Este capítulo quer ajudá-lo a aprender como perder gordura corporal e manter a perda do peso. Você aprenderá a escutar os sinais de fome do corpo, a comer com sabedoria dentro das calorias permitidas, a ter energia para aproveitar o exercício e a perder o excesso de gordura corporal sem sentir que as coisas lhe são negadas ou que delas você está privado. Sim, apesar da crença popular, você pode perder peso sem fazer dieta.

Se você é um fisiculturista, lutador de luta romana, remador de peso leve ou praticante de outro esporte que exija determinado peso, as mesmas regras que se aplicam aos praticantes de exercício para manter a forma aplicam-se a você. Lembre-se: não engordar logo no início da temporada sem jogos costuma ser mais fácil que perder peso na pré-temporada.

A melhor maneira de emagrecer – e manter o peso reduzido – é buscar ajuda profissional específica para seu estilo de vida e preferências alimentares, algo que funciona bem melhor que eliminar seus alimentos favoritos ou autoinfligir-se uma dieta pobre. Recomendo que encontre um nutricionista de confiança, de preferência, com registro profissional, especialista em nutrição desportiva. Esse profissional da saúde atendeu a exigências educacionais específicas, obteve o registro e participa de organizações maiores. Nos Estados Unidos, essas incluem a Academy of Nutrition and Dietetics (ex-American Dietetic Association). Como alguns Estados norte-americanos não possuem padrões específicos que definam quem pode trabalhar como nutricionista ou planejador de dietas, sua proteção contra gurus nutricionais autodidatas é a busca do registro profissional. Nos Estados Unidos, informações a respeito podem ser obtidas em www.eatright.org ou www.scandpg.org.

As dietas não funcionam

Por eu ser nutricionista, a maioria dos meus clientes presume que os colocarei em uma dieta. Não faço isso; ensino-os a comer de forma saudável e apropriada. Os atletas – e todas as pessoas, nesse caso – que entram em dieta simplesmente saem dela. Têm grande probabilidade de não apenas recuperar todo o peso perdido, como também readquirir, proporcionalmente, mais gordura (que acaba indo parar na sua cintura) do que músculo. Isso representa muito esforço perdido.

Fazer dieta evoca visões de bolos de arroz, salada com molho sem gordura e *Shredded Wheat* com leite desnatado. As dietas associadas à fome extrema podem, na realidade, contribuir para problemas de peso. O organismo rebela-se contra a fome e o estado de inanição, fazendo a pessoa comer de maneira desmedida – fato mais comumente conhecido como extrapolação da dieta, e quem está em dieta engorda apesar dos esforços exagerados para perder peso.

Um estudo com 4.746 adolescentes revelou que aqueles que fizeram dieta na quarta série acabaram com mais peso no Ensino Médio. Fazer dieta foi associado a ganho de peso (classificação de "sobrepeso"), alimentação desordenada e distúrbios alimentares (Neumark-Sztainer et al., 2006). Outro estudo com 370 atletas do sexo masculino (pugilistas, levantadores de peso, praticantes de luta grecorromana), que tinham de alcançar um peso exigido por seus desportos, sugeriu que eles tinham um risco mais alto de ficar obesos mais tarde na vida, comparados com um grupo-controle de não atletas (Saarni et al., 2006). Fazer dieta é simplesmente o caminho errado para tentar perder peso.

Para perder peso de forma saudável e conseguir manter o novo peso sem fazer dieta, você deve prestar atenção ao seguinte:

- **Quanto você come.** Existe uma porção adequada de qualquer alimento.
- **Quando você come.** Coma mais no café da manhã e menos no jantar.
- **Por que você come.** Coma quando o seu organismo necessitar de combustível, não quando você estiver simplesmente entediado, estressado ou sozinho.
- **Quanto você dorme.** Pessoas cansadas costumam procurar mais comida para energia quando na verdade precisam dormir (Shlisky et al., 2012).

Podemos aprender muito sobre redução de peso com pessoas que emagreceram e mantiveram o novo peso. Você vê esses exemplos no National Weight Control Registry (uma amostra de mais de 5.000 pessoas que perderam mais de 14 kg e mantiveram o novo peso por mais de um ano). Mas os truques para perder peso e não o recuperar são estes (Wing e Phelan, 2005):

- Tome café da manhã.
- Escolha um plano alimentar com baixo teor de gordura (menos de 25% de gordura).
- Coma constantemente e mantenha os mesmos padrões alimentares tanto nos finais de semana como em dias úteis.

- Pratique exercícios regulares (e com frequência vigorosos) por cerca de 1 hora por dia.
- Pese-se com regularidade (uma vez na semana).

Outros estudos encontram resultados similares e enfatizam a necessidade de mudança no estilo de vida diário, para que você durma mais, assista a menos TV, coma mais frutas e legumes, prepare em casa as refeições (diferentemente de comer fora) e planeje e acompanhe a ingestão alimentar e o programa de exercícios (Fuglestad, Jeffery e Sherwood, 2012).

Entretanto, não existe um plano alimentar para perda de peso que sirva para todos. Este capítulo inclui várias dicas de controle alimentar para ajudá-lo a realizar as metas de perda do peso. Mas, antes de empreender um programa de perda de peso, talvez você queira medir a gordura corporal (Cap. 14). Com frequência, atendo pessoas ativas que pesam mais do que desejam, mas seu peso é basicamente músculo, com pouco excesso de gordura. Não é de admirar que tenham dificuldade para emagrecer! Saber que percentual de seu peso é gordura corporal em excesso oferece uma perspectiva válida a partir de que pode ser estabelecida uma meta de peso adequada.

FATO OU FICÇÃO

Ser gordo é o mesmo que não ser saudável.

Os fatos: aptidão física é mais importante para a saúde que a gordura. Um cálculo informa que 30 a 40% de obesos correm o mesmo risco de cardiopatia ou câncer que as pessoas com peso normal. Eles não têm complicações metabólicas e a presão sanguínea é normal, bem como os níveis de colesterol e glicose do sangue. Correm o mesmo risco de morte que pessoas com peso normal e, quanto mais fisicamente aptos forem, menores serão seus riscos (Ortega et al., 2012). Ser gordo mas fisicamente apto é bem melhor que ser gordo e não apto fisicamente.

Evitando engordar

A melhor maneira de lidar com a perda do peso é não aumentar de peso. Três gatilhos encorajam o consumo de calorias em excesso e incluem: ingestão de álcool, muita televisão e provação do sono (Chapman et al., 2012). São passíveis de controle!

O exercício pode proteger contra aumento do peso. Um levantamento durante sete anos de cerca de 6.100 homens e 2.200 mulheres, corredores que participaram do *National Runners´Health Study*, indicou que os que corriam distâncias maiores engordavam menos (Williams, 2007). Isso é, os homens e mulheres que faziam mais de 48 km por semana ganharam metade do peso dos que corriam 24 km semanais. E todos os corredores ganharam menos peso que seus colegas sedentários. Outros benefícios da corrida mais longa, semanalmente, incluíram menos aumento de peso em torno da cintura em homens e mulheres, e menos peso nos quadris para as mulheres.

Outra forma de evitar aumento do peso é não iniciar logo uma dieta. Embora esse conselho possa estar atrasado para você, se você tiver filhos, poderá poupá-los dos efeitos negativos de uma dieta. As pesquisas informam, consistentemente, que dietas para emagrecer costumam não ter êxito no longo prazo, contribuindo para aumento do peso, sem mencionar comportamento depressivo e alimentares desorganizados. Há cada vez mais pesquisas sugerindo que alimentar-se de forma intuitiva é uma alternativa mais saudável às estratégias atuais de fazer dieta para emagrecer (Denny et al., 2012). Alimentar-se intuitivamente significa confiar que seu corpo dirá quanto comer, para que você interrompa o consumo de alimentos quando satisfeita sua necessidade fisiológica de combustível. É assim que pessoas com peso normal tendem a alimentar-se – por motivos físicos e não emocionais. Confiar pode ser difícil para pessoas que há muito fazem dieta, emagrecendo e engordando, passando fome ou comendo em demasia. Espero que as informações a seguir possam ser úteis a você no sentido de ter uma relação de confiança com a comida e seu corpo.

Desenvolvendo habilidades que levam à perda de peso

Se as dietas funcionassem, todos que alguma vez tentaram uma seriam magros. Não é o que acontece; a maioria dos que fazem dieta tem bastante peso. A maneira de perder peso no longo prazo é aprender a comer – de forma saudável e apropriada. Os Capítulos 1 e 2 oferecem orientações para que sejam feitas escolhas alimentares saudáveis. Este capítulo está centrado em informações que auxiliam a escolher as porções certas, nas horas certas, para que você possa emagrecer sem negações ou privações. Ensinarei o poder das habilidades alimentares, algo que sustenta mais que força de vontade. Foi o que ocorreu com Roberta, programadora de computador com 42 anos de idade, mãe de dois adolescentes e corredora, para ficar em forma.

"Se eu tivesse força de vontade poderia emagrecer." Era essa a queixa de Roberta. "Tento perder esses mesmos 4 a 5 kg há 12, sim, 12 anos. Sou a rainha da dieta!". Totalmente desamparada, ela veio ao consultório como um último recurso para atingir suas metas de peso.

Ao revisar a história de dietas de Roberta, percebi que precisava de um plano alimentar mais realista. Suas dietas incluíam café pela manhã, saladas no almoço, iogurte no lanche e peixe e legumes no jantar. Era um consumo espartano, para dizer pouco, e incluía uma variedade limitada de comida. Perguntei: "Quando não faz dieta, o que você come?". Rapidamente Roberta listou os alimentos preferidos (que dava aos filhos): cereais no café da manhã, pasta de amendoim e geléia num sanduíche como almoço e espaguete no jantar. Sempre que fazia dieta para emagrecer, não se permitia esses alimentos favoritos da família. Chegava a exageros de manter os cereais e a pasta de amendoim longe dos olhos para não os comer. Eram tentadores demais em relação a sua força de vontade tão fraca; por isso pedia aos filhos para escondê-los.

Encorajei Roberta a parar de ver os alimentos como engordantes e a começar a fornecer combustível ao organismo de forma certa, com refeições que satisfazem. Comer algo bom, afinal, é um dos prazeres da vida. Considerando sua preferência, desde menina, por cereais, pães e massas, era ingênua ao achar que poderia deixar de gostar deles. Em lugar de mantê-los longe dos olhos, encorajei Roberta a consumi-los com mais frequência. Mostrei que os alimentos em sua dieta padrão (salada, iogurte e peixe) não faziam diferença para ela, porque se permitira consumi-los sempre que queria. Meu estímulo foi pela inclusão de uma porção adequada de cereais todos os dias pela manhã (e mesmo no almoço, lanche e jantar), para afastar o poder desses alimentos.

Se você também luta com questões de peso, precisa aprender a controlar os alimentos preferidos e não a negá-los para seu consumo. Quando você faz uso de quantidades apropriadas do que quer que seja uma preferência sua, na frequência desejada, não precisa de força de vontade para evitá-los. O poder da habilidade alimentar, e não o poder da força de vontade, pode resultar em perda permanente de peso, sem sentimentos de negação e privação.

Uma habilidade que fortalece sua capacidade de comer porções adequadas dos alimentos é consumi-los com sabedoria (e não sem prestar atenção ao ato alimentar). Isso significa mastigar lentamente o alimento, saboreá-lo e aproveitar cada bocado. Assim, você precisará de bem menos para se sentir satisfeito e terá prazer em consumir porções menores. Consumir os alimentos preferidos de forma consciente engana a urgência de comer como última oportunidade para tal. (Você sabe: "A última oportunidade de comer pasta de amendoim antes de retornar à dieta. Acho que darei mais uma colherada"). Você poder degustar mais pasta de amendoim – mesmo num sanduíche – quando o organismo sente fome novamente. O poder da habilidade alimentar é quem vence no final.

Uma segunda habilidade que fortalece a perda de peso é consumir menos alimentos processados e refinados e mais alimentos integrais, frutas, hortaliças, grãos não refinados e outros alimentos com muitas fibras. Elas podem ajudar na perda de peso, promovendo saciedade e retardando a volta da fome, o que contribui para que se coma menos nas demais refeições. Em se tratando de calorias, as frutas, as hortaliças e os grãos integrais ricos em fibras saciam mais que refrigerantes doces, picolés e balas de goma. Você não pode se esquecer de limitar as calorias, mas pode se sentir mais saciada em calorias com alimentos integrais. E mais, alimentos processados exigem menos energia para serem digeridos, por isso seu corpo assimila mais calorias. Essas calorias extras aparecem com o passar do tempo.

Uma terceira habilidade para perder peso é incluir um alimento rico em proteína a cada refeição. Como as fibras, as proteínas saciam. De acordo com o Capítulo 3, pessoas que têm um café da manhã rico em proteína tendem a comer menos calorias ao final do dia.

Com uma escolha regular de carnes magras, laticínios com pouca gordura, frutas, verduras e grãos integrais, você perderá peso e reduzirá o risco de câncer, cardiopatias e hipertensão. O planejamento alimentar que o auxilia a controlar o peso deve combinar com as orientações alimentares para a alimentação saudável. Não faça uma dieta maluca apenas para novamente recuperar o peso perdido por ter fracassado em aprender a comer com saúde.

Contando calorias – da forma certa

A maioria dos meus clientes em dieta receia fazer refeições de verdade. As pessoas acham que comer, digamos, um sanduíche de atum com um copo de leite engorda, por isso continuam no bolinho de arroz e nas cenouras pequeninas. O problema é que as dietas autoinventadas costumam permitir pouquíssimas calorias. Quem faz dieta enjoa da escolha muito limitada de alimentos, sente fome em demasia e desejos fortes de alimentos ricos em calorias (Gilhooly et al., 2007). Em consequência, essas pessoas extrapolam a dieta e recuperam rapidamente o que quer que perderam e além.

O ideal é que a contagem calórica seja intuitiva, simplesmente ouvindo os sinais de fome do organismo. Veja "Fome: um simples pedido de combustível?", no Capítulo 17. Se você, entretanto, já fez muitas dietas, pode ter se desconectado da solicitação de combustível de seu organismo. Assim, quando trabalho com pessoas em dieta, com problemas de regulação da ingestão alimentar, calculo para meus clientes uma provisão calórica apropriada para que saibam o quanto podem comer para manter ou perder peso. Da mesma forma que você sabe a quantia de dinheiro que pode gastar quando vai às compras, talvez considere útil saber quantas calorias pode ingerir ao comer.

Para avaliar as necessidades de energia do corpo, você deve consultar um nutricionista. Ou pode utilizar uma calculadora de calorias na internet – ver Apêndice A – ou fazer uma estimativa aproximada, seguindo estes passos:

1. Calcule sua taxa metabólica de repouso – o número de calorias de que você necessita simplesmente para respirar, bombear o sangue e manter-se vivo (Tab. 16.1) – multiplicando o seu peso saudável por 22 kcal por quilograma. Se estiver com sobrepeso significativo, use um peso ajustado, um peso aproximadamente no meio entre o seu peso desejado e o atual. Ou seja, se você pesa 73 kg, mas antes pesava 53 kg, use 64 kg como o peso ajustado.

   Por exemplo, Roberta pesava cerca de 59 kg, mas poderia pesar, de forma saudável, em torno de 53 kg. Assim, ela necessitava de mais ou menos 1.200 kcal (120 × 10), simplesmente, para nada fazer, no dia inteiro, além de existir.

O que exatamente é uma caloria?

Uma caloria, ou, para ser mais correto, uma quilocaloria, é uma medida de energia. É a quantidade de calor necessária para elevar a temperatura de 1 L de água em 1°C (se você precisar converter quilocalorias em quilojoules, pode multiplicar o número de calorias por 4,1868). Exercícios que elevam a temperatura do corpo são um exemplo de como a queima de calorias converte-se em calor.

2. Adicione mais calorias para atividades diárias, fora o exercício intencional que você já pratica. Se você for moderadamente ativo ao longo do dia (excluindo os exercícios programados), adicione cerca de 50% da sua taxa metabólica de repouso (TMR). Se for sedentário, adicione 20 a 40%; se muito ativo (além do seu exercício intencional), 60 a 80% da sua TMR. Roberta era moderadamente ativa ao longo do dia, com seus dois filhos e o trabalho. Ela queimava cerca de 600 kcal (50% × 1.200 kcal) em atividades da vida diária. Os seus totais foram estes:

1.200 TMR + 600 kcal para atividades diárias = 1.800 kcal por dia
(fora o exercício intencional)

3. Adicione mais calorias para o exercício intencional. Por exemplo, quando Roberta ia ao centro desportivo, realizava exercícios aeróbios por cerca de 45 minutos e, assim, queimava cerca de 400 kcal na esteira ergométrica. Portanto, esta era sua necessidade calórica total:

1.200 kcal TMR + 600 kcal para atividades diárias
+ 400 kcal para exercício intencional = 2.200 kcal totais/dia

Observe que as calorias gastas durante o exercício devem ainda incluir a TMR de modo que o cálculo seja, na verdade, mais alto que as calorias gastas apenas com o próprio exercício. Ao mesmo tempo em que isso não impacta demais o praticante de exercícios que treina 45 minutos, a discrepância é acréscimo para um ciclista que pedala o dia inteiro.

Seja honesto e preciso ao avaliar as suas necessidades calóricas. Os atletas que treinam vigorosamente geralmente são muito sedentários quando repousam e se recuperam dos treinos rigorosos. Em um estudo com homens jovens rechonchudos, durante 13 semanas, os que faziam uma hora de exercícios diariamente não perderam mais peso que os que se exercitavam apenas meia hora por dia. Os pesquisadores notaram que o grupo que fazia o dobro de exercícios comia mais e se movimentava menos nas restantes 23 horas do dia (Rosenkilde et al., 2012). Quanto mais você se exercita, mais sedentário pode ficar *a não ser que se mantenha, atentamente, em movimento*. Aconselho

TABELA 16.1 Taxa metabólica de repouso

Órgão	Calorias por dia*	Percentual da taxa metabólica de repouso
Cérebro	365	21
Coração	180	10
Rins	120	7
Fígado	560	32
Pulmões	160	9
Outros tecidos	370	21

* Número de calorias queimadas por um homem de 68 kg que fica na cama o dia inteiro.

muitos maratonistas e triatletas do *Ironman*, frustrados com a ausência de perda de peso. Eles são vítimas da síndrome do atleta sedentário.

Para perder peso, subtraia de 10 a 20% (pequenos déficits se somam e podem ser mais fáceis de manter) das suas necessidades calóricas totais. Roberta fazia jus ao comer, aproximadamente, 2.200 kcal por dia para manter o peso. Subtraindo 10 a 20% de 2.200 kcal (cerca de 200 a 400 kcal), restam-lhe em torno de 1.800 a 2.000 kcal para a dieta de emagrecimento.

No passado, Roberta havia tentado reuzir a ingestão para 1.000 a 1.200 kcal por dia. Estava cética em relação ao plano de redução para 1.800 a 2.000 kcal que propus. "Se eu não consigo perder peso com 1.000 kcal, por que perderia com 1.800?", perguntou. Lembrei-lhe que, quando reduziu demais a ingestão, sentiu muita fome e extrapolou a dieta. Também perdeu massa muscular, retardou o metabolismo e consumiu pouquíssimos dos nutrientes necessários para proteger a saúde e investir no desempenho máximo. Alertei-a de que a perda de peso lenta e regular permanece; o peso perdido de maneira rápida reaparece também rapidamente.

Uma meta de perda de peso razoável é de 250 a 500 g por semana para uma pessoa que pese menos de 68 kg; e de 500 g a 1 kg por semana é razoável para corpos mais pesados.

Logo que você tiver estabelecido suas calorias diárias totais, divida-as igualmente ao longo do dia. Há pessoas que gostam de fazer seis refeições pequenas: café da manhã, lanche, almoço, lanche, jantar, lanche. Há quem prefira, como Roberta, quatro refeições diárias que funcionam bem (Cap. 1).

Inclua pelo menos três dos cinco grupos alimentares em cada refeição (Cap. 1) e dois tipos de alimentos a cada lanche. Muitos que fazem dieta consomem, de forma repetida, um único alimento, por exemplo, requeijão, como uma refeição. Essa é uma prática que limita a ingestão da variedade de vitaminas, minerais e outros nutrientes oferecidos pela variedade de alimentos. Essas pessoas devem fazer o máximo em prol de combinações de proteína e carboidrato (p.ex., requeijão com banana e biscoitos salgados).

Inicialmente, Roberta estava cética em relação a esse plano de quatro refeições; elas, afinal, "engordam". Ela se queixava: "Estou com receio de ficar gorda comendo tanto no café da manhã e almoçando duas vezes". Lembrei-lhe de que o propósito das refeições da manhã e da tarde é fazer diminuir o apetite para o jantar. Comendo mais durante o dia, sentiria menos fome à tardinha, teria mais energia para exercitar-se das 17 às 18 horas e conseguiria comer menos (dieta) à noite. Ela apenas iria trocar as calorias de uma dieta errada por alimentos integrais consumidos mais cedo durante o dia.

FATO OU FICÇÃO

Perder peso é matemático. Se você ingerir 500 kcal a menos em um dia, perderá 500 g de gordura na semana.

Os fatos: a perda de peso nem sempre é matemática. Por exemplo, pessoas obesas tendem a perder gordura com certa facilidade, mas atletas magros podem ter que lutar muito para ficarem abaixo do peso estabelecido (Leibel, Rosenbaum e Hirsch, 1995). Se você não tem excesso de gordura para perder, a natureza conservará energia. Tive clientes magros que alegavam que comiam muito menos do que faziam jus e, no entanto, mantinham o peso. Suas mãos são frias, e eles relatam que estão "sempre congelando" – apenas uma forma de a natureza conservar energia.

Se você ficar com receio de que as refeições engordem, repense e lembre-se destas ideias:

- Você não ganhará peso por fazer um café da manhã ou um almoço substancioso: terá mais energia para exercitar-se e queimar calorias. poderia compensar comendo menos à noite.
- Se comer demais nessas refeições, não terá fome à noite. Você pode abrandar o jantar e ficar apenas numa sopa ou salada. Mas não faça isso no almoço.
- Se restringir as refeições do dia e ficar com bastante fome, provavelmente irá exceder na alimentação da noite devido à grande necessidade fisiológica de comer.

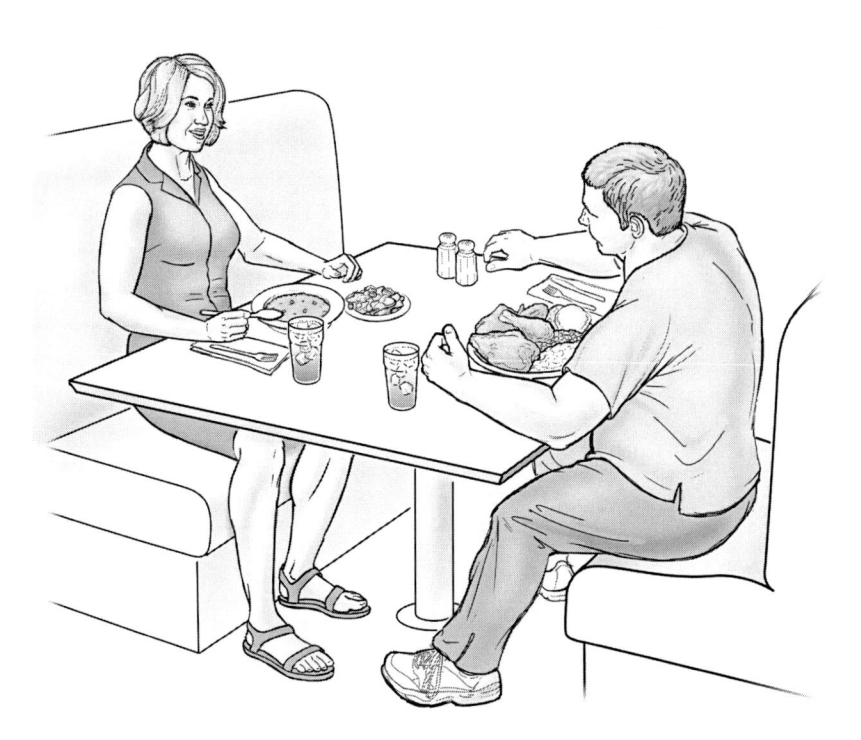

Familiarize-se com o conteúdo calórico dos alimentos que costuma comer e, então, gaste suas calorias de forma sensata. Aplicativos como "Lose it!" podem ajudar, da mesma forma que outros instrumentos de contagem de calorias listados no Apêndice A. Certifique-se de contar calorias com folga (0, 50 ou 100) e entendê-las como uma orientação genérica e um recurso útil para determinar quanto (mais do que quão pouco) alimento você pode consumir com adequação para satisfazer ao apetite sem inchar o estômago.

Contar calorias pode ser uma ponte útil para o contato com a capacidade de seu corpo de informar quanto é suficiente para consumir para que se sinta satisfeito. Você pode e deve rapidamente substituir a contagem de calorias com a escuta dos sinais do corpo relativos à fome e à saciedade. Contar calorias não deve ser uma obsesão. O corpo consegue regular, de modo intuitivo, a ingestão de alimentos.

Roberta era especialista em contar calorias. Na realidade, temia ficar neurótica em relação a isso. Recomendei que começasse a ouvir seu organismo e aprender o que significam 600 kcal. Assim, poderia usar essa percepção para uma futura referência. Por exemplo, poderia saber a quantidade certa a ser ingerida em um restaurante, ouvindo a mensagem do organismo de que já está agradavelmente satisfeito.

Dez passos para uma perda de peso bem-sucedida

Agora que você sabe quantas calorias pode ingerir para perder gordura corporal gradualmente, resta aprender a ingeri-las de maneira adequada. Seguem dez passos para uma perda de peso bem-sucedida.

1. **Tome nota.** Faça registros alimentares precisos de cada porção de alimento e líquido que ingerir durante três dias, ou mais. Pesquisas sugerem que as pessoas que anotam o que comem tendem a perder peso. Um local acessível para armazenar os registros alimentares é telefone celular (*smartphone*) ou na internet. Consulte "Análise de Dietas e Avaliação Nutricional", no Apêndice A, para obter *sites* da internet e outros locais que podem ajudá-lo não apenas a tomar nota de seus alimentos como também a calcular as calorias.

    Registre por que você come. Está com fome, estressado ou entediado? Inclua, também, o horário e a quantidade de exercício que pratica. Avalie seus padrões em relação a hábitos com potencial para engordar, como restringir o café da manhã, beliscar o dia todo, superalimentar-se à noite porque sentiu muita fome, entreter-se com alimentos quando entediado ou recompensar-se com chocolate quando estressado.

    Preste bastante atenção a seu humor quando estiver comendo. Roberta descobriu que, por vezes, um abraço e o conforto de uma pessoa poderiam tê-la alimentado melhor do que a comida. Admitiu que comer um saco enorme de pipoca desviava a solidão ou ansiedade e a distraía dos problemas, mas não conseguia resolver o problema que a levou a comer.

    Se você come por outras razões que não a obtenção de combustível, precisa reconhecer que o alimento deve ser apenas combustível. A comida passa a engordar de forma perigosa quando ingerida por diversão, conforto ou redução do estresse; nenhuma quantidade de qualquer alimento resolverá seus problemas. Antes de ir atrás de mais comida, pergunte-se: meu corpo precisa deste combustível?

2. **Inverta suas calorias.** Roberta ficou surpresa quando eu lhe disse que o seu parco desjejum de cereal com leite desnatado parecia muito insuficiente. Ela achava que as dietas deveriam começar pelo café da manhã. Disse a ela para começar pelo jantar. Se você se alimentar com pouco durante o dia e muito à noite, tente fazer um café da manhã e um almoço maiores e com mais proteínas e um jantar mais leve. Você tirará proveito por ter mais energia para suportar seu dia ativo.

3. **Coma devagar.** Pessoas com sobrepeso tendem a comer mais rápido do que as com peso normal. Considerando que o cérebro necessita de cerca de 20 minutos para receber o sinal de que você comeu o suficiente, comer devagar pode poupar-lhe muitas calorias. Tente cadenciar o tempo usado para comer menos e evitar o desconforto que costuma ocorrer após comer rápido. Por exemplo, opte por um caldo quente como primeiro prato antes do jantar em um restaurante. Uma sopa quente demora a ser tomada e diminui o apetite para o prato principal. Você ficará satisfeito em fazer uma refeição mais leve.

Roberta tinha o mau hábito de devorar as refeições em questão de minutos. Comia sem parar, sem desfrutar os prazeres da refeição. Incitei-a a repousar o garfo com frequência, saborear o alimento e comê-lo de modo consciente. Afinal, a melhor parte do alimento é o seu sabor. Não perca um dos prazeres da vida.

Pelo fato de Roberta ter comido, rapidamente, durante a maior parte de sua vida, sugeri que praticasse comer devagar pelo menos em uma refeição por dia e, depois, passasse para duas e, por fim, para três refeições. Ela descobriu que a hora do almoço ficou mais agradável quando se permitiu relaxar e apreciar o alimento e o momento da refeição. Sentiu-se menos tentada a comer a sobremesa, porque o almoço saboreado lentamente satisfazia seu apetite.

4. **Coma os alimentos favoritos.** Se você não se permitir comer o que realmente deseja, é provável que vá à forra. Porém, se você se permitir comer os alimentos prediletos em porções dietéticas, terá menos propensão a extrapolar o plano de emagrecimento. Se *doughnuts* com glacê de chocolate estão entre os seus favoritos, então coma-os uma ou duas vezes por semana até se cansar deles. Apenas determine quantas calorias tem um *doughnut* ("calorias em um *doughnut*" no *google*) e gaste a provisão calórica de acordo (muitas cadeias de restaurantes fornecem informações *online* sobre as calorias). Quando comer essa guloseima, lembre--se de mastigá-la devagar, saboreá-la e desfrutá-la por completo. Você se livrará da tentação de devorar uma dúzia de *doughnuts* de uma só vez.

A perdição de Roberta eram biscoitos com gotas de chocolate. "Posso passar quatro dias sem biscoitos, mas depois acabo, inevitavelmente, comendo demais deles". Estimulei-a a comer um biscoito (ou dois) no almoço, pelo menos, duas vezes por semana para prevenir essas compulsões alimentares desnecessárias. Quando fez isso, ela descobriu menos desejo desse doce, porque não se sentia proibida ou privada. Fazer um café matinal reforçado também ajudou a diminuir as tentações por biscoitos. Evitando ficar com muita fome, ela perdeu o interesse por guloseimas açucaradas (Cap. 5).

5. **Evite as tentações.** Longe dos olhos, longe do coração e longe da boca. Se você passa bastante tempo livre na cozinha, deve cogitar transferir-se para a sala de estudo quando quiser relaxar; lá é menos provável que haja alimentos disponíveis. Nas festas, socialize na sala de estar, longe do bufê e dos petiscos. No supermercado, não passe pelo corredor dos biscoitos.

   Roberta costumava fazer caminhadas que a conduziam à padaria. É claro que sucumbia às tentações! Sugeri que caminhasse por outras ruas. Essa se tornou uma solução simples para o que antes era um grande problema. Ela também aprendeu a entrar em casa pela porta da frente e subir direto para mudar de roupa e ficar mais à vontade. Antes, entrava em casa sempre pela porta da cozinha, abria o refrigerador e lambiscava por alguns minutos enquanto fazia aquela transição da agitação do trabalho para a tranquilidade da casa.

6. **Faça uma lista de atividades que dispensem a comida que pode fazer quando estiver entediado, solitário, cansado ou nervoso.** Os alimentos são planejados para ser combustíveis, não um entretenimento nem uma recompensa por você ter sobrevivido a outro dia estressante. Mantenha algumas estratégias capazes de poupar calorias. Telefone para um amigo, verifique as mensagens de *e-mail*, tome um banho, molhe as plantas, ouça música à luz de velas, surfe na internet, resolva um quebra-cabeças, dê uma caminhada, faça uma soneca, brinque com os filhos ou medite.

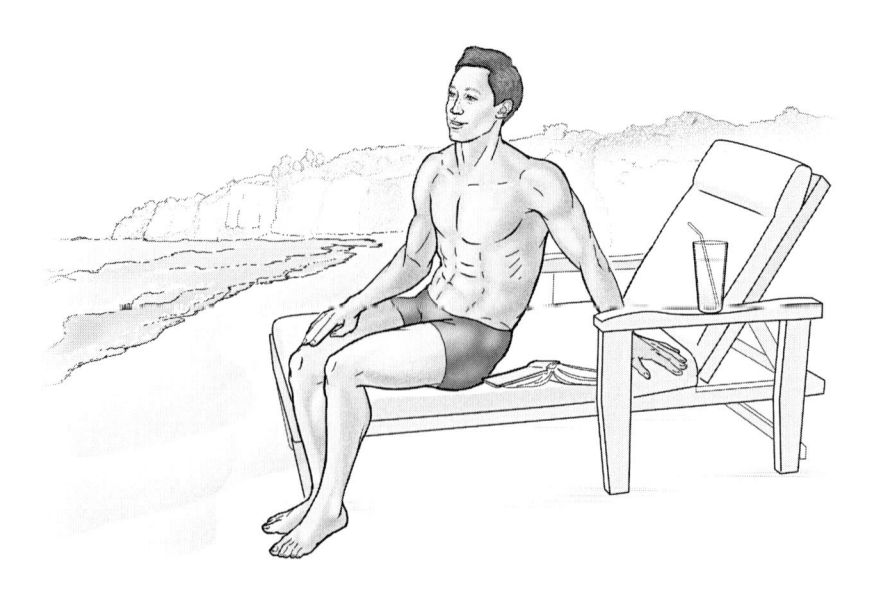

   Quando Roberta sentia-se cansada e estressada, regalava-se com comida. Incitei-a a fazer-se as seguintes perguntas antes de ceder à comida: "Estou com fome? Ou estou cansada e estressada? Meu organismo precisa deste combustível?". Se a resposta fosse que estava cansada, iria para cama mais cedo. Se a resposta fosse que estava estressada, aprendeu a reconhecer que nenhuma quantidade de alimento resolveria o estresse, então nem sequer começava a comer. Telefonar para sua melhor amiga ou escrever uma página em seu diário tornou-se alternativa de emagrecimento.

Quando você se superalimenta por estar estressado, está apenas tentando ser legal consigo mesmo. O alimento altera a química do cérebro e pode melhorar o humor – por um momento apenas. No final, essa prática de enfrentamento inapropriada irá deixá-lo ainda mais estressado e deprimido pelo ganho de peso.

Aprender a controlar o estresse sem comida é a solução óbvia. Tente dissipar o estresse, inspirando profunda e lentamente três vezes – respirando em paz, lançando fora o estresse. A ioga pode ajudar muito, a meditação também. Acalme a mente, sentando-se em posição confortável e concentrando-se na palavra *oceano*. Lentamente, inspire no "*o*" e expire no "*ceano*". Logo a visão calma das ondas acalmará seus nervos... Quem sabe salvando-a de algumas calorias.

7. **Faça um plano alimentar realista.** Você não tem que perder peso todos os dias. Em vez disso, todos os dias você pode optar por perder, manter ou até ganhar peso. Por exemplo, se você enfrenta uma agenda agitada e se pergunta como sobreviverá aos estresses do dia, permita-se abastecer-se completamente e apenas manter o peso naquele dia. Você precisa de energia para enfrentar o dia. Se for a um casamento elegante e quiser desfrutar todo o jantar, vá em frente. Um dia de ganho de peso às vezes é parte de uma alimentação normal. O seu organismo sentirá menos fome no dia seguinte, e você poderá compensar comendo um pouco menos (atenção: não "poupe calorias" para um grande jantar, restringindo a comida durante o dia; essa atitude geralmente traz um resultado contrário ao desejado, e você acabará, inevitavelmente, comendo em excesso à noite).

Roberta sempre considerou a dieta um evento contínuo que duraria semanas ou meses, até que alcançasse o peso-alvo. Convidei-a a entender a redução de peso como uma escolha diária que depende do nível de estresse do dia. Também recomendei que planejasse comer uma guloseima uma vez por semana. Assim como as pessoas necessitam de um dia de folga do trabalho, as pessoas em dieta precisam de um dia de folga da dieta. Ela confessou: "Saber que posso me dar o prazer de sair para tomar café fora de casa no sábado ajuda a me manter no programa de emagrecimento o resto da semana".

FATO OU FICÇÃO

Quanto menos comer, mais magro ficará.

Os fatos: em geral, quanto menos você comer, mais estragará a dieta, exagerará na comida devido a fome exagerada e engordará. Por exemplo, se perdeu apenas 100 kcal ao término de um dia (o equivalente a dois biscoitos *Oreo* ou uma colher de sorvete), teoricamente perde 5 kg de gordura no ano, uma vez que ½ kg de gordura equivale a 3.500 kcal. Se comer 500 kcal a menos por dia na comparação com o normal, deve perder 0,5 kg por semana. Gretchen, uma participante ativa de academia, tentou comer o mínimo possível. Perdeu 1.000 kcal e fez uma dieta com 1.200 kcal ao dia. Perderia 1 kg de segunda a quinta-feira – mas, inevitavelmente, recuperaria tudo isso no final de semana.

8. **Agende os horários para o exercício.** Se você é um atleta sério que está tentando perder peso, é provável que tenha um programa de treinamento regular; mas, se é um praticante de exercícios de condicionamento, com problemas em seguir um programa de exercícios constante, talvez lhe ajude agendar horários para o exercício no telefone ou na agenda. Você quer se exercitar regularmente para tonificar os músculos, aliviar o estresse e melhorar a saúde, mas cuidado para não se exercitar em excesso. Se fizer isso poderá acabar lesionado, cansado e irritável. Conforme mencionei, o exercício deve ser realizado por prazer e aptidão física, não só para queimar calorias. Certifique-se de que está se divertindo para manter um estilo de vida ativo.

    Roberta, às vezes, punia-se com sessões de exercícios extravigorosos – mais tempo no *stair stepper* (equipamento simulador de subida de escadas), ou caminhadas mais longas para queimar mais calorias. Embora gastasse 500 a 600 kcal por sessão, acabava sentindo tanta fome que, no final do dia, inevitavelmente, repunha essas calorias e mais um pouco. Incitei-a a parar de usar o exercício como punição por ter excesso de gordura corporal. Ela deveria exercitar-se para melhorar a saúde e o desempenho. Lembre-se de que o exercício somente contribui para a perda de peso se culminar em um déficit calórico ao final do dia.

    Meus clientes costumam perguntar: "Qual a quantidade suficiente de exercício?". Suficiente para quê? Suficiente para perder peso? Você pode perder peso sem se exercitar; basta ingerir menos calorias. Suficiente para a saúde geral e aptidão física? O American College of Sports Medicine (ACSM, 1998) recomenda o acúmulo de 30 minutos de atividade física moderada na maioria dos dias da semana (cerca de 150 kcal por dia, ou 1.000 kcal por semana) (ACSM 2011). O clássico Harvard Alumni Health Study descobriu que as taxas de mortalidade mais baixas por doença cardiovascular ocorriam entre aqueles que queimavam mais de 1.000 kcal por semana (Sesso; Pfaffenbarger e Lee, 2000).

9. **Faça do sono uma propriedade.** Dormir muito pouco pode fazer com que sinta mais fome. Quando você está cansado, os sinais para o cérebro parar de comer são muito baixos, e os sinais para comer mais são muito altos. Roberta muitas vezes se sentia cansada e com fome ao final de um longo dia. Ela aprendeu a ir dormir mais cedo e fazia-se lembrar de que precisava "cochilar para afinar". Sabia que, se começasse a comer, teria grande dificuldade para parar.

10. **Imagine-se em forma e saudável.** Toda manhã, antes de sair da cama, visualize-se com uma melhor condição física e mais magro. Essa imagem

mental irá ajudá-lo a começar o dia com uma atitude positiva. Se disser a si mesmo que está comendo de forma mais saudável e está tendo sucesso na perda de peso, conseguirá isso mais facilmente. A autoconversa positiva é importante para o bem-estar.

Roberta constantemente se lembrava de que era melhor ser mais saudável e mais magra do que se permitir comer em excesso; assim, comia porções menores. Elaborou um plano alimentar diário e seguiu-o rigorosamente. No caminho do trabalho para casa, visualizava-se comendo um jantar aprazível (mas menor), mastigando a comida devagar, saboreando-a, relaxando após o jantar com um livro em vez de biscoitos e seguindo com sucesso o seu plano alimentar. Mentalizando essa cena antes de chegar em casa, descobriu que era mais capaz de levar a efeito suas boas intenções.

Ela também lembrava a si mesma que, quando comia bem, se sentia melhor e se exercitava melhor. Também se sentia melhor em relação a si mesma. Após anos de dietas sem sucesso, gostou de se sentir bem-sucedida, talvez até mais do que se sentir mais magra.

As dietas da moda

Toda pessoa em dieta deseja perder peso de forma rápida, e uma dieta da moda que promete sucesso instantâneo é atraente. Infelizmente, essas dietas tendem a funcionar apenas por pouco tempo, porque a pessoa se cansa de ser proibida e privada de comer os alimentos favoritos. Em vez de ficar pulando de um plano dietético da moda para outro, você precisa aprender a comer porções apropriadas dos alimentos de que gosta. É necessário aprender a controlar os alimentos – e não a eliminá-los, fazendo uma dieta.

Tenho clientes que abandonam as minhas recomendações para a redução de peso que se baseiam no equilíbrio e na moderação; querem perder peso mais rápido – e mais facilmente. Um ou dois anos depois, acabam, inevitavelmente, retornando ao consultório, mais pesados do que quando vieram pela primeira vez. Segue um breve resumo de algumas das tentadoras dietas da moda que não funcionaram para eles e provavelmente não funcionarão para você também.

- **Dieta *Atkins*.** Este plano alimentar é inadequado para atletas porque proíbe drasticamente a ingestão de carboidratos. Ingerir de modo inadequado os carboidratos desencadeia cetose, um estado metabólico que refreia o apetite. Na verdade, excesso de calorias de qualquer tipo e não excesso de carboidratos é que promove armazenamento de gordura.

    O sucesso aparente da Dieta *Atkins* demonstra que uma ingestão rica em proteína e gorduras pode aumentar a redução de peso, porque esses tipos de alimentos satisfazem mais do que os isentos de gordura. Quando você sente menos fome, pode ingerir menos calorias com mais facilidade e, assim, perder peso.

    A má notícia é que os atletas, em geral, precisam de mais carboidratos para abastecer os músculos para um desempenho máximo. Você não pode esperar exercitar-se repetidos dias com vigor sem que o carboidrato seja a base de cada refeição. Se você se exercita ocasionalmente, talvez seja capaz de exercitar-se suficientemente bem com uma ingestão reduzida de carboidrato. Porém, você realmente quer viver de massas, pães e *bagels* em quantidades limitadas?

- **Dieta *Paleo*.** A Dieta *Paleo* elimina o açúcar refinado, a farinha refinada e alimentos refinados altamente processados que não eram parte dessa dieta dos homens das cavernas. Nada errado nisso. Minha preocupação reside apenas na eliminação questionável de grupos alimentares, como os grãos integrais, as hortaliças e os laticínios.

  Se você é um praticante de exercícios recreacional, talvez consiga obter carboidrato suficiente das frutas e hortaliças para as sessões de exercícios. Mas se você se exercitar muito e tiver uma demanda elevada de carboidratos, pode querer tentar uma Dieta *Paleo* modificada que limita alimentos processados, mas inclui aveia, arroz integral, iogurte magro e outros grãos integrais e laticínios ricos em cálcio, bem como alimentos à base de soja. Aparece, uma vez mais, a seguinte pergunta: você nunca mais vai querer comer massas ou *bagels*?

- **Dieta do índice glicêmico baixo.** A teoria é que os alimentos com índice glicêmico alto engordam porque provocam uma rápida elevação do açúcar no sangue, estimulam o organismo a secretar mais insulina e, dessa forma, (supostamente) promovem o armazenamento de gordura. Para os atletas e as pessoas ativas, esse não é o caso, porque pessoas com uma boa aptidão física têm uma resposta reduzida à insulina. A resposta de cada pessoa a um alimento contendo carboidrato é única, assim, consuma mais alimentos não processados, que tendem a ter índice glicêmico mais baixo que muitos alimentos embalados (Cap. 6).

- **Jejum intermitente (também chamado de jejum em dias alternados).** Pesquisas com animais sugerem que refeições normais alternadas com períodos prolongados de tempo (como algo em torno de 8 ou 24 horas) sem alimentos podem oferecer alguns benefícios à saúde e contribuir para perda do peso. Mas são limitadas as pesquisas de longo prazo com humanos. Surgem perguntas: você está escutando as indicações de seu organismo e aprendendo a comer de forma intuitiva? Não. Está aprendendo a comer de uma forma que lhe agrada e quer manter o resto da vida? Duvidoso. O que acontece assim que você perde peso? Você retorna aos hábitos alimentares anteriores que contribuíram para o aumento do peso? Sim. Meu conselho: não experimente essa dieta!

- **Programas de campos de treinamento e de exercício exaustivo.** Fazer exercícios à exaustão para queimar mais calorias e derreter a gordura corporal pode soar como uma boa ideia. No entanto, o que acontece é que, quanto mais você se exercita, mais quer comer. Você pode queimar 400 kcal; depois, se entrega à ingestão de 500. Ou quando capaz de limitar a ingestão calórica, seu corpo conservará energia em resposta a essa "fome" percebida, causada pelo enorme déficit calórico. Ou, você está tão cansado que nada faz o resto do dia, queimando pouquíssimas calorias. Quem faz dieta e se exercita em excesso pode, facilmente, acabar lesionado, exausto e com um resfriado ou gripe. Exercitar-se deve estar mais para prazer que para punição.

Ainda assim, se desejar se exercitar em demasia como parte de seu programa para entrar em forma, tente fazer exercícios intermitentes de alta intensidade (*HIT-high-intensity intermittent*). Num estudo com homens jovens, os que treinavam em bicicleta ergométrica, em circuitos de bicicleta (8 segundos de exercício intenso seguidos de 12 segundos de descanso, durante 20 minutos, três vezes na semana, durante 12 meses), perderam gordura na cintura, ganharam músculos e até se divertiram (Heydari, Freund e Boutcher, 2012).

- **Programa do prato com divisão de porções.** Uma abordagem simples e eficaz de dieta que não é da moda é usar pratos, tigelas e travessas de vidro que controlam as porções. Um estudo de pessoas (inativas), com sobrepeso, indica que aquelas que utilizaram pratos especiais com marcações para as porções recomendadas de proteína, amido e hortaliças perderam mais peso do que aquelas que receberam instruções verbais sobre as porções adequadas (Pedersen; Kang; Kline, 2007). Para muitas pessoas ativas, as porções-padrão são bastante insuficientes, então talvez você precise planejar porções duplas, dependendo de o quanto se exercita.

Aprender a comer moderadamente, sem se sentir privado, é essencial para o êxito na dieta. Sua meta deve ser aprender a perder peso comendo porções menores dos alimentos de que usualmente você gosta (e que continuará preferindo). As dietas que negam os alimentos favoritos têm uma vida muito limitada. E mais, você acabará se sentindo culpado ao se "enganar" e comer um *bagel*. Será que viver com culpa e com raiva de si mesmo por ter comido um *bagel* leva à excelência em saúde? Duvido. Em meu sistema de valores, comer não significa enganar.

Fatos e falácias sobre a perda de peso

A redução de peso é mais complexa do que adicionar exercício e eliminar gordura alimentar. Há muita confusão entre os atletas, os praticantes de exercícios e os próprios pesquisadores da obesidade em relação à melhor maneira de perder gordura corporal. A abordagem de que uma dieta para perder peso funciona para todos não é apropriada: pessoas diferentes têm histórias diferentes. Algumas pessoas com sobrepeso são geneticamente pesadas; outras, geneticamente magras. Algumas são homens; outras, mulheres. Algumas estão muito gordas há pouco tempo; outras vêm lutando contra o peso há anos. Algumas se confortam com a comida desde a infância; outras recentemente se voltaram para ela para aliviar emoções perturbadoras.

Apesar desses fatores que contribuem para as complexidades da perda de peso, as pessoas estão sempre buscando um método simples para acabar com o excesso de gordura corporal. Esta seção trata de algumas concepções errôneas sobre a redução de peso existentes, tanto entre os atletas como entre os praticantes de exercícios de condicionamento.

Carboidrato engorda?

Não! Conforme expliquei no Capítulo 6, calorias em excesso é que engordam. As calorias provêm do carboidrato (4 kcal por g), da proteína (4 kcal por g), do álcool (7 kcal por g) e das gorduras (9 kcal por g). As calorias em excesso provenientes das gorduras são o principal vilão alimentar. O organismo pode facilmente estocar o excesso de gordura alimentar como gordura corporal, enquanto você é mais propenso a queimar as calorias em excesso do carboidrato.

As calorias em excesso provenientes do álcool também se somam com rapidez e podem facilmente aumentar as reservas de gordura corporal, da mesma forma que as calorias dos tira-gostos com alto teor de gordura, que costumam acompanhar as bebidas alcoólicas. Mas seu organismo, preferencialmente, queima as calorias excessivas dos carboidratos como energia e não as armazena como gordura.

As dietas altamente proteicas e com baixo teor de carboidrato são as melhores opções se você deseja perder peso?

Se você quer perder peso, o melhor é comer porções menores no jantar e gerar um déficit calórico ao final do dia. O tipo fundamental de calorias ingeridas, seja proteína ou carboidrato, parece ter menos importância. Em um estudo de seis meses comparando dietas com quantidades variadas de carboidrato, proteína e gordura, os indivíduos perderam quantidades similares de peso (Franz et al., 2007). A questão central é que as calorias contam!

Uma dieta com alto teor de proteína e baixo teor de carboidrato parece funcionar por diversos fatores: as pessoas em dieta perdem volume hídrico. O carboidrato retém água nos músculos. Quando você depleta carboidrato, perde uma quantidade importante do peso que é, predominantemente, água e não gordura. As pessoas eliminam muitas calorias ao eliminar carboidrato. Por exemplo, você pode eliminar não somente a batata (200 kcal) como também a manteiga (100 kcal) que cobre a batata, e isso gera um déficit calórico. As proteínas tendem a saciar mais que os carboidratos. Ovos ricos em proteína, ingeridos de café da manhã, permanecem por mais tempo do que um *bagel* com geleia. Refreando a fome, você pode cortar calorias com mais facilidade.

O principal motivo pelo qual as dietas altamente proteicas e com baixo teor de carboidrato não funcionam é que as pessoas não permanecem em dieta por muito tempo. (Você realmente quer nunca mais pão quente em um restaurante?). Você não deveria começar um programa alimentar que você não deseja manter pelo resto de sua vida.

Quem faz dieta perde apenas gordura ao perder peso?

Por volta de 25 a 30% da perda de peso tem a ver com perda de músculo e não apenas gordura. Para reduzir essa perda de tecido magro, os que fazem dieta podem criar apenas um pequeno déficit de calorias (em oposição a passar muita fome com dietas exageradas). Escolha refeições e lanches ricos em proteína. Inclua exercícios de resistência duas vezes por semana em seu treinamento.

O exercício ajuda a manter a massa muscular e minimizar a perda muscular, mas não é muito provável que você perca apenas gordura corporal.

Se você comer gordura, ficará gordo?

Se você comer calorias em excesso ficará gordo. O controle do peso fundamenta-se em uma provisão calórica, não apenas em uma provisão de gramas de gordura. Alimentos gordurosos que se enquadram em sua provisão calórica não são, inerentemente, engordantes (McManus, Antinoro e Sacks, 2001). Se você optar por gastar 300 de suas 2.000 kcal com pasta de amendoim altamente gordurosa em vez de requeijão magro, ainda assim pode perder gordura corporal.

As pessoas em dieta que comem apenas alimentos isentos de gordura enganam apenas a si mesmas. Sharon, uma *personal trainer*, relatou que era conhecida por comer, de lanche, uma caixa inteira de *pretzels* livres de gordura. Max, um fisiculturista, tomava, rotineiramente, 2 L de sorvete de iogurte livre de gordura. E Nancy, uma nadadora, costumava comer pelo menos seis *bagels* isentos de gordura por dia. Não é de admirar que todos reclamassem de que não perderam peso, mesmo tendo evitado alimentos contendo gordura: estavam ingerindo calorias demais. Calorias em excesso, independentemente da fonte, acabarão armazenadas como gordura (Hill et al., 1992).

Não ingerir gordura para perder gordura corporal tende a funcionar melhor para as pessoas com sobrepeso; elas perdem peso porque comem menos calorias. Por exemplo, em vez de ingerir 700 kcal de *bacon*, ovos e torradas com manteiga de café da manhã, Elliott substituiu-os por 400 kcal de cereal e banana. Perdeu peso devido ao déficit calórico consistente.

Os alimentos ingeridos depois das 20 horas transformam-se rapidamente em gordura corporal enquanto você dorme?

Não há um veredito claro em relação ao fato de a alimentação noturna inerentemente engordar. Engorda de forma inerente ou não. Sabidamente, ginastas e corredores que não comem o suficiente durante o dia e fazem a refeição maior à noite tendem a ter mais gordura corporal do que aqueles que se mantêm mais bem abastecidos (Deutz et al., 2000).

Se seu corpo está realmente faminto à noite, você deve respeitar sua fome e comer. Recomendo, entretanto, que abasteça adequadamente durante o dia, para que não tenha fome às 20 horas. Você terá mais energia para treinar e reduzirá o risco de comer demais à noite. Lembre-se de que quando você fica com muita fome, pode comer com facilidade em demasia. Essa necessidade de comer é fisiológica e pouco tem a ver com força de vontade.

Devo me exercitar com o estômago vazio para queimar mais gordura?

Queimar gordura é diferente de perder gordura corporal. Sugiro que você se concentre em comer menos no fim do dia para criar um déficit calórico antes de dormir. Assim, você perde peso enquanto dorme e não enquanto se exercita. Não interponha obstáculos a um treinamento excelente com estômago vazio. Veja o Capítulo 9 que traz informações sobre a importância do alimento antes de se exercitar.

O exercício tira o apetite?

Exercício pesado pode, temporariamente, tirar o apetite, mas a fome irá alcançá-lo em uma a duas horas. O controle da temperatura regula o apetite até certo ponto. Portanto, se você sentir calor após uma sessão de exercícios vigorosa, pode ter uma queda temporária no apetite. Se você, todavia, tiver muito frio, como ocorre após nadar, pode ficar faminto.

O efeito do exercício no apetite varia de acordo com o gênero. "Ratos" do exercício regular tendem a perder o apetite e diminuir de peso, enquanto as "ratazanas" têm um apetite maior, comem mais e mantêm o peso (Staten, 1991). Estudos com pessoas sugerem que o exercício torna o alimento mais atraente para as mulheres (Pomerleau et al., 2004).

O apetite pós-exercício também varia de acordo com a gordura corporal. Estudos com mulheres obesas que incluíram exercício moderado em seus estilos de vida sedentários indicam que elas não passaram a comer mais e, assim, perderam peso. Estudos sobre dieta e exercício com homens sugerem que, quanto mais gordos eles eram, mais peso perdiam (em comparação com os seus pares mais magros), porque suas refeições não compensavam as calorias queimadas durante o exercício (Westerterp et al., 1992).

É verdade que quanto mais gorda a pessoa, menos calorias ela deve consumir?

Isso está totalmente errado. Da mesma forma que caminhões com 18 rodas precisam de mais combustível que carros compactos, corpos maiores necessitam de mais calorias que corpos menores. Contrariando a crença popular, os obesos raramente têm metabolismos lentos. Ao contrário, necessitam de quantidades significativas de comida. Uma pessoa com 113 kg pode precisar de 3.000 a 4.000 kcal/dia para manterem o peso. Um plano redutor adequado incluiria de 2.400 a 3.200 kcal. Isso é muito mais que as 800 a 1.000 kcal oferecidas por vários programas de perda de peso rápida que fracassam no longo prazo.

Meus clientes obesos relatam, repetidas vezes, não terem tempo para o café da manhã e costumam não lanchar. O fato é que preferem não fazer essas refeições. Talvez achem que não merecem comer. Consomem parcamente durante o dia e, depois, sucumbem a quantidades excessivas de alimento à noite. É claro que os obesos têm que comer. Tal como um de meus clientes obesos informa: "Nancy, você é a única pessoa que já falou que está tudo bem em comer."

Atletas com limites de peso

Se você é jóquei ou lutador peso-leve de luta grecorromana, pugilista ou remador, provavelmente, não tem sobrepeso. Pode ter, no entanto, que diminuir o peso para alcançar um padrão de peso mais baixo para o seu desporto, ou não terá permissão para competir. Use as informações a seguir e as do Capítulo 13 para ajudá-lo a perder peso de forma saudável. Ao contrário da crença popular, você não precisa passar fome.

Se você é adolescente e receia que uma dieta rígida na adolescência retarde o seu crescimento, observe que crescerá mais rapidamente após uma temporada de competição. Muitos praticantes de luta grecorromana têm estatura baixa não devido à subnutrição, mas sim à genética. Tendem a ter pais com baixa estatura. Pessoas de compleição pequena muitas vezes optam por uma modalidade desportiva que exija pouco peso, por se ajustarem melhor a esse tipo de desporto do que ao futebol americano ou ao basquetebol.

O primeiro passo para alcançar sua categoria de peso é ter uma noção realista de quanto peso você precisa perder, submetendo-se a uma medição de gordura corporal (Cap. 14). Se você não tem acesso a adipômetros ou outros meios para medir o percentual de gordura corporal, aplique-se o teste de pinçamento, menos profissional. Se puder beliscar mais do que 1,5 cm de espessura na escápula ou nos quadris, pode seguramente perder um pouco mais de peso.

O percentual de gordura corporal absoluta mínima é de 5% de gordura para os homens e 12% para as mulheres. O peso mínimo recomendado para praticantes de luta grecorromana costuma ser de 7% de gordura corporal. Se possível, não tente alcançar um peso faça você passar fome para perder músculo ou desidratar-se para perder água. Alcançar um peso irreal é difícil e pode mais prejudicar que melhorar a saúde e o desempenho.

Segundo, comece a perder peso no início da temporada ou, melhor ainda, antes do início. Dessa forma, terá tempo de perdê-lo lentamente (250-500 g por semana) e de forma mais agradável. A meta é alcançar e manter o mais baixo nível de gordura corporal saudável.

Para perder peso, siga as orientações calóricas apresentadas nos Dez Passos para Perder Gordura. Indiferentemente da quantidade de peso que você tenha que perder, não coma menos do que o exigido para manter a taxa metabólica de repouso. A maioria dos atletas necessita ingerir pelo menos 1.500 kcal diárias de uma variedade de alimentos integrais para prevenir deficiências de vitaminas, minerais e proteína. Não elimine qualquer grupo alimentar. Durante um ou dois dias antes do evento, escolha alimentos com baixo teor de fibras para reduzir o peso do conteúdo intestinal e restrinja alimentos salgados para reduzir o volume hídrico.

Lembre-se de que água não é peso adicional. O corpo armazena a água preciosa em um delicado equilíbrio. Se você romper esse equilíbrio, diminuirá a capacidade de exercitar-se no seu máximo. Fazer uso de diuréticos, roupas de borracha, saunas, banhos de hidromassagem ou banhos turcos para desidratar-se é perigoso. E, ao repor as perdas de líquido pela transpiração após as sessões de treino, tenha em mente que as bebidas desportivas, os refrigerantes e os sucos contêm calorias. Racione-os com prudência ao se reabastecer após o exercício, depois beba água o resto do dia.

Perder peso rapidamente antes de um evento é contraproducente, porque as reservas de glicogênio de músculos depletados e a desidratação podem acarretar consequências nada boas. As chances estão contra o lutador enfraquecido pela fome, que é muito rígido na dieta para alcançar o peso exigido, e estão a favor do lutador bem abastecido, que rotineiramente mantém o peso ou permanece próximo ao peso de competição durante o treino.

Em um estudo com lutadores grecorromanos que perderam rapidamente cerca de 3,5 kg, 4,5% de seu peso corporal, eles apresentaram um desempenho 3,5% pior em um teste de *arm crank* de 6 minutos, planejado para ser semelhante a uma competição de luta grecorromana. Esses resultados sugerem que a perda de peso rápida alcançada por atletas antes de uma competição pode ser um prejuízo em vez de uma vantagem competitiva (Hickner et al., 1991). No entanto, se o atleta seguir um programa de reabastecimento agressivo após a pesagem, as quedas no desempenho podem ser minimizadas (Slater et al., 2007). Opte por alimentos salgados com alto teor de carboidrato e beba muito líquido. Por exemplo, saboreie suco e *pretzels*. Tenha cuidado, contudo, para consumir somente a quantidade que você consegue tolerar bem.

CAPÍTULO 17

A dieta fracassou: distúrbios alimentares e obsessão por comida

Para a maioria das pessoas ativas, comer é um prazer; mas, para algumas, a comida é uma inimiga. Os praticantes de exercícios que são obcecados pela comida e pelo peso passam os dias tentando não comer. Preocupam-se constantemente com o que, quando e onde comerão; quanto peso ganharão quando fizerem uma refeição normal com os amigos; quantas horas precisarão malhar para queimar essas calorias; quantas refeições devem omitir caso se superalimentem com algumas porções e por aí vai. As inquietações em relação à comida, ao peso, ao exercício e à dieta consomem essas pessoas. Porém, algumas não compreendem que essa ansiedade é anormal.

Eis cinco perguntas simples para ajudar a determinar se sua relação com a comida está desequilibrada ou não.* Dê um ponto a cada resposta afirmativa. Se você fizer dois pontos ou mais, provavelmente irá se beneficiar com uma consulta com nutricionista desportivo para receber conselhos profissionais:

1. Você se sente enjoado por estar desconfortavelmente "cheio"?
2. Você se preocupa quando perde o controle sobre o quanto comeu?
3. Recentemente, perdeu mais de 6,5 kg em três meses?
4. Acha que está gordo quando outros dizem que está magro?
5. Você diria que a comida domina sua vida?

*Fonte: J.F. Morgan, J.H. Reid e J.H. Lacey, 1999. "The SCOFF questionnaire: Assessment of a new-screening tool for eating disorders." BMJ 319(7223): 1467-1468.

Por que ocorrem os distúrbios alimentares

Distúrbios alimentares, como anorexia e bulimia, costumam ocorrer em pessoas com baixa autoestima; elas se sentem como se não fossem suficientemente boas. Acreditam que a magreza irá torná-las pessoas melhores e quase perfeitas. A verdade é que um corpo magro não faz uma pessoa melhor: apenas menor. Simplesmente, há menos da pessoa para amar. O indivíduo é o mesmo; apenas obcecado, introvertido e cansado. E quando alguém restringe rigorosamente a comida, perde massa muscular, força e estamina. Essa não é a maneira de se tornar um atleta de destaque.

O risco de desenvolver um distúrbio alimentar parece aumentar consideravelmente quando um atleta com baixa autoestima é bonito fisicamente, tem traços de perfeccionismo e tende a ser hipercrítico e ansioso. Adicione ao cenário uma mãe que teve (ou ainda tem) problemas com a comida e o peso, e a filha torna-se um alvo excelente para desenvolver um distúrbio alimentar completamente manifesto.

Atletas com distúrbios alimentares têm menos tempo para os amigos. Afinal, quando uma pessoa está constantemente se exercitando e contando calorias (calorias ingeridas nas refeições, calorias queimadas durante o exercício, calorias poupadas não almoçando, calorias prestes a serem ingeridas no jantar e assim por diante), bem como contando gramas de gordura e exercícios de apoio, o seu cérebro tem pouca energia sobrando para lidar com as questões mais importantes, como os problemas e os relacionamentos da vida. A anorexia ou a bulimia gera um subterfúgio que mascara as questões essenciais.

Uma forma de recuperação é entender o distúrbio alimentar como tão somente uma parte de você. Aquela parte que tenta proteger suas outras partes que não se sentem sozinhas, rejeitadas ou imperfeitas. Por exemplo, é possível que você tenha experiências traumáticas no Ensino Médio. Aquela parte de você com distúrbio alimentar pode distraí-lo e entorpecê-lo em relação a sentimentos de dor, terror e medo. Tem uma finalidade – mantê-lo com a sensação de ter mais controle de sua vida. Mas também o deixa muito mal.

O que é anorexia?

As pessoas com anorexia nervosa tendem a restringir constantemente a comida ou restringi-la e, depois, a comer compulsivamente e golfar. A definição de anorexia da American Psychiatric Association inclui as seguintes características*:

- Grande medo de ganhar peso ou ficar gordo, mesmo estando abaixo do peso.
- Transtorno no modo como a pessoa vê o próprio corpo (i.e., queixando-se estar gorda mesmo estando magra), com uma influência indevida do peso ou da forma corporal na autopercepção.
- Perda de peso para menos de 85% do peso corporal normal ou, se durante um período de crescimento, a não obtenção do ganho de peso esperado, levando a 85% desse alvo.
- Recusa em manter o peso corporal acima de um peso normal mínimo para a idade e a altura.
- Negação da seriedade da perda de peso atual.

Historicamente, a ausência de, no mínimo, três ciclos menstruais consecutivos fora parte da definição de anorexia, mas isso foi retirado em 2013. Algumas atletas anoréxicas mantêm os ciclos menstruais normais e não obtêm a ajuda necessária.

*Adaptado da American Psychiatric Association, 2013.Diagnostic *and statistical manual of mental disorders*. 5Th ed. (Arlington, VA: American Psychiatric Association).

Se você acha que tem ou algum conhecido seu possa ter anorexia, atente para estes sinais e sintomas:

- Perda de peso significativa.
- Ausência de períodos menstruais.
- Perda de cabelo.
- Crescimento de pelos finos pelo corpo, perceptíveis no rosto e nos braços.
- Mãos e pés gelados e sensibilidade extrema a temperaturas baixas.
- Vestir blusões no calor do verão por sentir frio o tempo todo.
- Camadas de roupas folgadas para esconder a magreza (e manter-se aquecido).
- Atordoamento.
- Incapacidade de concentrar-se.
- Pulsação baixa.
- Hiperatividade e prática compulsiva de exercício além do treino normal.
- Lesões recorrentes por uso excessivo e fraturas por estresse.
- Comentários sobre estar gordo e imagem corporal distorcida; manifestação de um grande medo de engordar.
- Rituais alimentares, como cortar a comida em pedacinhos e brincar com ela.
- Nervosismo na hora das refeições (evita comer com os amigos ou em público).
- Comportamento antissocial (isola-se da família e dos amigos).
- Trabalho ou estudo em excesso, compulsão e rigidez.
- Emoções extremadas: choroso, tenso, excessivamente sensível, inquieto.

O que é bulimia?

A pessoa com o tipo purgativo de bulimia nervosa pode purificar-se por meio do vômito autoinduzido e uso indiscriminado de laxantes, diuréticos ou enemas. Com o tipo não purgativo, a pessoa utiliza outros mecanismos compensatórios impróprios para prevenir o ganho de peso após uma compulsão alimentar, como jejuar ou se exercitar em excesso. A definição utilizada pela American Psychiatric Association inclui estes aspectos*:

- Episódios recorrentes de compulsão alimentar, assim caracterizados (por um ou ambos aspectos):
    1. Comer uma quantidade exageradamente grande, em um período curto (normalmente qualquer período a cada duas horas), uma quantidade de alimento que é definitivamente maior do que a que a maioria das pessoas comeria durante um período de tempo similar e sob circunstâncias semelhantes.
    2. Sentir-se fora de controle durante o ato de comer (incapaz de parar de comer ou de controlar o que e quanto é ingerido).
- Compensar a compulsão alimentar para prevenir o ganho de peso por meio das seguintes ações: indução de vômito, abuso de laxantes, enemas, diuréticos ou outros medicamentos ou prática excessiva de exercícios.

* Adaptado de American Psychiatric Association, 1994, *Diagnostic and statistical manual of mental disorders*, 4. ed. (Arlington, VA: American Psychiatric Association), 251-252.
**Adaptado de American Psychiatric Association, 1994, *Diagnostic and statistical manual of mental disorders*, 4. ed. (Arlington, VA: American Psychiatric Association), 252-253.

- Avaliar a autovalorização conforme a forma e o peso do corpo.
- Comer compulsivamente e golfar, em média, pelo menos uma vez por semana durante três meses.

* Adaptado da American Psychiatric Association, 2013. *Diagnostic and statistical manual of mental disorders.* 5Th ed. (Arlington, VA. American Psychiatric Association).

Se você acha que tem ou algum conhecido seu possa ter bulimia, atente para estes sinais e sintomas:

- Fraqueza, dores de cabeça e tontura.
- Alterações de peso frequentes devido à alternância de compulsões alimentares e jejuns.
- Glândulas inchadas que dão uma aparência de esquilo.
- Dificuldade para engolir e reter a comida; dano na garganta.
- Vômitos frequentes.
- Dano no esmalte dos dentes causado por exposição ao ácido gástrico durante o vômito.
- Roubo insignificante de comida ou de dinheiro para comprar comida para as compulsões alimentares.
- Comportamento estranho que envolve comer reservadamente.
- Desaparecimento após as refeições, frequentemente para ir ao banheiro para "tomar um banho".
- Deixar correr água no banheiro após as refeições para esconder o barulho do vômito.
- Preocupação extrema com o peso e a forma corporais e a aparência física.
- Capacidade de fazer refeições enormes sem ganhar peso.
- Prática compulsiva de exercícios, além do treino normal.
- Depressão.
- Olhos avermelhados.

Distúrbios alimentares e pessoas ativas

Os distúrbios alimentares entre as pessoas ativas parecem estar em alta. A equipe de saúde nos centros desportivos costuma expressar preocupações em relação a alguns clientes, da mesma forma que os técnicos em relação a seus atletas, especialmente os atletas de desportos que enfatizam o peso, como a corrida, a ginástica e a luta grecorromana. Pesquisas indicam que os distúrbios alimentares são muito comuns entre atletas de todas as modalidades desportivas. Estima-se que 15 a 30% das atletas universitárias tenham algum tipo de padrão de alimentação desordenado, como a anorexia, a bulimia, o abuso de laxantes, o excesso de exercícios, as dietas muito rígidas ou outras práticas insalubres de perda de peso que as colocam em risco de desenvolver um distúrbio alimentar completamente manifesto (Beals e Manore, 2002). A maioria das pessoas com distúrbios alimentares exercita-se compulsivamente, seja para gerar um déficit calórico e ficar mais magra ou para queimar as calorias consumidas durante uma compulsão alimentar. Há quem relate o uso dos exercícios como uma forma de aquecimento; falta de combustível deixa-as com mãos e pés cronicamente frios (Carrera et al., 2012).

Aproximadamente metade de todas as pessoas em dieta relata compulsões alimentares anormais. Muitas abusam do exercício como meio de ajudar a controlar o peso. Externamente, parecem atletas saudáveis; na verdade, podem ser chamadas de praticantes compulsivas de exercícios. Muitas vivem com receio de engordar e estão sempre restringindo a sua alimentação na esperança de perder peso. Vivem com padrões alimentares caóticos e aversão ao próprio corpo.

Calculo que pelo menos 40% de meus clientes sejam obcecados por comida, e eles representam apenas uma minoria de pessoas que procuram orientação nutricional profissional. A maioria das pessoas obcecadas por comida luta sozinha durante anos antes de pedir ajuda, porque se sentem envergonhadas com a impossibilidade de resolver os desequilíbrios alimentares. Uma mulher de 65 anos, frequentadora regular de um centro desportivo, confidenciou que fui a primeira pessoa em 50 anos para quem contou sobre a sua bulimia.

Para essas pessoas, a comida não é um combustível: é a inimiga que engorda e que se opõe ao desejo de serem perfeitamente magras. Sua meta é a magreza a qualquer preço, e esse preço é, muitas vezes, a culpa, a vergonha, a angústia mental, a fadiga física, as lesões que não curam, a anemia, os ossos fracos, as fraturas por estresse e o desempenho desportivo prejudicado. Esses atletas apresentam um desempenho subótimo por comerem de maneira insuficiente. Uma corredora escolar não conseguia relacionar a sua incapacidade de completar os treinos em pista com a sua dieta de uma banana por dia. Pensava que sentia sono nas aulas por ter ficado acordada até tarde estudando, não por estar subalimentada.

Se você luta contra a anorexia ou a bulimia, recomendo que procure a ajuda de um psicólogo ou psiquiatra com experiência em distúrbios alimentares e obtenha orientação de um nutricionista. Consulte "Transtornos Alimentares" no Apêndice A, para localizar os endereços na internet que oferecem redes de encaminhamento. Você (ou a pessoa amada) não precisa lutar sozinho. Seja sábio e tome a decisão correta de pedir ajuda. Distúrbios alimentares exagerados costumam se refletir numa incapacidade de enfrentar os estresses cotidianos da vida.

Por exemplo, uma mulher responsável por angariar fundos para uma organização beneficente suprimia o estresse com biscoitos caseiros com pedacinhos de chocolate há pouco saídos do forno. Essa guloseima na certa distraía sua atenção dos problemas, mas não resolvia nenhum deles. Com receio de ganhar peso, queimava calorias com uma longa sessão de exercícios, que era pura punição. Acabou se lesionando devido ao excesso de exercícios, apavorou-se diante da incapacidade de exercitar-se, tentou ficar sem comer e ficou faminta, comeu compulsivamente e, então, recorreu ao vômito autoinduzido como meio de purgar as calorias por não conseguir mais se exercitar como desejava. Então me procurou, buscando ajuda com a comida. Insisti que buscasse, também, orientação psicológica para ajudá-la a lidar com o estresse e as sensações de perda de controle.

Os distúrbios alimentares acometem todo o tipo de praticantes de exercícios e atletas competidores, homens e mulheres igualmente, e talvez até mesmo você ou um de seus amigos. Cerca de 4% das atletas lutam contra a anorexia; 39%, contra a bulimia. Entre os atletas do sexo masculino, estima-se que 1,5% lute contra a anorexia; 14%, contra a bulimia. Esses números (Beals e Marone, 2000), se confirmados, são uma estimativa baixa, porque as pessoas que sentem vergonha dos hábitos alimentares costumam fazer autorrelatos imprecisos.

Esses números também excluem o grande grupo de pessoas com distúrbios alimentares subclínicos que não se enquadram no diagnóstico de anorexia (por terem um peso aparentemente normal), mas têm uma relação anormal com a comida e gastam tempo demais pensando em comida e no peso. Elas desperdiçam os seus dias tentando emagrecer.

Entrevistas detalhadas de mulheres com distúrbios alimentares subclínicos descrevem estes comportamentos alimentares característicos:

- Elas restringem a ingestão calórica para perder peso e seguem uma dieta repetitiva, com pouca ou nenhuma variedade nos tipos e quantidades de alimentos que consomem.
- Seguem regras alimentares rígidas e sentem culpa e raiva de si mesmas se desrespeitam uma delas.
- Limitam a ingestão de "alimentos ruins" e geralmente optam por alimentos com baixo teor de gordura ou livres de gordura.

Quase todas essas mulheres se veem como alguém de peso leve a muito pesadas e preocupam-se com o peso (Beals; Manore, 2000).

FATO OU FICÇÃO

Mulheres com distúrbios alimentares subclínicos tendem a ser mais magras que consumidores usuais de comida.

Os fatos: surpreendentemente, não. Elas podem ter mais gordura corporal apesar de se exercitarem mais e relatarem que comem menos do que as demais. Também tendem a consumir menos gordura alimentar do que as que comem de modo normal. Esses achados desafiam as duas crenças nutricionais que comumente se tem:

1. Quanto mais você se exercitar, mais magra ficará.
2. Evitar a gordura alimentar ajuda a perder a gordura corporal.

Mulheres ativas parecem adaptar-se à combinação de exercício intenso com gasto calórico alto e ingestão calórica restrita. A natureza percebe o grande déficit de energia como "fome exagerada;" o organismo parece se fechar e conservar a energia (similar a uma hibernação). Mas há pesquisas que sugerem que essas mulheres que mantêm um peso estável, na verdade, obtêm as calorias necessárias, embora por meio de uma compulsão alimentar caótica (Wilmore et al., 1992).

Se você acha que seu organismo está hibernando e que você come menos do que "merece", considerando o seu nível de exercícios, a solução é aumentar a ingestão calórica durante o dia para um nível adequado, parar de viver em déficit calórico e refrear a compulsão alimentar. Você pode fazer isso pouco a pouco, adicionando cerca de 100 kcal (p.ex., um iogurte) a sua ingestão diária por quatro dias, depois incluindo mais 100 kcal nos próximos quatro dias e assim sucessivamente, até aproximar-se das exigências calóricas, conforme apresentadas no Capítulo 16. Um nutricionista pode ajudar muito nesse processo.

Fome: um simples pedido de combustível

Sentir fome o tempo todo não é uma peculiaridade da personalidade. Em vez disso, a fome é o pedido de combustível do organismo; é uma força fisiológica poderosa que gera um forte desejo de comer. Infelizmente, em nossa sociedade, em que a moda é ser magro, muitas pessoas ativas não respeitam esse simples pedido por temerem que a comida engorde. Pensar em comer evoca uma sensação de pânico: "Oh, não, se eu comer, vou engordar; mas se ficar com fome, sei que não vou ganhar peso". Esse é um modo de pensar nocivo à saúde.

Os atletas podem comer sem engordar. A comida, afinal, é um combustível. No entanto, os problemas surgem, quando a pessoa se nega a comer (como acontece com uma dieta de emagrecimento rígida), quando a fome passa a ser a norma. O resultado é um estado fisiológico anormal, conhecido como inanição.

A inanição vem sendo infligida a muitas pessoas, incluindo aquelas em países em desenvolvimento, que sofrem de escassez de alimentos; as muito pobres que, no final do mês, não têm dinheiro para comprar comida, e às vítimas da Segunda Guerra Mundial, em campos de concentração. A inanição também é comum entre os praticantes de exercícios que tentam perder peso.

Qual é o custo da inanição? O que acontece com o corpo e a mente quando os alimentos são restritos, e o peso corporal está anormalmente baixo? Em 1950, Ancel Keys et al., da Universidade de Minnesota, estudaram a fisiologia da inanição (Keys et al., 1950; Garner, 1998). Eles monitoraram, com atenção, 36 homens jovens saudáveis e psicologicamente normais que, por 6 meses, foram autorizados a comer somente metade sua ingestão normal (uma quantidade semelhante àquela consumida em uma dieta de emagrecimento rígida ou com alimentação anoréxica). Durante 3 meses antes dessa dieta de semi-inanição, os pesquisadores estudaram cuidadosamente os comportamentos, a personalidade e os padrões alimentares de cada homem. Após a dieta de semi-inanição, os homens foram, então, observados por 3 a 9 meses de realimentação.

Quando os seus pesos corporais caíram para 25% abaixo da linha de referência, os pesquisadores concluíram que muitos dos sintomas que se poderiam considerar específicos de anorexia ou bulimia eram, na realidade, o resultado da inanição. A alteração que mais chamou a atenção foi um aumento

Escala da fome

Se você há anos faz dieta e não come quando está com fome, depois extrapola a dieta e alimenta-se de forma exagerada até precisar afrouxar o cinto, deve aborrecer-se pelo esforço para regular a sua ingestão alimentar. A escala da fome a seguir (Tab. 17.1) pode ajudá-lo a voltar a ter uma alimentação intuitiva (i.e., comer como uma criança). Durante todo um dia, antes das refeições, durante e após as refeições, preste atenção a seus níveis de fome, fadiga, contentamento e satisfação alimentar. Observe que as crianças comem quando sentem fome e param quando estão satisfeitas – e a sua energia raramente se esgota.

TABELA 17.1 A Escala da Fome

1	3	5	7	10
Faminto	Sem certeza de estar com fome	Feliz	Muito saciado	Estufado
Atordoado	Ranzinza	Agradavelmente alimentado	Desconfortável	Tão saciado que tem dor
Estômago produzindo sons	Incapaz de concentrar-se	Saciado	"Comi demais"	Muito desconfortável
	Chateado			

O estômago que produz sons sinaliza que você tem fome. Você deve se alimentar antes desse estágio. Talvez perceba que tem mais fome mental antes de senti-la no estômago. Jessie, uma programadora de computador, queixava-se de lanchar à tarde simplesmente por estar chateada. Não se dava conta de que se sentir assim e incapaz de se concentrar era o mesmo que precisar de combustível. Convidei-a a fazer uma experiência: saborear dois biscoitos salgados integrais com pasta de amendoim ao se sentir chateada. Rapidamente descobriu que esse combustível reforçava o açúcar do sangue. Ela se revigorava, ficava mais feliz e conseguia trabalhar de maneira produtiva durante o restante da tarde.

Sua tarefa é ouvir o corpo e comer até satisfazer-se e sentir-se bem alimentado – não empanturrado, nem desejando mais comida pelo fato de ainda estar com fome. O truque para alimentar-se adequadamente é comer devagar e com cuidado, prestando atenção à sensação agradável de saciedade, que é o meio termo entre estar faminto e empanturrado.

drástico da preocupação com a comida. Os indivíduos pensavam em comida o tempo todo, assim como fazem as pessoas em dieta, quando com fome, e as pessoas com anorexia. Eles falavam em comida, liam sobre comida e sonhavam com comida. Chegaram até a colecionar receitas. Aumentaram de forma significativa o consumo de café e chá e mascavam chicletes excessivamente. Ficaram deprimidos, apresentaram graves oscilações de humor e sofreram irritabilidade, raiva e ansiedade. Ficaram retraídos, tinham pouco interesse em sexo e perderam o senso de humor. Tinham as mãos e os pés gelados, sentiam-se fracos e tontos, e seus cabelos começaram a cair. As taxas metabólicas basais (a quantidade de comida necessária para existir) caíram em 40%, quando seus organismos se adaptaram para conservar energia. Talvez essas alterações soem familiares.

Durante o estudo, alguns dos homens não conseguiram manter controle sobre a comida; comeriam compulsivamente diante da oportunidade. Durante o período de realimentação, muitos deles comiam sem parar – grandes refeições seguidas de lanches. Vários comeram até ficarem desconfortavelmente fartos, ficaram nauseados e, então, vomitaram. Esses padrões alimentares anormais duraram cerca de cinco meses. Em oito meses, a maioria deles recuperou o comportamento alimentar normal. Em média, recuperaram inicialmente 10% a mais do que o peso original, mas depois perderam aos poucos esse excesso e voltaram a seus pesos de referência.

Então, o que podemos aprender a partir desse estudo sobre inanição?

- A preocupação com a comida é um sinal de que o organismo está com muita fome. A fome gera um forte impulso fisiológico de comer.
- A compulsão alimentar origina-se da inanição. Se você se preocupa com não conseguir parar de comer depois de começar, é provável que esteja faminto. Coma um pouco mais!
- O peso é mais do que uma questão de força de vontade. Se você perder peso, seu corpo lutará para retornar a um nível geneticamente normal.
- As pessoas em dieta que se restringem ao ponto de semi-inanição tendem a recuperar o peso que perderam e mais um pouco. Se você tem peso para perder, faça-o devagar, não por meio da inanição.

Para evitar a fome, talvez seja útil saber quantas calorias seu organismo requer para manter ou perder peso (Cap. 16). Então, da próxima vez que tiver um "frenesi" alimentar, superalimentar-se e ficar em dúvida se você é um bulímico *borderline*, poderá comparar sua ingestão com suas necessidades. Provavelmente, observará uma enorme discrepância entre o que comeu e o que seu organismo necessita. A fome é poderosa: evite ficar com muita fome!

Magreza a qualquer custo

A restrição de alimentos que acompanha o esforço para ser perfeitamente magro gera problemas de saúde tanto para praticantes de exercícios casuais como para competidores. Comer muito pouco pode reduzir demais a ingestão de vitaminas, minerais, proteína e carboidrato, colocando os atletas em risco de ter um estado nutricional insatisfatório. As restrições alimentares também podem levar a problemas de saúde, como fadiga crônica, função imunológica comprometida, cicatrização ruim ou demorada, anemia, desequilíbrio eletrolítico, disfunção menstrual, densidade óssea reduzida e um risco quatro vezes mais alto de fratura por estresse (ACSM, 2007b).

Aconselho muitas pessoas com distúrbios alimentares e consumo desordenado que vêm ao consultório, achando que, se fossem mais magras, seriam melhores atletas (e suas vidas em geral seriam melhores). Discordo. Seus esforços para alcançar a desejada magreza reduzem a energia e o desempenho. Seriam melhores atletas caso se alimentassem melhor. Esse foi o caso de Bárbara, uma ávida ciclista. Ela me procurou, queixando-se de incapacidade de perder 2,3 kg: "Se eu pelo menos conseguisse perder essa gordura adicional, seria bem mais rápida subindo morros". Ela estava restringindo gravemente a ingestão alimentar. A adverti sobre a pouca quantidade de calorias que estava ingerindo, comparada com a que seu corpo necessitava. Assim que começou a comer adequadamente, descobriu que poderia se igualar aos outros ciclistas. A alimentação funciona!

Os estudos de caso a seguir são típicos dos clientes de que trato. Eles podem soar familiares e ajudar quem está constantemente em luta com a comida e o exercício.

Mantras e afirmações de cura

Se você está determinado a começar a se alimentar melhor, talvez ache a tarefa mais difícil do que parece. Eis alguns mantras que têm ajudado os meus clientes em seus esforços para nutrirem seus organismos de forma adequada:

- Meu organismo está com fome; isso significa que queimou o alimento que eu lhe dei e agora necessita de mais combustível. A fome é simplesmente um pedido de combustível.
- Esse alimento é fundamental, não é "extra" nem "engorda".
- Uma refeição não estragará minha vida para sempre.
- Preciso ser mais flexível. Sempre posso voltar aos meus velhos costumes se quiser.
- Meu corpo é mais forte quando o abasteço melhor, e torno-me um atleta melhor.
- Minha dieta não precisa ser perfeita para ser boa.
- Passar fome não resolverá meus problemas.
- Ser feliz e saudável é mais importante do que qualquer número na balança.
- Tenho uma escolha: quero ser uma pessoa com anorexia ou um atleta bem nutrido?
- Tudo vai dar certo: só preciso me manter focado no todo – tenho que ser saudável.

A senhora do *stair stepper*

Alicia, uma professora de 41 anos, nunca havia se preocupado com o peso, nem feito dieta até completar 39 anos. Porém, nos últimos dois anos, ganhou alguns quilos devido ao estresse de um novo emprego. Insatisfeita com o peso extra, decidiu começar a frequentar uma academia desportiva. Ela se obrigava a ficar 60 minutos no equipamento simulador de subida de escadas todas as manhãs, antes de ir para a escola, comia pouquíssimo durante o dia, mas depois devorava qualquer comida que visse pela frente ao chegar em casa. "Sinto-me tão culpada pelas caixas de biscoitos e *pretzels* que devoro. Depois de uma compulsão alimentar, não janto. Em vez disso, volto à academia para queimar o excesso de calorias. Sinto-me exausta o tempo todo. Estou fazendo um trabalho medíocre como professora. Fico irritada com facilidade e tenho vontade de gritar com os alunos. Estou frustrada por ser incapaz de fazer algo tão simples como perder alguns quilinhos. Nem sequer consigo comer normalmente agora: ou fico sem comer nada ou como compulsivamente. Não sei se deveria consultar com você ou com um terapeuta".

Para ajudar Alicia a equilibrar suas metas de alimentação e exercício e a normalizar seus padrões alimentares desordenados, calculei a quantidade de calorias de que seu corpo precisava diariamente. Eram, aproximadamente, 1.200 kcal para a sua taxa metabólica de repouso, 600 kcal para a atividade diária moderada e 500 kcal para o exercício intencional, totalizando 2.300 kcal por dia. Então, delineei um plano de refeições para estabilizar sua alimentação.

Como muitos de meus clientes, antes ela seguia uma dieta muito rígida e restringia as calorias de forma irrealista. Queimava 500 kcal na academia, mas não comia coisa alguma até o almoço, quando se limitava a 250 kcal de uma refeição congelada. Não é de admirar que ficasse faminta e se empanturrasse de comida assim que chegava em casa, depois da escola. Recomendei que parasse de fazer dieta, começasse a tomar o café da manhã e a almoçar e fizesse um segundo almoço depois das aulas.

Alicia seguiu as minhas recomendações para comer 2.300 kcal, dividiu-as em quatro refeições de mesmo tamanho: café da manhã, primeiro almoço, segundo almoço (depois da escola) e jantar. Quando voltou, duas semanas depois, contou-me com um grande sorriso: "Quando chego em casa depois do trabalho, não ajo mais como uma maníaca na cozinha, comendo qualquer coisa que caia nas minhas mãos. Sinto-me muito melhor por não comer de forma compulsiva. Comer uma refeição matinal e um almoço substanciosos com alto teor proteico propicia energia suficiente para me divertir com os alunos. Estou menos irritável – voltei a ser a velha e feliz Alicia. E, o mais importante, recobrei o controle sobre a minha alimentação". Alicia achou que fazer dieta ajudaria a emagrecer; em vez disso, aprendeu que uma alimentação saudável e normal é realmente o melhor caminho para o controle do peso.

O viciado em exercício

Bill, um gerente regional de vendas de uma empresa de computadores, era viciado em exercício. Levantava às 5h15min e chegava na porta da frente do centro desportivo quando este abria, às 6 horas. Lá ele pedalava na bicicleta ergométrica das 6 às 7 horas e, depois, levantava pesos das 7 às 8 horas. Na hora do almoço, fazia uma aula de *step* aeróbica na sala de ginástica da empresa. Depois do trabalho, nadava na piscina por uma hora na ACM local. Pelo fato de exercitar-se em três locais diferentes, poucas pessoas sabiam quanto tempo ele levava praticando exercícios, a não ser a esposa e a família, que se queixavam constantemente de que ele nunca estava em casa.

Os feriados traziam ainda mais queixas. "Por que você tem que se exercitar na manhã de Natal?", reclamava a filha de 8 anos, quando Bill avisava que estava indo para a corrida de Natal de duas horas, seu presente para si mesmo. A família sabia que ele ficaria irritadíssimo se não corresse, então esperava pacientemente que voltasse antes de abrir os presentes.

Sem dúvida, Bill era viciado em exercício. Sentia-se irritado, ansioso, culpado e deprimido se não conseguisse se exercitar pelo menos 4 horas por dia. Necessitava praticar cada vez mais atividades físicas para alcançar os mesmos patamares físicos e emocionais. Exercitava-se mesmo quando lesionado ou doente. Tinha pouca energia para o resto da sua vida e temia perder o emprego devido a um declínio constante do desempenho no trabalho.

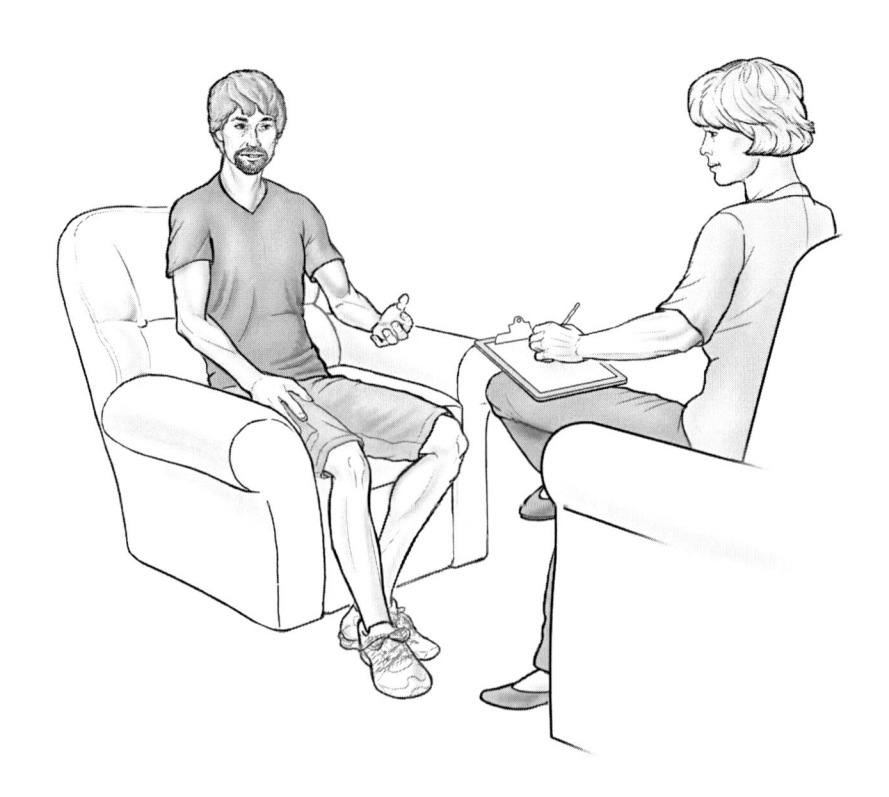

A capacidade de Bill para exercitar-se chegou ao fim, quando passou a sentir uma debilitante dor nas costas. Mal podia caminhar sem um intenso sofrimento. Durante uma consulta com um ortopedista, admitiu que precisava de ajuda. "Não consigo mais me exercitar da forma que gostaria e estou apavorado com a possibilidade de engordar. Estou tentando não comer, porque não posso praticar atividade física, mas acabo surrupiando comida – e roubando os M&Ms da minha filha". O médico insistiu para que Bill agendasse uma consulta comigo. Aos meus olhos, Bill estava longe de ser considerado gordo. Media 1,78 cm e pesava 59 kg, mas ouvi os seus temores. Lembrei-lhe de que as pessoas hospitalizadas fazem pouco ou nenhum exercício e ainda comem e não engordam; na realidade, elas costumam perder peso.

Trabalhei com Bill na normalização das suas práticas de alimentação e exercício, sugeri algum material de leitura (como o *Hooked on Exercise*, de Rebecca Prussin, Phillip Harvey e THeresaDiGeronimo) e o convenci a consultar um psicólogo ou psiquiatra para ajudá-lo a evitar que sua vida desmoronasse. Com um médico, um terapeuta e um nutricionista na equipe de tratamento, bem como com um terapeuta de família e o amor de sua esposa e filhos, Bill tornou-se uma pessoa mais feliz. Aprendeu a externar suas vontades e necessidades de forma que não sentisse mais o desejo de fugir dos problemas. Conseguiu compreender que a crença subjacente de que não era bom o suficiente era uma percepção equivocada. Passou a se gostar e a aceitar-se como a pessoa realmente adorável que era.

A maratonista com bulimia

Carol, uma estudante de pós-graduação de 29 anos, ganhou 5,4 kg em 2 anos desde que começou a estudar para o seu MBA. Tendia a superalimentar-se

Qual a quantidade suficiente de exercício?

O exercício deve ser uma forma de treinar e melhorar o desempenho desportivo, não um meio de perder calorias. Se você é um "bulímico por exercício", que passa tempo demais praticando atividades físicas, observe estas recomendações das Dietary Guidelines for Americans, de 2005 (www.health.gov/dietaryguidelines), bem como da American Heart Association (Mosca et al., 2007).

Visando à saúde, à aptidão física e a reduzir o risco de doenças, os adultos devem praticar as atividades a seguir na maioria dos dias da semana:

- No mínimo 30 minutos de atividade moderada para prevenir as doenças crônicas.
- Sessenta minutos de atividade moderada a árdua para controlar o peso corporal e prevenir o ganho gradual de peso na fase adulta.
- Para pessoas obesas, 60 a 90 minutos para evitar a recuperação do peso perdido.

Se você é atleta e está treinando para um desporto, pode praticar por mais tempo do que isso. No entanto, considere obter ajuda se for um praticante de exercícios compulsivo cuja motivação seja queimar calorias.

quando ficava sobrecarregada de trabalhos do curso e sentia como se não conseguisse fazer tudo o que esperavam dela. "Como compulsivamente à noite e depois vomito e saio para uma longa caminhada. Sinto-me exausta o tempo todo e quase não penso em outra coisa que não o que, quando e como vou comer sem parar. Parei de me socializar com os amigos na hora das refeições, porque tenho medo de superalimentar-me e não poder purgar. Em vez disso, gasto meu tempo estudando e treinando para uma maratona. Tenho esperança de que o exercício que adicionei contribua para perder peso, mas sou uma glutona compulsiva. Quando termino a corrida, inevitavelmente acabo no mercado da esquina, onde compro pelo menos dois *muffins* grandes e só Deus sabe o que mais. Simplesmente não consigo controlar minha ingestão alimentar".

Depois de ouvir a história de Carol, reconheci que ela parecia viciada não somente em comida, mas também nos estudos e na atividade física. Constantemente se obrigava a cumprir prazos finais, metas de peso e demandas de exercícios, todos impostos por ela mesma. Estava sempre estressada e com obrigações além da sua capacidade. Faltava um equilíbrio saudável em sua vida.

Perguntei se alguém na sua família tinha problemas com álcool. Com discrição, admitiu que a mãe era alcoólatra. Parecia envergonhada desse segredo de família. Pelo menos um terço dos meus clientes com distúrbios alimentares cresceu em famílias com algum tipo de disfunção, em geral relacionada ao álcool. Os clientes em si podem não ser viciados em álcool, mas alguns estão recuperando alcoólatras ou usuários de drogas (Varner, 1995). Ou expressam outros comportamentos adictivos por meio do trabalho excessivo, da superalimentação, do rendimento acima do esperado e da prática exagerada de exercícios. Os traços e as atitudes esboçados na Tabela 17.2 são característicos de pessoas que cresceram em uma família de alcoólatras ou com outro tipo de disfunção.

Carol manifestava todos os traços desta tabela. Tinha expressiva mania de perfeição e desejo de controle. Desde a infância, tentava ser perfeita para compensar os problemas familiares. Agora, estava tentando seguir a dieta perfeita, alcançar o peso perfeito, desenvolver a carreira perfeita e manter

TABELA 17.2 Traços de personalidade que sinalizam perigo

Traço característico	Expressão comum do traço
Mania de perfeição	"Tenho me exercitado por 1 hora todos os dias nos últimos 2 anos."
Desejo de controle	"Nunca como após as 19 horas."
Comportamento compulsivo	"Exercito-me por 2 horas todos os dias, mesmo que tenha de acordar às 4 horas."
Sensações de inadequação	"Eu poderia ter pedalado ainda mais rápido se tivesse perdido mais peso."
Dificuldade de divertir-se	"Obrigado por convidar-me para o filme, mas vamos deixar para outra vez – tenho de malhar na academia."
Problemas com relacionamentos	"Meu esposo reclama que eu fico tempo demais praticando exercícios e pouco tempo com a família."

a programação de treinamento perfeita. Corria 16 km todos os dias, mesmo com nevascas, doente ou fatigada. Vivia à base de café isento de calorias, refrigerante *diet* e alimentos livres de gordura, até que uma fome voraz dominasse suas boas intenções. Após uma compulsão alimentar, vomitava para trazer de volta uma sensação de controle de sua vida e compensar a alimentação imperfeita.

Ajudei Carol a ter uma perspectiva melhor de um peso adequado por meio da medição do percentual de gordura corporal (16% de magreza) e em seguida perguntei-lhe como outras pessoas descreviam seu corpo. "Todos acham que sou maluca por querer emagrecer". Conversamos mais sobre formas de resolver a imagem corporal distorcida (Cap. 14). O problema estava mais na relação de Carol com seu corpo e não o corpo em si.

Carol concordou em começar a trabalhar com um treinador que a ajudaria a criar uma agenda de treinamento adequada que incluísse dias de descanso. Também manifestou interesse em ler alguns livros sobre filhos adultos de

O que é comer com normalidade

Alimentar-se com normalidade é ir à mesa com fome e comer até estar satisfeito. É conseguir escolher o alimento de que se goste e comê-lo, além de ficar satisfeito – e não apenas parar de consumir alimentos porque você acha que deve. Alimentar-se com normalidade é conseguir pensar sobre a escolha dos alimentos não tão ponderada e limitadamente a ponto de não ter prazer com a comida. Comer com normalidade é permitir-se alimentar-se algumas vezes por estar feliz, triste, chateado ou apenas pelo fato de sentir-se bem. Alimentar-se normalmente significa, na maior parte das vezes, fazer três refeições por dia, ou quatro ou cinco, ou pode significar escolher mastigar algo o dia inteiro. Significa guardar alguns biscoitos no prato porque sabe que pode comer mais alguns amanhã, ou comer mais agora porque seu gosto é maravilhoso. Alimentar-se normalmente é, por vezes, exagerar, sentir-se cheio ou desconfortável. Pode ainda significar comer de menos e desejar comer mais. Alimentar-se normalmente é confiar que o organismo compense seus erros alimentares. Comer normalmente consome um pouco de seu tempo e atenção, sem deixar de ser uma das áreas de sua vida.

Resumindo, a alimentação normal é flexível. Varia em resposta à sua fome, agenda, proximidade com o alimento e sentimentos.

Mais informações sobre competência alimentar (e pesquisas em apoio a esses conselhos) podem ser encontradas em Secreta *of Feeding a Healthy Family: How to Eat, How to Raise Good Eaters, How to Cook*, de Ellyn Satter, Kelcy Press, 2008. Veja também www.EllynSatterInstitute.org/store para comprar livros e analisar outros recursos.

Copyright © 2008 por Ellyn Satter. Reproduzido com permissão de *Secrets of Feeding a Healthy Family: How to Eat, How to Raise Good Eaters, How to Cook*.Kelcy Press, Madison, WI.

alcoólatras; veja "Álcool", no Apêndice A, procurar orientação de um bom psicólogo ou psiquiatra e, quem sabe, frequentar um grupo de apoio como o Al-Anon ou outro para filhos adultos de alcoólatras.

"Nos últimos 2 anos, tentei evitar a comida, pensando que ela engordava", escreveu ela em uma segunda mensagem. Em seguida: "Mas aprendi que a comida não era o problema: minha incapacidade de lidar com o estresse é que era o problema. Agora sou mais dócil comigo mesma. Não passo mais fome para ser a estudante perfeita. Por exemplo, tirei três dias de folga do curso e da corrida e fui esquiar no fim de semana com os amigos! Estou comendo bem e praticando exercícios de forma saudável em vez de punir-me com mega quilômetros para queimar calorias. Sinto-me melhor, tenho uma qualidade de vida melhor e estou em paz comigo mesma e com meu corpo".

A patinadora artística com anorexia

Emily, uma estudante de 16 anos que participava de um programa de patinação artística muito competitivo, foi-me encaminhada por seu treinador, e sua mãe marcou a consulta. Pelo fato de estar cronicamente cansada, Emily estava comprometendo a capacidade de saltar alto e patinar com vigor. As suas primeiras palavras foram: "Meu treinador e minha mãe me fizeram vir aqui. Eles acham que não como o suficiente".

Emily pesava 42 kg. Há um ano, pesava 50 kg; com 1,60 cm, poderia pesar, de forma apropriada, 52 kg. Estava se limitando a 1.000 kcal por dia, mas necessitava por volta de 1.800 kcal, se não mais. Por estar comendo tão pouco, parara de menstruar (um sinal de saúde precária) e aparentava manchas e uma cor acinzentada (um segundo sinal).

Com o passar do tempo e o incentivo da equipe de apoio (pediatra, terapeuta e eu), ela, pouco a pouco, aumentou a ingestão de energia. Fez escolhas alimentares difíceis e praticou a alimentação saudável, para que pudesse

Atletas e amenorreia

Se você acha que não menstrua porque está magra demais e se exercitando demais, pode estar errada. Estudos sobre o assunto não demonstraram diferenças em gordura corporal entre as mulheres atléticas que menstruam regularmente e as amenorreicas (Sanborn et al., 2000). Porém, a pergunta continua sem resposta: por que você é amenorreica, quando os seus pares, que têm programas de exercício semelhantes e o mesmo percentual baixo de gordura corporal, não são?

Provavelmente, você está ingerindo calorias insuficientes para sustentar seu programa de treinamento e tendo amenorreia nutricional. Não ignore esse problema grave. Leia, por favor, as informações sobre como vencer a amenorreia e sobre a tríade da atleta do sexo feminino, no Capítulo 12.

patinar com vigor. Um elemento central em sua recuperação foi o aconselhamento. Rotineiramente, consultava um psicólogo com conhecimentos de como lidar com distúrbios alimentares. Aprendendo a expressar suas necessidades – mais do que ficar calada e ruminar sozinha seus sentimentos – ela conseguiu encerrar seu pedido silencioso de ajuda.

Em três meses ingerindo 1.800 kcal/dia, Emily começou a menstruar, um bom sinal de que estava nutrindo o organismo de maneira adequada. Não achava mais que tinha de ter um corpo perfeitamente magro para ter uma vida perfeita. "Achava que seria mais feliz se fosse mais magra, mas estava errada. Aprendi que a felicidade vem de me amar de dentro para fora, não de fora para dentro".

Como ajudar

Talvez você tenha amigos, familiares ou companheiros de equipe que lutem com a comida e você se pergunte o que poderia fazer para ajudá-los a resolver o problema. Ver uma pessoa querida definhar na aparência pode ser triste e assustador. Muitas vezes, é difícil dizer se a pessoa está sofrendo de verdade ou apenas sendo um atleta dedicado. Mesmo profissionais da saúde podem ter dificuldade para distinguir a pessoa que está magra e ótima da que está lutando contra a anorexia.

Um atleta anoréxico costuma ser um praticante de exercícios compulsivo que treina de forma frenética – por receio de ganhar peso – e nunca tira dias de recuperação. Em comparação, um atleta dedicado treina duro com a esperança de melhorar o desempenho, mas também gosta de ficar alguns dias sem exercício. Ambos se esforçam pela perfeição – para serem perfeitamente magros ou atletas perfeitos; às vezes, os dois. Infelizmente, muitos treinadores, pais, amigos e companheiros de equipe não conseguem fazer frente ao estresse devastador dessa luta pela suprema magreza. Afinal, como pode estar doente alguém que está treinando muito e parece feliz?

Se você suspeita de que um amigo, companheiro de treino, filho ou colega de equipe tem um problema com a comida, não espere até que os problemas médicos provem que você estava certo. Fale com franqueza e de maneira apropriada. A anorexia e a bulimia são condições que ameaçam a vida e, portanto, não devem ser negligenciadas. Seguem dez dicas para abordar esse assunto delicado.

1. **Atenção aos sinais.** Você pode notar que a pessoa veste roupas largas para esconder a magreza anormal, ou que seu consumo alimentar é anormalmente restritivo e parco em comparação com a energia que gasta. Os corredores com anorexia, por exemplo, talvez comam apenas um iogurte no jantar, após terem realizado um treino vigoroso de 16 km. Talvez você nunca tenha visto a pessoa comendo em público, em casa ou com os amigos. Ela encontra alguma desculpa para não se juntar aos outros nas refeições. Ou, se os acompanhar, poderá ficar revirando a comida no prato, para que pensem que está comendo. Você também pode observar outros comportamentos compulsivos, como estudar ou trabalhar em excesso.

O comportamento bulímico pode ser mais sutil. O atleta pode comer uma grande quantidade de comida e depois correr para o banheiro. Talvez você escute a água correndo para encobrir o barulho do vômito. A pessoa pode esconder laxantes ou até falar sobre um método mágico de comer sem ganhar peso. Ela pode ter os olhos vermelhos, as glândulas inchadas e os dedos das mãos machucados (por induzir o vômito).

2. **Expresse sua preocupação com cautela.** Aproxime-se desse indivíduo com suavidade mas com persistência, dizendo-lhe que está preocupado com sua saúde: "Estou preocupado com o fato de as suas lesões estarem demorando tanto para curar". Fale sobre o que vê: "Notei que você parece cansado, e os seus tempos de corrida estão ficando cada vez mais lentos". Dê indícios de acreditar que o indivíduo está lutando para equilibrar a comida e o exercício e pergunte se ele quer falar sobre isso.

Os indivíduos que, de fato, são anoréxicos ou bulímicos costumam negar o problema, insistindo que estão perfeitamente bem. Continue compartilhando suas preocupações a respeito da falta de concentração, do atordoamento ou da fadiga crônica. Esses assuntos de saúde são os pontos de partida mais prováveis para o atleta aceitar ajuda, considerando que ele, sem dúvida, apega-se à comida e ao exercício, na tentativa de adquirir controle e estabilidade.

Quando os seus amigos perdem peso, o que você deve dizer?

Quando alguém perde peso, a reação instintiva é exclamar: "Uau, você está ótimo!". Esse elogio tem a intenção de ser positivo, mas sugere o seguinte:

1. A pessoa em dieta parecia horrível antes.
2. O tamanho físico é mais importante do que a saúde.
3. A pessoa está, de algum modo, melhor ou mais valiosa por causa da perda de peso.

Seja 1 ou 10 kg, a melhor maneira de conceber a perda de peso é deslocar o foco da alteração do peso físico para o aspecto louvável: o trabalho penoso e a melhora do estado de saúde da pessoa. As frases a seguir são recomendadas para serem ditas às pessoas que estão perdendo ou já perderam peso:

- "Parece que você está se esforçando bastante para perder peso." A pessoa em dieta estará sempre pronta para falar sobre o quanto está orgulhosa do grande esforço que fez para perder peso. Ouça a história e certifique-se de que ela está saudável.
- "Você parece menor... Há menos de você para amar?". A mensagem é que o seu amigo não está melhor por ter perdido peso: apenas menor.

3. **Não discuta o peso ou os hábitos alimentares.** O atleta tem grande orgulho de ser perfeitamente magro e pode repudiar sua preocupação como sendo inveja. Evite qualquer menção a assuntos como inanição e compulsão alimentar. Foque em assuntos da vida, não relacionados à comida.
4. **Sugira a infelicidade como a razão para buscar ajuda.** Comente como a pessoa tem estado ansiosa, cansada ou irritável nos últimos tempos. Enfatize que ela não precisa estar assim.
5. **Dê apoio e ouça a pessoa com simpatia.** Não espere que ela admita de imediato que tem um problema. Dê tempo e lembre sempre ao seu amigo que você acredita nele. Seu apoio fará diferença na recuperação. Ofereça uma lista de recursos profissionais, inclusive livros e sites da internet, listados no Apêndice A.
6. **Cuide de si mesmo.** Procure aconselhamento com profissionais da saúde sobre suas preocupações. Talvez precise conversar sobre seus sentimentos com alguém. Lembre-se de que você não é responsável pela saúde da outra pessoa. Você pode apenas tentar ajudar. Seu poder deriva-se do uso de orientação, conselheiros, nutricionistas, profissionais médicos ou clínicas de distúrbios alimentares.

Para ajudar você a entender mais sobre esses problemas subjacentes, talvez queira ler *Surviving an Eating Disorder: A Survival Guide for*

- "Você parece satisfeito com a perda de peso. Como se sente a respeito?". A pessoa pode sentir-se mais saudável e com mais energia, mas você também pode ouvi-la expressar um pouco de frustração por não estar ainda magra o suficiente.
- "Você está parecendo em forma. Como estão indo os treinos? Como está seu nível de energia? Como você se sente?". Se o seu amigo estiver perdendo peso de forma adequada, se sentirá ótimo.
- "Você parece estar trocando um pouco do excesso de gordura por músculo". Reconheça o que você vê, mas não sugira que fazer dieta tornou o seu amigo uma pessoa melhor.

Independentemente da resposta, o objetivo é ajudar a pessoa em dieta a ter um reconhecimento sólido do seu valor como pessoa. A beleza está no sorriso sincero, na amizade oferecida, nas qualidades positivas exibidas, não em vestir manequim 36 em vez de 46. As pessoas precisam saber que são amadas de dentro para fora, não julgadas de fora para dentro. Quando as pessoas em dieta perdem peso, precisam perceber que simplesmente há menos delas para amar. Não estão melhores ou mais adoráveis: estão apenas menores. Com uma dieta adequada, ficam mais saudáveis e mais fortes, têm mais energia e ficam felizes com esses benefícios da perda de peso.

Parents and Friends, de Michelle Siegal, Judith Brisman e Margot Weinshel. Esse útil recurso pode ensiná-lo o que dizer ao seu amigo ou companheiro de vida. A sua tarefa é ajudar a pessoa a conseguir orientação profissional. Isso pode significar a busca de um nutricionista na localidade que seja especialista em nutrição desportiva e distúrbios alimentares.

7. **Esteja receptivo a um pedido de ajuda.** Embora o atleta possa negar o problema na sua cara, ele pode admitir desespero em outro momento. Se você não conhece um psicólogo ou psiquiatra especializado no tratamento de distúrbios alimentares, os recursos e as organizações nacionais listados no Apêndice A podem ajudá-lo a encontrar um especialista onde você mora. Você também pode ligar para uma clínica de medicina desportiva da sua localidade e pedir para falar com um médico ou nutricionista; para o centro de saúde ou o programa de distúrbios alimentares de uma universidade; ou para o centro médico da sua localidade e marcar uma avaliação de distúrbios alimentares para o atleta. Ali ele poderá ser avaliado para a determinação da profundidade dos assuntos alimentares.

8. **Limite suas expectativas.** Você, sozinho, não pode solucionar o problema. É mais complexo do que a comida e o exercício: é uma dificuldade de vida. Você pode se sentir frustrado acerca da falta de sucesso de suas tentativas de solucionar o problema. Pode pensar: "Se meu amigo comesse normalmente, tudo ficaria bem". Provavelmente não. A comida é apenas um sintoma. O problema é que essa pessoa não está feliz. Lembre seu amigo de que peso algum jamais será suficientemente bom para criar felicidade. Esta vem de dentro e não de um número na balança.

   Compartilhe suas preocupações com outras pessoas. Procure ajuda de um familiar confiável, profissional da área médica ou de um serviço de saúde. Não tente lidar com a situação sozinho, especialmente se não estiver fazendo progresso, e o atleta estiver ficando mais autodestrutivo.

9. **Admita que você pode estar exagerando.** Talvez não exista distúrbio alimentar. Talvez o atleta esteja apropriadamente magro devido a uma melhora do seu desempenho desportivo. Mas como saber isso? Para esclarecer a situação, insista para que ele se submeta a uma avaliação. Se necessário, agende a consulta e leve a pessoa até o local. Só assim o atleta terá uma opinião imparcial sobre o grau de perigo, se houver.

10. **Seja paciente.** Admita que o processo de cura pode ser longo e árduo, com muitas recidivas e retrocessos; sua recompensa estará no fato de você poder fazer uma diferença crucial na vida dessa pessoa. As pessoas morrem de anorexia e bulimia.

Prevenindo os distúrbios alimentares

Muitas pessoas pensam, ou se sentem pressionadas a acreditar, que restringindo a ingestão alimentar para perder peso treinarão melhor, terão uma aparência melhor e aperfeiçoarão seus desempenhos gerais. Como mencionei no Capítulo 16, fazer dieta costuma anteceder o surgimento de obesidade, o ato comer desordenado e os distúrbios alimentares. Fazer dieta é um comportamento de risco e não uma solução para questões de peso.

Como sociedade, precisamos acabar com os mitos de que dietas funcionam e que magreza se compara a felicidade e sucesso, desencorajar a ideia de que o atleta mais magro é o melhor, amar nossos corpos mais pelo que são do que odiá-los pelo que não são, enfatizar ficar apto fisicamente e saudável como metas mais apropriadas do que ficar muito magro e cuidar da maneira pela qual admitimos a perda de peso.

PARTE IV

Receitas campeãs para o máximo desempenho

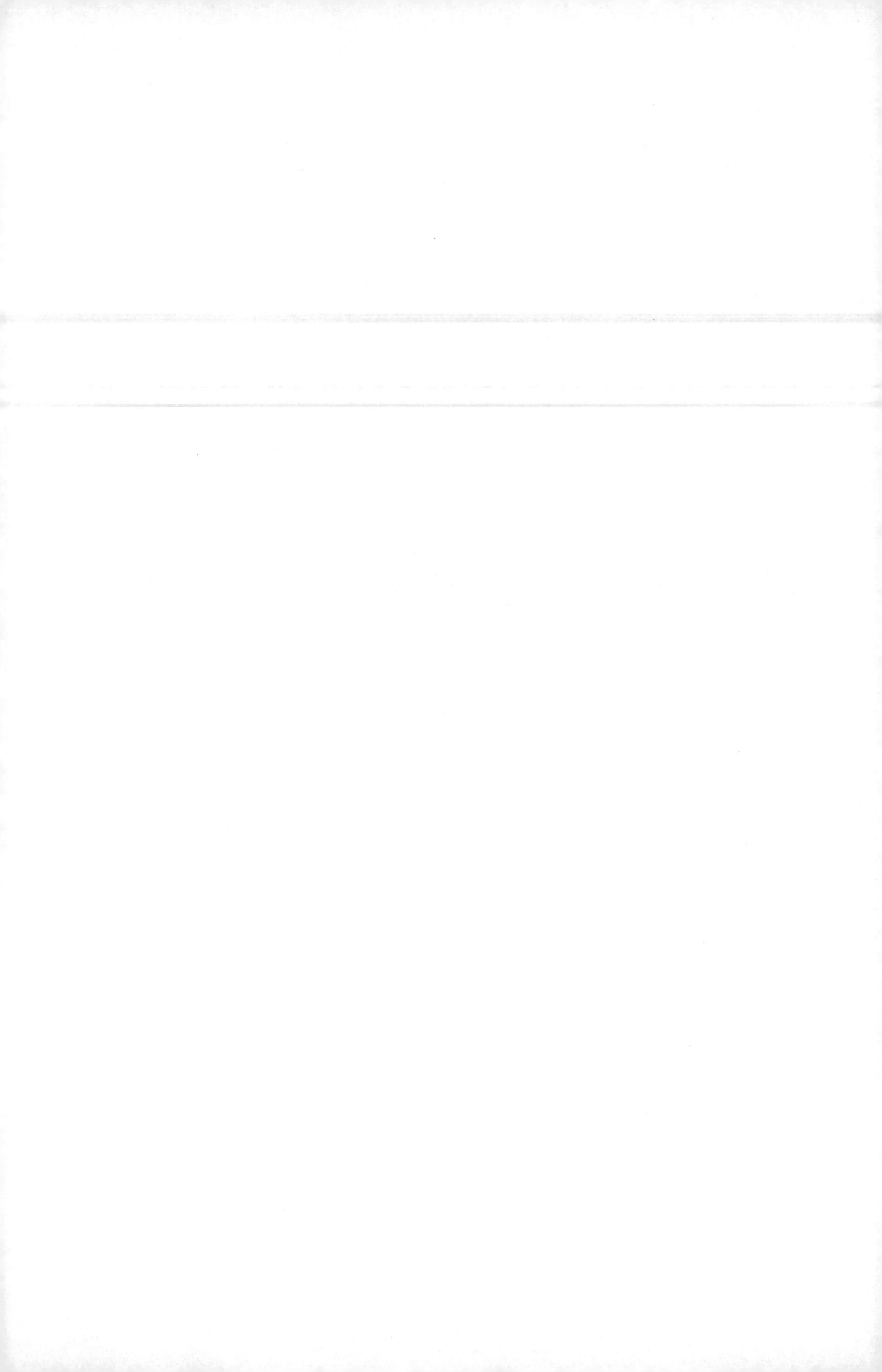

CAPÍTULO 18

Pães e cafés da manhã

Uma boa dieta desportiva começa pelo café da manhã, podendo incluir pães saborosos. É minha esperança que as receitas neste capítulo ofereçam um início de dia cheio de energia.

Pães

Recém-saídos do forno, os pães são uma das formas favoritas de carboidrato das pessoas ativas. Apresentamos aqui algumas dicas para assar que auxiliam no preparo dos mais deliciosos pães.

- O segredo de pães, *muffins* e bolinhos rápidos, leves e fofos é mexer a farinha suavemente e somente por 20 segundos. Ignore os carocinhos! Se bater demais a massa, o glúten (proteína) na farinha irá endurecê-la.
- Os pães feitos apenas com farinha de trigo integral tendem a ficar pesados. Em geral, uma combinação adequada é usar metade de farinha de trigo integral e metade de farinha especial. Muitas dessas receitas foram desenvolvidas usando essa proporção. Você pode alterá-la conforme desejar. Ao substituir a farinha de trigo integral por farinha especial em outras receitas, use 3/4 de xícara (105 g) de farinha de trigo integral para 1 xícara (140 g) de farinha especial.
- A maioria dessas receitas apresenta conteúdo reduzido de açúcar. Para reduzir esse conteúdo em suas próprias receitas, use 1/3 ou metade da quantidade de açúcar indicada; o produto final ficará bom também. Se desejar substituir o açúcar refinado por mel, açúcar mascavo ou melado, use apenas 1/2 colher (chá) de fermento em pó para 2 xícaras (280 g) de farinha e adicione 1/2 colher (chá) de bicarbonato de sódio. Isso evitará um gosto desagradável.
- A maioria das receitas de pães rápidos recomenda que o fermento em pó e a farinha sejam peneirados juntos. Esse método produz os pães mais leves e os melhores resultados. Em algumas receitas, aconselho misturar o fermento em pó com os ingredientes líquidos e adicionar a farinha por último. Meu método é mais fácil, gera um produto aceitável e poupa tempo.
- Para evitar que os pães rápidos grudem, use formas antiaderentes ou material para untar, ou coloque um pedaço de papel-manteiga na forma antes de despejar a massa. Descobri que o uso do papel-manteiga é muito simples e seguro. Após o pão rápido ter assado, deixe-o esfriar por 5 minutos, remova-o da forma e, então, retire o papel.
- Para acelerar o tempo de cozimento, asse os pães rápidos em forma quadrada de 20 × 20 cm em vez de usar uma forma para bolo inglês; elas assam na

metade do tempo. Você também pode assar *muffins* em forma para bolo inglês ou quadrada, eliminando as formas para *muffins*, que são difíceis de limpar.

Farinha de aveia

Recém-saída do fogo, a farinha de aveia não é apenas uma inclusão saudável à sua dieta desportiva, mas um café da manhã pré-exercício de fácil digestão. Muitas pessoas gostam de consumir aveia e outros cereais quentes antes de longas corridas, sessões vigorosas na academia, natação ou outras atividades físicas. Os seguintes incrementos à farinha de aveia proporcionarão variedade ao seu café da manhã:

- Pedaços de damasco secos, mel e uma pitada de noz-moscada.
- Passas de uva e canela.
- Banana em pedaços (cozida com a farinha de aveia), açúcar mascavo e pasta de amendoim.
- *Cramberry* seco, mel e nozes pecã picadas.
- Maçã em cubos (cozida com a farinha de aveia) e melado de bordo.

Em vez de adicionar adoçante à aveia, algumas pessoas preferem adicionar um pouco de sal e, então, comê-la como um grão em vez de um cereal adoçado. Considerando que a dieta das pessoas pode receber bem um pouco de sal para repor o que perdem no suor, comer aveia com sal é certamente uma prática aceitável – além disso, a maioria dos atletas acha que ela fica muito mais saborosa.

LISTA DE RECEITAS

Pão de banana	337
Pão com tâmaras secas	338
Bolinhos de laranja	339
Muffins com cenoura e passas de uva	340
Muffins de melado com linhaça e tâmaras secas	341
Omelete do atleta	342
Salada de frutas matinal com iogurte e geleia de laranja	343
Granola com nozes e mel	344
Torrada francesa de maçã assada	345
Panquecas de aveia	346
Panquecas de gérmen de trigo e requeijão	347

Veja também: Superbatida de soja e fitoquímicos da Diana; Batida de frutas; Batida de proteína (Cap. 25); Pedaços de pasta de amendoim sem assar; Barras de amêndoas doces e crocantes; Sorvete de banana (Cap. 26).

Pão de banana

O segredo do sucesso desta receita está em usar bananas bem maduras, já cobertas de manchas marrons. O pão de banana é um dos mais apreciados para a recarga de carboidrato pré-maratona e para o lanche durante as provas de ciclismo e as caminhadas de longa distância. Passe um pouco de pasta de amendoim e tenha um sanduíche delicioso que o manterá energizado por muito tempo.

3 bananas grandes bem maduras
1 ovo inteiro (ou substituto) ou 2 claras
2 colheres (sopa) de óleo, preferencialmente de canola
1/3 xícara (80 mL) de leite
1/3 a 1/2 xícara (65-100 g) de açúcar
1 colher (chá) de sal
1 colher (chá) de bicarbonato de sódio
1/2 colher (chá) de fermento em pó
1 1/2 xícara de farinha, preferencialmente metade de farinha de trigo integral e metade de farinha especial

1. Pré-aqueça o forno a 180°C.
2. Esmague as bananas com um garfo.
3. Adicione o ovo, o leite, o açúcar, o sal, o bicarbonato de sódio e o fermento em pó. Bata bem.
4. Misture devagar a farinha no creme de banana. Mexa por 20 segundos ou até que fique umedecida.
5. Despeje em uma forma para bolo inglês de 10 x 20 cm, levemente untada com óleo, com *spray* de untar ou forrada com papel-manteiga.
6. Asse por 45 minutos ou até que, inserindo um palito próximo ao meio do pão, ele saia limpo.
7. Deixe esfriar por 5 minutos antes de remover da forma.

Rendimento: 12 fatias.

INFORMAÇÕES NUTRICIONAIS: 1.600 kcal totais; 135 kcal por fatia; 24 g de carboidrato; 3 g de proteína; 3 g de gordura.

Pão com tâmaras secas

As tâmaras são uma fruta não muito valorizada. Esses bolinhos doces (*nuggets*) pequenos são densos em nutrientes e ricos em compostos bioativos que ajudam a combater inflamações. São um acréscimo positivo a uma dieta desportiva!

A cada Natal, minha mãe fazia assadeiras desse pão. Talvez você também queira partilhar essa maravilha com os amigos e familiares.

240 g de tâmaras picadas
1 ½ xícara de água fervente
2 colheres sopa de azeite
1 ovo
½ xícara de açúcar
½ xícara de nozes picadas
1 colher de chá de sal
2 colheres de chá de bicarbonato de sódio
1 ½ xícaras (350 g) de farinha de trigo, de preferência, metade de trigo integral

1. Coloque as tâmaras numa tigela e nela despeje a água fervente até cobri-las. Deixar esfriar.
2. Pré-aqueça o forno a 180°C.
3. Acrescente azeite, ovos, açúcar, sal e as nozes às tâmaras. Bata bem.
4. Misture o bicarbonato e a farinha. Suavemente, misture a pasta e as tâmaras.
5. Coloque em forma para pão untada ou forrada com papel-manteiga. Asse por 45 a 50 minutos ou até que saia limpo um palito inserido no pão.

Rendimento: um pão grande com 16 fatias.

INFORMAÇÕES NUTRICIONAIS: 2.800 kcal totais, 175 kcal por fatia (1/16 do pão), 32 g de carboidratos, 3 g de proteína, 4 g de gordura.

Bolinhos de laranja

Esses bolinhos saborosos são excelentes tanto para o café da manhã (com frutas, requeijão e leite) quanto para um lanche antes do exercício. Para ter carboidratos a mais, adicione um pouco de glacê. A parte mais difícil da receita é ralar a casca da laranja, mas vale o esforço. Para reduzir a gordura saturada, faço essa receita com óleo de canola e não manteiga; os bolinhos saem com a textura mais de bolo, mas sei que ficam muito bons.

Casca da laranja ralada
1 xícara (140 g) de farinha de trigo, de preferência metade branca e metade integral
½ xícara (40 g) de aveia crua
¼ xícara (50 g) de açúcar mascavo
2 colheres de chá de fermento em pó
¼ colher de chá de sal
3 colheres de sopa de manteiga gelada, ralada, ou óleo de canola
½ xícara (120 mL) de leite
Glacê opcional: ½ xícara (50 g) de açúcar de confeiteiro misturado a 4 colheres de chá (1 colher de sopa + 1 colher de chá) de suco de laranjas mais um pouco de casca de laranja ralada).

1. Com a parte final do ralador, rale a parte alaranjada da casca da laranja.
2. Pré-aqueça o forno a 200°C. Forre uma assadeira com papel-manteiga (ou unte com óleo as oito partes da assadeira onde colocará a massa dos bolinhos; untar toda a forma dificulta a limpeza).
3. Numa tigela média, misture farinha, aveia, açúcar mascavo, fermento, sal e casca da laranja ralada.
4. Rale a manteiga adicionando-a à mistura de farinha; depois use seus dedos para misturá-la.
5. Numa tigela pequena, bata o ovo e o leite; adicione em seguida essa mistura à outra de farinha. Misture até umedecer, cuidando para não bater demais (ou o bolinho ficará rijo).
6. Asse por 11 a 12 minutos ou até o bolinho ficar flexível ao toque. Congele se quiser.

Rendimento: 8 bolinhos.

INFORMAÇÕES NUTRICIONAIS: 1.150 kcal, 145 kcal por bolinho, 22 g de carboidrato, 3 g de proteína, 5 g de gordura.

Muffins com cenoura e passas de uva

Esses *muffins* são os favoritos de Evelyn Tribole, RD, nutricionista desportiva e autora de *Healthy Homestyle Desserts*. Eles são saborosos ao saírem do forno e ainda mais no segundo dia, quando os sabores se misturaram. Se você prefere um *muffin* sem gordura, substitua o óleo de canola por 1/3 (76 g) de purê de maçã e use 6 claras de ovos em vez de ovos inteiros.

1 xícara (140 g) de farinha de trigo integral
1 xícara (140 g) de farinha especial
3/4 xícara (150 g) de açúcar
2 colheres (chá) de fermento em pó
1 colher (chá) de sal
2 colheres (chá) de canela
1/2 colher (chá) de bicarbonato de sódio
3 ovos inteiros (ou substitutos) ou 6 claras
1/2 xícara (120 mL) de leite desnatado ou 1/2 xícara de leite misturado com 1/2 colher (chá) de vinagre, deixando agir por 5 minutos
1/3 xícara (80 mL) de óleo, preferencialmente de canola
2 colheres (chá) de extrato de baunilha
2 xícaras (220 g) de cenoura em tiras finas
1 maçã média sem casca e em tiras
1/2 xícara (80 g) de passas de uva
1/2 xícara (60 g) de nozes picadas

1. Pré-aqueça o forno a 180°C. Prepare 12 formas de *muffins* com formas de papel ou *spray* de untar.
2. Em uma tigela grande, misture as farinhas, o açúcar, o fermento em pó, o sal, a canela e o bicarbonato de sódio.
3. Em outra tigela, misture os ovos, o leite desnatado, o óleo e a baunilha, depois as cenouras, a maçã, as passas e as nozes. Adicione à mistura seca e mexa até incorporar bem.
4. Com uma colher, coloque a massa nas formas de *muffin*. Asse por cerca de 30 minutos ou até que um palito inserido próximo ao centro saia limpo.

Rendimento: 12 *muffins*.

INFORMAÇÕES NUTRICIONAIS: 2.750 kcal totais; 230 kcal por *muffin*; 37 g de carboidrato; 5 g de proteína; 7 g de gordura.

Adaptada com permissão. www.EvelynTribole.com.

Muffins de melado com linhaça e tâmaras secas

A linhaça é rica em substâncias que protegem contra a cardiopatia e o câncer. Tem um sabor bastante suave e é gostosa misturada em *muffins* e pães, assim como salpicada no cereal matinal. Esta receita de *muffins* com linhaça é uma maneira de incluir uma colher de sopa diária de semente de linhaça no café da manhã e nos lanches. Esses *muffins* são bem doces e úmidos, apesar de não conterem gordura (os 3 g de gordura por unidade são dos lipídeos protetores da saúde encontrados na linhaça triturada).

1 ovo inteiro (ou substituto) ou 2 claras
1/3 xícara (115 g) de melado
1 xícara (240 mL) de leite desnatado ou 1 xícara de leite misturada com uma colher (chá) de vinagre
3/4 xícara (120 g) de linhaça triturada
1/2 colher (chá) de sal
1 xícara (175 g) de tâmaras secas picadas
1 1/2 xícara (210 g) de farinha, preferencialmente metade de farinha de trigo integral e metade de farinha especial
1 colher (chá) de bicarbonato de sódio
Opcionais: 1/2 colher (chá) de canela; 1 colher (chá) de casca de laranja ralada; 1 colher (chá) de extrato de baunilha.

1. Pré-aqueça o forno a 180°C e prepare 12 formas de *muffin* com formas de papel ou *spray* de untar.
2. Em uma tigela grande, misture o ovo, o melado, o leite desnatado, a linhaça e o sal, adicionando as tâmaras secas à massa.
3. Em outra tigela, misture a farinha e o bicarbonato de sódio (e a canela).
4. Despeje, mexendo devagar, a mistura de farinha (e a casca de laranja e a baunilha) dentro da mistura com ovo.
5. Encha as formas de *muffin* em 2/3. Asse por 18 a 20 minutos ou até que um palito inserido próximo ao centro saia limpo.

Rendimento: 12 *muffins*.

INFORMAÇÕES NUTRICIONAIS: 2.000 Kcal totais; 165 kcal por *muffin*; 30 g de carboidrato; 4 g de proteína; 3 g de gordura.

Omelete do atleta

Esta receita é uma das preferidas de Gale Bernhardt, treinador de ciclismo e triatlo. O que torna esta receita uma omelete "do atleta" é o carboidrato adicionado (arroz) – e a compilação de alimentos densos em nutrientes de todos os quatro grupos alimentares, verduras e frutas (espinafre, pimentão, tomate), proteína (ovos), laticínios (queijo) e grãos (arroz). Facilmente você poderá mudar a receita para adequar a omelete as suas necessidades, adicionando batatas em cubos e cozidas em lugar do arroz. Pode ser adicionada qualquer hortaliça e todas que estiverem disponíveis (p.ex., cebolas, brócolis, cogumelos) e pode reforçar a proteína, acrescentando requeijão, presunto em cubos ou *tofu*.

Antes de conhecer esta receita, você precisa ter um pouco de arroz integral cozido, ainda quase quente (ou Gale sugere que você compre arroz integral congelado e pronto). Como o arroz está morno, os grãos ficam firmes e mascáveis na omelete, criando uma textura especial. O gosto é ótimo no café da manhã, almoço, jantar e refeições recuperadoras.

1 colher (chá) de azeite de oliva
1 ovo grande e duas claras de ovos, ou 2 ovos inteiros
½ xícara de arroz integral (pré-cozido e morno)
½ tomate em cubos
Porção de espinafre fresco
¼ de pimentão amarelo em cubos
Sal e pimenta conforme desejado
Opcional: ¼ (xícara) (60 g) de queijo em tiras.

1. Passe uma camada fininha de azeite de oliva numa frigideira.
2. Bata o ovo e as claras e separe-as.
3. Em fogo médio, cozinhe levemente as hortaliças até ficarem crocantes.
4. Adicione os ovos e o arroz (e o queijo) ao mesmo tempo. Cozinhe a mistura até que os ovos fiquem firmes e úmidos, mas não rijos. A mistura de ovos pode ser cozida como uma "panqueca" (que você dobra), ou como um omelete dobrado.

Rendimento: 1 porção.

INFORMAÇÕES NUTRICIONAIS: 250 kcal totais (sem o queijo), 28 g de carboidrato, 15 g de proteína, 9 g de gordura.

Cortesia de Gale Bernhardt.

Salada de frutas matinal com iogurte e geleia de laranja

Essa salada de frutas pode ser preparada com uma mistura de frutas de sua preferência, frescas, em compota e secas. Seja criativo e compre algumas frutas que não costumam fazer parte da sua alimentação normal, como manga, mamão, kiwi.

Para a calda, o iogurte grego funciona bem porque é mais espesso e doce do que o comum, tem um rico sabor e é cremoso. O iogurte com sabor de baunilha também cai bem.

3 xícaras de frutas da sua preferência, cortadas
Maçã
Banana
Manga
Abacaxi (fresco ou em compota)
Frutas vermelhas
Damascos secos
1/2 xícara (115 g) de iogurte natural com baixo teor de gordura, de preferência grego
1 colher (sopa) de geleia de laranja
Opcionais: uma pitada de noz-moscada ou canela; amêndoas em lascas ou picadas.

1. Em uma tigela pequena, junte as frutas cortadas.
2. Misture o iogurte e a geleia de laranja.
3. Mescle o iogurte e as frutas (adicione a especiaria e as amêndoas) e sirva.

Rendimento: 2 porções.

INFORMAÇÕES NUTRICIONAIS: Molho: 120 kcal totais; 60 kcal por porção; 8 g de carboidrato; 5 g de proteína; 1 g de gordura. Com as frutas: 220 a 280 kcal; das quais: 33 a 48 g de carboidrato; 5 g de proteína; 1 g de gordura.

Granola com nozes e mel

Uma boa razão para fazer a sua própria granola é poder evitar a gordura saturada insalubre encontrada nas granolas produzidas comercialmente. Em vez disso, esta receita oferece a gordura saudável das nozes e do óleo de canola, com uma ótima mistura de aveia integral rica em carboidrato, frutas secas e outros ingredientes da sua escolha que a podem deixar ainda mais crocante e saborosa.

Misturada com frutas frescas e iogurte, esta receita oferece uma maneira deliciosa e saudável para você começar o dia ou se recuperar de uma sessão de exercícios cansativa. O leite em pó e as nozes trazem um adicional de proteína.

3 xícaras (240 g) de aveia em flocos (não farinha de aveia instantânea)
1 xícara (120 g) de amêndoas picadas
2 colheres (sopa) de canela
1 xícara (120 g) de leite em pó
1/3 xícara (115 g) de mel
1/3 xícara (80 mL) de óleo de canola
1 xícara (160 g) de frutas secas picadas (passas de uva, *cramberry* seco, tâmaras secas em lascas)
Opcionais: 1 colher (chá) de sal; 1/2 xícara (60 g) de gergelim (não torrado); 1/2 xícara (60 g) de sementes de girassol (não salgadas e não torradas); 1/2 xícara (60 g) de gérmen de trigo; 1/2 xícara (80 g) de linhaça triturada.

1. Em uma tigela grande, misture a aveia, as amêndoas, a canela e o leite em pó (e o sal, o gergelim e as sementes de girassol, conforme desejar).
2. Em uma panela ou tigela resistente a forno de micro-ondas, misture o mel e o óleo. Aqueça até quase alcançar o ponto de fervura. Despeje a mistura de mel sobre a mistura de aveia e mexa bem.
3. Espalhe a massa em duas assadeiras grandes.
4. Asse a 150°C por 20 a 25 minutos, mexendo a cada 5 minutos.
5. Após a granola esfriar, adicione as frutas secas (e o gérmen de trigo e a linhaça, conforme desejado). Armazene em um recipiente fechado.

Rendimento: 10 porções de 1/2 xícara.

INFORMAÇÕES NUTRICIONAIS: 3.300 kcal totais; 330 kcal por 1/2 xícara; 40 g de carboidrato; 10 g de proteína; 14 g de gordura.

Torrada francesa de maçã assada

Prepare esta torrada de café da manhã antes de dar uma corrida longa ou fazer um exercício árduo matinal. Ao retornar, aqueça-a no forno. Estará pronta depois de seu banho e alongamento. É um alimento delicioso de recuperação que se presta a muitas variações. Acrescente passas de uva e canela, frutas vermelhas e noz-moscada, pêssegos frescos ou em lata e amêndoas em lascas, presunto e queijo em cubos... Seja criativo e aproveite cada pedacinho!

6 fatias de pão, preferencialmente integral, cortadas em cubos de 2,5 cm)
¼ xícara (60 mL) de xarope de bordo
1 xícara (240 mL) de leite magro ou desnatado
4 ovos ou substitutos
½ colher (chá) de sal
Opcional: passas de uva, mirtilo, pêssegos em cubos, canela, noz--moscada.

1. Espalhe óleo numa forma quadrada de 20 cm. Coloque o pão (e a fruta preferida) na forma.
2. Bata o leite, os ovos, o xarope de bordo, o sal e a canela ou noz-moscada. Coloque sobre o pão.
3. Espalhe para cobrir. Deixe parado por alguns minutos (ou mais tempo, enquanto você se exercita).

Rendimento: 3 porções.

INFORMAÇÕES NUTRICIONAIS: 1.100 kcal totais, 60 g de carboidrato, 12 g de proteína, 9 g de gordura.

Panquecas de aveia

Estas panquecas são leves e fofas como prêmios para vencedores. Perfeitas como carga de carboidratos ou recuperação de exercícios exigentes. Para melhores resultados, deixe a massa líquida descansar por 5 minutos antes de cozinhar.

½ xícara (40 g) de aveia crua, instantânea ou comum
½ xícara (115 g) de iogurte sem sabor, leite desnatado ou leite misturado com ½ colher de chá de vinagre
½ a ¾ xícara (120 a 180 mL) de leite
1 ovo ou 2 claras batidas
1 colher de sopa de azeite, de preferência, canola
2 colheres de sopa de açúcar mascavo
½ colher de chá de sal, a gosto
1 colher de chá de fermento em pó
1 xícara (140 g) de farinha, de preferência, metade integral e metade processada, branca
Opcional: canela em pó.

1. Em tigela média, misture aveia, iogurte e leite. Separe por 15 a 20 minutos para hidratar a aveia.
2. Quando a aveia estiver hidratada, bata bem o ovo, o azeite e o leite. Acrescente o açúcar e o sal (e a canela), em seguida, o fermento e a farinha. Mexa até umedecer.
3. Aqueça uma frigideira levemente untada em forno médio (190°C no caso de fritadeira elétrica).
4. Para cada panqueca, derrame cerca de ¼ da massa líquida na frigideira.
5. Vire quando a parte superior apresentar bolhas e as bordas parecerem cozidas. Vire apenas uma vez.
6. Sirva com xarope de bordo, mel, purê de maçã, iogurte ou outra cobertura de sua preferência.

Rendimento: panquecas de 15 cm de diâmetro.

INFORMAÇÕES NUTRICIONAIS: 1.000 kcal totais, 330 kcal por porção (2 panquecas), 57 g de carboidrato, 10 g de proteína, 7 g de gordura.

Panquecas de gérmen de trigo e requeijão

Essas panquecas são uma maneira saborosa de adicionar proteína e saciedade a um café da manhã rico em carboidrato para desportistas. Apesar de o requeijão parecer um ingrediente incomum em panquecas, você nem irá notá-lo. O gérmen de trigo contém vitamina E, vitaminas do complexo B e fibras.

1/2 xícara (115 g) de requeijão, preferencialmente com baixo teor de gordura
1/2 xícara (60 g) de gérmen de trigo
2 a 4 colheres (sopa) bem cheias de açúcar mascavo ou mel
1 ovo inteiro ou 2 claras
1 a 2 colheres (sopa) de óleo, preferencialmente de canola
1 xícara (240 mL) de leite, preferencialmente com baixo teor de gordura
1 colher (chá) de extrato de baunilha
1 colher (chá) de fermento em pó
1/2 colher (chá) de bicarbonato de sódio
1 xícara (140 g) de farinha, preferêncialmente metade de farinha de trigo integral e metade de farinha especial
Opcional: 1/2 colher (chá) de canela ou 1/4 colher (chá) de noz-moscada.

1. Em uma tigela média, bata o requeijão junto com o gérmen de trigo, o açúcar mascavo, o ovo e o óleo.
2. Acrescente, também batendo, o leite e a baunilha, depois o fermento em pó e o bicarbonato de sódio (e a canela ou a noz-moscada). Por último, misture a farinha delicadamente.
3. Para cada panqueca, despeje cerca de 1/4 xícara de massa em uma chapa. Cozinhe as panquecas até que as bordas estejam cozidas e formem-se bolhas na parte de cima. Vire e cozinhe até dourar.
4. Sirva pura ou com melado de bordo, purê de maçã com canela ou iogurte.

Rendimento: 3 porções.

INFORMAÇÕES NUTRICIONAIS: 1.200 kcal totais; 400 kcal por porção; 54 g de carboidrato; 19 g de proteína; 12 g de gordura.

CAPÍTULO 19

Massas, arroz e batatas

Apesar de algumas pessoas preocupadas com o peso tentarem, equivocadamente, evitar o amido nas refeições da noite – massa, arroz e batatas, por exemplo, esses alimentos ricos em carboidrato são importantes para uma dieta desportiva de alta energia. Seguem receitas e dicas que podem ser úteis a você em relação à adição do equilíbrio correto a seus jantares desportivos.

Massas

Ao tentar decidir o formato de massa a usar em uma refeição, a regra prática é escolher formas torcidas e curvas (como espirais e conchas) para molhos de carne, vagens e outros molhos mais encorpados. Essas formas reterão mais molho do que as tiras retas de espaguete ou *linguini*.

A massa cozida com perfeição fica macia, mas firme ao morder – *al dente*, como dizem os italianos. As massas de cozimento mais rápido são a cabelo de anjo, a de letrinhas e a de estrelinhas (estelar). Apresentamos a seguir algumas dicas para cozinhar massa com perfeição.

- Use 4 L de água para 480 g de massa seca. Deixe a água esquentar durante 10 minutos para ficar fervente antes de adicionar a massa (se estiver com pressa, pode usar metade da água, e a massa cozinhará bem – e em menos tempo). Procure cozinhar não mais do que 1 kg de massa por vez, pois ela poderá ficar grudenta.
- Para evitar que a água ferva demais, acrescente 1 colher (sopa) de óleo.
- Adicione a massa em pequenas quantidades para evitar que esfrie demais ou que os pedaços se amontoem. Ao cozinhar espaguete ou lasanha, pressione as tiras mais rijas para baixo à medida que amolecerem, usando uma colher de cabo longo.
- Se a água parar de ferver, cubra a panela, aumente o calor e faça com que ela ferva novamente o mais rápido possível.
- O tempo de cozimento dependerá da forma da massa. Ela estará pronta quando começar a ficar opaca. Para saber se realmente está pronta, retire um pedaço dela da água fervente, usando um garfo. Deixe que esfrie um pouco e, então, comprima-a com cuidado ou morda-a, cuidando para não se queimar. A massa deverá estar flexível, mas firme por dentro.
- Quando estiver pronta, passe-a pelo escorredor na pia, usando pegadores de panela para proteger as mãos do vapor. Sacuda o escorredor brevemente para remover o excesso de água, e, então, recoloque a massa na panela ou em uma tigela aquecida para servir.

- Para evitar que fique grudenta à medida que esfria, misture um pouco de óleo ou molho.

Batatas

A batata é um tubérculo rico em carboidrato, que oferece mais vitaminas e minerais do que o arroz puro ou as massas. Para ajudá-lo a incluir mais batatas em sua dieta desportiva, seguem algumas dicas.

- Há muitas variedades de batatas. Algumas são mais adequadas para assar (cor de ferrugem), outras para ferver (vermelhas ou brancas). Peça orientação ao gerente de produtos em seu supermercado.
- A melhor maneira de armazenar batatas é em local fresco e úmido (mas não molhado), bem ventilado, como um porão. Não refrigere as batatas, pois assim elas ficam doces e sem cor.
- Em vez de descascá-las (e remover parte das fibras), lave-as, esfregando bem, e cozinhe-as com casca e tudo. Sim, até mesmo o purê de batatas pode ser preparado com batatas com casca.
- Uma porção com 480 g de batatas equivale a três batatas de tamanho médio ou a duas batatas grandes. Uma batata grande, do "tamanho das de restaurante", tem cerca de 200 kcal.
- Para assar uma batata no forno, deixe-a por cerca de 40 minutos a 200°C se for uma batata média; e por cerca de 1 hora, se for uma batata grande. Como elas podem ser assadas a qualquer temperatura, você pode ajustar o tempo de cozimento de acordo com o que estiver ao forno com a batata.
- A batata está pronta quando puder perfurá-la facilmente com um garfo.
- Para cozinhar uma batata no forno de micro-ondas, fure a casca em vários lugares com um garfo, coloque-a sobre um papel-toalha na base do micro-ondas e cozinhe-a por cerca de 4 minutos, se for de tamanho médio; ou por 6 a 10 minutos, se for grande. O tempo de cozimento varia de acordo com o tamanho da batata, a potência do forno e o número de batatas a serem cozidas. Vire a batata quando estiver na metade do tempo de cozimento. Retire-a do forno, enrole-a em uma toalha e espere que termine de cozinhar fora do forno por cerca de 3 a 5 minutos.

Arroz

O arroz é o terceiro principal grão do mundo, depois do trigo e do milho. O arroz integral é transformado em arroz branco, quando o farelo, rico em fibras, é removido no processo de refino. Isso também retira alguns nutrientes, mas você pode compensar essa perda (se preferir arroz branco ao integral), ingerindo outros grãos integrais, como cereais com farelo e pães de trigo integral em outras refeições.

Seguem algumas dicas para o cozimento do arroz:

- Para cada xícara de arroz, coloque 2 xícaras de água e 1 colher (chá) de sal, conforme desejar, em uma panela. Deixe ferver, depois cubra e abaixe

o fogo. Deixe cozinhar sem mexer até que esteja macio e toda a água tenha sido absorvida. Então mexa devagar com um garfo (mexer demais pode fazer com que fique grudento). Esse método retém vitaminas que poderiam ser perdidas na água do cozimento.
- Por causa da camada dura de farelo e gérmen, é necessário cozinhar o arroz integral por cerca de 45 a 50 minutos; o arroz branco, por cerca de 20 a 30 minutos.
- Experimente cozinhar arroz pela manhã enquanto estiver se preparando para o trabalho, de modo que só precisará reaquecê-lo ao chegar em casa.
- Ao cozinhá-lo, faça quantidades dobradas para ter sobras que possa congelar ou refrigerar.

Use as seguintes indicações de porções ao cozinhar arroz:

1 xícara de arroz branco cru (200 g) = 3 xícaras cozido = 700 kcal
1 xícara de arroz integral cru (200 g)= 3 a 4 xícaras cozido = 700 kcal

LISTA DE RECEITAS

Coberturas de massa rápidas e fáceis	352
Cabelinho de anjo a Alfredo	353
Lasanha de frigideira	354
Lasanha vegetariana *gourmet*	355
Macarrão com queijo leve e delicioso	356
Massa com cogumelos e aspargos	357
Coberturas rápidas e fáceis para batatas	358
Batatas fritas de forno	359
Salada de batatas e abacate	360
Ideias rápidas e fáceis de arroz	361
Salada de arroz e feijões do sudoeste	362

Veja também: Omelete do atleta (Cap. 17); Batatas-doces com glacê de mel (Cap. 20); Frango com massa e espinafre (Cap. 21); Salada de massa com atum (Cap. 22); Carne de gado ao molho agridoce de laranja (Cap. 23); Sopa de feijão branco e massa com tomates secos; Arroz frito com *tofu*; Massa com espinafre e grão-de-bico (Cap. 24).

Coberturas de massas rápidas e fáceis

Eis alguns molhos/coberturas para massas que são alternativas ao molho de tomates padrão pronto.

- Brócolis picados cozidos no vapor
- Molho de tomate, normal ou aquecido, e depois misturado com requeijão
- Flocos de pimentão vermelho
- Molhos para salada com baixo teor de gordura, a sua escolha
- Molho *Italian* para salada (com baixo teor de gordura) com molho de soja, alho picado e hortaliças cozidas no vapor
- Coalhada com baixo teor de gordura e condimentos italianos
- Condimentos italianos e requeijão ou queijo parmesão
- Peito de frango frito rapidamente com óleo, alho, cebola e manjericão
- Chili com feijão comum (e queijo)
- Sopa de lentilhas (espessa)
- Molho de espaguete com uma colher de sopa generosa de geleia de uva
- Molho de espaguete com adição de proteína: frango ou atum enlatado, cubos de *tofu*, feijão enlatado, requeijão, carne ou peru moído
- Molho de espaguete com tomate e salsa frescos picados

Cabelinho de anjo a Alfredo

Será que o molho Alfredo combina apenas com *fettuccini*? Não, ele pode ser feito com a massa cabelinho de anjo – reduzindo o tempo de cozimento. Sirva essa massa com uma salada ou folhas e frango ou peixe grelhados.

110 g de massa cabelo de anjo
75 g de iogurte tipo grego
35 g de queijo parmesão
Sal e pimenta a gosto
Opcional: orégano, alho, hortaliças cozidas como brócolis ou cogumelos.

1. Ferva uma panela com água. Adicione a massa e deixe-a ficar *al dente*, por cerca de 4 minutos.
2. Retire a água da massa, guardando parte dela para afinar o molho se necessário.
3. Espalhe o parmesão ralado sobre a massa e misture o iogurte. Acrescente os temperos a gosto (sal, pimenta, orégano, alho, hortaliças cozidas).

Rendimento: uma porção generosa quando servida como entrada (ou 2 porções menores como acompanhamento).

INFORMAÇÕES NUTRICIONAIS: 580 kcal totais, 86 g de carboidratos, 34 g de proteínas, 11 g de gordura.

Lasanha de frigideira

Essa é uma versão bem mais rápida das lasanhas italianas clássicas e oferece todo o sabor. Por ser muito simples de preparar, você poderá saborear lasanha com mais frequência. Para obter um prato vegetariano, substitua a carne de gado moída por *tofu* amassado. Para abastecer os músculos com mais carboidrato (apenas metade das calorias vem dos carboidratos), sirva com pãezinhos integrais crocantes e frutas de sobremesa.

240 a 480 g de carne de gado extramagra moída ou de peru moído
780 mL de molho de espaguete pronto
3 xícaras (720 mL) de água
240 g de massa de lasanha com ovo, crua
1 xícara (230 g) de requeijão, preferencialmente com baixo teor de gordura
1/4 xícara (25 g) de queijo parmesão ralado
1/2 a 1 xícara (120-240 g) de queijo *mussarela* magro em retalhos

1. Em uma frigideira grande, asse a carne moída até dourar. Escorra.
2. Adicione o molho de espaguete e as 3 xícaras de água (retire todo o molho da lata/caixa usando um pouco da água). Deixe ferver.
3. Misture no caldo os pedaços de massa de lasanha crua. Deixe ferver, mexendo de vez em quando. Abaixe o fogo, tampe a frigideira e cozinhe por 10 minutos ou até que a massa esteja cozida.
4. Adicione o requeijão, o parmesão e a *mussarela*; mexa devagar na mistura da massa. Tampe e cozinhe por mais 5 minutos.
5. *Opcional:* polvilhe *mussarela* antes de servir.

Rendimento: 4 porções grandes.

INFORMAÇÕES NUTRICIONAIS: 2.100 kcal totais; 525 kcal por porção; 60 g de carboidrato; 35 g de proteína; 16 g de gordura.

Cortesia de Karin Daisy.

Lasanha vegetariana *gourmet*

Essa lasanha "para visitas" tem um sabor maravilhoso e é uma ótima alternativa às lasanhas tradicionais. Os tomates secos e os pinholes fazem a diferença – vale a pena comprá-los se não os tiver em estoque.

15 fatias de massa de lasanha
1/2 xícara (60 g) de pinholes
8 a 9 tomates secos
1 a 3 dentes de alho descascados e bem picados
1 colher (chá) de óleo, preferencialmente azeite de oliva ou óleo de canola
500 g de ricota semidesnatada ou sem gordura
120 a 240 g de queijo *mussarela* com baixo teor de gordura em retalhos
1 a 2 pitadas de noz-moscada
1/4 colher (chá) de orégano
1 pacote (300 g) de espinafre descongelado e escorrido
1 lata/caixa (840 mL) de molho de espaguete
Opcional: ¼ (25 g) xícara de queijo parmesão ralado.

1. Cozinhe a massa de lasanha em uma panela grande com água fervente, de acordo com as instruções da embalagem. Escorra, enxágue com água fria e reserve.
2. Espalhe os pinholes em uma forma rasa e toste-os em uma frigideira antiaderente, em temperatura média-alta, por 2 a 3 minutos.
3. Coloque os tomates secos em uma tigela pequena e cubra com água fervente. Deixe de molho por 5 minutos, se estavam conservados em óleo, ou por 10 a 15 minutos, se estavam secos. Escorra, resfrie e pique bem.
4. Frite levemente o alho em óleo por 2 minutos. Não deixe dourar.
5. Em uma tigela grande, misture a ricota, a *mussarela*, a noz-moscada, o orégano, o espinafre, os tomates secos, os pinholes e o alho.
6. Em uma forma de 23 × 33 cm, coloque molho de tomate suficiente para cobrir a base. Monte uma camada com fatias de massa de lasanha, cortando-as ou dobrando-as para encaixarem. Então adicione 1/3 da mistura de ricota e, depois, 1/3 da sobra do molho de espaguete. Repita duas vezes, montando três camadas de ricota. Na última camada, termine com as fatias de massa e o molho de tomate. Salpique queijo parmesão, se desejar.
7. Cubra com papel-alumínio. Asse por 30 a 40 minutos ou até que esteja quente (180°).

Rendimento: 8 porções.

INFORMAÇÕES NUTRICIONAIS: 3.600 kcal totais; 450 kcal por porção; 53 g de carboidrato; 21 g de proteína; 17 g de gordura.

Adaptada de uma receita oferecida por Linda Press Wolfe.

Macarrão com queijo leve e delicioso

Incrementei essa refeição familiar favorita mediante adição de couve-flor em cubos. Até as crianças não percebem a diferença, em especial se você usar o tipo de massa em conchas. A couve-flor fica em seu interior.

Se você não tem tempo para assar o macarrão com queijo, não se detenha nas instruções. O gosto é bom mesmo sem assar.

Como essa receita inclui cortar e ralar, convide um amigo ou parente para ajudar. Você faz o molho, outro rala o queijo e um terceiro pode cortar a couve-flor. O resultado é uma refeição preparada com amor.

---

2 xícara (por volta de metade de uma caixa, ou 240 g) de massa pequena crua (conchinhas, por exemplo)
2 xícara de couve-flor em pedaços pequenos
2 xícara (480mL) de leite
3 colheres sopa de farinha
¼ colher de chá de mostarda em pó
¼ colher de chá de alho em pó
Pedaço pequeno de pimenta caiena
Sal e pimenta a gosto
150 g de queijo *cheddar* magro em pedaços
Opcional: 2 colheres de sopa de queijo cremoso magro.

---

1. Encha de água uma panela e ferva-a. Enquanto a água aquece, corte a couve-flor em pedaços pequenos.
2. Adicione a massa à água fevente, cozinhe por 5 minutos e adicione a couve-flor. Escorra a massa e a hortaliça enquanto tenras, em cerca de 4 a 5 minutos.
3. Numa frigideira grande, misture a farinha e o leite, coloque em fogo médio e deixe ferver, mexendo sempre.
4. Acrescente mostarda, alho, pimenta (queijo cremoso), sal e pimenta; mexa bem.
5. Acrescente o *cheddar* ralado, mexendo até derretê-lo, acrescentando então a massa e a couve-flor.
6. Delicie-se como ficou, ou despeje a mistura em forma untada (20 x 20 cm), assando-a por 20 minutos, ou até aparecerem bolhas.

Rendimento: 5 porções (como acompanhamento).

INFORMAÇÕES NUTRICIONAIS: 1.250 kcal totais. 250 kcal por porção (1/5 da receita), 43 g de carboidrato, 11 g de proteína, 4 g de gordura.

Massa com cogumelos e aspargos

Os cogumelos acrescentam sabor que lembra carne em uma refeição, sendo uma forma inteligente de reduzir a ingestão de carne sem que ela fique faltando. Cogumelos à luz natural também produzem vitamina D. Que tal deixar os cogumelos ao sol algumas horas e preparar esse prato com frequência, no inverno?

2 xícaras de massa crua (240 g), tipo gravatinha, por exemplo
480 g de talos de aspargos
1 colher de sopa de azeite de oliva
240 g de cogumelos fatiados
¼ xícara de molho pesto
½ xícara de água quente (ou de algum cozimento)
Opcional: parmesão ralado.

1. Enquanto a água não ferve, corte as pontas dos talos de aspargos e corte os talos em pedaços de 2,5 cm.
2. Comece o cozimento da massa e, em 5 minutos, adicione os pedaços de aspargos.
3. Enquanto isso, numa frigideira pequena, acrescente o azeite de oliva e os cogumelos fatiados. Cozinhe por 7 minutos ou até ficarem mastigáveis.
4. Escorra a massa no ponto. Recoloque-a com os aspargos na panela, junto com a ½ xícara de água quente.
5. Acrescente o pesto e os cogumelos.
6. *Opcional:* 5 porções como acompanhamento.

INFORMAÇÕES NUTRICIONAIS: 1.300 kcal totais, 260 kcal por porção (1/5 da receita), 38 g de carboidrato, 7 g de proteína, 9 g de gordura.

Coberturas rápidas e fáceis para batatas

Para temperar a batata, experimente as seguintes coberturas:

- Iogurte natural ou do tipo grego
- Coalhada com baixo teor de gordura, cebola picada e queijo *cheddar* com baixo teor de gordura, ralado
- Requeijão com baixo teor de gordura e alho em pó ou molho de tomate picante
- Chili e queijo *cheddar* com baixo teor de gordura, ralado
- Espinafre cozido picado e queijo *feta* em pedaços
- Caldo de sopa ou leite misturado à batata
- Mostarda (e molho inglês)
- Vinagres brancos e condimentados ou molho para salada com baixo teor de gordura
- Molho de soja
- *Pesto*
- Ervas como endro, salsa e cebolinha
- Brócolis no vapor ou outras hortaliças cozidas
- Pimentas *jalapeño* picadas
- Feijão assado, feijão mexido, lentilha ou sopa de lentilha
- Purê de maçã

Batatas fritas de forno

Esta receita de batatas fritas mais saudável é uma das minhas preferidas entre as mais conhecidas – e ninguém percebe que não foram fritas. Para mais sabor, mergulhe as batatas em molho de tomate, iogurte desnatado com ervas frescas ou *ketchup*. Melhor ainda é usar batata-doce em lugar de batata-inglesa.

1 batata grande para assar, lavada e sem pele
1 colher de chá de azeite, de preferência, canola ou oliva
Sal e pimenta a gosto
Opcional: pimenta vermelha em flocos, mangericão seco, orégano, alho picado, parmesão, substituição de azeite de oliva por molho pesto.

1. Corte em palitos a batata (10 a 12 pedaços). Coloque-os numa tigela grande com água fria e deixe-as ali por 15 a 20 minutos. Essa imersão pode ser eliminada, mas ela encurta o tempo de cozimento e melhora o produto final.
2. Escorra a água das batatas, seque-as em toalha e coloque-as numa tigela ou saco plástico. Misture a elas o azeite, o sal e a pimenta. Misture bem para ficar uniforme.
3. Coloque as batatas bem distribuídas numa forma antiaderente.
4. Asse-as a 220ºC por 15 minutos. Vire-as, espalhe os temperos opcionais conforme desejar e continue a assar por mais 10 a 15 minutos. Sirva imediatamente. Cuide porque as batatas estarão muito quentes.

Rendimento: 1 porção.

INFORMAÇÕES NUTRICIONAIS: 260 kcal por batata, 52 g de carboidrato, 4 g de proteína, 4 g de gordura.

Cortesia de Ann LeBaron, nutricionista.

Salada de batatas e abacate

Esta é uma sugestão de uma maneira simples de aproveitar o abacate para que você tenha gordura não saturada boa para o coração, a gordura boa, que ajuda a proteger contra cardiopatias. Esta é apenas uma maneira de comer abacate que não seja em batidas e pedaços num sanduíche. Para outras ideias, confira www.avocadocentral.com (foi onde encontrei esta receita).

480 g de batatas, de preferência, casca vermelhas
1/2 xícara (115 g) de maionese com pouca gordura ou sem gordura
1 colher (sopa) de vinagre de maçã
1 colher (chá) de mostarda Dijon
Sal e pimenta a gosto
1 abacate grande
Opcional: ¼ xícara de cebolinha picada.

1. Corte as batatas em cubos de 2,5 cm e afervente por 15 minutos ou até ficarem macias. Escorra a água e esfrie as batatas em tigela grande.
2. Em tigela pequena, misture a maionese, o vinagre, o sal e a pimenta (e a cebolinha picada).
3. Misture bem a maionese e os demais ingredientes nas batatas.
4. Descasque e corte em cubos o abacate (1,3 cm). Delicadamente, adicione o abacate aos demais ingredientes.
5. Coloque a salada no refrigerador para que os sabores se misturem. O ideal é deixar ali por 2 horas ou durante a noite. Sirva fria a salada.

Rendimento: 4 porções.

INFORMAÇÕES NUTRICIONAIS: 900 kcal totais, 425 kcal por porção (¼ da receita), 27 g de carboidrato, 2 g de proteína, 12 g de gordura.

Adaptada de uma receita disponível em www.avocadocentral.com.

Ideias rápidas e fáceis de arroz

Eis algumas sugestões com arroz para atletas esfomeados que precisam reabastecer músculos desgastados. Para variar, tente cozinhar o arroz nestes líquidos:

- Caldo de carne de frango ou gado
- Mistura de suco de laranjas ou maçãs e água
- Água com condimentos: canela, molho de soja, orégano, *curry*, chili em pó ou o que quer que combine bem com o cardápio

Você pode também combinar arroz com estes alimentos:

- Sobras de chili
- Sementes de gergelim tostadas e lascas de nozes ou assemelhados
- Hortaliças cozidas no vapor
- Cogumelos e pimenta vermelha picados, crús ou levemente passados na manteiga
- Creme azedo com pouca gordura, passas de uva, atum e *curry* em pó
- Passas de uva, canela e purê de maçã
- Molho de soja e cebolinha picada
- Mel, passas de uva e amêndoas em lascas tostadas

Salada de arroz e feijões do sudoeste

Este é um acompanhamento delicioso para um galeto. Se você não tiver suco de lima, pode usar de limão, vinagre de arroz ou vinagre branco.

2 xícaras de arroz cozido, frio (cerca de 1/3 xícara quando cru)
1 lata de feijões pretos escorridos e lavados
1 tomate grande picado
85 g de queijo *cheddar* com pouca gordura, em pedaços pequeninos

Molho:
1 colher (sopa) de óleo, preferencialmente oliva ou canola
2 colheres (sopa) de suco de lima, limão ou vinagre
1 colher (sopa) de mistura de condimentos para taco (ou 1 colher de chá de cominho e 1/8 colher de chá de pimenta caiena)
Opcional: 2 colheres (sopa) de coentro picado, ¼ xícara de cebola em cubos, sal e pimenta.

1. Numa tigela grande, misture o arroz cozido, os feijões, o tomate e o queijo (e o coentro e a cebola).
2. Numa tigela pequena, bata o azeite, o suco da lima e os condimentos para taco. Derrame sobre a mistura com arroz e mexa bem. Ajuste os temperos a gosto. Refrigere até o momento de servir.

Rendimento: 4 porções (como acompanhamento).

INFORMAÇÕES NUTRICIONAIS: kcal totais 960 kcal totais, 240 calorias por porção, 27 g de carboidrato, 15 g de proteína, 12 g de gordura.

CAPÍTULO 20

Hortaliças e saladas

As hortaliças já são deliciosas quando servidas puras, sem nenhum tempero. É por isso que você não encontrará muitas receitas com hortaliças nesta seção. Cozinhe-as cuidadosamente até ficarem macias, mas ainda viçosas e saborosas. As hortaliças moles, supercozidas, perdem o atrativo, assim como alguns de seus nutrientes.

A maioria das hortaliças contém quantidades insignificantes de proteína e gordura, mas oferece carboidrato, fibras, vitaminas e minerais em abundância. Consumir hortaliças é uma maneira excelente de aumentar a ingestão de vitaminas – o que é preferível a tomá-las em comprimidos.

As primeiras cinco receitas oferecem orientações básicas sobre os métodos de cozimento. Uma vez que você vai escolher suas próprias combinações de hortaliças nas receitas iniciais, são apresentadas informações nutricionais apenas para as receitas restantes. As Tabelas 1.2 e 4.1 fornecem mais informações nutricionais.

LISTA DE RECEITAS

Hortaliças cozidas no vapor	364
Hortaliças fritas rapidamente em óleo quente	365
Hortaliças assadas	366
Hortaliças no forno de micro-ondas	367
Hortaliças grelhadas	368
Salada de espinafre com molho agridoce	369
Salada de espinafre com molho oriental	370
Beterrabas assadas	371
Batatas-doces com glacê de mel	372

Veja também: Muffins com cenouras e passas de uva (Cap. 18); Salada de arroz e feijões do sudoeste; Lasanha de frigideira; Lasanha vegetariana *gourmet* (Cap. 19); Assado de peixe com espinafre (Cap. 22); Arroz frito com *tofu* (Cap. 24); Bolo de cenoura (Cap. 26)

Hortaliças cozidas no vapor

O cozimento a vapor conserva vitaminas e minerais que se perderiam se elas fossem cozidas em água. As hortaliças terão sabor e mais valor nutricional. Estes são alguns exemplos de hortaliças boas para preparo no vapor:

- Brócolis
- Espinafre
- Cenouras
- Vagens
- Couve-de-bruxelas
- *Opcionais:* Espalhe ervas nas hortaliças antes ou depois do cozimento. Adicione manjericão e orégano à abobrinha, gengibre às cenouras e alho em pó às vagens. Com cenouras, adicione uma colher (chá) de mel após. Seja criativo!

1. Lave bem as hortaliças. Corte do tamanho desejado.
2. Coloque cerca de 1 cm de água na panela com uma tampa bem hermética. Ferva e, então, acrescente as hortaliças. Ou coloque-as numa cesta para cozinhar e esta numa panela com 2,5 cm de água (ou o suficiente para evitar que a água evapore). Tampe bem e deixe ferver.
3. Cozinhe em fogo médio até as hortaliças ficarem macias e crocantes, por cerca de 3 a 10 minutos, dependendo do tipo e do tamanho.
4. Escorra-as, reservando o líquido de cozimento para sopas, molhos ou até mesmo para beber como caldo de verduras.

Hortaliças fritas rapidamente em óleo quente

Uma frigideira antiaderente grande é útil para frituras rápidas de hortaliças. O objetivo é que sejam cozidas até ficarem macias, viçosas e saborosas. Combinando apenas duas ou três hortaliças, você obterá sabores mais distintos. Além disso, isso facilita o controle do tempo de cozimento para que fiquem todas prontas no tempo certo.

O azeite de oliva e o óleo de canola estão entre as opções mais saudáveis ao se fazerem frituras rápidas. Para obter um excelente sabor, adicione um pouco de óleo de gergelim (disponível na seção de comida chinesa de grandes supermercados ou em lojas de alimentos naturais). Se estiver controlando o peso, procure colocar somente um pouco de óleo. Estas são algumas combinações populares:

- Cenouras, brócolis e cogumelos
- Cebolas, abobrinha e tomates
- Couve chinesa e castanhas-d'água
- Ervilha-torta, vagens chinesas e ervilhas
- *Opcional:* sementes de gergelim tostadas, nozes, pedaços de tangerina, pedaços de abacaxi

1. Lave as hortaliças e escorra-as bem (para evitar que o óleo respingue ao colocá-las na frigideira, na panela *wok* ou em outra panela quente). Corte-as em tamanho pequeno ou em fatias de 3 mm. Quando possível, fatie-as diagonalmente para aumentar a área de superfície; isso permitirá um cozimento mais rápido. Tente cortar pedaços uniformes para que cozinhem todos de forma homogênea.
2. Aqueça uma caçarola, uma panela *wok* ou uma frigideira grande antiaderente em fogo alto até que fique bem quente; então adicione 1 a 3 colheres (chá) de óleo de canola, de oliva ou de gergelim – apenas o suficiente para cobrir o fundo da panela. Para obter um sabor mais atraente, experimente acrescentar ao óleo uma fatia de gengibre ou alho moído. Frite por 1 minuto para dar sabor.
3. Primeiro, adicione as hortaliças que levam mais tempo para cozinhar (cenouras, couve-flor, brócolis); alguns minutos depois, adicione as demais (cogumelos, brotos de feijão, repolho, espinafre). Em vez de mexer continuamente, espere cerca de 30 segundos entre cada mexida para que a panela recupere o calor. Ajuste o fogo para evitar que queime.
4. Não encha demais a panela. Cozinhe pequenos punhados de cada vez. O objetivo é cozinhar as hortaliças até que estejam macias, mas ainda crocantes, por cerca de 2 a 5 minutos.
5. *Opcional:* guarneça as hortaliças com gergelim tostado, nozes tostadas (amêndoas, castanhas de caju, amendoins), gomos de tangerina ou pedaços de abacaxi, se desejar.

Hortaliças assadas

Se o forno já estiver quente por você estar assando batatas, frango ou um ensopado, poderá aproveitar o calor e assar as hortaliças também. Ao tostá-las, grande parte da água que contêm se evapora, os açúcares naturais concentram-se, e o resultado é um sabor rico e adocicado e uma textura carnosa. Eis algumas combinações populares:

- Metades de berinjela salpicadas com alho em pó
- Metades de abobrinha ou de abóbora-moranga cobertas com fatias de cebola
- Pedaços de cenoura
- Fatias de batata-doce e maçãs

1. Coloque o apoio da forma que faz parte do forno na posição média e aqueça-o a 200°C.
2. Enquanto o forno aquece, corte as hortaliças em pedaços de tamanho igual, friccione um pouco de óleo de canola ou de azeite de oliva e espalhe-os em uma assadeira antiaderente sem tampa, ou assadeira forrada de papel-alumínio e com um pouco de azeite. Asse a 180°C, por 20 a 30 minutos (dependendo do tamanho dos pedaços), até que as hortaliças fiquem macias.
3. Para melhores resultados, cubra firmemente as hortaliças com papel-alumínio (para que primeiro cozinhem no vapor), asse-as por 15 minutos, abra o papel e termine de assar por mais 20 a 30 minutos, ou até amaciarem.

Ou:

1. Enrole as hortaliças em papel-alumínio ou coloque-as em uma forma refratária com uma pequena quantidade de água (isso irá cozinhá-las no vapor em vez de tostá-las).
2. Asse a 180°C, por 20 a 30 minutos (dependendo do tamanho dos pedaços), até ficarem macias e viçosas.
3. Ao retirar o papel-alumínio, cuidado para não se queimar com o vapor que se desprenderá.

Hortaliças no forno de micro-ondas

A culinária com micro-ondas é ideal para as hortaliças, pois elas cozinham rapidamente e sem água, retendo uma maior porcentagem de nutrientes do que pelos métodos tradicionais. Todas as hortaliças cozinham bem no forno de micro-ondas, mas estas são algumas ótimas opções:

- Vagens
- Ervilhas
- Brócolis
- Couve-flor
- Cenouras
- *Opcional:* Tempere as hortaliças com um pouquinho de ervas (manjericão, salsa, orégano, alho em pó), molho de soja ou o que agradar ao seu paladar

1. Lave as hortaliças e corte-as em pedaços pequenos.
2. Coloque-os em um prato para micro-ondas e cubra-o com plástico. Se as hortaliças tiverem espessuras variadas (como os talos de brócolis), disponha-as em círculo, com as partes mais espessas voltadas para a borda do prato.
3. Cozinhe no micro-ondas até que as hortaliças fiquem macias e viçosas. O tempo necessário variará conforme o forno e a quantidade que está sendo cozida. Você aprenderá por tentativa e erro. Comece com 3 minutos para uma só porção; quantidades maiores levam mais tempo. As hortaliças continuarão cozinhando depois de retiradas do micro-ondas, então inclua esse tempo no planejamento.

Hortaliças grelhadas

Ao grelhar o prato principal (frango, peixe, carne de gado), procure reservar espaço para grelhar também hortaliças. As hortaliças grelhadas têm um sabor maravilhoso; o calor evapora seu conteúdo de água, e, nesse processo, o sabor fica mais concentrado. O ideal é que elas sejam cozidas em fogo médio a alto – você deve conseguir segurar a forma com a mão 13 cm acima da superfície de cozimento, por 4 segundos (proteja sua mão do calor da forma e do vapor). Eis algumas opções populares:

- Aspargos
- Berinjelas
- Cogumelos
- Cebolas
- Pimentões

1. Fatie hortaliças, como abóbora-moranga, pimentões, batatas e berinjelas, em "bifes". Para pedaços menores de hortaliças (tomates-cereja, nacos de cebola, chapéus de cogumelos), use espetinhos ou uma cesta para grelhar.
2. Para evitar que as hortaliças fiquem chamuscadas, cozinhe primeiro os pedaços no forno de micro-ondas por 1 a 2 minutos, depois pincele-os com azeite de oliva. Coloque os pedaços menores em um saco plástico, adicione um pouco de azeite e agite para espalhar igualmente.
3. Disponha os pedaços na grelha, nos espetinhos ou na cesta. Cozinhe até que fiquem macios, virando com uma pinça ou espátula de metal. Deixe cozinhar por 5 a 10 minutos.

Salada de espinafre com molho agridoce

O espinafre é uma hortaliça muito potente, rica em potássio, folato, betacaroteno e muitos outros nutrientes. Você pode facilmente incorporar mais espinafre em sua dieta com saladas saborosas. Oferecemos aqui uma versão.

1 pacote (300 g) ou um molho grande e fresco de espinafre, bem lavado e cortado

Opcionais: 1 xícara (70 g) de cogumelos fatiados; 2 tomates frescos, cortados em forma de cunha; 2 ovos duros fatiados; 1/2 xícara (60 g) de nozes quebradas.

Molho agridoce

3 colheres (sopa) de azeite de oliva

2 colheres (sopa) de vinagre de vinho tinto

1 colher (sopa) de açúcar

1 colher (chá) de sal, conforme desejado

1 colher (sopa) de *ketchup*

1. Coloque o espinafre em uma saladeira (acrescente os cogumelos e os tomates, conforme desejar).
2. Em um vidro, junte o azeite de oliva, o vinagre, o açúcar, o sal e o *ketchup*. Cubra e bata até misturar bem.
3. Despeje o molho sobre a salada; misture bem e depois guarneça com os ovos e as nozes, conforme desejar.

Rendimento: 4 saladas grandes.

INFORMAÇÕES NUTRICIONAIS: 480 kcal totais; 120 kcal por porção; 7 g de carboidrato; 2 g de proteína; 9 g de gordura.

Salada de espinafre com molho oriental

Essa salada vai bem com um peixe ou frango assado simples e um pouco de pão integral fresco.

1 pacote (300 g) ou um molho grande e fresco de espinafre, bem lavado e cortado

Opcional: 125 g de castanhas-d'água fatiadas; 240 g de cogumelos fatiados; 240 g de brotos de feijão; 1 lata (310 g) de tangerinas; 1/2 colher (chá) de gergelim tostado.

Molho oriental
1 colher (sopa) de molho de soja *light* ou normal
1/4 xícara (60 mL) de vinagre, preferencialmente de arroz
2 colheres (chá) de suco de limão fresco (ou mais 2 colheres de chá de vinagre)
1 colher (chá) de açúcar
1/2 colher (chá) de gengibre ralado
1/4 colher (chá) de alho em pó
2 colheres (sopa) de óleo de gergelim

1. Coloque o espinafre em uma saladeira (acrescente as castanhas-d'água, os cogumelos, os brotos de feijão e as tangerinas, conforme desejar).
2. Em um vidro, junte o molho de soja, o vinagre, o suco de limão, o açúcar, o gengibre, o alho em pó e o óleo de gergelim. Cubra e agite até misturar bem.
3. Despeje o molho sobre a salada e misture bem.
4. Guarneça com os gergelins, conforme desejar.

Rendimento: 4 saladas grandes.

INFORMAÇÕES NUTRICIONAIS: 320 kcal totais; 80 kcal por porção; 4 g de carboidrato; 2 g de proteína; 6 g de gordura.

Beterrabas assadas

As beterrabas são ricas em nitratos, um elemento que pode melhorar o desempenho, quando consumido entre duas e duas horas e meia antes de um exercício pesado (Cap. 11). Embora alguns atletas não apreciem muito as batidas de beterraba, sugiro que você asse 480 g delas como uma forma mais agradável de ingerir seus nitratos. Beterrabas assadas ficam mais doces e gostosas! Lembra o consumo de um doce que seja bom para você.

480 g de beterrabas
2 a 3 colheres (chá) de azeite de oliva

1. Corte folhas e talos das beterrabas. Escove as beterrabas e seque com uma toalha. Cozinhe as folhas e talos em outra oportunidade, como faz com espinafre e o repolho.
2. Corte as beterrabas em quatro ou oito partes, dependendo do tamanho.
3. Forre uma bandeja para assar com papel-alumínio. Coloque as beterrabas numa camada sobre o papel. Polvilhe com o azeite de oliva e misture para que fiquem igualmente azeitadas. Ou coloque-as num saco plástico grande e agite-o para misturar igualmente.
4. Coloque em forno frio que é aquecido até 200°C. Asse por 30 minutos, ou até perfurar as beterrabas facilmente com garfo.
5. Deixe as beterrabas esfiarem um pouco e saboreie os pedaços com pele e tudo!

Rendimento: duas porções como jantar; uma para benefícios ergogênicos.

INFORMAÇÕES NUTRICIONAIS: 250 kcal totais, 125 kcal por porção ao jantar, 23 g de carboidratos, 4 g de proteína e 4 g de gorduras.

Batatas-doces com glacê de mel

Rica em carboidrato e de cor viva, a batata-doce oferece bastante betacaroteno, que protege a saúde. Saboreie-a com frango, peixe e carne de gado e procure fazer bastante para sobrar. Assim, você poderá comê-la fria como lanche pré-exercício. Ela é mais saudável do que um biscoito – e tão doce quanto!

1 kg de batatas-doces (cerca de 4 médias)
1/4 copo (60 mL) de água
2 colheres (sopa) de açúcar mascavo
2 colheres (sopa) de mel
1 colher (sopa) de azeite de oliva

1. Preaqueça o forno a 190°C.
2. Unte levemente a base e as laterais de um forma de 23 x 33 cm com *spray* de untar; reserve.
3. Descasque (se desejar) e corte as batatas-doces em pedaços de 2 cm de espessura.
4. Em uma tigela pequena, misture a água, o açúcar mascavo, o mel e o azeite de oliva.
5. Transfira as batatas para a forma, dispondo-as em uma só camada. Despeje o molho sobre elas e vire-as para cobrir por completo.
6. Cubra com papel-alumínio e asse por cerca de 30 a 45 minutos, ou até que fiquem macias, mexendo devagar duas vezes para garantir que fiquem cobertas.
7. Quando as batatas estiverem macias, remova o papel-alumínio e asse por mais 15 minutos ou até que o glacê fique sólido.

Rendimento: 4 porções.

INFORMAÇÕES NUTRICIONAIS: 1.050 kcal totais; 260 kcal por porção; 55 g de carboidrato; 3 g de proteína; 3 g de gordura.

Adaptada da receita em www.mayoclinic.com.

CAPÍTULO 21

Frango e peru

A carne branca e escura do frango e do peru são excelentes exemplos de fisiologia muscular. Representam dois tipos de fibras musculares. A carne branca do peito constitui-se, principalmente, de fibras musculares de contração rápida, usadas para explosões de energia. Atletas, como ginastas de elite, jogadores de basquete e outros que realizam exercícios que envolvem *sprints*, tendem a ter uma alta porcentagem de fibras de contração rápida.

A carne escura das pernas e asas constitui-se, principalmente, de fibras musculares de contração lenta, que funcionam melhor em exercícios de resistência aeróbia. Os maratonistas de elite, os ciclistas de longa distância e outros atletas de resistência aeróbia bem-sucedidos têm propensão a apresentar uma porcentagem alta de fibras de contração lenta. A carne escura das aves contém mais gordura que a branca, pois a gordura fornece energia para uma resistência maior; a carne escura também contém um pouco mais de calorias de gordura do que a carne *light*:

90 g de peito de frango ou peru (carne branca) = 120 kcal
90 g de coxa de frango e peru (carne escura) = 150 kcal

A carne escura também contém mais ferro, zinco, vitaminas do complexo B e outros nutrientes. Recomendo aos atletas que não consomem carne de gado que optem pela carne escura e sem pele das aves para aumentar a ingestão desses importantes nutrientes. Considerando que a maior fonte de gordura no frango está na pele, procure retirá-la antes de cozinhar: isso elimina a tentação de comê-la.

LISTA DE RECEITAS

Ideias rápidas e fáceis com frango	375
Frango frito no forno	376
Frango *sauté* com cogumelos e cebola	377
Frango com massa e espinafre	378
Caçarola de *enchilada* de frango e chili verde	379
Salada de frango com amêndoas e tangerinas	380
Sopa de feijão preto e frango	381
Frango com feijão branco	382
Frango assado mexicano com feijão-rajado	383
Wrap de peru com molho de *cramberry* e maçã	384
Goulash picante de peru com amendoim	385
Almôndegas de peru com molho picante de *cramberry*	386

Veja também: Hortaliças fritas rapidamente em óleo quente; Lasanha de frigideira (Cap. 19); Peixe em papel-alumínio à mexicana; Salmão grelhado com glacê de mostarda e xarope de bordo (Cap. 22); Almôndegas para congelar (Cap. 23); Sopa de feijão branco e massa com tomates secos; Arroz frito com *tofu*; Sopa de pasta de amendoim com *curry* e grão-de-bico; Massa com espinafre e grãos-de-bico; *Enchilada casserole*; Chili rápido e fácil (Cap. 24).

Ideias rápidas e fáceis com frango

Para fazer uma refeição básica de frango, coloque cerca de 1 cm de água em uma caçarola, adicione o frango em pedaços (com ou sem ossos), feche bem a panela e leve ao fogo até ferver. Baixe o fogo; cozinhe lentamente em fogo médio-baixo por 20 a 25 minutos, ou até sair o suco ao furar o frango com um garfo. Você também pode optar por colocar o frango sem pele em uma grelha, dentro de uma assadeira. Asse descoberto a 180°C, por 20 a 30 minutos, ou até que o suco saia ao furar a carne com um garfo. Para facilitar a limpeza ao assar frango, use uma panela antiaderente ou assadeira normal untada com *spray*, ou ainda forre a panela com papel-alumínio. Seguem algumas maneiras de variar suas refeições com frango:

- Adicione condimentos à água do cozimento: um cubo de caldo de galinha com baixo teor de sódio, molho de soja *light*, *curry*, manjericão ou tomilho. Ou substitua a água do cozimento por suco de laranja, vinho branco ou lata de tomates pelados.
- Cozinhe arroz com o frango (adicione mais água) e acrescente hortaliças nos 5 minutos finais.
- Prepare a mistura do recheio com o caldo da galinha.
- Corte em cubos o frango cozido e enrole-o numa tortila com molho de tomates, alface em tiras e queijo magro grelhado.
- Espalhe uma colher (chá) de mostarda *Dijon* no frango cru, salpique sobre ele uma quantidade generosa de queijo parmesão e asse.
- Espalhe uma colher (chá) de mel no frango cru, depois o salpique com *curry* em pó e asse.
- Enrole um peito de frango cru em torno de um pedaço queijo fatiado ao meio longitudinalmente; prenda-o com palitos de dente e, então, asse.
- Marine o frango em um saco plástico hermético com molho de soja, um pouco de gengibre moído, mostarda e alho em pó, depois asse ou frite ligeiramente com um pouco de óleo em uma frigideira.
- Mergulhe o frango em azeite de oliva ou óleo de canola; depois, passe gergelins, farelo de bolacha ou farelo de *Corn Flakes* e asse ou frite ligeiramente com um pouco de óleo em uma frigideira.
- Coloque um peito de frango em um pedaço de papel-alumínio, cubra com hortaliças e temperos a sua escolha. Enrole bem, dobrando e unindo as bordas do papel-alumínio, depois asse a 190°C por cerca de 20 minutos. Cuidado para não se queimar com o vapor que escapa ao abrir o pacote de papel-alumínio.

Frango frito no forno

O frango frito em bastante óleo é popular para muitos atletas, mas certamente não é a comida mais saudável. Esta receita oferece uma alternativa com teor de gordura mais baixo, que será "aprovada" até pelos mais exigentes. A grelha permite que o ar circule por todos os lados; o frango fica mais crocante, sem que seja preciso virá-lo durante o cozimento. E o revestimento da panela com papel-alumínio facilita a limpeza.

1 caixa (150 g) de torradas *Melba*
2 a 4 colheres (sopa) de azeite de oliva ou óleo de canola
2 claras ou 1 ovo inteiro
4 peitos de frango sem pele e desossados
Opcional: 1 colher (sopa) de mostarda *Dijon*; sal e pimenta a gosto.

1. Aqueça o forno a 200°C.
2. Coloque uma grelha em uma assadeira rasa forrada com papel-alumínio.
3. Introduza as torradas em um saco plástico reforçado, feche bem e triture com um rolo de massa (ou outro objeto duro), deixando algumas migalhas do tamanho de pequenos grãos de milho.
4. Coloque esse farelo em um prato raso e respingue o azeite sobre ele. Mexa bem para distribuir o azeite de forma homogênea.
5. Bata o ovo em uma tigela média. Adicione a mostarda, o sal e a pimenta, se desejar.
6. Mergulhe cada pedaço de frango na mistura de ovos, deixe escorrer o excesso e, então, deite um por vez no farelo. Chuvisque o farelo sobre o frango e pressione para aderir. Agite levemente para retirar o excesso de farelo e coloque o frango na grelha.
7. Asse por 40 minutos. A cobertura deve ficar bem dourada, e o suco deve sair quando a carne for cortada.

Rendimento: 4 porções.

INFORMAÇÕES NUTRICIONAIS: 1.200 kcal totais; 300 kcal por porção; 12 g de carboidrato; 40 g de proteína; 10 g de gordura.

Adaptada de Cook Illustrated Magazine, maio/junho 1999.

Frango *sauté* com cogumelos e cebola

Esta receita simples é saborosa o suficiente para um jantar especial improvisado. Inclui ingredientes comuns que são fáceis de estocar: peitos de frango (congelados), cogumelos (em conserva), cebolas, queijo com baixo teor de gordura e vinho. Saboreie esse prato acompanhado de arroz (integral), pãezinhos integrais crocantes e uma hortaliça verde.

1 a 2 colheres (sopa) de óleo, preferencialmente azeite de oliva ou óleo de canola
4 peitos de frango sem pele e desossados
1 cebola média cortada em cubos
1 xícara (240 mL) de vinho branco seco
2 vidros (175 mL cada) de cogumelos fatiados e escorridos
60 g de queijo suíço com baixo teor de gordura
Opcional: 1 a 2 dentes de alho picados ou 1 colher (chá) de tomilho moído.

1. Em uma frigideira antiaderente grande, aqueça o óleo e adicione os peitos de frango e a cebola (e o alho). Cozinhe por cerca de 5 minutos de cada lado.
2. Adicione o vinho e os cogumelos escorridos (e o tomilho).
3. Tampe e cozinhe em fogo baixo por cerca de 10 minutos, ou até que o frango esteja pronto e o suco saia, quando a carne for cortada com uma faca.
4. Coloque 15 g de queijo por cima de cada peito de frango cozido. Tampe a frigideira e cozinhe em fogo baixo por mais 3 minutos ou até o queijo derreter.
5. Sirva, colocando o frango por cima de uma cama de cogumelos.

Rendimento: 4 porções.

INFORMAÇÕES NUTRICIONAIS: 1.200 kcal totais; 300 kcal por porção; 10 g de carboidrato; 42 g de proteína; 10 g de gordura.

Cortesia de Molly Curran.

Frango com massa e espinafre

Esta receita não é apenas fácil e rápida, mas também inclui três grupos alimentares (cereais, proteína e hortaliças), criando uma refeição bem equilibrada. A variedade de alimentos pode ajudar você a ficar forte até o final – assim como o próprio espinafre.

500 g de massa, como *fettuccine*
2 colheres (sopa) de óleo, preferencialmente azeite de oliva ou óleo de canola
500 g de peito de frango sem pele, desossado e cortado em fatias finas
1 a 4 dentes de alho bem picados, ou 1/4 a 1 colher (chá) de alho em pó
1 lata (300 mL) de caldo de galinha
500 g de espinafre fresco lavado, escorrido e picado grosseiramente
Sal e pimenta a gosto
Opcionais: 300 g de cogumelos fatiados; 1/4 xícaras (25 g) de queijo parmesão.

1. Cozinhe a massa conforme as instruções da embalagem.
2. Enquanto a massa cozinha, aqueça o óleo em uma frigideira grande e frite levemente os peitos de frango fatiados por 30 segundos.
3. Acrescente o alho (e os cogumelos) e mexa bem. Cozinhe por cerca de 5 minutos.
4. Despeje o caldo de galinha e continue o cozimento em fogo baixo. Adicione o espinafre, mexendo até que murche.
5. Escorra a massa e recoloque-a na panela. Despeje sobre ela a mistura de frango e espinafre e mexa bem. Aqueça por 2 minutos.
6. Tempere a gosto com sal e pimenta (e o parmesão, conforme desejar).

Rendimento: 5 porções.

INFORMAÇÕES NUTRICIONAIS: 2.800 kcal totais; 560 kcal por porção; 75 g de carboidrato; 40 g de proteína; 11 g de gordura.

Caçarola de *enchilada* de frango e chili verde

Uma das receitas favoritas de minha família, é fácil de fazer e deliciosa. Os chilis verdes no molho com a *enchilada* adicionam sabor especial e uma mudança excelente ao molho vermelho tradicional para *enchiladas*. A receita foi adaptada do livro campeão de vendas de Brenda Ponichtera, *Quick & Healthy Recipes and Ideas*. Mais receitas podem ser encontradas em www.quickandhealthy.net.

700 g de peito de frango sem osso e pele
1 cebola média em cubos pequenos, ou ¼ xícara de cebola em pó
1 lata grande (840 mL) de molho de pimenta verde para *enchilada*
1 lata (135 g) de pimenta verde em cubos (chili)
½ xícara de creme azedo magro
1 xícara (120 g) de queijo *cheddar* mais magro, ralado
12 tortilas de milho (15 cm)

1. Coloque 2,5 cm de água em panela média, adicione o frango, cubra e deixe ferver. Cozinhe lentamente por 10 minutos ou até o suco sair da carne perfurada com garfo. Escorra o caldo e deixe o frango esfriar um pouco.
2. Enquanto cozinha o frango, corte a cebola e leve-a ao micro-ondas em tigela pequena por 2 minutos.
3. Em tigela média, misture a cebola, 1 ½ xícaras (360 mL) do molho para *enchilada*, o creme azedo, as pimentas verdes (chilis) e a ½ xícara (60 g) do queijo ralado.
4. Pré-aqueça o forno a 180°C e unte uma forma de 23 x 33 cm.
5. Coloque 4 tortilas na forma e espalhe-as bem pela forma.
6. Por cima derrame metade da mistura de frango. Acrescente outras 4 tortilas e o restante da mistura de frango e as demais 4 tortilas.
7. Despeje o molho de *enchilada* restante na forma. Asse sem cobrir por 30 a 40 minutos. Por cima coloque o restante do queijo ralado e volte ao forno por mais 5 minutos.

Rendimento: 4 porções grandes.

INFORMAÇÕES NUTRICIONAIS: 1.800 de kcal totais, 450 kcal por porção, 55 g de carboidrato, 35 g de proteína, 10 g de gorduras.

Copyrught 2008, por Brenda Pinichtera. De *Quick & Healthy Recipes and Ideas*. 3rd edition. Modificada com permissão da American Diabetes Association. Pedidos por telefone ou *online* (http://shopdiabetes.org).

Salada de frango com amêndoas e tangerinas

Essa salada fica bem servida em uma cama de folhas verdes, com pão integral.

480 g de peito de frango sem pele e desossado
1/4 a 1/2 xícara (30 a 60 g) de amêndoas em pedaços
1 lata (310 g) de tangerinas sem a calda
Opcionais: 1 lata (240 g) de abacaxi em pedaços; 1 lata (180 g) de castanhas-d'água fatiadas; 1/2 xícara de passas de uva ou de tâmaras secas picadas.

Molho de limão
1/2 a 1 xícara (115 a 230 g) de iogurte de limão com baixo teor de gordura, ou mistura de metade de iogurte e metade de maionese com baixo teor de gordura

Molho oriental
2 colheres (sopa) de molho *hoisin*
2 colheres (sopa) de suco de tangerina
4 colheres (sopa) de maionese com baixo teor de gordura
Opcional: 1/2 colher (chá) de mostarda seca;
1/4 colher (chá) de alho em pó.

Molho alternativo
1/2 xícara (115 g) de maionese com baixo teor de gordura

1. Ferva o frango em fogo baixo em 1 xícara de água, em uma panela tampada, por cerca de 20 minutos, ou até que o suco saia quando o frango for perfurado com um garfo. Resfrie, depois corte em cubos e coloque em uma tigela grande junto com as amêndoas e as tangerinas (e o abacaxi, as castanhas-d'água, as passas ou as tâmaras).

2. Para o molho de limão: adicione o iogurte de limão e misture bem. Para o molho oriental: em uma tigela pequena, misture o molho *hoisin*, o suco de tangerina e a maionese com baixo teor de gordura (e a mostarda e o alho).

3. Se der tempo, resfrie. Sirva sobre uma cama de salada verde.

Rendimento: 4 porções.

INFORMAÇÕES NUTRICIONAIS: 1.100 kcal totais com o molho de limão; 275 kcal por porção; 12 g de carboidrato; 40 g de proteína; 7 g de gordura 1.200 kcal totais com o molho oriental; 300 kcal por porção; 17 g de carboidrato; 40 g de proteína; 8 g de gordura.
Cortesia de Barbara Day, RD.

Sopa de feijão preto e frango

O entusiasta do *fitness* e *chef*, Peter Herman, enviou-me esta receita simples, deliciosa e nutritiva. É uma maneira saborosa de incluir mais feijões ricos em fibras na sua dieta. Você pode deixá-la ainda mais substanciosa adicionando massa cozida.

4 peitos de frango sem pele e desossados
5 xícaras (½ L) de caldo de galinha ou água
2 cenouras descascadas e fatiadas
2 tomates picados
1/2 cebola picada
3 a 5 dentes de alho esmagados
2 latas de 480 g de feijão preto enxaguado e escorrido
1 colher (sopa) de folhas de orégano frescas ou 1 colher (chá) de orégano seco

Opcionais: 1/2 xícara (120 mL) de vinho *Marsala*; 2 a 4 xícaras de massa cozida de conchinhas ou lacinhos (*farfalle*); 60 g de queijo *cheddar* ralado; flocos de pimenta vermelha picante.

1. Em uma panela para caldo, coloque os peitos de frango, o caldo de galinha ou a água, as cenouras, os tomates, a cebola, o alho, o feijão e os temperos (e o vinho). Tampe e deixe ferver; depois, baixe o fogo e cozinhe por cerca de 20 minutos ou até que esteja pronto.
2. Retire os pedaços de frango do caldo e reserve para que resfriem. Mantenha o caldo aquecido em fogo baixo Opcional: adicione a massa cozida.
3. Corte o frango em cubos pequenos. Recoloque-o na sopa e aqueça bem.
4. Guarneça com o queijo ralado e os flocos de pimenta, se desejar.

Rendimento: 4 porções

INFORMAÇÕES NUTRICIONAIS: 1.200 kcal totais; 300 kcal por porção; 33 g de carboidrato; 35 g de proteína; 3 g de gordura.

Cortesia de Peter Herman.

Frango com feijão branco

Esta refeição, com uma só panela, oferece uma combinação saborosa de proteína e carboidratos, carboidratos do feijão para reabastecer os músculos e a proteína do feijão, do frango e do queijo para construir e reparar os músculos. Se você usar sobras de frango ou peru, cerca de 1 ½ xícaras serão suficientes dessas carnes em cubos.

720 g de peito ou coxas de frango sem pele e ossos
450 mL de caldo de frango em lata
1 colher (sopa) de azeite de oliva
1 cebola pequena picada
¼ colher (chá) de alho em pó, ou 1 dente de alho picado
1 lata (120 g) de chilis verdes picados
1 colher (chá) de cominho em pó
2 latas (450 g) de feijão branco escorridos
1/2 xícara (120 g) de queijo magro ralado, como o *Monterey Jack* ou *cheddar* branco
Opcional: 1 pimenta jalapeno com sementes picada, 1 pitada de cravo da índia, 1 pitada de pimenta caiena.

1. Cozinhe devagar o frango no caldo de frango por uns 10 minutos.
2. Enquanto cozinha o frango, aqueça o azeite de oliva em panela grande e fogo médio. Mexa a cebola picada até ficar macia, por 5 a 7 minutos.
3. Misture o alho, a pimenta verde, o cominho (jalapeno, cravos e pimenta caiena). Continue o cozimento até ficar macio, por uns 3 minutos.
4. Acrescente a mistura de cebola e chili ao caldo. Adicione os feijões e deixe ferver.
5. Abaixe o fogo e cozinhe lentamente por 10 minutos, sem tampa, mexendo de vez em quando. Deve ficar como sopa. Para engrossar o caldo, esmague metade dos feijões com esmagador de batatas.
6. Sirva com cobertura do queijo ralado. Se quiser, guarneça com coentro, salsinha, tomates picados, cebolinha e abacate, ou guacamole. Para uma refeição completa, sirva com tortilas frescas e quentes.

Rendimento: 4 porções.

INFORMAÇÕES NUTRICIONAIS: 1.700 kcal totais, 425 kcal por porção, 38 g de carboidrato, 42 g de proteína, 12 g de gordura.

Frango assado mexicano com feijão-rajado

Uma das receitas apimentadas favoritas! Ao cozinhar para mim mesma, enrolo um pedaço de frango, 1/4 lata de feijão e 1/2 xícara de molho de tomate picante em um pedaço de papel-alumínio, asso no forno e não preciso lavar pratos!

2 latas (480 g) de feijão-rajado
4 pedaços de frango sem pele
1 xícara de molho de tomate picante

1. Escorra o feijão e despeje-o na base de uma assadeira.
2. Coloque o frango sem pele por cima; vire o molho de tomate sobre o feijão e o frango.
3. Cubra e asse a 180°C por 25 a 30 minutos. Se desejar, asse sem cobrir nos últimos 10 minutos para engrossar o molho.

Rendimento: 4 porções.

INFORMAÇÕES NUTRICIONAIS: 1.350 kcal totais; 340 kcal por porção; 31 g de carboidrato; 45 g de proteína; 4 g de gordura.

Wrap de peru com molho de *cramberry* e maçã

Simples de fazer, diferente e saboroso, esse sanduíche é uma das opções favoritas para almoço ou jantar de Heidi McIndoo, nutricionista da região de Boston. Você pode prepará-lo com um *wrap*, um pão sírio, uma baguete integral ou um pão fatiado. É um alimento perfeito para recuperação – uma ótima combinação de proteína, carboidrato e sabor. Em um dia de inverno, aqueça-o rapidamente no forno de micro-ondas. Delícia!

Por sanduíche:
1 a 2 colheres (sopa) de molho de *cramberry*
1 *wrap* ou um pãozinho integral ou 2 fatias de pão integral
30 g de queijo *cheddar* fatiado, preferencialmente com baixo teor de gordura
60 g de peito de peru fatiado
1/4 de maçã, como a *Granny Smith*, em fatias bem finas

1. Espalhe o molho de *cramberry* no *wrap* ou na base do pãozinho, ou em uma fatia do pão
2. Adicione as fatias de queijo, de peito de peru e de maçã.
3. Enrole o *wrap*, ou sobreponha à outra metade do pãozinho ou à segunda fatia do pão.
4. Se desejar, aqueça brevemente no forno de micro-ondas.

Rendimento: 1 sanduíche.

INFORMAÇÕES NUTRICIONAIS: 400 kcal totais; 400 kcal por porção; 60 g de carboidrato; 25 g de proteína; 6 g de gordura.

Cortesia de Heidi McIndoo.

Goulash picante de peru com amendoim

Esta receita é aquela que chamo de comida para uma pessoa esfomeada – saborosa e capaz de atender ao apetite do atleta mais faminto. É deliciosa e muito fácil de fazer.

Você pode adicionar as hortaliças que quiser e adaptar os condimentos conforme seu gosto. Por exemplo, se não tiver cominho ou pasta de pimenta vermelha, pode usar pimenta vermelha em flocos ou óleo de pimenta. Sirva com arroz (integral) e uma salada!

480 g de carne de peru moída
1 ½ xícara de ervilhas congeladas
½ xícara (130 g) de pasta de amendoim
1 a 1 ½ xícara (240 a 360 mL) de água
2 a 3 colheres (chá) de pasta de *curry* vermelha (ou um pouco de flocos de pimenta vermelha a gosto)
2 a 3 colheres (chá) de cominho a gosto
1 colher (sopa) de açúcar mascavo
Sal e pimenta a gosto

1. Em frigideira grande e não aderente, cozinhe o peru moído até perder a cor rosada. Adicione as ervilhas congeladas. Cozinhe por 3 a 5 minutos, mexendo ocasionalmente.
2. Adicione 1 xícara (240 mL) de água, a pasta de *curry* (ou pimenta vermelha em flocos), o cominho e o açúcar mascavo. Misture bem.
3. Adicione a pasta de amendoim e mexa até misturar. A mistura ficará espessa. Acrescente água se quiser.
4. Sirva com arroz (integral).

Rendimento: 5 porções.

INFORMAÇÕES NUTRICIONAIS: 1.600 kcal totais (sem o arroz), 320 kcal por porção, 12 g de carboidrato, 26 g de proteína, 18 g de gordura.

Almôndegas de peru com molho picante de *cramberry*

Estas almôndegas de peru são saborosas como entrada! Servidas com palitinhos, elas desaparecem da mesa em pouco tempo. Se desejar incorporá-las a uma refeição, sirva-as com arroz (integral) e uma hortaliça em folhas.

Esta receita é dos nutricionistas das lijas Hy-Vee. Costumam usá-la nas demonstrações de culinária para ensinar as pessoas a aproveitarem a carne moída do peru (ou do frango) como alternativa ao hambúrguer mais cheio de gordura.

480 g de carne de peru moída
½ xícara (60 g) de farelos de pão condimentados
1 ovo grande ou 2 claras
1 lata (420 g) de molho de *cramberry* integral
1 lata (240 mL) de molho de tomates
1 a 2 colheres (sopa) de raiz forte
1 colher (sopa) de molho inglês
1 colher (sopa) de limão-siciliano

1. Misture a carne moída, os farelos de pão e um ovo na tigela.
2. Modele bolas de 2,5cm de diâmetro.
3. Cozinhe as almôndegas em frigideira de 25 cm em fogo médio, durante 10 minutos, virando-as uma ou duas vezes. (Pode assar as almôndegas em forno a 180°C, durante 20 minutos).
4. Acrescente o molho de *cramberry*, de tomates e a raiz forte, o molho inglês e o suco de limão à frigideira, mexendo devagar para não estragar as almôndegas.
5. Aqueça até ferver e reduza o fogo. Cozinhe em fogo baixo sem tampa por 10 minutos, mexendo de vez em quando.

Rendimento: 30 almôndegas pequenas.

INFORMAÇÕES NUTRICIONAIS: 1.500 kcal totais, 300 kcal por porção (6 almôndegas, incluindo 1/5 do molho), 40 g de carboidrato, 16 g de proteína, 7 g de gorduras.

Cortesia: Hy-Vee.

CAPÍTULO 22

Peixes e frutos do mar

As refeições com peixes tendem a ser mais populares em restaurantes do que em casa porque muitas pessoas não sabem comprá-los ou prepará-los. As dicas a seguir desmistificarão a cozinha com peixes. Na verdade, os peixes são um dos alimentos mais fáceis de preparar.

O peixe fresco, quando manuseado de forma adequada, não tem odor, seja cru ou cozido. O odor surge com o envelhecimento e por contaminação bacteriana. Sempre que possível, peça para cheirar o peixe que deseja comprar. Depois da compra de peixe fresco, use-o logo, de preferência, num dia. Mantenha-o na parte mais resfriada do refrigerador.

Ao comprar peixe congelado no comércio, certifique-se de que a caixa esteja firme e fechada, sem sinais de descongelamento ou recongelamento. Para descongelar, coloque o peixe na geladeira ou no forno de micro-ondas. Não o congele novamente.

Para cada porção, use 480 g de peixe inteiro cru (como truta ou cavalinha) ou 160 a 240 g de filés de peixe cru (como salmão, peixe-espada ou linguado). Para as mãos não ficarem com mau cheiro, friccione-as com suco de limão ou vinagre. Lave os utensílios de cozinha com uma colher (chá) de bicarbonato de sódio por litro de água.

Aqui vão algumas dicas para auxiliar no preparo de seu pescado:

- Se possível, cozinhe o peixe no prato em que será servido: a carne de peixe é delicada e, quanto menos manipulada, mais atraente fica.
- Os condimentos que combinam com peixe incluem limão, endro, alecrim e salsa. Adicione páprica para dar cor.
- Para testar se está pronto, puxe suavemente um pedacinho da carne com um garfo. Ela deverá desprender-se com facilidade e não deverá estar translúcida.
- Use as sobras de peixe, quentes ou frias, em sanduíches, como alternativa ao frango ou ao peru.

A seguir, algumas maneiras de cozinhar o peixe.

- **Grelhado.** Coloque o peixe em uma grelha levemente untada com óleo ou com *spray* de untar para evitar aderência. Espalhe um pouco de azeite de oliva e condimentos (se desejar), ou uma mistura em partes iguais de maionese com pouca gordura e mostarda *Dijon*. Posicione a grelha de 10 a 15 cm da fonte de calor. Filés finos (como os de linguado ou anchova) podem ser

cozidos em 5 minutos sem virar; os mais grossos (como os de salmão ou peixe-espada) podem precisar de 5 ou 6 minutos para cada lado.
- **Assado.** Coloque o peixe em uma assadeira levemente untada com óleo ou com *spray* de untar, tempere conforme desejar, cubra e asse a 200ºC por 15 a 20 minutos, dependendo da espessura.
- **Cozido em fogo lento.** Coloque o peixe em uma caçarola antiaderente e cubra os filés com água, vinho branco ou leite. Tempere a gosto com ervas e alho, tampe e cozinhe em fogo baixo, no fogão, por cerca de 10 minutos. Para dar um toque asiático, adicione cebolinha e um pouco de molho de soja.
- **No micro-ondas.** Se possível, coloque a parte mais espessa do filé voltada para a borda do prato, sobrepondo porções finas para evitar que cozinhem demais. Tempere conforme desejar, cubra com papel-manteiga e cozinhe no micro-ondas por um tempo mínimo, evitando que o peixe fique duro e seco. Retire do forno antes que esteja totalmente cozido e deixe descansar por 5 minutos para terminar o cozimento antes de servir. Os filés de peixes de carne branca podem precisar de 4 minutos; as postas de salmão, de 6 a 7 minutos.

LISTA DE RECEITAS

Salmão grelhado com glacê de mostarda e xarope de bordo	389
Tortinhas simples de salmão	390
Assado de peixe com espinafre	391
Camarões com massa de conchinhas	392
Salada de massa com atum	393
Marinara de camarões	394
Peixe em papel-alumínio à mexicana	395

Veja também: Arroz frito com *tofu* (Cap. 24).

Salmão grelhado com glacê de mostarda e xarope de bordo

Essa cobertura simples complementa muito bem o salmão, podendo ainda ser usada com frango. Cortar o salmão em duas partes antes do cozimento deixa-o mais fácil para servir.

480 g de salmão
1 colher (sopa) de mostarda, *Dijon* de preferência
1 colher (sopa) de xarope de bordo
Opcional: suco de meio limão; alho polvilhado.

1. Preaqueça a grelha. Coloque as peças de salmão numa forma para grelhar forrada com papel-alumínio (para limpar com facilidade).
2. Numa tigela pequena, misture a mostarda e o xarope de bordo (e o suco de limão e o alho em pó). Espalhe sobre o filé de salmão.
3. Grelhe por 5 a 8 minutos (dependendo da espessura) até que o salmão esteja cozido por inteiro e a carne se solte com facilidade com um garfo.

Rendimento: 3 porções grandes.

INFORMAÇÕES NUTRICIONAIS: 750 kcal totais, 250 kcal por porção, 4 g de carboidrato, 32 g de proteína, 14 g de gordura.

Tortinhas simples de salmão

Essas "tortinhas" de salmão são feitas com salmão enlatado, uma fonte barata da gordura saudável ômega-3. Saboreie-as com massa com cogumelos e aspargos (Cap. 19), ou arroz integral com uma hortaliça verde para ter uma refeição completa.

1 lata (420 g) de salmão escorrido e em pedaços (remova a pele, mas deixe os ossos para uma adição de cálcio)

1 xícara (120 g) de farelo de bolacha salgada tipo *saltine* integral ou de farinha de rosca

1 ovo ou substituto, levemente batido

1 xícara (150 g) de pimentão verde ou vermelho cortado em cubos

1/2 cebola em cubos, preferencialmente uma *cebola doce* (do tipo para salada), como a *Vidalia*

1/4 xícara (60 mL) de leite, preferencialmente com baixo teor de gordura

Pimenta forte ou preta conforme desejar

1 a 2 colheres de sopa de azeite de oliva ou óleo de canola

Opcionais: 1 colher (chá) de molho inglês ou molho de soja; um pouquinho de molho de pimenta picante; 1/2 colher (chá) de endro seco ou 2 colheres (chá) de endro fresco.

1. Em uma tigela grande, misture o salmão, o farelo de bolacha ou a farinha de rosca, o ovo, o pimentão e a cebola. Adicione o leite (e o molho inglês e o molho de pimenta, se desejado). Acrescente a pimenta (e o endro) e misture bem com as mãos. Pressione levemente a mistura, formando oito "tortinhas".

2. Aqueça o óleo em uma panela grande para fritura em fogo médio. Aquecido o óleo, coloque as tortinhas na panela e frite dos dois lados até ficarem levemente douradas, por cerca de 3 a 5 minutos.

Rendimento: 4 porções (8 tortinhas).

INFORMAÇÕES NUTRICIONAIS: 1.200 kcal totais; 300 kcal por porção (2 tortinhas); 24 g de carboidrato; 27 g de proteína; 11 g de gordura (2 g de ômega-3).

Cortesia de Kelly Leonard, MS, RD.

Assado de peixe com espinafre

Esta receita combina bem com arroz e um pão integral crocante. Se desejar uma receita mais incrementada, frite levemente 1/2 colher (chá) de alho moído, 240 g de cogumelos fatiados e 1/4 colher (chá) de orégano em um pouco de azeite de oliva, depois adicione ao espinafre antes de colocá-lo na assadeira.

1 caixa de 300 g de espinafre picado congelado
60 g de queijo *mussarela* em retalhos
480 g de filés de peixe
Sal, pimenta e suco de limão a gosto

1. Pré-aqueça o forno a 200ºC.
2. Descongele o espinafre e descarte o excesso de água. Espalhe-o numa assadeira pequena.
3. Salpique com o queijo e coloque o peixe por cima. Tempere conforme desejar.
4. Cubra com papel-alumínio. Asse por 20 minutos ou até que o peixe se abra com facilidade.

Rendimento: 2 porções.

INFORMAÇÕES NUTRICIONAIS: 560 kcal totais (usando bacalhau); 280 kcal por porção; 6 g de carboidrato; 50 g de proteína; 6 g de gordura.

Camarões com massa de conchinhas

Este prato é fácil e rápido no preparo para uma refeição antes de um jogo. Há atletas que o preferem antes de uma competição, porque tem poucas fibras, a digestão é fácil e o sabor, suave. É difícil reclamarem dele. Certamente, você pode "esquentar o prato" adicionando um pouco de pimenta vermelha. Sirva os camarões com verduras (p. ex., ervilhas, vagens ou brócolis) que você cozinha no vapor enquanto prepara a massa.

175 g de massa na forma de conchinhas, ou outro formato
1 colher (sopa) de margarina ou de azeite de oliva
1 pacote (250 g) de camarões congelados, descascados e sem veias
1/2 colher (chá) de caldo de galinha granulado ou 1 cubo (ou ½ colher de sopa de sal)
1 colher (sopa) de amido de milho misturado em:
1 xícara de leite, preferencialmente com baixo teor de gordura
2 a 4 colheres (sopa) de queijo parmesão ralado
Opcionais: 1 cabeça de alho moído ou 1/8 colher (chá) de alho em pó; 2 colheres (sopa) de vinho branco; tomates e salsinha como guarnição.

1. Cozinhe a massa de acordo com as instruções da embalagem em panela grande.
2. Enquanto a massa cozinha, derreta a margarina em uma frigideira antiaderente grande. Adicione os camarões e o caldo de galinha (ou o sal e o alho). Mexa por 3 a 4 minutos ou até que o camarão fique rosado.
3. Misture o amido e o leite e despeje a mistura no camarão cozido. Cozinhe mexendo sempre até ficar espesso e com bolhas. Adicione o queijo (e o vinho se quiser).
4. Adicione a massa cozida e escorrida, mexa para misturar. Guarneça com mais parmesão, tomates picados e salsa se desejar.

Rendimento: 2 porções grandes

INFORMAÇÕES NUTRICIONAIS: 1.100 kcal totais; 550 kcal por porção; 70 g de carboidrato; 40 g de proteína; 12 g de gordura.

Adaptada da receita oferecida por Helen Baker.

Salada de massa com atum

Trata-se de um clássico preferido, perfeito para uma reunião nos meses de calor ou para o almoço no local de trabalho. Os ingredientes podem ser adaptados como preferir, por exemplo, adicionando menos cebolas, mais massa, o que for. Se a salada ressecar, acrescente mais leite.

2 ½ xícaras de massa crua, do tipo conchinha ou outra
2/3 a 1 xícara (152 a 230 g) de maionese *light*
Embalagem com 300 g de ervilhas congeladas
1 lata grande de atum (340 g)
1 xícara de aipo em cubos
1 xícara (240 g) de queijo *cheddar* magro em tiras
¼ a ½ xícara (40 a 80 g) de cebola picada, de preferência, a roxa ou a *Vidalia*
2 colheres (sopa) de picles doces picados
Sal e pimenta a gosto

1. Cozinhe a massa conforme as orientações. Escorra e enxágue em água fria.
2. Em tigela grande, misture a maionese, as ervilhas (descongelam durante o preparo), o atum, o aipo, o queijo ralado, a cebola, os picles picados, o sal e a pimenta a gosto.
3. Acrescente a massa escorrida, misture bem, aqueça e sirva.

Rendimento: 4 porções como prato principal (9 como acompanhamento).

INFORMAÇÕES NUTRICIONAIS: 1.800 kcal totais, 450 kcal por porção, 45 g de carboidrato, 34 g de proteína, 15 g de gordura.

Marinara de camarões

Adaptei esta receita da nutricionista do esporte Eileen Stellefson Myers, MPH, RD, de Nashville. Esse prato é um jantar rápido e fácil, ainda que um tanto especial. É leve e de fácil digestão – bom para uma carga de carboidrato!

Eileen recomenda deixar o molho de tomate cozinhar em fogo baixo por cerca de 25 minutos para engrossá-lo. Eu fico impaciente e deixo por apenas 5 minutos. Sirva com salada e pãezinhos integrais.

1 lata (840 mL) de tomates em cubos já temperados com manjericão, alho e orégano
1/4 colher (chá) de pimenta vermelha
3 colheres (sopa) de azeite de oliva
480 g de camarões crus, descascados e sem veias
360 g de massa, preferencialmente de trigo integral
Opcionais: 1 a 2 dentes de alho moídos; 2 colheres (chá) de salsa bem picada.

1. Cozinhe a massa conforme as instruções da embalagem.
2. Enquanto a água da massa está fervendo, em uma frigideira grande, misture o azeite de oliva, a pimenta vermelha e os tomates em cubos. Deixe ferver em fogo baixo, depois cozinhe por 5 a 25 minutos enquanto a massa cozinha.
3. Adicione os camarões e cozinhe até que fiquem rosados. Guarneça com a salsa, se desejar.
4. Sirva sobre a massa.

Rendimento: 4 porções grandes.

INFORMAÇÕES NUTRICIONAIS: 2.400 kcal totais; 600 kcal por porção; 82 g de carboidrato; 35 g de proteína; 12 g de gordura. Somente o molho: 1.100 kcal; 275 kcal por porção; 20 g de carboidrato; 25 g de proteína; 11 g de gordura.

Adaptada da receita oferecida por Eileen Stellefson Myers, MPH, RD.

Peixe em papel-alumínio à mexicana

O peixe sempre fica molhado e saboroso quando preparado em papel-alumínio. Para variar, você pode assá-lo ao estilo oriental (com molho de soja, óleo de gergelim e cebolinha), ou ao estilo italiano (com tomates, cebolas e orégano). A receita também funciona bem com peito de frango sem pele e desossado.

A quantidade a seguir é para duas porções. Dobre a receita se a preparar para toda a família.

2 pedaços de 46 cm de papel-alumínio resistente
480 g de filés de peixe branco
1/2 xícara (120 mL) de molho de tomate tipo mexicano
Opcionais: 1 pimentão verde e 1 cebola pequena cortados em cubos e levemente fritos em 1 colher (chá) de azeite de oliva; 1/8 colher (chá) de alho em pó; sal e pimenta; queijo *cheddar* com baixo teor de gordura ralado.

1. Se desejar, frite levemente a cebola e o pimentão no azeite de oliva.
2. No meio de cada pedaço de papel-alumínio, coloque 240 g de peixe. Cubra com 1/4 xícara do molho de tomate (adicione pimentas, cebolas e outros ingredientes ou temperos, conforme desejado).
3. Enrole, unindo as bordas do papel-alumínio, dobrando-as e depois dobrando as extremidades e revirando as bordas.
4. Asse ou grelhe os pacotes por 15 a 20 minutos. Levante com uma espátula e abra cuidadosamente, cuidando para não se queimar com o vapor.

Rendimento: 2 porções.

INFORMAÇÕES NUTRICIONAIS: 400 kcal totais; 200 kcal por porção; 4 g de carboidrato; 42 g de proteína; 2 g de gordura.

CAPÍTULO 23

Carne de gado e de porco

Apesar das crenças populares, as carnes magras de gado e de porco podem fazer parte de uma dieta saudável para o coração. São fontes excelentes de proteína, ferro e zinco – nutrientes importantes para todas as pessoas, particularmente para os atletas. A principal preocupação quanto à carne vermelha é o teor de gordura. A solução é escolher cortes magros, eliminar a gordura e comer porções menores.

Estes são os cortes mais magros da carne de gado:

- Coxão mole e filé
- Coxão duro
- Lagarto
- Alcatra desossada
- Patinho
- Bife de vazio
- Bife magro

Estes são os cortes mais magros da carne de porco:

- Parte abaixo do lombo e das costeletas
- Costeleta de lombo
- Parte acima do lombo
- Filé de porco
- Costeletas

LISTA DE RECEITAS

Almôndegas para congelar	398
Enchilada casserole	399
Prato mexicano de frigideira	400
Carne de gado ao molho agridoce de laranja	401
Costeletas de porco com glacê de mel	402
Porco frito com frutas	403

Veja também: Lasanha de frigideira; Salada de arroz e Feijões do sudoeste; Chili rápido e fácil (Cap. 24).

Almôndegas para congelar

A nutricionista do esporte Sue Luke, de Charlotte, Carolina do Norte, sempre gosta de ter essas almôndegas no congelador. Quando tudo dá errado para o jantar, um espaguete e almôndegas ou uma baguete com almôndegas estão à mão, acompanhados de pimentão e minicenouras cortados em pedaços, ou uma salada.

1 kg de carne de gado extramagra moída ou de peru moída
4 ovos, levemente batidos, ou substituto
1 1/2 xícaras (180 g) de farinha de rosca temperada
2 cebolas médias bem picadas
2 colheres (chá) de tempero italiano
1 colher (chá) de pimenta
Opcional: 2 a 6 dentes de alho moídos.

1. Ponha todos os ingredientes em uma tigela grande.
2. Lave as mãos, depois misture-os com as mãos.
3. Forme almôndegas do tamanho que desejar.
4. Coloque-as em uma forma grande para biscoitos untada com *spray* (ou forrada com papel-alumínio untado) e asse a 180°C, por 25 a 30 minutos.
5. Deixe esfriar. Coloque-as em um saco para congelamento de 4 L e leve ao congelador.
6. Quando planejar comer as almôndegas, retire a quantidade desejada. Descongele no forno de micro-ondas ou em uma panela de molho de espaguete.

Rendimento: 28 almôndegas de 5 cm.

INFORMAÇÕES NUTRICIONAIS: 2.800 kcal totais; 200 kcal por porção (2 almôndegas); 10 g de carboidrato; 22 g de proteína; 8 g de gordura.

Cortesia de Sue Luke.

Enchilada casserole

Uma das preferidas da família e que todos gostam. Esta receita especial é preparada com carne de gado, mas você também pode usar peru moído, *tofu* em cubos ou feijão comum. Para dar cor e dar textura crocante, cubra o prato com pimentões cortados em cubos.

480 g de carne de gado extramagra moída
1 lata (840 mL) de tomates em cubos escorridos ou tomates frescos picados
1 lata (300 mL) de molho de *enchilada*
1 lata (480 g) de feijão mexido, de preferência com baixo teor de gordura
180 g de *chips* de milho assados
120 g de queijo *cheddar*, de preferência com teor reduzido de gordura
Opcionais: 1 cebola média, picada; 1 colher (chá) de chili em pó; 1/2 colher (chá) de manjericão seco; 1 pimentão verde em cubos.

1. Doure a carne moída (e a cebola) em uma frigideira antiaderente grande.
2. Escorra toda a gordura e, após, adicione os tomates, o molho de *enchilada* e o feijão (e o chili em pó e o manjericão, se desejar). Aqueça até que comece a ferver.
3. Pré-aqueça o forno a 180°C. Esmigalhe as *chips* de milho e espalhe tudo, menos o conteúdo de 1 xícara, na base de uma assadeira de 23 × 33 cm.
4. Derrame a mistura de carne e *enchilada* sobre as *chips* de milho.
5. Rale o queijo e salpique-o por cima. Salpique também a xícara restante de *chips* (e o pimentão verde picado, se desejar).
6. Asse por 15 minutos ou até que o queijo derreta.

Rendimento: 6 porções.

INFORMAÇÕES NUTRICIONAIS: 2.800 kcal totais; 470 kcal por porção; 52 g de carboidrato; 30 g de proteína; 16 g de gordura.

Prato mexicano de frigideira

A combinação de carboidrato e proteína ao estilo mexicano é simples de preparar e fica ainda mais gostosa como "sobra planejada" para o outro dia. Você vai gostar de ter esse prato pronto e esperando por você quando chegar em casa faminto e ávido para se reabastecer, após um treino pesado. Para uma refeição vegetariana, não use a carne.

1 xícara (200 g) de arroz cru, preferencialmente integral
480 g de carne de gado extramagra moída ou de peru moída
1 pacote (cerca de 45 g) de tempero misto para taco
1 lata/caixa (480 g) de molho de tomate tipo mexicano, suave ou médio
1 lata (480 mL) de feijão preto ou feijão vermelho lavado e escorrido
1/2 a 1 xícara (120-240 mL) de água
Opcionais: 1 xícara (150 g) de pimentão verde ou vermelho em cubos; 1 lata (330 g) de milho verde ou 1 xícara (164 g) de milho verde congelado; queijo *cheddar* com baixo teor de gordura ralado para guarnição.

1. Cozinhe o arroz conforme as instruções da embalagem.
2. Enquanto o arroz cozinha, doure a carne moída em uma frigideira antiaderente (junto com o pimentão, se desejar). Escorra toda a gordura, depois salpique o tempero misto para taco sobre a carne moída.
3. Adicione o molho de tomate, o feijão (e o milho) e a água na mesma frigideira; cozinhe por 3 a 5 minutos ou até aquecer. Acrescente o arroz cozido. Se desejar, guarneça com o queijo ralado.

Rendimento: 4 porções grandes.

INFORMAÇÕES NUTRICIONAIS: 2.800 kcal totais; 470 kcal por porção; 60 g de carboidrato; 30 g de proteína; 16 g de gordura.

Carne de gado ao molho agridoce de laranja

Este é um prato delicioso e bem-vindo após um treino pesado, quando você está ávido por algo doce, porém saudável. Combina bem com cenouras e ervilhas cozidas.

1 xícara (200 g) de arroz cru
480 g de carne de gado extramagra moída
1/4 xícara (57 g) de geleia de laranja
1/4 colher (chá) de pimenta vermelha em flocos, ou uma pitada de pimenta caiena
Opcionais: ervilhas cozidas; aipo em cubos; pimentões verdes; pedaços de abacaxi.

1. Cozinhe o arroz conforme as instruções da embalagem.
2. Em uma caçarola, cozinhe a carne até ficar dourada; escorra a gordura.
3. Adicione, à carne moída, a geleia, a pimenta e o arroz cozido. Misture bem. Adicione os ingredientes opcionais, se desejado.

Rendimento: 3 porções.

INFORMAÇÕES NUTRICIONAIS: 1.500 kcal totais; 500 kcal por porção; 70 g de carboidrato; 42 g de proteína; 6 g de gordura.

Costeletas de porco com glacê de mel

A combinação de mel, canela e purê de maçã resulta em uma bela cobertura para as costeletas de porco. Sirva com arroz, cobrindo o prato com o molho da panela.

4 costeletas de porco extramagras, sem excesso de gordura (aproximadamente 150 g cada, cruas)

Cobertura de mel

2 colheres (sopa) de mel

1/4 xícara (57 g) de purê de maçã

1/4 colher (chá) de canela

Sal e pimenta a gosto

1. Em uma tigela pequena, misture o mel, o purê de maçã e a canela (e o sal e a pimenta, se desejar).
2. Aqueça uma frigideira antiaderente, depois doure um lado da costeleta por 3 minutos.
3. Vire-a e, com uma colher, coloque por cima a cobertura. Tampe e cozinhe por 3 minutos.
4. Destampe e cozinhe em fogo médio-baixo por 10 minutos ou até que a carne esteja cozida, virando-a uma vez.
5. Sirva com arroz, cobrindo tudo com o molho.

Rendimento: 4 porções.

INFORMAÇÕES NUTRICIONAIS: 1.000 kcal totais; 250 kcal por porção; 10 g de carboidrato; 30 g de proteína; 10 g de gordura.

Porco frito com frutas

Esta é uma receita popular apreciada por adultos e crianças na família. O abacaxi é tanto um bom substituto quanto um bom complemento às tangerinas.

1 colher (chá) de óleo
480 g de costeletas de porco desossadas, limpas e fatiadas em tiras finas
1/2 xícara (120 mL) de água
1/4 xícara (60 mL) de vinagre
2 colheres (sopa) de melado ou mel
2 colheres (sopa) de molho de soja
1 lata (330 g) de tangerinas
1 colher (chá) de amido de milho
1 colher (sopa) de água
Opcionais: 1/2 xícara (125 g) de pedaços de abacaxi; 1 pimentão verde em pedaços; 1 maçã média em cubos; 1/4 xícara (40 g) de passas de uva; 1/4 xícara (30 g) de nozes tostadas picadas.

1. Em uma frigideira antiaderente grande, aqueça o óleo e adicione o porco fatiado. Mexa até dourar.
2. Adicione a água, o vinagre, o melado, o molho de soja e as tangerinas (e o abacaxi, o pimentão verde e as passas de uva, conforme desejado).
3. Deixe ferver; tampe e cozinhe em fogo baixo por 5 minutos.
4. Engrosse o caldo, adicionando, lentamente, a mistura de amido de milho e água e deixe cozinhar até obter a consistência desejada.
5. Salpique com as nozes picadas, se desejar.

Rendimento: 4 porções.

INFORMAÇÕES NUTRICIONAIS: 1.200 kcal totais; 300 kcal por porção; 30 g de carboidrato; 25 g de proteína; 8 g de gordura.

CAPÍTULO 24

Feijão e *tofu*

Ao escrever a primeira edição deste livro, em 1990, feijões e *tofu* estavam quase no final da lista de alimentos populares. Hoje, com pessoas mais ativas optando pelo vegetarianismo, esses dois alimentos estão entre os principais. Seguem algumas receitas a serem aproveitadas às "segundas-feiras sem carne" e também em outros dias.

Feijões

O feijão é um dos melhores alimentos produzidos pela natureza; é rico em proteína e contém pouca gordura e nenhum colesterol. Ajuda a reduzir o colesterol sanguíneo, controlar a glicose sanguínea, combater o câncer, reduzir problemas de constipação, desenvolver os músculos (com sua proteína), abastecê-los (com seu carboidrato) e nutri-los (com bastante vitamina B, ferro, zinco, magnésio, cobre, ácido fólico e potássio).

Considerando que o feijão é uma fonte saudável de proteína e de carboidrato, refeições vegetarianas, como o chili, o *hummus* (pasta de grão-de-bico), os ensopados de feijão e outras refeições à base de feijão, são perfeitas para uma dieta desportiva. Quando ele for a única fonte de proteína, procure comer muito dele para consumir proteína em quantidade adequada (Cap. 7). Se você come carne mas quer se tornar um pouco mais vegetariano, substitua parte da carne ou toda ela nas receitas por mais feijão. Por exemplo, substitua a carne moída do chili ou da lasanha por feijão comum.

Mais informações sobre preparo caseiro de feijões e criação de receitas com eles podem ser encontradas em livros de receita, especializados em culinária vegetariana. O Apêndice A traz alguma bibliografia.

Tofu

O *tofu*, também conhecido como queijo de soja, é feito a partir de um extrato de soja. É uma proteína completa com todos os aminoácidos essenciais e gordura saudável. O *tofu* não tem colesterol e tem relativamente poucas calorias e pouco sódio. Ele é uma alternativa popular à carne e pode ser uma fonte de cálcio para pessoas que limitam a ingestão de laticínios.

O *tofu* é encontrado na maioria dos supermercados, na seção de hortaliças refrigeradas. Você pode comprar *tofu* macio ou firme em porções embaladas com água. Verifique a data de venda e compre a marca mais fresca. O *tofu* macio é preferível para se fazer um creme suave; o mais firme é bom para cortar em pedaços ou fatias.

O *tofu* sozinho tem pouquíssimo gosto; adquire o sabor dos alimentos com os quais é preparado. Por exemplo, misturado com molho de soja, adquire um sabor de comida chinesa; com chili, um sabor de comida mexicana. Devido a essa versatilidade, presta-se a muitas receitas: espaguete, saladas, chili, frituras chinesas e até mesmo molhos para salada. Para obter uma textura esponjosa, interessante, congele o *tofu* por no mínimo dois dias. Após tê-lo descongelado, retire a água, espremendo-o (como se fosse uma esponja de cozinha), parta o *tofu* em pedaços e adicione-os a um molho de espaguete, chili, sopas ou outros pratos.

LISTA DE RECEITAS

Ideias rápidas e fáceis com feijões	407
Pedaços agridoces de *tofu*	408
Sopa de feijão branco e massa com tomates secos	409
Chili rápido e fácil	410
Massa com espinafre e grão-de-bico	411
Sopa de pasta de amendoim com *curry* e grão-de-bico	412
Arroz frito com *tofu*	413
Burritos de *tofu*	414

Veja também: Salada de arroz e feijões do sudoeste (Cap. 19); Sopa de feijão preto e frango; Frango com feijão branco; Frango assado mexicano com feijão rajado (Cap. 21); Enchilada *casserole*; Prato mexicano de frigideira (Cap. 25); Superbatida de soja e fitoquímicos da Diana, Batida de proteína (Cap. 25).

Ideias rápidas e fáceis com feijão

Estas são algumas sugestões de como preparar e servir o feijão:

- Em um liquidificador, misture feijão preto ou rajado, molho de tomate tipo mexicano e queijo. Aqueça no micro-ondas e use como molho ou sobre tortilas ou batatas.
- Frite rapidamente alho ou cebolas em um pouco de óleo, adicione feijão em lata (em grãos ou amassado) e aqueça. Coma com arroz ou como recheio de uma tortila.
- Adicione o feijão a saladas, molho de espaguete, sopas e ensopados para aumentar o teor proteico.
- Numa tortila, enrole alguns feijões mexidos vegetarianos aquecidos, uma porção de requeijão, um pouco de molho de tomates, alface e tomates picados, a gosto. Enrole formando um *burrito*.
- Coloque sobre uma tortila e cubra com mais molho de tomate mexicano e queijo, também a gosto.
- Salpique feijões, molho de tomates, queijo em pedaços e o que quer que possa ser gostoso (frango em pedaços, tomates em cubos, carne moída) sobre flocos de milho assados. Aqueça no forno até derreter o queijo.

Pedaços agridoces de *tofu*

Adultos e crianças que alegam não gostar de *tofu* comem este prato. Como lanche, sirva os pedaços de *tofu* com palitinhos. Para uma refeição, sirva-o com arroz e uma hortaliça verde. A receita é do livro *Easy Meals to Cook with Kids*, de Julie Negrin, RD. Veja www.JulieNegrin.com

1 bolo de *tofu* (400 g) (firme ou extrafirme)
1 colher (sopa) de óleo de canola
4 colheres (sopa) de molho de soja ou tamari
4 colheres (sopa) de xarope de bordo
4 colheres (sopa) de água

1. Escorra a água da embalagem de *tofu*. Enrole-o em papel-toalha ou outro pano limpo por uns 10 minutos no mínimo para absorção da umidade excessiva (pode ser colocado um prato pesado sobre a embalagem para acelerar o processo). Com cuidado, corte o *tofu* em cubos de 2,5 cm.
2. Aqueça o óleo em frigideira grande, em fogo médio. Acrescente o *tofu* à frigideira e cozinhe por 10 minutos, mexendo os cubos com frequência com uma espátula, para que cada pedaço fique dourado e um pouco crocante.
3. Enquanto cozinha o *tofu*, misture o molho de soja, o xarope e a água em tigela pequena. Certifique-se de que tudo ficou misturado antes de adicionar o molho à panela, ou o xarope de bordo irá se separar do tamari.
4. Derrame o molho sobre o *tofu* e continue o cozimento até que a maior parte dele tenha sido absorvida pelo *tofu*, algo em torno de 12 a 15 minutos. Retire a panela do fogo e transfira o *tofu* para outro prato que vá à mesa.

Rendimento: 4 porções como aperitivo em palitinhos, ou 2 porções como entrada com arroz.

INFORMAÇÕES NUTRICIONAIS: 6700 kcal totais, 175 kcal por porção, 15 g de carboidrato, 10 g de proteína, 8 g de gordura.

Adaptada, com permissão, de uma receita em *Easy Meals to Cook with Kids*, de Julie Negrin, ©2010.

Sopa de feijão branco e massa com tomates secos

Esta sopa é deliciosa – vale a ida até o supermercado para comprar tomates secos. Se desejar, adicione à sopa mais feijão e massa – e até mesmo frango em cubos – e você terá uma refeição mais substanciosa.

1 colher (sopa) de óleo, preferencialmente azeite de oliva ou óleo de canola
1 cebola grande em cubos
1 cenoura média em cubos
1/4 a 1/2 colher (chá) de pimentão vermelho em flocos
1 lata (360 mL) de feijão comum branco (*cannellini*) escorrido
5 xícaras (1,2 L) de caldo de frango ou de hortaliças caseiro, em lata, ou ainda diluído do caldo em cubos ou granulado
90 g (cerca de 2/3 xícara) de massa crua, tipo gravata ou concha
1/3 xícara (35 g) de tomates secos em cubos
Sal e pimenta a gosto
3 colheres (sopa) de salsa fresca
Opcionais: 1 dente de alho bem picado ou 1/4 colher (chá) de alho em pó; 1 folha de louro; queijo parmesão ralado.

1. Em uma frigideira antiaderente grande, aqueça o óleo em fogo médio. Frite a cebola, a cenoura e os flocos de pimentão (e o alho).
2. Tampe e cozinhe por 10 minutos, mexendo de vez em quando.
3. Acrescente o caldo e o feijão (e a folha de louro). Cozinhe até levantar fervura.
4. Adicione a massa e os tomates secos. Baixe o fogo e deixe cozinhar em torno de 10 minutos (ou até que a massa esteja macia).
5. Tempere com sal e pimenta a gosto e adicione a salsa.
6. Sirva com o queijo ralado, se desejar.

Rendimento: 4 porções.

INFORMAÇÕES NUTRICIONAIS: 900 kcal totais; 225 kcal por porção; 38 g de carboidrato; 9 g de proteína; 4 g de gordura.

Adaptada da receita oferecida por Terri Smith, RD.

Chili rápido e fácil

Essa receita é simples e muito apreciada por toda a família. Embora o uso de temperos prontos para chili possa parecer uma "trapaça", eles, de fato, simplificam o processo de preparo e talvez aumentem a chance de você realmente fazer a receita. Adicionar uma segunda lata de feijão e reduzir pela metade a carne tornam esse prato mais rico em carboidrato. Se preferir, elimine a carne de gado ou de peru e adicione *tofu*.

480 g de carne de gado extramagra moída ou peru moída
1 lata (480 g) de tomates cozidos, preferencialmente do tipo *Cajun*
1 lata (480 g) de feijão comum ou rajado
1 pacote de tempero picante ou moderado para chili
1 2/3 xícara (330 g) de arroz cru
Opcionais: 1 lata (330 g) de milho verde escorrido; 1 pimentão verde em cubos.

1. Em uma frigideira funda, doure a carne de gado ou de peru. Escorra a gordura, se houver.
2. Adicione os tomates cozidos, o feijão e o tempero para chili (e o milho e o pimentão). Deixe a mistura ferver e, após, baixe o fogo.
3. Cozinhe por 5 a 50 minutos, dependendo do tempo disponível.
4. Enquanto o chili está no fogo, cozinhe o arroz conforme as instruções da embalagem.
5. Sirva o chili sobre o arroz.

Rendimento: 6 porções.

INFORMAÇÕES NUTRICIONAIS: 1.650 kcal totais sem o arroz; 275 kcal por porção; 20 g de carboidrato; 24 g de proteína; 11 g de gordura. Com 1 xícara de arroz: 480 kcal por porção; 64 g de carboidrato; 27 g de proteína; 13 g de gordura.

Cortesia de John McGrath.

Massa com espinafre e grão-de-bico

Feita com ingredientes que você pode manter facilmente na despensa, esta refeição desportiva é simples de preparar e deliciosa de comer. É uma refeição vegetariana balanceada, representando quatro grupos alimentares. Os não vegetarianos podem desfrutá-la sozinha ou com frango cozido, se desejarem.

3 a 6 colheres (chá) de azeite de oliva
1 cebola grande picada
1 a 4 dentes de alho bem picados ou 1/8 ou 1/2 colher (chá) de alho em pó
1 lata (420 mL) de caldo de galinha normal ou com baixo teor de sódio
1 lata (450 g) de grãos-de-bico lavados e escorridos
1 pacote (300 g) de folhas de espinafre congeladas, descongeladas e sem água; ou 1 saco de espinafre *baby* fresco
360 g de massa, como conchinhas
Sal e pimenta a gosto
1/4 xícara (25 g) de queijo parmesão ralado
Opcional: frango cozido em cubos.

1. Cozinhe a massa de acordo com as instruções da embalagem.
2. Enquanto ela cozinha, aqueça 1 a 2 colheres (chá) de azeite de oliva em uma frigideira antiaderente pesada, em fogo médio. Adicione a cebola e o alho; frite até que fiquem macios por cerca de 10 minutos.
3. Despeje na frigideira o caldo de galinha e cozinhe até que reduza à metade, por cerca de 4 minutos.
4. Adicione os grãos-de-bico e o espinafre; ferva por 1 minuto. Transfira a mistura de espinafre para uma tigela grande.
5. Adicione a massa. Molhe-a com as 2 a 4 colheres (chá) de azeite restantes e misture.
6. Tempere a massa generosamente com pimenta; salpique sal, se desejado, e queijo ralado e misture bem.

Rendimento: 4 porções grandes.

INFORMAÇÕES NUTRICIONAIS: 2.000 kcal totais; 500 kcal por porção; 87 g de carboidrato; 20 g de proteína; 8 g de gordura.

Sopa de pasta de amendoim com *curry* e grão-de-bico

Diferente de muitas sopas que precisam ser cozidas durante horas, esta pode ser feita com os ingredientes que estão disponíveis e você pode comê-la em poucos minutos. Pode a combinação parecer estranha, mas é surpreendentemente gostosa! Para uma sopa ainda mais forte, cozinhe frango com o caldo ou acrescente sobras de frango. Ou *tofu* em cubos. Pode ainda ser adicionado arroz (ou substituir o grão-de-bico por arroz).

Adaptei a receita de Cheryl Harris, RD, que tem muitas outras sem glúten na página própria: www.harriswholehealth.com.

420 mL de caldo em lata, de frango ou hortaliças
420 g de tomates em lata picados com o suco
130 g (½ xícara) de pasta de amendoim ou outra pasta de nozes
1 colher (sopa) de *curry* em pó
Caixa de 300 g de espinafre congelado (ou descongelado no micro-ondas), ou 480 g de couve fresca cortadas
450 g de grão-de-bico em lata sem o caldo
Opcional: ½ colher (chá) de gengibre (ou 1 colher de chá de gengibre fresco picado; suco de limão.

1. Em panela grande, misture o caldo, os tomates, a pasta de amendoim e o *curry* em pó (e o gengibre). Deixe ferver e, com paciência, cozinhe em fogo lento por alguns minutos, para que os sabores se combinem.
2. Acrescente o grão-de-bico escorrido e o espinafre (ou as hortaliças verdes preferidas) e cozinhe devagar até o ponto.

Rendimento: 4 porções.

INFORMAÇÕES NUTRICIONAIS: 1.300 kcal totais, 325 g de kcal por porção, 26 g de carboidrato, 14 g de proteína, 18 g de gordura.

Cortesia de Cheryl Harris, MPH, RD. www.HarrisWholeHealth.com.

Arroz frito com *tofu*

Fica mais fácil de fazer esta receita com sobras de arroz na geladeira – ou arroz integral congelado. Seja criativo; a receita adapta-se bem a vários tipos de hortaliças e várias fontes de proteína (frango, carne de gado, camarão). A quantidade é suficiente para quatro pessoas famintas – podendo ainda sobrar alguma coisa para o almoço do dia seguinte.

2 colheres (sopa) de óleo de canola
1 cebola média picada
¼ colher (chá) de alho em pó, ou 1 a 2 dentes de alho picados
3 xícaras de hortaliças variadas, frescas ou congeladas (cenouras em cubos, ervilhas congeladas e milho congelado)
4 xícaras de arroz frio, de preferência integral
420 a 480 g de *tofu* firme em cubos
2 ovos levemente batidos
Molho de soja ou tamari a gosto
Óleo de gergelim a gosto

1. Aqueça o óleo na panela *wok*.
2. Corte o *tofu* em cubos de 1,3 cm. Se usar peito de frango, corte em pedaços e frite-os até cozinhar; retire-os da panela e reserve.
3. Adicione o alho e a cebola e cozinhe até ficarem transparentes. Acrescente as hortaliças (se usar congeladas faça o mesmo) e frite um pouco.
4. Misture o arroz e as hortaliças.
5. Acrescente o *tofu* cortado. Afasta na *wok* o arroz, o *tofu* e as hortaliças. Adicione os ovos e cozinhe-os a gosto. Depois, misture-os aos demais ingredientes. Tempere como preferir com molho de soja ou tamari e óleo de gergelim.

Rendimento: 4 porções generosas (como entrada).

INFORMAÇÕES NUTRICIONAIS: 2.100 kcal totais, 525 kcal por porção, 70 g de carboidrato, 23 g de proteína, 16 g de gordura

Burritos de *tofu*

Esta receita serve para um almoço, jantar ou mesmo café da manhã simples. Gosto de consumi-la com um pouco de pasta de grão-de-bico.

2 colheres (chá) de margarina ou azeite de oliva
1 cebola pequena picada
1 pimenta verde picada
420 g de *tofu* firme em farelos
4 tortilas, de farinha branca, integral ou milho, aquecidas
Sal e pimenta a gosto
Opcional: passas de uva, nozes picadas e *curry* em pó; gergelim, óleo de gergelim (em lugar da margarina) e molho de soja; alho em pó, pasta de grão-de-bico.

1. Em frigideira não aderente, derreta a margarina e adicione a cebola e a pimenta verde. Refogue até amaciar.
2. Acrescente o *tofu* em farelos e os condimentos escolhidos, aqueça bem.
3. Coloque ¼ da mistura no centro das tortilas, dobre as extremidades e enrole cada uma.

Rendimento: 4 porções pequenas (ou 2 grandes).

INFORMAÇÕES NUTRICIONAIS: 1.200 kcal totais, 300 kcal por porção (pequena), 40 g de carboidrato, 15 g de proteína, 9 g de gordura.

CAPÍTULO 25

Bebidas e batidas

As bebidas não só são um modo de matar a sede e repor líquidos eliminados no suor, como também uma forma de reabastecer os músculos com carboidrato e fortalecer a recuperação com proteína. Algumas batidas podem ser uma refeição rápida que você coloca em uma caneca térmica para café e vai bebericando no caminho para o trabalho. Outras são uma forma fácil de elevar a ingestão de frutas com esforço mínimo.

Para estimular sua criatividade, aqui você encontrará algumas sugestões de batidas. Caso não tenha à mão frutas congeladas, pode adicionar cubos de gelo para dar aquela agradável sensação gelada.

- Morangos congelados, banana, leite em pó e suco de laranja.
- Iogurte de baunilha, café em pó instantâneo (descafeinado ou normal) e cubos de gelo.
- Framboesas congeladas, *tofu* macio, suco de *cramberry* e mel.
- Pedaços de banana congelada, suco de laranja, suco de abacaxi e proteína em pó.
- Leite de soja, pêssegos e sorvete de iogurte de baunilha com baixo teor de gordura.
- Suco de laranja, pedaços de melão cantalupo e iogurte de baunilha.

LISTA DE RECEITAS

Bebida desportiva caseira	416
Bebida de xarope de bordo	417
Batida de frutas	418
Superbatida de soja e fitoquímicos da Diana	419
Batida de proteína	420
Batida espessa e gelada	421
Batida de *Reese's*	422
Chocolate quente	423

Bebida desportiva caseira

O perfil nutricional das bebidas desportivas comerciais é de 50 a 70 kcal por 240 mL e cerca de 110 mg de sódio. Esta é uma receita simples que tem esse padrão, mas a um custo muito inferior ao das marcas encontradas em lojas e sem aditivos, corantes ou conservantes.

Ela pode ser feita sem o suco de limão, mas o sabor será mais suave. Não receie usar a criatividade: você pode diluir muitas combinações de sucos (como o de *cramberry* e limonada), obtendo 50 kcal por 240 mL e, após, adicionar uma pitada de sal. Mais precisamente, adicione 1/4 colher (chá) de sal por 1 L de líquido. Algumas pessoas utilizam ingredientes como limonada sem açúcar para realçar o sabor, ainda mantendo as calorias na faixa das 50 a 70 por 240 mL. O truque é sempre testar a receita durante o treino, não durante um evento importante. Dessa forma, você estará seguro de que a bebida tem um sabor agradável para quando estiver com calor e transpirando e é ótima para quando estiver treinando pesado.

1/4 xícara (50 g) de açúcar
1/4 colher (chá) de sal
1/4 xícara (60 mL) de água quente
1/4 xícara (60 mL) de suco de laranja (não concentrado), mais 2 colheres (sopa) de suco de limão
3 1/2 xícaras (840 mL) de água fria

1. Em uma jarra, dissolva o açúcar e o sal na água quente.
2. Adicione o suco e o restante da água; refrigere.
3. Mate a sua sede!

Rendimento: 1 L.

INFORMAÇÕES NUTRICIONAIS: 200 kcal totais; 50 kcal por 250 mL; 12 g de carboidrato; 110 mg de sódio.

Bebida de xarope de bordo

Esta receita fácil com xarope de bordo é deliciosa e cai bem por não ser ácida. Quando você se exercitar por mais de uma hora, aproveite essa bebida desportiva totalmente natural para energizar os exercícios.

Nota: o xarope de bordo é ainda uma alternativa saborosa aos géis. Coloque um pouco em recipiente pequeno e tome uns goles durante exercício prolongado.

3 ¾ xícaras (900 mL) de água fria
¼ xícara (60 mL) de xarope de bordo puro
¼ colher (chá) de sal

1. Misture todos os ingredientes numa garrafa de 1 litro.
2. Sacuda bem e saboreie!

Rendimento: 1 L; porções de 240 mL.

INFORMAÇÕES NUTRICIONAIS: 50 kcal a cada porção de 240 mL, 12 g de carboidrato, 0 g de proteína, 0 g de gordura, 110 mg de sódio

Batida de frutas

As batidas de frutas são populares no café da manhã e no lanche. Os ingredientes podem variar de acordo com o gosto de cada um. Algumas combinações já aprovadas incluem banana e morango, com suco de laranja, e melão e abacaxi, com suco de abacaxi. Praticamente todas as combinações dão certo!

Para obter uma batida espessa e gelada, utilize frutas congeladas. Para ter frutas prontas para misturar e fazer uma batida, simplesmente fatie ou corte em pedaços frutas frescas maduras (que, do contrário, podem estragar) e depois congele os pedaços em uma folha de alumínio. Quando congelados, embale-os em bolsas herméticas para alimentos (se você congelar os pedaços de fruta diretamente no saquinho, acabarão se tornando um pedaço grande de fruta congelada que será difícil de partir).

1/2 xícara (115 g) de iogurte (natural ou com sabor) com baixo teor de gordura ou leite

1 xícara (240 mL) de suco de fruta

1/2 a 1 xícara (80-160 g) de fruta fresca, congelada ou em lata

Opcional: 1/4 xícara (30 g) de leite em pó; sementes de chia; linhaça moída; aveia desidratada; biscoitos salgados; pasta de amendoim; uma pitada de canela ou de noz-moscada; adoçante a gosto ou o que quer que pareça saboroso.

1. Coloque todos os ingredientes no liquidificador.
2. Tampe e bata até obter um creme liso.

Rendimento: 1 porção.

INFORMAÇÕES NUTRICIONAIS: 220-290 kcal por porção; 50-60 g de carboidrato; 5 g de proteína; 0-3 g de gordura.

Superbatida de soja e fitoquímicos da Diana

Diana Dyer, nutricionista e sobrevivente de três cânceres, acredita no efeito desta batida, que é cheia de vitaminas, minerais, fibras, cálcio e substâncias fitoquímicas benéficas à saúde. Diana gosta de tomá-la no café da manhã, todos os dias. Ela bebe cerca da metade da batida de uma só vez, geralmente com um *bagel* integral. Depois, coloca o restante em uma caneca térmica para levar consigo e bebericar no caminho. Muitas pessoas já lhe disseram como a batida é gostosa e, além disso, "energizante". Ela convida você a beber pela sua saúde e a se deliciar!

3/4 xícara (180 mL) de leite de soja, preferencialmente fortificado com cálcio
3/4 xícara (180 mL) de suco de laranja, preferencialmente fortificado com cálcio
1 a 2 colheres (sopa)* de farelo de trigo ou farelo de aveia
1 a 2 colheres (sopa)* de gérmen de trigo
1 a 2 colheres (sopa)* de linhaça integral ou triturada
60 a 90 g de *tofu* macio
6 a 8 minicenouras ou uma cenoura grande crua picada
3/4 xícara (120 g) de fruta fresca ou congelada

* Aumente o conteúdo de fibras gradualmente, começando com uma colher (sopa) rasa de cada: farelo de trigo, de gérmen de trigo e de linhaça. Aumente, aos poucos, até chegar a 2 colheres (sopa) de cada ao longo de um intervalo de poucas semanas.

1. Despeje o leite e o suco em um liquidificador. Ligue-o e, cuidadosamente, adicione o farelo, o gérmen de trigo e a linhaça (isso impede que os ingredientes secos grudem nos lados do liquidificador).
2. Desligue-o e adicione o *tofu*, a cenoura e a fruta. Tampe e bata em velocidade alta até que fique com uma consistência lisa.
3. Se a batida ficar muito espessa, dilua com um pouco de suco, leite de soja, leite, água ou mesmo com chá verde gelado.

Rendimento: cerca de 3 xícaras.

INFORMAÇÕES NUTRICIONAIS: 450 kcal aproximadamente; 65 g de carboidrato; 25 g de proteína; 10 g de gordura.

Cortesia de Diana Dyer.

Batida de proteína

Esta batida é uma maneira simples de reforçar a ingestão de proteína e cálcio e a ingestão de *tofu* protetor da saúde. A receita usa *tofu* macio, que tem por volta de 5 g de proteína por pedaço. O *tofu* extrafirme tem mais proteína (10 g por pedaço), mas não se mistura tão bem. Leite em pó, com 8 g de proteína por quarto de xícara, reforça a proteína.

120 g de *tofu* macio
1/3 xícara (40 g) de leite em pó
1 xícara (240 mL) de leite com pouca gordura
2 colheres (sopa) de achocolatado ou concentrado de chocolate

1. Bata os ingredientes em liquidificador fechado por 1 minuto ou até ficar bem misturado.

Rendimento: 1 porção.

INFORMAÇÕES NUTRICIONAIS: 350 kcal totais, 52 g de carboidrato, 26 g de proteína, 4 g de gordura.

Batida espessa e gelada

Esta batida espessa e deliciosa com leite é uma alternativa saudável aos *milkshakes* feitos com sorvete. A mistura instantânea para pudim confere uma textura grossa, e os cubos de gelo tornam a batida gelada e refrescante. Gosto de prepará-la para meus filhos – um modo prazeroso de elevar sua ingestão de proteína e cálcio.

Experimentando outros sabores de pudim (baunilha, limão, chocolate), você pode criar inúmeras variações. Também pode acrescentar fruta (preferencialmente pedaços congelados) para obter maior valor nutritivo. Observação: a batida engrossa se deixada parada; você pode colocar mais (ou menos) mistura para pudim, dependendo da consistência que desejar. Se houver cubos de gelo que ainda não derreteram na batida, não se preocupe: eles apenas manterão a bebida gelada.

1 xícara (240 mL) de leite com baixo teor de gordura
1/4 xícara (35 g) de mistura instantânea para pudim
1/4 xícara (30 g) de leite em pó
3 cubos de gelo
Opcional: 1/2 a 1 xícara (80-160 g) de pedaços de fruta (congelados).

1. Coloque todos os ingredientes no liquidificador e bata por 1 minuto até obter uma consistência cremosa e lisa.

Rendimento: 1 porção.

INFORMAÇÕES NUTRICIONAIS: 280 kcal totais; 55 g de carboidrato; 15 g de proteína; 0 g de gordura.

Cortesia de Annie e David Bastille.

Batida de Reese

Se você gosta de comer chocolates com recheio de pasta de amendoim vai amar esta batida! Para obter uma batida de recuperação de sabor mais leve e refrescante, use 1/4 xícara de cada: pasta de amendoim e calda de chocolate. Se quer um "reforço" para ganho de peso, use 1/2 xícara de cada (130 g de pasta de amendoim, 125 g de calda de chocolate).

2 xícaras (480 mL) de leite, preferencialmente com baixo teor de gordura ou sem gordura
1/2 xícara (60 g) de leite em pó
1/4 a 1/2 xícara (65-130 g) de pasta de amendoim
1/4 a 1/2 xícara (60-125 mL) de calda de chocolate

Opcional: sementes de chia.

1. Misture os ingredientes no liquidificador.
2. Tampe e bata por 1 minuto ou até obter uma consistência cremosa e lisa.

Rendimento: 1 porção.

INFORMAÇÕES NUTRICIONAIS: 890 a 1.500 kcal totais; 105-170 g de carboidrato; 45-60 g de proteína; 32-64 g de gordura.

Chocolate quente

Tomar de um só gole um copo de chocolate frio é uma ótima recuperação em tempo quente, e uma caneca de chocolate quente é muito bem recebida para aquecer após uma corrida no inverno, pedaladas ou patinação. É simples fazer chocolate quente. Não há necessidade de comprar embalagens prontas. O cacau é um produto vegetal e é rico em fitoquímicos protetores da saúde. Saboreie sem culpa!

1 xícara (240 mL) de leite com pouca gordura ou magro
1 colher (sopa) de cacau em pó
1 colher (sopa) de açúcar mascavo ou adoçante de sua preferência
Opcional: sal (para realçar o sabor).

1. Numa caneca de 360 mL, coloque o cacau, o açúcar e o leite. Atenção: o cacau não se dissolve em leite frio. Não se incomode com isso por enquanto.
2. Aqueça a mistura por um minuto em micro-ondas; mexa até misturar bem.
3. Termine de aquecer à temperatura desejada, cuidando para que o leite não ferva, ou ele criará nata.
4. Saboreie!

Rendimento: 1 porção.

INFORMAÇÕES NUTRICIONAIS: 150 kcal totais (com leite com gordura a 1%), 25 g de carboidrato, 8 g de proteína, 2 g de gordura.

CAPÍTULO 26

Lanches e sobremesas

Muitos atletas ingerem lanches e sobremesas como parte dos planos alimentares diários. As frutas frescas são a opção ideal tanto para o lanche quanto para a sobremesa, muito embora outros doces tenham sua hora e lugar. O truque é escolher lanches e sobremesas com baixo teor de gordura saturada e ricos em carboidratos. Estas receitas são alternativas saudáveis às tentações com calorias vazias.

LISTA DE RECEITAS

Lanches rápidos e fáceis com pasta de amendoim	426
Pedaços de pasta de amendoim sem assar	427
Barras de amêndoas doces e crocantes	428
Mix de açúcar e especiarias	429
Pipoca de cacau e amêndoas	430
Maçãs crocantes	431
Sorvete de banana	432
Sundae de pêssego com biscoitos de gengibre	433
Bolo de cenoura	434
Delícia de chocolate	436

Veja também: Pão de banana (Cap. 18); Batida de frutas; Batida espessa e gelada; Batida de Reese's (Cap. 25).

Lanches rápidos e fáceis com pasta de amendoim

A pasta de amendoim – e outras pastas de nozes e assemelhados – é um alimento de demanda constante por parte de atletas famintos que querem um lanche saudável e que satisfaça. Embora tenha muitas calorias com origem nas gorduras, essa gordura da pasta de amendoim não é saturada e pode, de forma saudável, ser parte da dieta desportiva. Se você adora pasta de amendoim, pode espalhá-la no pão, em tortilas, em *wraps* ou biscoitos água e sal e adicionar qualquer um dos ingredientes a seguir para trazer um pouco de variedade aos lanches desportivos:

- Geleia (é claro!)
- Mel
- Canela ou açúcar de canela
- Purê de maçã, passas de uva e canela
- Passas de uva
- Fatias de banana
- Fatias de maçã
- Brotos
- Granola ou sementes de girassol
- Requeijão
- Fatias de pepino em conserva (é isso mesmo!)

Você também pode preparar uma batida de leite misturando 1 xícara de leite, 1 banana, 1 colher de sopa pasta de amendoim e adoçante a gosto.

Pedaços de pasta de amendoim sem assar

Esta é uma receita deliciosa que combina bem com um lanche da tarde. Perfeita para crianças esfomeadas que voltam da escola ou para atletas famintos após exercícios. Aposto que é impossível comer um só! Elaborada por Smart Balance, esta receita é uma das várias encontradas em www.smartbalance.com.

½ xícara (130 g) de pasta de amendoim em pedaços
1/3 xícara (30 g) de açúcar de confeiteiro
¼ colher (chá) de baunilha
¼ cup granola cereal
¼ xícara (30 g) de biscoito salgado em farelos
Opcional: ¼ xícara de mini lascas de chocolates.

1. Em tigela média e usando uma colher, misture bem a pasta de amendoim, o açúcar de confeiteiro e a baunilha.
2. Acrescente mexendo a granola (e as lascas de chocolate).
3. Faça uma bola grande. Retire pedaços e modele 15 bolas pequenas (2,5 cm de diâmetro).
4. Esmigalhe o biscoito salgado e coloque em tigela rasa. Nela passe as bolas de pasta de amendoim e descarte as migalhas restantes.
5. Armazene em recipiente bem fechado e à temperatura ambiente.

Rendimento: 15 pedaços de pasta de amendoim.

INFORMAÇÕES NUTRICIONAIS: 1.125 kcal totais, 75 kcal por pedaço de pasta de amendoim, 6 g de carboidrato, 2 g de proteína, 5 g de gorduras.

Barras de amêndoas doces e crocantes

Seja no café da manhã às pressas, como lanche antes de se exercitar ou como doce à tarde, essas barrinhas são saborosas. Ao medir o mel, adicione um pouco mais que ½ xícara para que a mistura fique aderente. Você precisará comprimir bem os ingredientes numa forma ou as barrinhas se despedaçarão (mas os farelos são gostosos no iogurte e na tigela matinal de cereais).

2 xícaras (160 g) de farinha de aveia crua
2 xícaras de flocos de arroz
1 xícara (120 g) de amêndoas em lascas
½ xícara cheia (170 g) de mel
½ xícara (130 g) de pasta de amêndoas
Opcional: ½ colher de chá de sal.

1. Unte um pouco uma forma 23 x 33 cm.
2. Em tigela grande misture as aveias, os flocos de arroz e as amêndoas em lascas.
3. Em tigela média que vá ao micro-ondas, misture o mel e a pasta de amêndoas. Asse no micro-ondas por 2 a 3 minutos, mexendo de vez em quando.
4. Lentamente despeje a mistura da pasta de amêndoas nos cereais, mexendo até envolver todos os ingredientes.
5. Transfira a mistura para a forma untada e comprima bem enquanto morna. Passe manteiga nos dedos para que a mistura não grude neles. Esfrie à temperatura ambiente.
6. Corte em 20 barras e armazene em recipiente bem fechado.

Rendimento: 20 porções.

INFORMAÇÕES NUTRICIONAIS: 3.400 kcal totais, 170 kcal por porção, 24 g de carboidrato, 5 g de proteína, 6 g de gorduras.

Mix de açúcar e especiarias

Shannon Weiderholt, RD, aprecia essa receita como um lanche para satisfazer o apetite da tarde na trilha, em casa ou no trabalho. Mantenha essa mistura em um saco plástico, com sistema abre e fecha, em sua gaveta da escrivaninha ou na mochila da ginástica, e terá a energia para aproveitar o seu dia. Ela é doce, mas não demais.

3 xícaras (165 g) de barras de cereais de aveia
3 xícaras (165 g) de *minipretzels* salgados ou sem sal, conforme desejado
2 colheres (sopa) de margarina derretida
1 colher (sopa) bem cheia de açúcar mascavo
1/2 colher (chá) de canela
1 xícara (160 g) de frutas secas em pedaços ou passas de uva

1. Pré-aqueça o forno a 160°C.
2. Misture as barras de cereais de aveia e os *pretzels* em um saco plástico grande com sistema abre e fecha ou em pote de plástico com tampa. Reserve.
3. Derreta a margarina em uma tigela que possa ir ao micro-ondas.
4. Adicione o açúcar mascavo e a canela à margarina e misture bem.
5. Despeje a mistura de canela e açúcar sobre as torradas e os *pretzels*. e vede o saco ou o pote. Agite com delicadeza até que esteja bem misturado. Despeje em uma assadeira e espalhe por igual.
6. Asse por 15 a 20 minutos, mexendo de vez em quando.
7. Retire do forno, deixe esfriar e, então, adicione as frutas secas.
8. Guarde em um pote hermeticamente fechado ou em sacos com sistema abre e fecha para porções individuais.

Rendimento: 10 porções.

INFORMAÇÕES NUTRICIONAIS: 2.000 kcal totais; 200 kcal por porção; 40 g de carboidrato; 5 g de proteína; 2 g de gordura.

Adaptada da American Heart Association (www.deliciousdecisions.org).

Pipoca de cacau e amêndoas

Esta delícia combina grãos integrais (pipoca) e amêndoas e cacau promotores da saúde. O cacau é uma planta rica em nutrientes, entre eles os fitoquímicos, caso você precise justificar o consumo.

Mitzi Dulan, nutricionista, criou esta receita para a Almond Board of California. Ela é consultora da Kansas City Chiefs. Mitzi espera que você adore o lanche e aproveite-o durante o futebol dos domingos, em lugar de algo mais pesado. Mais receitas de Mitzi em www.nutritioexpert.com.

6 xícaras de pipoca estourada (cerca de 1/3 de grãos)
2 xícaras (240 g) de amêndoas inteiras
1 colher (sopa) de manteiga
1/2 xícaras (170g) de mel
3 colheres (sopa) de cacau em pó
1 colher (chá) de sal
1 colher (chá) de baunilha

1. Estoure as pipocas com ou sem óleo de canola. Meça 6 xícaras e coloque tudo em tigela grande, adicionando as amêndoas.
2. Numa panela pequena e em fogo alto, misture manteiga ou margarina, mel, cacau, sal e baunilha.
3. Deixe ferver, mexendo constantemente, por 4 a 5 minutos, ou até espessar.
4. Despeje a mistura sobre as pipocas e as amêndoas. Misture bem, deixe esfriar.

Rendimento: 12 porções (tamanho da porção: 2/3 xícara).

INFORMAÇÕES NUTRICIONAIS: 2.400 kcal totais, 200 kcal por porção, 18 g de carboidrato, 5 g de proteína, 12 g de gordura.

Maçãs crocantes

Ao preparar as maçãs crocantes, prefiro manter as cascas para que haja mais fibras e nutrientes. A quantidade pequena de especiarias dá um sabor agradável de maçã, sentido através da crocância. Para uma cobertura crocante, a manteiga ou margarina deve ser totalmente misturada à farinha, envolvendo cada grânulo.

6 xícaras de maçãs em fatias (4 ou 5 maçãs), de preferência de dois tipos diferentes
¼ xícara (50 g) de açúcar
1/2 xícara (70 g) de farinha
1/3 a ½ xícara (65 a 100 g) de açúcar, de preferência metade branco e metade mascavo
¼ colher (chá) de canela
3 a 4 colheres (sopa) de manteiga ou margarina
Opcional: ¾ xícara de amêndoas ou nozes-pecã picadas, ¼ colher (chá) de noz moscada, ¼ colher (chá) de sal.

1. Retire o miolo, fatie e coloque as maçãs em forma 20 x 20 cm para assar. Polvilhe ¼ xícara (50 g) de açúcar.
2. Aqueça o forno a 190°C.
3. Em tigela média, misture farinha, açúcar e canela (e a noz moscada e o sal). Adicione a manteiga ou a margarina, misturando tudo com a ponta dos dedos até ficar em farelos, mas lembrando areia. Adicione as nozes se quiser.
4. Distribua a cobertura uniformemente sobre as maçãs.
5. Asse por 40 minutos se quiser uma cobertura crocante, aumente o calor do forno (200°C) nos últimos 5 minutos.

Rendimento: 6 porções-padrão.

INFORMAÇÕES NUTRICIONAIS: 1.560 kcal totais, 260 kcal por porção, 50 g de carboidratos, 1 g de proteína, 6 g de gordura.

Sorvete de banana

Bananas congeladas e liquidificadas lembram demais um sorvete. Quando você tiver bananas muito maduras, retire as cascas e corte-as em fatias de 1,3 cm, coloque-as em forma e congele por uma hora aproximadamente. Logo que congeladas, estão prontas para um "sorvete". Você pode usar a criatividade nas misturas. Por exemplo:

- Liquidifique com pasta de amendoim, mel ou frutas vermelhas congeladas.
- Cubra com nozes picadas, minilascas de chocolate ou frutas frescas vermelhas.
- Derrame calda de chocolate.
- Faça um "iogurte congelado" de banana, congelando iogurte em cubinhos depois liquidificando alguns com as bananas.
- 1 banana grande em fatias e congelada.
- *Opcional:* minilascas de chocolate, nozes picadas, amêndoas em lascas, frutas vermelhas frescas, cubinhos congelados de iogurte.

1. Coloque as bananas congeladas no processador ou liquidificador. Bata até ficar um creme liso e raspe as laterais do aparelho.
2. *Opcional:* adicione cubos de iogurte cremoso congelado.
3. Transfira para uma cremeira e use a cobertura que quiser (lascas de chocolate, nozes picadas, amêndoas em lascas), ou misture tudo formando um sorvete.

Rendimento: 1 porção.

INFORMAÇÕES NUTRICIONAIS: 150 kcal totais (com uma banana grande de 180 g e sem cobertura), 37 g de carboidrato, 1 g de proteína, 0 g de gorduras.

Sundae de pêssego com biscoitos de gengibre

Deliciosamente diferente, este é um lanche de boas-vindas para as crianças e também uma sobremesa fácil para acompanhar o jantar. Você pode preparar o iogurte e os biscoitos de gengibre com antecedência e depois adicionar os pêssegos quentes no último minuto. Pode ainda facilmente diminuir as quantidades para preparar uma porção única só para você. Essa é apenas uma de muitas receitas encontradas no site www.eatsmart.org, e pode ser facilmente adaptada utilizando-se várias frutas e sabores de iogurte.

1 colher (sopa) de margarina ou manteiga
1 lata (450 g) de pêssegos em cubos ou 2 xícaras (340 g) de pêssegos frescos ou congelados, em cubos
2 colheres (sopa) de açúcar mascavo
1/4 colher (chá) de canela
12 biscoitos de gengibre
4 potes (175 g cada) de iogurte sabor baunilha ou pêssego, com baixo teor de gordura ou sem gordura

1. Derreta a margarina ou a manteiga em uma frigideira em fogo médio.
2. Adicione os pêssegos, o açúcar mascavo e a canela à frigideira. Cozinhe até que os pêssegos fiquem quentes (2-5 minutos), mexendo de vez em quando.
3. Enquanto as frutas cozinham, coloque os biscoitos em um saco plástico resistente, vede e triture-os com um rolo de macarrão (ou outro objeto duro) até que fiquem em pedacinhos.
4. Usando uma colher, coloque o iogurte em quatro tigelas. Cubra com uma camada de pedacinhos de biscoito e depois sobreponha os pêssegos quentes.

Rendimento: 4 porções.

INFORMAÇÕES NUTRICIONAIS: 1.100 kcal totais; 275 kcal por porção; 47 g de carboidrato; 8 g de proteína; 6 g de gordura.

Adaptada do Washington State Dairy Council.

Bolo de cenoura

A nutricionista desportiva Jenny Hegmann, RD, sugere que, se for para você comer bolos e tortas, pelo menos que sejam recheados de frutas, hortaliças e nozes. Esta receita de bolo de cenoura atende a esse requisito. Diferentemente da maioria dos bolos de cenoura, que têm altíssimo teor de gordura, a receita de Jenny oferece uma opção mais magra – e com uma gordura saudável para o coração, o óleo de canola.

1 1/2 xícara (300 g) de açúcar
3/4 xícara (180 mL) de óleo, preferencialmente de canola
3 ovos inteiros ou 6 claras
2 xícaras (220 g) levemente cheias de cenoura ralada
1 xícara (250 g) de abacaxi em lata esmagado, com o suco
2 colheres (chá) de extrato de baunilha
1 colher (chá) de sal
1 colher (chá) de canela
1 colher (chá) de fermento em pó
1/2 colher (chá) de bicarbonato de sódio
2 1/2 xícaras (350 g) de farinha
Opcionais: 1 xícara (120 g) de nozes picadas; 1 xícara (165 g) de passas de uva.

Glacê

125 g de queijo cremoso com baixo teor de gordura, em temperatura ambiente
2 1/2 xícaras (250 g) de açúcar de confeiteiro peneirado
1 colher (chá) de extrato de baunilha ou 2 colheres (chá) de casca de laranja ralada
1 a 2 colheres (sopa) de leite ou suco de laranja

1. Unte uma forma de 23 × 33 cm com *spray* de untar ou cubra-a com papel-manteiga. Pré-aqueça o forno a 180°C.
2. Em uma tigela média, bata o açúcar e o óleo, depois os ovos.
3. Junte a cenoura ralada, o abacaxi e seu suco, e as 2 colheres de baunilha. Misture bem.
4. Acrescente o sal, a canela, o fermento e o bicarbonato (e as nozes e as passas, se desejar). Devagar, adicione a farinha e misture, tendo cuidado para não bater demais.
5. Despeje a mistura na forma já preparada. Asse por 35 a 40 minutos. Resfrie completamente antes de pôr o glacê.

6. Em uma tigela pequena, bata o queijo cremoso e o açúcar de confeiteiro. Acrescente a colher de baunilha e o leite (ou o suco de laranja e a casca de laranja ralada) e bata até que fique um creme liso e na consistência desejada. Espalhe o glacê sobre o bolo.

Rendimento: 24 pedaços.

INFORMAÇÕES NUTRICIONAIS: 4.200 kcal totais (sem o glacê); 175 kcal por porção; 26 g de carboidrato; 2 g de proteína; 7 g de gordura. Com o glacê: 5.500 calorias; 230 kcal por porção; 37 g de carboidrato; 3 g de proteína; 8 g de gordura.

Cortesia de Jenny Hegmann, RD.

Delícia de chocolate

O que mais me agrada neste pudim de chocolate é o baixo teor de gordura e o gostinho delicioso para quem ama chocolate. Forma a própria calda durante o cozimento. Se você tiver que justificar a ingestão de chocolate, lembre-se de que o cacau contém fitoquímicos benéficos à saúde.

1 xícara (140 g) de farinha
¾ xícara (150 g) de açúcar
2 colheres (sopa) de cacau em pó não adoçado
2 colheres (chá) de fermento em pó
1 colher (chá) de sal
1/2 xícara (120 mL) de leite
2 colheres (sopa) de azeite, de preferência óleo de canola
2 colheres (chá) de baunilha
¾ xícara (150 g) de açúcar mascavo
¼ xícara (35 g) de cacau em pó não adoçado
1 ¾ xícara (420 mL) de água quente
Opcional: ½ xícara (60 g) de nozes picadas.

1. Pré-aqueça o forno a 180°C.
2. Em tigela média, misture a farinha, o açúcar branco, as 2 colheres (sopa) de cacau, o fermento e o sal; acrescente o leite, o óleo e a baunilha (e as nozes). Misture até ficar um creme liso.
3. Despeje em forma quadrada 20 x 20 cm, não aderente, levemente untada.
4. Misture o açúcar mascavo, ¼ xícara de cacau e água quente. Delicadamente, despeje essa mistura sobre a massa na forma.
5. Asse por 40 minutos ou até ficar a massa dourada e com bolhas.

Rendimento: 9 porções.

INFORMAÇÕES NUTRICIONAIS: 2.100 kcal totais, 230 kcal por porção, 46 g de carboidrato, 3 g de proteína, 4 g de gordura.

Cortesia de Sue Weston.

APÊNDICE A
Para mais informações

Este apêndice traz uma variedade de recursos, inclusive livros, *sites* (em inglês) e boletins/periódicos, em que você pode encontrar informações adicionais sobre muitos tópicos abordados neste livro. Alguns livros listados são clássicos; outros, lançamentos. Alguns títulos destinam-se basicamente a profissionais, mas a maioria é apropriada para o público em geral. Você pode procurar pelos livros em bibliotecas ou livrarias mais próximas. Ou pode comprá-los pela internet. Há muitos disponíveis, recorrendo-se às seguintes fontes de materiais nutricionais confiáveis:

Nutrition Counseling and Education Services (NCES)
www.ncescatalog.com
877-623-7266

Gurze Eating Disorders Resource Catalogue
www.bulimia.com
800-756-7533

Human Kinetics
www.humankinetics.com
800-747-4457

Os *sites* e os boletins/periódicos listados oferecem informações de qualidade sobre nutrição, nutrição desportiva e saúde. A lista traz informações compiladas em janeiro de 2013. Não está, de modo algum, completa: existem muitos outros recursos e *sites* excelentes.

Pelo fato de, com frequência, perguntarem como se tornar um nutricionista do desporto, incluí, no final deste Apêndice, algumas informações sobre a iniciação nesse caminho. Os profissionais da área da saúde que quiserem obter material didático sobre nutrição desportiva podem encontrar folhetos e *slides* no meu *site*: www.nancyclarkrd.com, bem como cursos *online* em www.sportsnutritionworkshop.com.

Envelhecimento

Um recurso excepcional para ajudar você ou seus pais a encontrarem respostas às dúvidas e preocupações das pessoas maduras sobre nutrição, aptidão física e saúde.
www.healthandage.com

Álcool

Fletcher, A. 2002. *Sober for good: New solutions for drinking problems – advice from those who have succeeded.* Boston, MA; Houghton Mufflin Harcourt.

Fletcher, A. 2013. *Inside rehab: The surprising truth about addiction treatment and how to get help that works.* New York: Viking.

Adult Children of Alcoholics

Woititz, J. 2002. *The complete adult children of alcoholics sourcebook: Adult children at home, at work and in love.* Deerfield Beach, FL: Health Communications.

Todos os *sites* na internet a seguir oferecem recursos a pessoas que querem parar com o problema da bebida e ainda para os conhecidos queridos.

www.smartrecovery.org
www.alcoholics-anonymous.org
www.moderation.org

Gordura Corporal

Este *site* na internet traz um calculador da gordura corporal e do diâmetro do corpo.

http://www.pbrc.edu/research-and-faculty/calculators/body-roundness

Imagem Corporal (veja também Transtornos Alimentares)

Cash, T. 2008. *Body image workout: An 8-step program for learning to like your looks.* Oakland, CA: New Harbinger.

Clairborn, J., and C. Pedrick. 2002. *The BDD workbook: Overcome body dysmorphic disorder and end body image obsessions.* Oakland, CA: New Harbinger.

Pope, H., K. Phillips, and R. Olivardia. 2000. The Adonis complex: The secret crisis of male body obsession. New York: The Free Press.

Sacarano-Osika, G. And K. Dever-Johnson. 2008 *You grow girl: A self-empowering workbook for tweens and teens.* Burdett, NY: Larson Publications.

Estes *sites* promovem autoestima positiva em mulheres de todas as idades.

www.bodypositive.com
www.loveyourbody.nowfoundation.org
www.about-face.org

Calorias (ver também Análise de Dietas e Avaliação Nutricional)

Netzer, C. 2011. *The complete book of food counts.* 9th ed. New York: Dell.

Pennington, J., and R. Douglass. 2010. *Bowes & Church's food values of portions commonly used.* 19th ed. Philadelphia: Lippincott-Raven.

www.calorieking.com

Câncer (ver também Alimentação Saudável; Ervas Medicinais; Suplementos)

Dyer, D. 2010 *The dietitian's cancer story: Information and inspiration for recovery and healing.* Ann Arbor, MI: Swan Press.

LaMantia, J. and N. Berinstein, MD. 2012. *The essential cancer treatment nutrition guide and cookbook.* Toronto: Robert Rose.

O site da American Cancer Society tem respostas para todas as suas dúvidas sobre prevenção e tratamento.

www.cancer.org

O American Institute for Cancer Research fornece informações nutricionais sobre alimentação para uma vida mais saudável.

www.aicr.org

O World Cancer Research Fund oferece as evidências mais recentes sobre alimentos, nutrição, atividade física e prevenção do câncer.

www.dietandcancerreport.org

Doença Celíaca

Case, S. 2010. *Gluten-free digest: A comprehensive resource guide.* Regina, Saskatchewan: Case Nutrition Consulting.

Shelley Case, RD, oferece um site útil para pessoas com doença celíaca.

www.glutenfreediet.ca

Este site é para pessoas com doença celíaca que não gostam de cozinhar.

www.glutenfreemeals.com

A Celiac Disease Awareness Campaign, financiada pelo National Institutes of Health, oferece recursos a profissionais e clientes.

www.celiac.nih.gov

Visite os sites da Celiac Disease Foundation, do The Gluten Intolerance Group of North America e do National Institute of Diabetes and Digestive and Kidney Diseases (NIDDK) para obter mais informações, recursos e *links* sobre a doença celíaca.

www.celiac.org

www.gluten.net

www.niddk.nih.gov

Obesidade Infantil

Satter, E. 2005. *Your child´s weight: Helping without harming.* Madison, WI: Kelcy Press.

We Can! É um programa nacional de educação que oferece aos pais e familiares dicas e atividades divertidas para estimular a alimentação saudável, aumentar a atividade física e reduzir a sedentarismo ou o tempo diante da TV.
www.nhebi.nih.gov/health/public/heart/obesity/weca

Tabelas de crescimento para avaliar o peso das crianças estão disponíveis no *site* do Centers for Disease Control.
www.cdc.gov/growthcharts

Crianças e Nutrição

Negrin, J. 2010. Easy meals to Cook with Kids. Pittsburgh, PA, AuthorHouse.
Satter, E. 2000. *Child of mine: Feeding with love and good sense.* Palo Alto, CA: Bull.
Satter, E. 2008. *Secrets of feeding a healthy family.*
Madison, WI: Kelcy Press.
Ward, E. 2011. *MyPlate for moms: How to feed yourself & your family better.* Boston: Loughlin Press.
Weiss, L. And J. Bissex, 2011. *No whine with dinner.* Medford, MA: M3 Pres.

Estes *sites* promovem a alimentação saudável e a atividade física entre crianças e pais.
www.kidnetic.com
www.superkidsnutrition.com

Vestuário

Este *site* oferece catálogos de calções de corrida e outros trajes de exercício com bolsos para carregar alimentos desportivos.
www.raceready.com

Medicina Complementar e Alternativa (veja também Plantas, Medicinais)

Os *sites* do National Center for Complementary and Alternative Medicine e the Office of Dietary Supplements trazem informações abundantes sobre medicina alternativa, plantas e suplementos alimentares.
www.nccam.nih.qov
http://ods.od.nih.gov

Livros e Revistas de Culinária (ver também Nutrição Vegetariana, Receitas)

American Heart Association. 2012. *New American Heart Association Cookbook.* .New York: Clarkson Potter.

Foco, Z. 2011. *Lickety-split meals for health conscious people on the go!* Walled Lake, MI: ZHI.

Hackfield, L. 2008. *Cooking ala heart*. Mankato, MN: Appletree Press.

Helm, J. 2013. *Cooking light: The food lover´s healthy habits cookbook*. New York: Oxmoor House. Molt, M. 2010. *Food for fifty*. 12Th ed. Upper Saddle River; NJ: Prentice Hall.

Ponichtera, B. 2008. *Quick and healthy recipes and ideas*. Alexandria, VA: Small Steps.

Visite estes sites para obter receitas e informações adicionais sobre culinária.

www.cookinglight.com

www.cooksillustrated.com

www.eatingwell.com

Diabetes

American Diabetes Association. 2011. *The American Diabetes Association's complete guide to diabetes*. Alexandria, VA: Author.

Colberg, S. 2008. *Diabetic athlete´s handbook*. Champaign, IL: Human Kinetics.

Fundado por um nutricionista com registro profissional portador de diabetes, este site oferece informações práticas.

www.diabeteseveryday.com

Este site informa pessoas com diabetes sobre como ter um estilo ativo de vida.

www.insulindependence.org

O National Diabetes Education Program, ligado ao National Institute of Diabetes, Digestive and Kidney Disease – NIDDK, oferece informações sobre como melhorar o cuidado do diabetes.

www.ndep.nih.gov

A American Diabetes Association fornece informações e recursos para o cuidado do diabetes.

www.diabetes.org –

Análise de Dietas e Avaliação Nutricional (veja também Calorias)

Estes são *sites* que você pode utilizar para acompanhar sua ingestão calórica e nutricional.

www.supertracker.usda.gov

www.fitday.com

www.meallogger.com

www.MyNetDiary.com

www.i8Gr8.com

www.sparkpeople.com

Este *site* do USDA oferece um recurso de busca que você pode utilizar para ver os perfis de nutrientes de milhares de alimentos.
www.ars.usda.gov/services/docs.htm?docid=7783

Este planejador de cardápios permite que você selecione um nível calórico e planeje refeições com porções do tamanho certo.
http://hp2010.nhlbi.nih.net/menuplanner/menu.cgi

Este *app* ajuda-o a rastrear o que consome, usando o botão da câmera para tirar uma fotografia de cada refeição.
https://itunes.appb.com/us/app/my-diet-tracker-food-journal

Nutricionistas (como encontrar um na sua região)

Você pode encontrar um nutricionista acessando os *sites* de Associações, do Conselho e da Sociedade de Nutricionistas de sua região. Também pode ligar para o departamento de nutrição de um hospital ou de uma clínica de medicina do desporto mais perto de você, ou, ainda, procurar no guia telefônico por nutricionista ou dietista.

Transtornos Alimentares

Beals, K. 2004. *Disordered eating among athletes.*
Champaign, IL: Human Kinetics.
Costin, C. 2011. *8 keys to recovery from an eating disorder.* New York: WW Norton.
Heffner, M. and G. Eifert. 2004. *The anorexia workbook: How to accept yourself, heal your suffering and reclaim your life.* Oakland, CA: New Harbinger.
Koenig, K. 2007. *Food and feelings workbook: A full course meal on emotional health.* Carlsbad, CA: Gurze Books.
LoBue, A., and M. Marcus. 1999. *The don't diet, live-it! workbook: Healing food, weight and body issues.* Carlsbad, CA: Gurze Books.
McCabe, R., T. McFarlane, and M. Olmsted. 2003. *Overcoming bulimia workbook: Your comprehensive step-by-step guide to recovery.* Carlsbad, CA: Gurze Books.
Siegel, M., J. Brisman, and M. Weinshel. 2009. *Surviving an eating disorder: Perspectives and strategies for family and friendsn.* New York: Harper Perennial.
Simon, J. 2013. *The emotional eater´s repair manual: A practical mind-book-spirit guide for putting an end to overeating and dieting.* Novato, CA: New World Library.
Thompson, R. and R. Trattner Sherman, 2010. *Eating disorders in sport.* Routledge, Taylor & Francis Group: New York.
Tribole, E., and E. Resch. 2012. *Intuitive eating: A revolutionary program that works.* New York: St. Martin´s Griffin.

A Academy of Nutrition and Dietetics (AND) e SCAN, o grupo de prática alimentar de nutrição desportiva do AND, oferece um serviço de encaminhamento a nutricionistas desportivos especializados em transtornos alimentares.

www.eatright.org

www.scandpg.org

Estes *sites* trazem informações sobre transtornos alimentares e imagem corporal e oferecem uma rede de encaminhamento e materiais educativos.

www.anad.org

www.nationaleatingdisorders.org

Este *site* oferece informações sobre transtornos alimentares e uma livraria com mais de 200 títulos sobre transtornos alimentares.

www.bulimia.com

Este *site* oferece informações excelentes, inclusive vídeos com informações de profissionais destacados na área da saúde.

www.findingbalance.com

Inspirado por uma mulher que se recuperou da anorexia, este *site* oferece uma fonte de esperança e inspiração, bem como uma rede de encaminhamento.

www.somethingfishy.org

Este é o *site* da National Association for Males with Eating Disorders, Inc.

www.namedinc.org

Recursos Ergogênicos

Greenwood, M. D. Kalman, and J. Anotio. 2010. *Nutritional supplements in sports and* exercise. New York: Humana Press.

Exercício e Fisiologia do Exercício (veja também Controle do Peso)

Kenny, W.L., Wilmore, J. and D. Costill. 2011. *Phisiology of sport and exercise.* Champaign, IL: Human Kinetics.

McArdle, W., F. Katch, and V. Katch. 2010. *Essentials of exercise physiology.* 3rd ed. Philadelphia: Lippincott, Williams & Wilkins.

O American College of Sports Medicine é o maior grupo de profissionais das áreas de medicina e ciência do desporto no mundo.

www.acsm.org

Tríade da Atleta do Sexo Feminino

A Female Athlete Triad Coalition oferece materiais educativos a profissionais, atletas e treinadores.

www.femaleathletetriad.org

FODMAP Information for People with Intestinal Distress (Informações para Pessoas com Problemas intestinais).

A Dra. Sue Shepherd desenvolveu a dieta FODMAP para tratamento de pessoas com síndrome do intestino irritável (*IBS-irritable bowel syndrome*).
http://shepherdworks.com.au/disease-information/low-foodmap-diet

Informações Alimentares

O International Food Information Council fornece informações sobre todos os aspectos dos alimentos e da segurança alimentar.
www.foodinsight.org

Rótulos de Alimentos

Patrocinado pela USDA, este *site* oferece um guia para a compreensão dos rótulos dos alimentos.
www.fda.gov/food/ResourcesForYou/Consumers/NFLPM/ucm274593.htm

Rastreadores de Alimentos

Estes são apenas alguns *sites* (com *apps*) que meus clientes costumam usar para acompanhamento de sua ingestão alimentar.
www.fitday.com
www.livestrong.com
www.LoseIt.com
www.sparkpeople.comw
www.supertracker.usda.gov

Alguns *apps* populares para acompanhamento de alimentos por meio de *smartphones* incluem *MyFitness-Pal*, *MyNetDiary* e *The Eatery*.

Alimentação Saudável (veja também Receitas)

Duyf, R. 2012. *The American Dietetic Association´s complete food and nutrition guide*. 3Rd ed. New York: Wiley.

Grotto, D. 2013. *The best things you can eat*. Boston: De Capo Lifelong Books.

Lichten, J. 2012. *Eat out healthy*. Houston, TX: Nutrifit.

Nelson, M., A. Lichtenstein, and L. Linder. 2005. *Strong women, strong hearts*. London: Aurum Press.

Procure dieta ou nutrição no *site* da American Heart Association.
www.americanheart.org

O National Agricultural Library's Food and Nutrition Information Center apresenta orientações alimentares para bebês, crianças, adolescentes, adultos e pessoas maduras.
http://fnic.nal.usda.gov

O *site* do Center for Disease Control oferece orientações práticas para uma melhor alimentação.

www.fruitsandveggiesmatter.gov

Este *site* traz informações sobre como se alimentar para a saúde.

www.health.gov

Ervas Medicinais (veja também Medicina Complementar e Alternativa)

O Memorial Sloan-Kettering Cancer Center oferece informações sobre ervas, florais, suplementos e outros.

www.mskcc.org/aboutherbs

A Herb Research Foundation oferece informações científicas sobre os benefícios à saúde e à segurança das ervas.

www.herbs.org

Fraudes

Este *site* é um guia relativo a fraudes e charlatanice na saúde, além de melhorar a sua capacidade de tomar decisões inteligentes com relação a suplementos desportivos e ervas.

www.quackwatch.com

Patrocinado pelo American Council on Science and Health, este *site* fornece respostas a inúmeras preocupações com a nutrição e com a saúde.

www.healthfactsandfears.com

Alimentos cultivados localmente

Este *site* pode ajudá-lo a encontrar feiras e mercados de produtos agrícolas em sua região.

www.localharvest.com

Hipertensão e Dieta DASH

www.nhlbi.nih.gov (clique em Health Information and Publications, depois em High Blood Pressure) – Patrocinado pelo National Heart, Lung and Blood Institute, este site fornece inúmeras informações sobre como controlar a hipertensão arterial.

Informações Médicas

Estes *sites* oferecem as mais recentes informações médicas e nutricionais.

www.webmd.com

www.mayoclinic.com

www.nutrition411.com

Menopausa

Nelson, M., and S. Wernick. 2006. *Strong women, strong bones: Everything you need to know to prevent, treat, and beat osteoporosis*. New York: Perigree.

O *site* da North American Menopause Society dedica-se à promoção da saúde da mulher durante e após a menopausa.

www.menopause.org

Este *site* tem sido elogiado como um forte grupo de apoio a mulheres na perimenopausa.

www.power-surge.com

Dismorfia Muscular

Moss, M. 2012. *The media and the models of masculinity*. Lanham, MD: Lexington Books.

Pope, H.G., Jr, K.A. Phillips, and R. Olivardia, 2002. *The Adonis complex: The secret crisis of male body obsession*. New York: The Free Press.

Boletins/Periódicos

Environmental Nutrition
P.O. Box 420235, Palm Coast, FL 32142-0235
800-829-5384; na Internet:
www.environmentalnutrition.com

Tufts University Health & Nutrition Letter
P.O. Box 8517, Big Sandy, TX 757555-8517
800-274-7581; na Internet:
www.tuftshealthletter.com

University of California, Berkeley Wellness Letter
P.O. Box 8528, Big Sandy, TX 75755-8529
800-829-9170; na Internet:
www.berkeleywellness.com

Obesógenos

Os *sites* a seguir trazem mais informações sobre obesógenos, apresentados rapidamente no Capítulo 1.

http://en.wikipedia.org/wiki/Obesogen

www.medscape.com/viewarticle/758210

Osteoporose

Nelson, M. And S. Wernick. 2006. *Strong women, strong bones: Everithing you need to know to rpevent, treat, and beat osteoporosis*. New York: Perigree.

A National Osteoporosis Foundation oferece uma variedade de informações e recursos.

www.nof.org

Treinadores pessoais

Organizações profissionais com redes de encaminhamento incluem o American College of Sports Medicine, American Council on Exercise, National Strength, and Conditioning Association e ISEA Health & Fitness Association.

http://members.acsm.org/source/custom/Online_locator/OnlineLocator.cfm

www.acefitness.org/acefit/locate-trainer

http://hsca.com/Membership/Member-Tools/Find-A-Trainer

www.ideafit.com/fitnessconnect

Pesticidas

Os *sites* do USDA Pesticide Data Program, da Environmental Protection Agency (EPA) e do Environmental Working Group trazem informações sobre presticidas.

www.ams.usda.gov/AMSx1.0/pdp

www.EPA.gov/pesticides

www.ewg.org

Patrocinado pelo Environmental Working Group, este *site* fornece uma lista das cargas de pesticida em 43 frutas e hortaliças.

www.foodnews.org

Gravidez

American Dietetic Association, and E. Ward. 2009. *Expect the best: Your guide to healthy eating before, during, and after pregnancy*. Chicago: American Dietetic Association.

Erick, M. 2004. *Managing morning sickness: A survival guide for pregnant women*. Palo Alto, CA: Bull.

Luke, B., and T. Eberlein. 2010. *When you are expecting twins, triplets or quads*. New York: William Morrow.

Receitas (veja também Livros e Revistas de Culinária, Nutrição Vegetariana)

Este *site* oferece uma série de receitas saudáveis, aulas de culinária e informações sobre aptidão física familiar, gasto calórico e nutrição.

www.foodfit.com

Estes *sites* trazem receitas com hortaliças e frutas.

www.fruitsandveggiesmorematters.org.

www.fruitsandveggiesmatter.gov

Neste *site*, você pode buscar receitas conforme calorias, preocupações nutricionais (alergias, diabetes), tempo de preparo e mais.

www.mealsforyou.com

Acesse estes *site* para ver receitas para toda a família, bem como demonstrações de preparo.

www.mealmakeovermoms.com

Nutrição Desportiva

Benardot, D. 2011. *Advanced sports nutrition*. Champaign IL: Human Kinetics.

Burke, L. 2007. *Practical sports nutrition*. Champaign.

IL: Human Kinetics.

Campbell, B. And M Spano. 2011. *NSCA´s guide to sport and exercise nutrition*. Champaign, IL: Human Kinetics.

Clark, N. 2012. *The cyclists's food guide: Fueling for the distance*. Newton, MA: Sports Nutrition.

Clark, N. 2011. *Nancy Clark's food guide for marathoners: Tips for everyday champions*. Aachen, Germany: Meyer & Meyer Sport.

Juekendrup, A. 2010. *Sports nutrition: From lab to kitchen*. Germany: Meyer & Meyer Sport.

Larson-Meyer D.E. 2007. Vegetarian sports nutrition. Champaign, IL: Human Kinetics.

Manore, M. , N.Meyer, and J. Thompson. 2009. *Sports nutrition for health and performance*. Champaign, IL: Human Kinetics.

Rosenbloom, C. 2012. *Sports nutrition: A practice manual for professionals*. 5Th ed. Chicago: American Dietetic Association.

Ryan, M. 2012. *Sports nutrition for endurance athletes*. Boulder, CO: Velo Press.

Volpe S., S. Sabelawski, and C. Mohr. 2007. *Fitness nutrition for special dietary needs*. Champaign, IL: Human Kinetics.

O *site* do Australian Institute of Sport fornece excelentes informações sobre nutrição desportiva, incluindo recomendações acerca de suplementos desportivos.

www.ausport.gov.au/ais/nutrition

Este é o *site* profissional do grupo de prática de Sports, Cardiovascular and Wellness Nutritionists (SCAN) da American Dietetic Association.

www.scandpg.org

Os *sites* do Gatorade Sports Science Institute e do *PowerBar* oferecem recursos para profissionais e público em geral.

www.gssiweb.com

www.powerbar.com

A National Library of Medicine oferece acesso às últimas pesquisas em revistas médicas e científicas.

www.pubmed.gov

Manejo do Estresse e Relaxamento

O World Wide Online Meditation Center, projetado para praticantes de meditação, tanto principiantes como experientes, inclui diferentes tipos de salas de meditação com áudio para redução do estresse, cura e equilíbrio.

www.meditationcenter.com

Este *site* inclui uma sala de meditação com áudio e meditações para ajudá-lo a sanar problemas alimentares.

www.learningmeditation.com

Suplementos (veja também Ervas Medicinais; Nutrição Desportiva)

Aqui você encontra uma lista de A a Z de ervas e outros suplementos, incluindo informações de origem, bem como sobre doses, segurança, interações e referências bibliográficas.

www.medlineplus.gov

O Food and Nutrition Information Center da National Agricultural Library oferece informações sobre o uso seguro de suplementos, bem como *links* para *sites* e fontes com informações confiáveis.

http://fnic.nal.usda.gov/dietary-supplements

Patrocinado pela base de dados International Bibliographic Information on Dietary Supplements (IBIDS), este *site* contém publicações científicas revisadas por consultores especializados sobre suplementos alimentares, incluindo vitaminas, minerais e ervas. O *site* é um esforço conjunto entre o Office of Dietary Supplements do NIH e a Food and Nutrition Information Center da National Agricultural Library.

http://ods.od.nih.gov/databases/ibids.html

O *site* da National Collegiate Athletic Association oferece informações sobre suplementos que foram banidos para uso por atletas universitários. Também fornece informações sobre nutrição desportiva para estudantes atletas.

www.ncaa.org

O National Institute on Drug Abuse oferece informações sobre a ciência do abuso de drogas e adicção.

www.drugabuse.gov

O ConsumerLab fornece os resultados de testes de qualidade e pureza de suplementos alimentares.

www.consumerlab.com

Nutrição Vegetariana

Larson-Meyer, D.E. 2006. *Vegetarian sports* nutrition. Champaign, IL: Human Kinetics.

Este site oferece informações práticas oriundas do grupo de prática vegetariana da Academy of Nutrition and Dietetics.

http://vegetariannutrition.net

O Vegetarian Resource Group é uma organização não lucrativa dedicada a educar o público sobre assuntos interrelacionados de nutrição, ecologia, ética e fome no mundo.

www.vrg.org

Este *site* alega oferecer a maior coleção mundial de receiptas, *blogs*, artigos e informações vegetarianas.

www.vegweb.com

Controle do Peso

Fletcher, A. 2003 *Thin for life: 10 keys to success from people who have lost weight and kept it off.* Boston: Houghton Mifflin.

Fletcher, A., and H. Wyatt. 2007. *Weight loss confidential: How teens lose weight and keep it off – and what they wish parents knew.* Boston: Houghton Mifflin.

Kostas, G. 2009. *The Cooper Clinic solution to the diet revolution.* Dallas: Good Health Press.

Tribole, E., and E. Resch. 2012. *Intuitive eating: A revolutionary program that works.* New York: St. Martin's Griffin.

Este *site* traz uma lista grande de revisões de dietas da moda, de A a Z.

www.dietreviewpost.com

A finalidade do *Shape Up América!* é educar o público em geral sobre como se alimentar corretamente e exercitar-se adequadamente para alcançar um peso corporal saudável.

www.shapeup.org

Estes *sites* são boas fontes de informações sobre controle do peso,

www.caloriescount.com

www.weightlossbuddy.com

www.sparkpeople.com

www.win.niddk.nih.gov

Como se tornar um nutricionista desportivo

Toda semana recebo *e-mails* de pessoas que leram meus livros ou artigos e querem saber que escolas podem frequentar para aprender mais sobre nutrição e exercício. Algumas até querem se tornar nutricionistas do desporto. Eis o que lhes digo.

Cada vez mais instituições estão criando cursos de nutrição desportiva, particularmente se possuem departamentos de nutrição e ciência do exercício. Muitas vezes você pode combinar os dois programas para criar um curso que satisfaça as suas necessidades.

- Para obter uma lista de programas de certificação em nutrição desportiva nos Estados Unidos, visite www.scandpg.org, o *site* do Sports, Cardiovascular and Wellness Nutritionists (SCAN), um grupo de prática dietética da Academy of Nutrition and Dietetics (AND).
- Para uma lista de programas acadêmicos de nutrição nos Estados Unidos, oficialmente reconhecidos e aprovados pela AND, acesse www.eatright.org. Para uma lista de programas acadêmicos em ciência do exercício nos Estados Unidos, visite www.acsm.org, o *site* do American College of Sports Medicine.
- Se você apenas quer aprofundar seu conhecimento pessoal, pode frequentar uma ou duas disciplinas de nutrição ou ciência do exercício sem o compromisso de cursar quatro anos de Ensino Superior. No entanto, para pessoas que desejam desenvolver uma carreira em nutrição desportiva, recomendo o curso inteiro.
- Se quer trabalhar com orientação nutricional, deve se formar em nutrição. O registro no Conselho e/ou na Sociedade de Nutricionistas da sua região abrirá mais facilmente as portas para a sua carreira. Algumas pessoas realizam cursos de certificação de curta duração, mas estes não podem se igualar à formação que você recebe em quatro anos de estudos de graduação, mais um estágio e talvez um mestrado na área. Obter formação e certificação apropriadas é uma responsabilidade profissional importante.

- Nos Estados Unidos, tornando-se um *registered dietitian* (RD), você é reconhecido pela American Dietetic Association, a maior organização de profissionais da área de nutrição naquele país. Além disso, você pode vir a ser aceito para ingressar no SCAN, o grupo de interesse em nutrição desportiva da ADA. Os membros do SCAN são os nutricionistas do esporte mais destacados. Uma vez que tenha experiência, você pode prestar um exame e tornar-se um *board certified specialist in sports dietetics* (CSSD). Acesse www.SCANdpg.org para obter mais informações.
- Se você quer ser um conselheiro alimentar, deve se tornar nutricionista com registro profissional. Isso quer dizer que você tem o reconhecimento da Academy of Nutrition and Dietetics, a maior organização de profissionais da nutrição nos Estados Unidos. As portas da carreira serão abertas para você. Há quem faça cursos acadêmicos breves, mas essas pessoas não são páreas à formação que você recebe em quatro anos de curso de graduação e mais um estágio e, talvez, um mestrado em nutrição. Obter a educação e as credenciais adequadas é uma importante responsabilidade profissional.
- Tornando-se um nutricionista com registro profissional, você ainda pode se unir ao SCAN, nos Estados Unidos. SCAN é o grupo de interesse em nutrição desportiva da Academy of Nutrition and Dietetics. Os membros do SCAN são os mais importantes nutricionistas do desporto. Assim que tiver experiência, você poderá realizar um exame e tornar-se especialista certificado em nutrição do esporte (CSSD). Visite www.scandpg.org para mais informações.

Embora o objetivo da sua carreira possa ser trabalhar com atletas e outras pessoas ativas saudáveis, insisto em recomendar aos estudantes e recém-formados que trabalhem primeiro em um ambiente clínico, como um hospital, para aprender mais sobre como lidar com cardiopatia, diabetes, câncer e muitos incômodos do envelhecimento. Esses conhecimentos ajudarão você a manter bem as pessoas, assim como a aumentar sua experiência de trabalho. Um ou dois anos de trabalho clínico são um bom investimento na sua carreira.

Envolva-se como voluntário numa equipe de desporto de uma escola de Ensino Médio, em futebol americano para jovens, na ACM ou em qualquer área de seu interesse. Trabalhe em programas de nutrição e aptidão física patrocinados pela associação de nutricionistas ou pelo conselho de aptidão física da sua região. Pratique o que você aconselha. Escreva artigos para o jornal local ou para o boletim de algum clube local de ciclismo ou corrida. Desenvolvendo redes que o ajudarão a travar conhecimento com outros nutricionistas do desporto e profissionais de medicina desportiva, você pode abrir portas que eventualmente levem a trabalhos remunerados.

A nutrição desportiva é hoje uma parte integrante de muitos que lidam com o esporte e os atletas; assim, as oportunidades de emprego estão se tornando mais acessíveis. Alguns locais onde você pode procurar (ou criar) um trabalho são centros desportivos de clubes, centros de treinamento, *spas*, ACM, empresas com programas de bem-estar, estágios de medicina do esporte, escolas de Ensino Médio, departamentos de desportos de faculdades e universidades e clubes com equipes desportivas profissionais e multiprofissionais. Seja criativo!

A maioria das pessoas bate em várias portas antes de encontrar um local que as acolha, ou criam os próprios empregos, usando os seus contatos pessoais. Por exemplo, algumas nutricionistas com registro profissional que são mães de atletas adolescentes começaram a dar aulas de nutrição desportiva direcionadas a pais, treinadores e estudantes. Outros que adoram tênis, balé ou ginástica ficaram conhecidos como nutricionistas do desporto de suas próprias modalides desportivas. Muitos que treinavam no centro desportivo de um clube começaram a trabalhar com os sócios do clube. Você pode criar o emprego dos seus sonhos e, com muito trabalho árduo e tempo, alcançará os seus objetivos. Divirta-se!

Desejando o melhor a você,
Nancy

APÊNDICE B

Referências

Ackermark, C., I. Jacobs, M. Rasmussan, and J. Karlsson. 1996. Diet and muscle glycogen concentration in relation to physical performance in Swedish elite ice hockey players. *Int J Sports Nutr and Exerc Metab* 6 (3): 272-284.

Affenito, S. 2007. Breakfast: A missed opportunity. *J Amer Diet Assoc* 107 (4): 565-569.

Ainslie, P., I. Campbell, K. Frayn, et al. 2002. Energy balance, metabolism, hydration, and performance during strenuous hill walking: The effect of age. *J Appl Physiol* 93 (2): 714-723.

American College of Sports Medicine (ACSM). 2011. Quantity and quality of exercise for developing and maintaining cardiorespiratory and musculoskeletal, and neuromotor fitness in apparently healthy adults: Guidance for prescribing exercise. *Med Sci Sports Exerc* 343 (7): 1334-1359.

American College of Sports Medicine (ACSM). 2007a. ACSM position stand on exercise and fluid replacement. *Med Sci Sports Exerc* 39 (2): 377-390.

American College of Sports Medicine (ACSM). 2007b. ACSM position stand on the female athlete triad. *Med Sci Sports Exerc* 39 (10): 1867-1882.

American College of Sports Medicine (ACSM), American Dietetic Association (ADA), and Dietitians of Canada. 2009. Joint position statement: Nutrition and athletic performance. *Med Sci Sports Exerc* 41 (3): 709-731.

American Psychiatric Association. 2000. *Diagnostic and statistical manual of mental disorders*, 4th ed. Washington, DC: Author.

Armstrong, L. 2002. Caffeine, body fluid-electrolyte balance, and exercise performance. *Int J Sports Nutr and Exerc Metab* 12: 189-206.

Armstrong, L., A. Pumerantz, M. Roti, et al. 2005. Fluid, electrolyte, and renal indices of hydration during 11 days of controlled caffeine consumption. *Int J Sport Nutr Exerc Metab* 15: 252-265.

Artioli, G., B. Gualano, A. Smith, J. Stout, and A. Lancha Jr. 2010. Role of beta--alanine supplementation on muscle carnosine and exercise performance *Med Sci Sports Exerc* 42 (6): 1162-1173.

Aston, L., J. Smith, and J. Powles. 2012. Impact of reduced red and processed meat dietary pattern on disease risks and greenhouse gas emissions in the UK: A modelling study. *BMJ Open* 2 (5), http://bmjopen.bmj.com/content/2/5/e001072.full?sid=3ec3acb2-a250-4ffe-af87-c69f3b1b2cb2.

Bailey, W., D. Jacobsen, and J. Donnelly. 2002. Changes in total daily energy expenditure as a result of 16 months of aerobic training: The Midwest Exercise Trial. *Am J Clin Nutr* 75 (Suppl. no. 2): 363.

Barnes, J., J. Wagganer, J. Loenneke, R. Williams Jr, Y. Arja, G. Kirby, and T. Pujol. 2012. Validity of bioelectrical impedance analysis instruments for the measurement of body composition in collegiate gymnasts. *Med Sci Sports Exerc* 44 (5S): S592.

Barr, S., K.C. Janelle, and J.C. Prior. 1995. Energy intakes are higher during the luteal phase of ovulatory menstrual cycles. *Am J Clin Nutr* 61: 39-43.

Beals, K., and M. Manore. 2000. Behavioral, psychological, and physical characteristics of female athletes with subclinical eating disorders. *Int J Sports Nutr and Exerc Metab* 10 (2): 128-143.

Beals, K., and M. Manore. 2002. Disorders of the female athlete triad among collegiate athletes. *Int J Sports Nutr and Exerc Metab* 12: 281-293.

Beelen, M., L. Burke, M. Gibala, and L. van Loon. 2010. Nutritional strategies to promote postexercise recovery. *Int J Sports Nutr Exerc Metab* 20 (6): 515-532.

Bergstrom, J., L. Hermansen, E. Hultman, and B. Saltin. 1967. Diet, muscle glycogen, and physical performance. *Acta Physiol Scand* 71: 140-150.

Blackburn, G. 2001. The public health implications of the Dietary Approaches to Stop Hypertension Trial. *Am J Clin Nutr* 74: 1-2.

Borjian, A., C. Ferrari, A. Anouf, and L. Touyz. 2010. Pop-cola acids and tooth erosion: An *in vitro, in vivo*, electron-microscopic, and clinical report. *Int J Dent* 957842. http://www.ncbi.nlm.nih.gov/pmc/articles/PMC2997506/.

Bouchard, C. 1990. Heredity and the path to overweight and obesity. *Med Sci Sports Exerc* 23 (3): 285-291.

Braakhuis, A. 2012. Effect of vitamin C supplements on physical performance. *Curr Sports Med Reports* 11 (4): 180-184.

Bray, G., S.J. Nielsen, and B. Popkin. 2004. Consumption of high-fructose corn syrup in beverages may play a role in the epidemic of obesity. *Am J Clin Nutr* 79: 537-543.

Buijsse, B., E. Feskens, F. Kok, and D. Kromhout. 2006. Cocoa intake, blood pressure, and cardiovascular mortality: The Zutphen Elderly Study. *Arch Intern Med* 166 (4): 411-417.

Burke, L. 2007. Training and competition nutrition. In *Practical sports nutrition*. Champaign IL: Human Kinetics.

Burke, L. 2010. Fueling strategies to optimize performance: Training high or training low? *Scand J Med Sci Sports* 20 (Suppl. no. 2): 48-58.

Burke, L., G. Collier, and M. Hargreaves. 1998. Glycemic index: A new tool in sports nutrition? *Int J Sport Nutr* 8: 401-415.

Burke, L., J. Hawley, S. Wong, and A. Jeukendrup. 2011. Carbohydrates for training and competition. *J Sports Sci* 29 (Suppl. no. 1): S17-S27.

Campbell, C., D. Prince, E. Applegate, and G. Casazza G. 2007. Effect of carbohydrate supplementation type on endurance cycling performance in competitive athletes. *Med Sci Sports Exerc* 39 (Suppl. no. 5): Abstract 1760.

Carrera, O., R. Adan, E. Gutierrez, U. Danner, H. Hoek, et al. 2012. Hyperactivity in anorexia nervosa: Warming up not just burning-off calories. *PLoS ONE* 7 (7): e41851. doi:10.1371/journal.pone.0041851.

Casa, D., L. Armstrong, S. Montain, et al. 2000. National Athletic Trainers' Association position statement: Fluid replacement for athletes. *J Athletic Training* 35 (2): 212-224.

Case, S. 2010. *Gluten-free diet: A comprehensive resource guide.* Regina, Saskatchewan: Case Nutrition Consulting.

Center for Science in the Public Interest (CSPI). 2006. Pour better or pour worse: How beverages stack up. *Nutrition Action Healthletter* 33 (5): 3-7.

Cermak, N., M. Gibala, and L. van Loon. 2012. Nitrate supplementation's improvement of 10-km time-trial performance in trained cyclists. *Int J Sports Nutr Exerc Metab* 22 (1): 64-71.

Center for Science in the Public Interest (CSPI). 2006. Are you deficient? *Nutrition Action Healthletter* 33 (9): 3-7.

Chapman, C., C. Benedict, S. Brooks, and H. Schioth. 2012. Lifestyle determinants of the drive to eat: A meta-analysis. *Am J Clin Nutr* 96 (3): 492-497.

Clancy, R.L., M. Gleeson, A. Cox, et al. 2006. Reversal in fatigued athletes of a defect in interferon gamma secretion after administration of *Lactobacillus acidophilus*. *Br J Sports Med* 40 (4): 351-354.

Clegg, D., D. Reda, C. Harris, et al. 2006. Glucosamine, chondroitin sulfate, and the two in combination for painful knee osteoarthritis. *N Engl J Med* 354 (8); 795-808.

Collins Reed, S., F. Levin, and S. Evans. 2008. Changes in mood, cognitive performance and appetite in the late luteal and follicular phases of the menstrual cycle in women with and without PMDD (premenstrual dysphoric disorder). *Horm Behav* 54 (1): 185-193.

ConsumerLab.com. 2007. Product review: Joint supplements. www.Consumerlab.com/results/gluco.asp.

Cook, N.R., J. Cutler, E. Obarzanek, et al. 2007. Long-term effects of dietary sodium reduction on cardiovascular disease outcomes: Observational follow-up of the trials of hypertension prevention (TOHP). *Br Med J* 334 (7599): 885.

Costill, D., R. Bowers, G. Branam, and K. Sparks. 1971. Muscle glycogen utilization during prolonged exercise on successive days. *J Appl Physiol* 31 (6): 834-838.

Costill, D.L., D.S. King, R. Thomas, and M. Hargreaves. 1985. Effects of reduced training on muscular power in swimmers. *Phys Sportsmed* 13 (2): 94-101.

Costill, D.L., W. Sherman, W. Fink, C. Maresh, M. Witten, and J. Miller. 1981. The role of dietary carbohydrate in muscle glycogen resynthesis after strenuous exercise. *Am J Clin Nutr* 34: 1831-1836.

Costill, D.L., R. Thomas, R.A. Roberts, et al. 1991. Adaptations to swimming training: Influence of training volume. *Med Sci Sports Exerc* 23 (3): 371-377.

Cribb, P., and A. Hayes. 2006. Effects of supplement timing and resistance exercise on skeletal muscle hypertrophy. *Med Sci Sports Exerc* 38 (1): 1918-1925.

Cribb, P., A. Williams, and A. Hayes. 2007. A creatine-protein-carbohydrate supplement enhances responses to resistance training. *Med Sci Sports Exerc* 39 (11): 1960-1968.

Davis, S., C. Castelo-Branco, P. Chedrual, M. Lumsden, R. Nappi, D. Shah, P. Villasecaa, and Writing Group of the Society from World Menopause Day 2012. 2012. Understanding weight gain at menopause. *Climacteric* 15 (5): 419-429.

Davison, G., and M. Gleeson. 2005. Vitamin C and carbohydrate ingestion in prolonged exercise. *Int J Sports Nutr Exerc Metab* 15: 465-479.

Davison, G., M. Gleeson, and S. Phillips. 2007. Antioxidant supplementation and immunoendocrine responses to prolonged exercise. *Med Sci Sports Exerc* 39 (4): 645-652.

DellaValle, D., and J. Haas. 2011. Impact of iron depletion without anemia on performance in trained endurance athletes at the beginning of a training season: A study of female collegiate rowers. *Int J Sports Nutr Exerc Metab* 21 (6): 501-506.

de Oliveira Otto, M., D. Mozaffarian, D. Kromhout, et al. 2012. Dietary intake of saturated fat by food source and incident cardiovascular disease: The Multi-Ethnic Study of Atherosclerosis. *Am J Clin Nutr* 96 (2): 397-404.

Demura, S., S. Yamaji, F. Goshi, and Y. Nagasawa. 2002. The influence of transient change of total body water on relative body fats based on three bioelectrical impedance analyses methods. Comparison between before and after exercise with sweat loss, and after drinking. *J Sports Med Phys Fitness* 42 (1): 38-44.

Denny, K., K. Loth, M. Eisenberg, and D. Neumark-Sztainer. 2013. Intuitive eating in young adults: Who is doing it, and how is it related to disordered eating behaviors? *Appetite* 60 (11): 13-19.

Deutz, R., D. Benardot, D. Martin, and M. Cody. 2000. Relationship between energy deficits and body composition in elite female gymnasts and runners. *Med Sci Sports Exerc* 32 (3): 659-668.

Doherty, M., and P. Smith. 2005. Effects of caffeine ingestion on the rating of perceived exertion during and after exercise: A meta-analysis. *Scand J Med Sci Sports* 15 (2): 69-78.

Dominguez, J., L. Goodman, S. Sen Gupta, et al. 2007. Treatment of anorexia nervosa is associated with increases in bone mineral density, and recovery is a biphasic process involving both nutrition and return of menses. *Am J Clin Nutr* 86 (1): 92-99.

Drewnowski, A., and F. Bellisle. 2007. Liquid calories, sugar, and body weight. *Am J Clin Nutr* 85: 651-661.

Ducher, G., A. Turner, S. Kukuljan, K. Pantano, J. Carlson, N. Williams, and M.J. DeSouza. 2011. Obstacles in the optimization of bone health outcomes in the female athlete triad. *Sports Med* 41 (7): 587-607.

Dueck, C., K. Matt, M. Manore, and J. Skinner. 1996. Treatment of athletic amenorrhea with a diet and training intervention program. *Int J Sport Nutr and Exerc Metab* 6 (1): 24-40.

Environmental Working Group. 2012. Shopper's guide to pesticides in produce. www.ewg.org/foodnews/summary.

Erskine, R., G. Fletcher, B. Hanson, and J. Folland. 2012. Whey protein does not enhance the adaptations to elbow flexor resistance training. *Med Sci Sports Exerc* 44 (9): 1791-1800.

Expert Panel on Detection, Evaluation, and Treatment of High Blood Cholesterol in Adults. 2001. Executive summary of the third report of the National Cholesterol

Education Program Expert Panel on detection, evaluation, and treatment of high cholesterol in adults. *JAMA* 285: 2486-2497.

Fallaize, R., L. Wilson, J. Gray, I. Morgan, and B. Griffin. 2012. Variation in the effects of three different breakfast meals on subjective satiety and subsequent intake of energy at lunch and evening meal. *Eur J Nutr,* Sept 5, epub ahead of print.

Fairchild, T., S. Fletcher, P. Steele, C. Goodman, B. Dawson, and P. Fournier. 2002. Rapid carbohydrate loading after a short bout of near maximal-intensity exercise. *Med Sci Sports Exerc* 34 (6): 980-986.

Ferreira, S.E., M.T. de Mello, S. Pompeia, and M.L. de Souza-Formigoni. 2006. Effects of energy drink ingestion on alcohol intoxication. *Alcohol Clin Exp Res* 30 (4): 598-605.

Fields, D., M. Goran, and M. McCrory. 2002. Body-composition assessment via air-displacement plethysmography in adults and children: A review. *Am J Clin Nutr* 75: 453-467.

Flakoll, P., T. Judy, K. Flinn, C. Carr, and S. Flinn. 2004. Postexercise protein supplementation improves health and muscle soreness during basic military training in marine recruits. *J Appl Physiol* 96 (3): 951-956.

Flight, I., and P. Clifton. 2006. Cereal grains and legumes in the prevention of coronary heart disease and stroke: A review of the literature. *Eur J Clin Nutr* 60 (10): 1145-1159.

Floegel, A., T. Pischon, M. Bergmann, B. Teucher, R. Kaaks, and H. Boeing. 2012. Coffee consumption and risk of chronic disease in the European Prospective Investigation into Cancer and Nutrition (EPIC) – German study. *Am J Clin Nutr* 95 (4): 901-908.

Flores-Mateo, G., D. Rojas-Rueda, J. Basora, E. Ros, J. Salas-Salvado. 2013. Nut intake and adiposity: meta-analysis of clinical trials. *Am J Clin Nutr* 97(6):1346-1355.

Food and Nutrition Board, Institute of Medicine. 1998/2000. *Dietary reference intakes.* Lanover, MD: National Academy Press.

Forman, J., J. Silverstein, Committee on Nutrition, and Council on Environmental Health. 2012. Organic foods: Health and environmental advantages and disadvantages. *Pediatrics* 130 (5): e1406-1415.

Franz, M.J. 2003. Glycemic index: Not the most effective nutrition therapy intervention. *Diabetes Care* 26: 2466-2468.

Franz, M., J. VanWormer, A. Crain, J. Boucher, T. Histon, W. Caplan, J. Bowman, and N. Pronk. 2007. Weight loss outcomes: A systematic review and meta-analysis of weight-loss clinical trials with a minimum 1-year follow-up. *J Amer Diet Assoc* 107 (10): 1755-1767.

Fredericson, M., and K. Kent. 2005. Normalization of bone density in a previously amenorrheic runner with osteoporosis. *Med Sci Sports Exerc* 37 (9): 1481-1486.

Fuglestad, P., R. Jeffery, and N. Sherwood. 2012. Lifestyle patterns associated with diet, physical activity, body mass index and amount of recent weight loss in a sample of successful weight losers. *Int J Behav Nutr Phys Act* 26 (9): 79. doi: 10.1186/1479-5868-9-79.

Gallus, S., L. Scotti, E. Negri, et al. 2007. Artificial sweeteners and cancer risk in a network of case-control studies. *Ann Oncol* 18 (1): 40-44.

Garner, D. 1998. The effects of starvation on behavior: Implications for dieting and eating disorders. *HWJ* 12 (5): 68-72.

Geleijnse, J., L. Launer, D. van der Kuip, A. Hofman, and J. Witteman. 2002. Inverse association of tea and flavonoid intakes with incident myocardial infarction: The Rotterdam Study. *Am J Clin Nutr* 75: 880-886.

Getchell, B., and W. Anderson. 1982. *Being fit: A personal guide*. New York: Wiley.

Gilhooly, C., S.K. Das, J.K. Golden, et al. 2007. Food cravings and energy regulation: The characteristics of craved foods and their relationship with eating behaviors and weight change during 6 months of dietary energy restriction. *Int J Obes* 31 (12): 1849-1858.

Gold, E., K. Leung, S. Crawford, et al. 2012. Phytoestrogen and fiber intakes in relation to incident vasomotor symptoms: Results from the study of Women's Health Across the Nation. *Menopause*, epub ahead of print.

Green, H., M. Ball-Burnett, S. Jones, and B. Farrance. 2007. Mechanical and metabolic responses with exercise and dietary carbohydrate manipulation. *Med Sci Sports Exerc* 39 (1): 139-148.

Greene, R., S. Godek, A. Burkholder, and C. Peduzzi. 2007. Sweat sodium and total sodium losses in NFL players with exercise associated muscle cramps during training camp vs matched non-crampers. *Med Sci Sports Exerc* 39 (Suppl. no. 5): Abstract 574.

Grimaldi, A., B. Parker, J. Capissi, P. Clarkson, L. Pescatello, M. White, and P. Thompson. 2013. 25(OH) vitamin D is associated with greater muscle strength in healthy men and women. *Med Sci Sports Exerc* 45 (1): 157-162.

Gwacham, N., and D. Wagner. 2012. Acute effects of a caffeine-taurine energy drink on repeated sprint performance of American college football players. *Int J Sports Nutr Exerc Metab* 22 (2): 109-116.

Haakstad, L, and K. Bo. 2011. Effect of regular exercise on prevention of excessive weight gain in pregnancy: A randomised controlled trial. *Eur J Contracept Reprod Health Care* 16 (2): 116-25.

Hansen, A., C. Fischer, P. Plomgaard, J. Andersen, B. Saltin, and B. Pedersen. 2005. Skeletal muscle adaptation: Training twice every second day vs training once daily. *J Appl Physiol* 98: 93-99.

Heneghan, C., J. Howick, B. O'Neill, P. Gill, D. Lasserson, D. Cohen, R. Davis, A. Ward, A. Smith, and G. Jones. 2012. The evidence underpinning sports performance products: A systematic assessment. *BMJ Open* 2: e001702. doi:10.1136/bmjopen-2012-001702.

Heydari, M., J. Freund, and S. Boutcher. 2012. The effect of high-intensity intermittent exercise on body composition of overweight young males. *J Obes*: 480467. doi: 10.1155/2012/480467.

Hickner, R., C. Horswill, J. Welker, J. Scott, J. Roemmich, and D. Costill. 1991. Test development for the study of physical performance in wrestlers following weight loss. *Int J Sports Med* 12 (6): 557-562.

Hill, J.O., W. McArdle, J. Snook, and J. Wilmore. 1992. *Commonly asked questions regarding nutrition and exercise: What does the scientific literature suggest?* Vol. 9 of *Sports science exchange*. Chicago: Gatorade Sports Science Institute.

Hodges, A., and Ruth, D. 2012. Poor U.S. citizens live five years less than affluent countrymen. Rice University News and media. http://news.rice.edu/2012/06/21/poorer-us-citizens-live-five-years-less-than-affluent-countrymen.

Hollcamp, W. 2012. Obesogens: An environmental link to obesity. *Environ Health Perspect* 120 (2): a62-168. www.medscape.com/viewarticle/758210.

Holway, F., and L. Spriet. 2011. Sport-specific nutrition: practical strategies for team sports. *J Sports Sci* 29 (Suppl. no. 1): S115-S125.

Hooper, S.L., L.T. Mackinnon, A. Howard, R. Gordon, and A. Bachmann. 1995. Markers for monitoring overtraining and recovery. *Med Sci Sports Exerc* 27 (1): 106-112.

Hottenrott, K., E. Hass, M. Kraus, G. Neumann, M. Steiner, and B. Knechtie. 2012. A scientific nutrition strategy improves time trial performance by ~6% when compared with a self-chosen nutrition strategy in trained cyclists: A randomized cross-over study. *Appl Physiol Nutr Metab* 37 (4): 637-645.

Houmard, J.A., D.L. Costill, J.B. Mitchell, S.H. Park, R.C. Hickner, and J.N. Roemmich. 1990. Reduced training maintains performance in distance runners. *Int J Sports Med* 11 (1): 46-52.

Huang, H.Y., B. Caballero, S. Chang, et al. 2006. The efficacy and safety of multivitamin and mineral supplement use to prevent cancer and chronic disease in adults: A systematic review for a National Institutes of Health state-of-the-science conference. *Ann Intern Med* 145 (5): 372-385.

Huth, P., and K. Park. 2012. Influence of dairy product and milk fat consumption on cardiovascular disease risk: A review of the evidence. *Adv Nutr* 3 (3): 266-285.

Institute of Medicine. 1994. *Fluid replacement and heat stress*. Washington, DC: National Academy Press.

Institute of Medicine. 2002. *Dietary reference intakes for energy, carbohydrate, fiber, fat, fatty acids, cholesterol, protein and amino acids*. Washington, DC: National Academies Press.

Institute of Medicine. 2009. *Weight gain during pregnancy: Reexamining the guidelines*. Washington, DC: National Academies Press.

International Olympic Committee. 2011. IOC consensus on sports nutrition 2010. *J Sports Sci* 29 (Suppl. no. 1): S3-4.

Jakubowicz D., O. Froy, J. Wainstein, and M. Boaz. 2012. Meal timing and composition influence ghrelin levels, appetite scores and weight loss maintenance in overweight and obese adults. *Steroids* 77 (4): 323-331.

Janssen, G., C. Graef, and W. Saris. 1989. Food intake and body composition in novice athletes during a training period to run a marathon. *Int J Sports Med* 10: S17-21.

Jentjens, R.L., K. Underwood, J. Achten, K. Currell, C.H. Mann, and A.E. Jeukendrup. 2006. Exogenous carbohydrate oxidation rates are elevated after combined ingestion of glucose and fructose during exercise in the heat. *J Appl Physiol* 100 (3): 807-816.

Jiang, R., J.E. Manson, M.J. Stampfer, S. Liu, W.C. Willett, and F.B. Hu. 2002. Nut and peanut butter consumption and risk of type 2 diabetes in women. *JAMA* 288 (20): 2554-2560.

Johannesson, E., M. Simren, H. Strid, A. Bajor, and R. Sadik. 2011. Physical activity improves symptoms in irritable bowel syndrome: A randomized controlled trial. *Am J Gatroenterol* 106 (5): 915-922.

Johnson, C., A. Davenport, M. Hansen, and D. Bacharach. 2010. Pre-competition hydration status of high school athletes participating in different sports. *Med Sci Sports Exerc* 42 (5): S128 (Abstract 1149).

Jones A., S. Bailey, and A. Vanhatalo. 2013. Dietary nitrate and O_2 consumption during exercise. *Med Sports Sci* 59: 29-35.

Kalman, D., S. Feldman, D. Krieger, and R. Bloomer. 2012. Comparison of coconut water and a carbohydrate-electrolyte sport drink on measures of hydration and physical performance in exercise-trained men. *J Int Soc Sports Nutr* 9: 1. doi: 10.1186/1550-2783-9-1.

Karp, J., J. Johnston, S. Tecklenburg, T. Mickleborough, A. Fly, and J. Stager. 2006. Chocolate milk as a post-exercise recovery aid. *Int J Sports Nutr Exerc Metab* 16: 78-91.

Karppanen, H., and E. Mervaala. 2006. Sodium intake and hypertension. *Prog Cardiovasc Dis* 49 (2): 59-75.

Katz, D., M. Evans, H. Nawaz, et al. 2005. Egg consumption and endothelial function: A randomized controlled crossover trial. *Int J Cardiol* 9 (1): 65-70.

Kerr, K., et al. 2008. Effects of pre-exercise nutrient timing on glucose responses and intermittent exercise performance. *Med Sci Sports Exerc* 40 (Suppl. no. 5): S77.

Keys, A., J. Brozek, A. Henschel, et al. 1950. *The biology of human starvation*. Vols. I and II. Minneapolis: University of Minnesota Press.

Kilduff, L., P. Vidakovic, G. Cooney, et al. 2002. Effects of creatine on isometric bench-press performance in resistance-trained humans. *Med Sci Sports Exerc* 34 (7): 1176-1183.

Kirk, E.P., J. Donnelly, and D. Jacobsen. 2002. Time course and gender effects in aerobic capacity and body composition for overweight individuals: Midwest Exercise Trial (MET). *Med Sci Sports Exerc* 34 (Suppl. no. 5): 120.

Knowler, W.C., E. Barrett-Conner, S.E. Fowler, et al. 2002. Reduction in the incidence of type II diabetes with lifestyle intervention or metformin. *N Eng J Med* 346: 393-403.

Kreider, R., and Y. Jung. 2011. Creatine supplementation in exercise, sport, and medicine, *JENB* 15 (2): 53-69.

Kris-Etherton, P., G. Zhao, A.E. Binkoski, S.M. Coval, and T.D. Etherton. 2001. The effects of nuts on coronary heart disease. *Nutr Rev* 59 (4): 103-111.

Lansley, K., P. Winyard, S. Bailey, A. Vanhatalo, D. Wilkerson, J. Blackwell, M. Gilchrist, N. Benjamin, and A. Jones. 2011. Acute dietary nitrate supplementation improves cycling time trial performance. *Med Sci Sports Exerc* 43 (6): 1125-1131.

Lappe, J., D. Travers-Gustafson, K. Davies, R. Recker, and R. Heaney. 2007. Vitamin D and calcium supplementation reduces cancer risk: Results of a randomized trial. *Am J Clin Nutr* 85 (6): 1586-1591.

Layman, D. 2009. Dietary Guidelines should reflect new understandings about adult protein needs. *Nutr & Metabolism* 6 (12). doi: 10.1186/1743-7075-6-12.

Leibel, R.L., M. Rosenbaum, and J. Hirsch. 1995. Changes in energy expenditure resulting from altered body weight. *N Engl J Med* 332: 621-628.

Leone, J., E. Sedory, and K. Gray. 2005. Recognition and treatment of muscle dysmorphia and related body image disorders. *J Athl Train* 40 (4): 352-359.

Levine, J., N. Eberhardt, and M. Jensen. 1999. Role of non-exercise activity thermogenesis in resistance to fat gain in humans. *Science* 282 (5399): 212-214.

Lichtenstein, A., L. Appel, M. Brands, et al. 2006. American Heart Association scientific statement: Diet and lifestyle recommendations revision 2006: A scientific statement from the American Heart Association Nutrition Committee. *Circulation* 114 (1): 82-96.

Lim, U., A.F. Subar, T. Mouw, et al. 2006. Consumption of aspartame-containing beverages and incidence of hematopoietic and brain malignancies. *Cancer Epidemiol Biomarkers Prev* 15 (9): 1654-1659.

Loucks, A. 2004. Energy balance and body composition in sports and exercise. *J Sport Sci* 22 (1): 1-14.

Loucks, A., and B. Thuma. 2003. Luteinizing hormone pulsatility is disrupted at a threshold of energy availability in regularly menstruating women. *J Clin Endocrinol Metab* 88 (1): 297-311.

Lovelady, C. 2011. Balancing exercise and food intake with lactation to promote post-partum weight loss. *Proc Nutr Soc* 70 (2): 181-184.

Lowndes, J., D. Kawiecki, S. Pardo, V. Nguyen, K. Melanson, Z. Yu, and J. Rippe. 2012. The effects of four hypocaloric diets containing different levels of sucrose or high fructose corn syrup on weight loss and related parameters. *Nutr J* 11 (1): 55.

Lutter, J., and S. Cushman. 1982. Running while pregnant. *J Melpomene Institute* 1 (1): 2-4.

Macpherson, H., A. Pipingas, and M. Pase. 2012. Multivitamin-multimineral supplementation and mortality: A meta-analysis of randomized controlled trials. *Am J Clin Nutr,* Dec, epub ahead of print.

Marczinski, C.A., and M.T. Fillmore. 2006. Clubgoers and their trendy cocktails: Implications of mixing caffeine into alcohol on information processing and subjective reports of intoxication. *Exp Clin Psychopharmacol* 14 (4): 450-458.

Mariatt, G., and K. Witkiewitz. 2002. Harm reduction approaches to alcohol use: Health promotion, prevention, and treatment. *Addict Behav* 27 (6): 867-886.

Martin, W., L. Armstrong, and N. Rodriquez. 2005. Dietary protein intake and renal function. *Nutr Metab* (Lond) 20 (2): 25.

Mason, W.L., G. McConell, and M. Hargreaves. 1993. Carbohydrate ingestion during exercise: Liquid vs. solid feedings. *Med Sci Sports Exerc* 25 (8): 966-969.

Maughan, R., P. Greenhaff, and P. Hespel. 2011. Dietary supplements for athletes: Emerging trends and reoccurring themes. *J Sports Sci* 29 (S1): S57-S66.

McManus, K., L. Antinoro, and F. Sacks. 2001. A randomized controlled trial of a moderate fat, low-energy diet compared with a low-fat, low energy diet for weight loss in overweight adults. *Int J Obes Relat Metab Disord* 25: 1503-1511.

Messina, M. 2010. Soybean isoflavone exposure does not have feminizing effects on men: A critical examination of the clinical evidence. *Fertil Steril* 93 (7): 2095-2104.

Miller, K., E. Lee, E. Lawson, et al. 2006. Determinants of skeletal loss and recovery in anorexia nervosa. *J Endocrinol Metab* 91 (8): 2931-2937.

Moore, L., A. Midgley, S. Thurlow, G. Thomas, and L. McNaughton. 2010. Effect of the glycaemic index of a pre-exercise meal on metabolism and cycling time trial performance. *J Sci Med Sport* 13 (1): 182-188.

Morgan, J., F. Reid, and J. Lacey. 1999. The SCOFF questionnaire: Assessment of a new screening tool for eating disorders. *BMJ* 319 (7223): 1467-1468.

Mosca, L., C. Banka, E. Benjamin, et al. 2007. Evidence-based guidelines for cardiovascular disease prevention in women: 2007 update. *Circulation* 115 (7): 1481-1501.

Mujika, I. 2010. Intense training: The key to optimal performance. *Scand J Med Sci Sports* 20 (Suppl. no. 2): 24-31.

Mursu, J., K. Robien, L. Harnack, K. Park, and D. Jacobs. 2011. Dietary supplements and mortality rate in older women: The Iowa Women's Health Study. *Arch Intern Med* 171 (18): 1625-1633.

Napoli, N., J. Thompson, R. Civitelli, and R. Armamento-Villareal. 2007. Effects of dietary calcium compared with calcium supplements on estrogen metabolism and bone mineral density. *Am J Clin Nutr* 85: 1428-1433.

National Eating Disorders Association. 2005. No weigh! A declaration of independence from a weight-obsessed world. www.nationaleatingdisorders.org.

National Institutes of Health. 2007. National Institutes of Health state-of-the-science conference statement: Multi-vitamin and mineral supplements and chronic disease prevention. *Am J Clin Nutr* 85 (1): 257S-264S.

Nattiv, A. 2000. Stress fractures and bone health in track and field athletes. *J Sci Med Sport* 3 (3): 268-279.

Nattiv, A., A. Loucks, M. Manore, C. Sanborn et al. 2007. Position stand of the American College of Sports Medicine: The female athlete triad. *Med Sci Sports Exerc* 39 (10): 1867-1882.

Neumark-Sztainer, D., M. Wall, J. Guo, M. Story, J. Haines, and M. Eisenhberg. 2006. Obesity, disordered eating, and eating disorders in a longitudinal study of adolescents: How do dieters fare five years later? *J Amer Diet Assoc* 106: 559-568.

Nieman, D., D. Henson, S. McAnulty, et al. 2002. Influence of vitamin C supplementation on oxidative and immune changes after an ultramarathon. *J Appl Physiol* 92 (5): 1070-1077.

Nieman, D., D. Henson, S. McAnulty, et al. 2004. Vitamin E and immunity after the Kona Triathlon World Championship. *Med Sci Sports Exerc* 36 (8): 1328-1335.

Noakes, T. 2003. *Lore of running*, 4th ed. Champaign, IL: Human Kinetics.

Novak, C., C. Escande, P. Burghardt, M. Zhang, M. Barbosa, E. Chini, S. Britton, L. Koch, H. Akil, and J. Levine. 2010. Spontaneous activity, economy of activity, and resistance to diet-induced obesity in rats bred for high intrinsic aerobic capacity. *Horm Behav* 58 (3): 355-367.

O'Dea, J., and P. Rawstorne. 2001. Male adolescents identify their weight gain practices, reasons for desired weight gain, and sources of weight gain information. *J Amer Diet Assoc* 101 (1): 105-107.

Ode, J., J. Pivarnik, M. Reeves, and J. Knous. 2007. Body mass index as a predictor of percent fat in college athletes and nonathletes. *Med Sci Sports Exerc* 39 (3): 403-409.

Olivardia, R. 2002. Body image obsession in men. *HWJ* 16 (4): 59-63.

Ortega, F., D. Lee, P. Katzmarzyk, J. Ruiz, X. Sui, T. Church, and S. Blair. 2012. The intriguing metabolically healthy but obese phenotype: Cardiovascular prognosis and role of fitness. *Eur Heart J*. doi: 10.1093/eurheartj/ehs174.

Otterstetter, R., J. Viar, J. Naylor, S. Krone, and K. Tessmer. 2012. Effects of acute exercise on the accuracy of air-displacement plethysmography in young adults. *Med Sci Sports Exerc* 44 (5S): S591.

Paoli, A., K. Grimaldi, D. D'Agostino, L. Cenci, T. Moro, A. Bianco, and A. Palma. 2012. Ketogenic diet does not affect strength performance in elite artistic gymnasts. *J Int Soc Sports Nutr* 9 (1): 34. doi: 10.1186/1550-2783-9-34.

Pasman, W., M. van Baak, A. Jeukendrup, and A. de Haan. 1995. The effects of different dosages of caffeine on endurance performance time. *Int J Sports Med* 16: 225-230.

Pedersen, S., J. Kang, and G. Kline. 2007. Portion control plate for weight loss in obese patients with type 2 diabetes mellitus: A controlled clinical trial. *Arch Intern Med* 167: 1277-1283.

Pereira, M., D. Jacobs, J. Pins, et al. 2002. Effect of whole grains on insulin sensitivity in overweight hyperinsulinemic adults. *Am J Clin Nutr* 75: 848-855.

Peterson, J., W. Repovich, M. Eash, D. Notrica, and C. Hill. 2007. Accuracy of consumer grade bioelectrical impedance analysis devices compared to air displacement plethysmography. *Med Sci Sports Exerc* 39 (Suppl. no. 5): Abstract 2105.

Petyaev I., and Y. Bashmakov. 2012. Could cheese be the missing piece in the French paradox? *Med Hypotheses* (12) 00385-4: S0306-9877. doi: 10.1016/j.mehy.2012.08.018. Epub ahead of print.

Phillips, P., B. Rolls, J. Ledingham, et al. 1984. Reduced thirst after water deprivation in healthy elderly men. *N Engl J Med* 311: 753-759.

Phillips, S., and van Loon, L. 2011. Dietary protein for athletes: From requirements to optimum adaptation. *J Sports Sci* 29 (Suppl 1): S29-S38.

Pomerleau, M., P. Imbeault, T. Parker, and E. Doucet. 2004. Effects of exercise intensity on food intake and appetite in women. *Am J Clin Nutr* 80: 1230-1236.

Price, B., S. Amini, and K. Kappeler. 2012. Exercise in pregnancy: Effect on fitness and obstetric outcomes – a randomized trial. *Med Sci Sports Exerc* 44 (12): 2263-2269.

Rauch, L.H.G., I. Rodger, G. Wilson, et al. 1995. The effects of carbohydrate loading on muscle glycogen content and cycling performance. *Int J Sports Nutr* 5 (1): 25-35.

Reichenbach, S., R. Sterchi, M. Schere, et al. 2007. Meta-analysis: Chondroitin for osteoarthritis of the knee or hip. *Ann Int Med* 146 (8): 580-590.

Ristow, M, K. Zarse, A. Oberbach, et. Al. (2009) Antioxidants prevent health-promoting effects of physica; exercise in humans. Proc Nat; Acad Sci USA 106 (21): 8664-8670.

Robinson, M, N Burd, L Breen, T Rerecich, Y Yang, A Hector, S Baker, S Phillips Dose-dependent responses of myofibrillar protein synthesis with beef ingestion are enhanced with resistance exercise in middle-aged men *Appl Physiol Nutr Metab* 2013, 38 (2): 120-125.

Rock, C. 2007. Primary dietary prevention: Is the fiber story over? *Recent Results Cancer Research* 174: 171-177.

Roffe, C., S. Sills, P. Crome, and P. Jones. 2002. Randomised, cross-over, placebo controlled trial of magnesium citrate in the treatment of chronic persistent leg cramps. *Med Sci Monit* 8 (5): CR326-330.

Rollo, I., and C. Williams. 2011. Effect of mouth-rinsing carbohydrate solutions on endurance performance. *Sports Med* 41 (6): 339-361.

Rosenkilde, M., P. Auerbach, M. Reichkendler, T. Plough, B. Stallknecht, and A. Sjolin. 2012. Body fat loss and compensatory mechanisms in response to different doses of aerobic exercise: A randomized controlled trial in overweight sedentary males. *Am J Physiol Regul Integr Comp Physiol* 303 (6): R571-579.

Roti, M.W., D.J. Casa, A.C. Pumerantz, et al. 2006. Thermoregulatory responses to exercise in the heat: Chronic caffeine intake has no effect. *Aviat Space Environ Med* 77 (2): 124-129.

Saarni, S., A. Rissanen, S. Sarna, M. Koskenvuo, and J. Kaprio. 2006. Weight cycling of athletes and subsequent gain in middle age. *Int J Obes* 30 (11): 1639-1644.

Sallis, R., M. Longacre, and L. Morris. 2007. Gastrointestinal symptoms in Hawaiian Ironman Triathletes. *Med Sci Sports Exerc* 39 (Suppl. no. 5): Abstract 2080.

Sanborn, C., M. Horea, B. Siemers, and K. Dieringer. 2000. Disordered eating and the female athlete triad. *Clin Sports Med* 19 (2): 199-213.

Satter, E. 2008. *Secrets of feeding a healthy family.* Madison, WI: Kelcy Press.

Schabort, E., A. Bosch, S. Welton, and T. Noakes. 1999. The effect of a preexercise meal on time to fatigue during prolonged cycling exercise. *Med Sci Sports Exerc* 31 (3): 464-471.

Schwellnus, M.P., J. Nicol, R. Laubscher, and T.D. Noakes. 2004. Serum electrolyte concentrations and hydration status are not associated with exercise associated muscle cramping (EAMC) in distance runners. *Br J Sports Med* 38 (4): 488-492.

Sellmeyer, D., M. Schloetter, and A. Sebastian. 2002. Potassium citrate prevents increased urine calcium secretion and bone resorption induced by a high sodium chloride diet. *J Clin Endocrinol Metab* 87 (5): 2008-2012.

Sesso H., R. Pfaffenbarger, and I. Lee. 2000. Physical activity and coronary heart disease in men: The Harvard Alumni Health Study. *Circulation* 102 (9): 975-980.

Shang, G., M. Collins, and M. Schwellnus. 2011. Factors associated with self--reported history of exercise-associated muscle cramps in Ironman triathletes: A case-control study. *Clin J Sports Med* 21 (3): 204-210.

Sherman, W., G. Brodowicz, D. Wright, W. Allen, J. Simonsen, and A. Dernbach. 1989. Effects of 4 h preexercise carbohydrate feedings on cycling performance. *Med Sci Sports Exerc* 21 (5): 598-604.

Sherman, W., D. Costill, W. Fink, and J. Miller. 1981. Effect of exercise-diet manipulation on muscle glycogen and its subsequent utilization during performance. *Int J Sports Med* 2: 114-118.

Sherriffs, S., and R. Maughan. 1997. Restoration of fluid balance after exercise--induced dehydration: Effects of alcohol consumption. *J Appl Physiol* 83 (40): 1152-1158.

Shirriffs, S., P. Watson, and R. Maughan. 2007. Milk as an effective post-exercise rehydration drink. *Br J Nutr* 98: 173-180.

Shlisky, J., T. Hartman, P. Kris-Etherton, C. Rogers, N. Sharkey, and S. Nickols--Richardson. 2012. Partial sleep deprivation and energy balance: An emerging issue for consideration by dietetics practitioners. *J Acad Nutr Diet* 112: 1785-1797.

Sims, E. 1976. Experimental obesity, dietary induced thermogenesis, and their clinical implications. *J Clin Endocrinol Metab* 5: 377-395.

Sims, E., and E. Danforth. 1987. Expenditure and storage of energy in man. *J Clin Invest* 79: 1-7.

Sims, S.T., L. van Vliet, J. Cotter, and N. Rehrer. 2007. Sodium loading aids fluid balance and reduces physiological strain of trained men exercising in the heat. *Med Sci Sports Exerc* 39 (1): 123-130.

Siris, E.S., P.D. Miller, E. Barrett-Connor, et al. 2001. Identification and fracture outcomes of undiagnosed low bone mineral density in postmenopausal women: Results of the National Osteoporosis Risk Assessment. *JAMA* 286 (22): 2815-2822.

Slater, G., A. Rice, K. Sharpe, D. Jenkins, and A. Hahn. 2007. The influence of nutrient intake after weigh-in on lightweight rowing performance. *Med Sci Sports Exerc* 39 (1): 184-191.

Smathers, A., M. Bemben, and D. Bemben. 2009. Bone density comparisons in male competitive road cyclists and untrained controls. *Med Sci Sports Exerc* 41: 290-296.

Smith, D. 2012. Review: Omega-3 polyunsaturated fatty acid supplements do not reduce major cardiovascular events in adults. *Ann Intern Med* 157 (12): JC6-5.

Smith-Spangler, C., M. Brandea, G. Hunter, J. Bavinnger, et al. 2012. Are organic foods safer or healthier than conventional alternatives?: A systematic review. *Ann Intern Med* 157 (5): 348-366.

Staten, M. 1991. The effect of exercise on food intake in men and women. *Am J Clin Nutr* 53: 27-31.

Stearns, R., H. Emmanuel, J. Volek, and D. Casa. 2012. Effects of ingesting protein in combination with carbohydrate during exercise on endurance performance: A systematic review with meta-analysis. *J Strength Cond Res* 24 (8): 2192-2202.

Stellingwerff, T., R. Maughan, and L. Burke. 2011. Nutrition for power sports: Middle-distance running, track cycling, rowing, canoeing/kayaking, and swimming. *J Sports Sci* 29 (S1): S79-89.

Sternfeld, B., H. Wang, C. Quesenberry, et al. 2004. Physical activity and changes in weight and waist circumference in midlife women: Findings from the study of women's health across the nation. *Am J Epidemiol* 160 (9): 912-922.

Stevenson, E., C. Williams, and H. Biscoe. 2005. The metabolic responses to high carbohydrate meals with different glycemic indices consumed during recovery from prolonged strenuous exercise. *Int J Sports Nutr Exerc Metab* 15 (3): 291-307.

Stevenson, E., C. Williams, G. McComb, and C. Oram. 2005. Improved recovery from prolonged exercise following the consumption of low glycemic index carbohydrate meals. *Int J Sport Nutr Exerc Metab* 15 (4): 333-349.

Sundgot-Borgen, J., and I. Garthe. 2011. Elite athletes in aesthetic and Olympic weight-class sports and the challenge of body weight and body compositions. *J Sports Sci* 29 (Suppl. 1): S101-114.

Taheri, S., L. Lin, D. Austin, T. Young, and E. Mignot. 2004. Short sleep duration is associated with reduced leptin, elevated ghrelin, and increased body mass index. *PLoS Med* 1 (3): E62.

Taubert, D., R. Roesen, C. Lehmann, N. Jung, and E. Schömig. 2007. Effects of low habitual cocoa intake on blood pressure and bioactive nitric oxide: A randomized controlled trial. *JAMA* 298: 49-60.

Terjung, R.L., P. Clarkson, R. Eichner, et al. 2000. American College of Sports Medicine roundtable. The physiological and health effects of oral creatine supplements. *Med Sci Sports Exerc* 32 (3): 706-717.

Tipton, K., T. Elliot, M. Cree, S. Wolf, A. Sanford, and R. Wolfe. 2004. Ingestion of casein and whey proteins result in muscle anabolism after resistance exercise. *Med Sci Sports Exerc* 36 (12): 2073-2081.

Tremblay, A., J. Despres, C. Leblanc, et al. 1990. Effect of intensity of physical activity on body fatness and fat distribution. *Am J Clin Nutr* 51: 153-157.

Turner, R., R. Bauer, K. Woelkart, T. Hulsey, and J. Gangemi. 2005. An evaluation of *Echinacea angustifolia* in experimental rhinovirus infections. *New Eng J Med* 353 (4): 341-348.

USDA Pesticide Data Program. 2006. Annual summary calendar year 2005. www.ams.usda.gov/science/pdp/status.htm, p. 31.

Van der Merwe, P., and E. Grobbelaar. 2005. Unintentional doping through the use of contaminated nutritional supplements. *S Afr Med J* 95 (7): 510-511.

Van Loon, L. 2013. Is there a need for protein ingestion during exercise? *Sports Science Exchange* 26 (109): 1-6.

Van Loon, L.J., R. Koopman, J.H. Stegen, A.J. Wagenmakers, H.A. Keizer, and W.H. Saris. 2003. Intramyocellular lipids form an important substrate source during moderate intensity exercise in endurance-trained males in a fasted state. *J Physiol* 553 (Pt. 2): 611-625.

Vander Wal, J.S., J.M. Marth, P. Khosla, C. Jen, and N.V. Dhurandhar. 2005. Short-term effect of eggs on satiety in overweight and obese subjects. *J Am Coll Nutr* 24 (6): 510-515.

Varner, L. 1995. Dual diagnosis: Patients with eating and substance-related disorders. *J Am Diet Assoc* 95 (2): 224-225.

Vega-Lopez, S., L.M. Ausman, J.L. Griffith, and A.H. Lichtenstein. 2007. Inter-individual reproducibility of glycemic index values for commercial white bread. *Diabetes Care* 30: 1412-1417.

Venn, B., and T. Green. 2007. Glycemic index and glycemic load: Measurement issues and their effect on diet-disease relationships. *Eur J Clin Nutr* 61 (Suppl. no. 1): S122-131.

Vertanian, L., M. Schwartz, and K. Brownell. 2007. Effects of soft drink consumption on nutrition and health: A systematic review and meta-analysis. *Am J Public Health* 97: 667-675.

Voight, B., G. Peloso, M. Orho-Melander, et al. 2012. Plasma HDL cholesterol and risk of myocardial infarction: A mendelian randomisation study. *Lancet* 380 (9841): 572-580.

Wagner, M., R. Keathley, and M. Bass. 2007. Developing a social norm intervention promotion campaign for student-athletes enrolled in a Division I-AA university. *Med Sci Sports Exerc* 39 (Suppl. no. 5): Abstract 1366.

Wallis, G., D. Rowlands, C. Shaw, R. Jentjens, and A. Jeukendrup. 2005. Oxidation of combined ingestion of maltodextrins and fructose during exercise. *Med Sci Sports Exerc* 37: 426-432.

Wandel, S., P. Jüni, B. Tendal, E. Nüesch, P. Villiger, N. Welton, S. Reichenbach, and S. Trelle. 2010. Effects of glucosamine, chondroitin, or placebo in patients with osteoarthritis of hip or knee: A network meta-analysis. *BMJ* 341: c4675.

Weaver, C. 2002. Adolescence: The period of dramatic bone growth. *Endocrine* 17: 43-48.

Wesnes, K., C. Pincock, and A. Scholey. 2012. Breakfast is associated with enhanced cognitive function in schoolchildren. An internet based study. *Appetite* 59 (3): 646-649.

Westerterp, K., G. Meijer, E. Janssen, W. Saris, and F. Ten Hoor. 1992. Long term effects of physical activity on energy balance and body composition. *Br J Med* 68 (1): 21-30.

Williams, P. 2007. Maintaining vigorous activity attenuates 7-year weight gain in 8340 runners. *Med Sci Sports Exerc* 39 (5): 801-809.

Wilmore, J., K. Wambsgans, M. Brenner, et al. 1992. Is there energy conservation in amenorrheic compared with eumenorrheic distance runners? *J Appl Physiol* 72 (1): 15-22.

Wilson, J.R., J. Lowery, J. Joy, S. Walters, J. Baier, J. Fuller, L. Stout, E. Norton, S. Sikorski, N. Wilson, N. Duncan, J. Zanchi, and J. Rathmacher. 2013. B-hydroxy--B-methylbutyrate free acid reduces markers of exercise-induces muscle damage and improves recovery in resistance-trained men. *Br J Nutr* 3: 1-7.

Wing, R., S. Belle, G. Eid, G. Dakin, W. Inabnet, et al. 2008. Physical activity levels of patients undergoing bariatric surgery in the Longitudinal Assessment of Bariatric Surgery study. *Surg Obes Relat Dis* 4 (6): 721-728.

Wing, R., and S. Phelan. 2005. Long-term weight loss maintenance. *Am J Clin Nutr* 82 (Suppl. no. 1): 222-225.

Wing, R.R., K.A. Matthews, L.H. Kuller, E.N. Meilahn, and P.L. Plantinga. 1991. Weight gain at the time of menopause. *Arch Intern Med* 151 (1): 97-102.

Winter, C., and S. Davis. 2006. Scientific status summary: Organic foods. *J Food Science* 71 (9): R117.

Woolsey, M. 2001. *Eating disorders: A clinical guide to counseling and treatment.* Chicago: American Dietetic Association.

World Cancer Research Fund and the American Institute for Cancer Research Expert Panel. 2007. Food, nutrition, physical activity and the prevention of cancer: A global perspective. www.dietandcancerreport.org.

Wyatt, H.R., G.K. Grunwald, C.L. Mosca, M.L. Klem, R.R. Wing, and J.O. Hill. 2002. Long-term weight loss and breakfast in subjects in the National Weight Control Registry. *Obes Res* 10 (2): 78-82.

Yang, Y., L. Breen, N. Burd, A. Hector, T. Churchward-Venne, A. Josse, M. Tarnopolsky, and S. Phillips. 2012. Resistance exercise enhances myofibrillar protein synthesis with graded intakes of whey protein in older men. *Br J Nutr* 108 (10): 1780-1788.

Yoshioka, M., E. Doucet, S. St-Pierre, et al. 2001. Impact of high-intensity exercise on energy expenditure, lipid oxidation and body fatness. *Int J Obes Relat Metab Disord* 25 (3): 332-339.

Zanker, C., and C. Cooke. 2004. Energy balance, bone turnover, and skeletal health in physically active individuals. *Med Sci Sports Exerc* 36 (8): 1372-1381.

Zelasko, C. 1995. Exercise for weight loss: What are the facts? *J Am Diet Assoc* 95 (12): 1414-1417.

ÍNDICE

Nota: o *f* em itálico e o *t* após os números de página indicam figuras e tabelas, respectivamente.

A

abacate 28-29
absormetria radiográfica com energia dual (DXA) 270-271, 271*t*
ácido fólico 67-68, 222-223, 224*t*
açúcar
    como carboidrato 105-108, 111-113
    diabetes e 52-53
    em plano alimentar altamente energético 28-30
    quedas 177-179
adicção, exercício 248-250, 322-323
adipômetros 268-269, 271*t*
adoçantes artificiais 158-159
afirmações, de cura 320-321
água 158-160, 189-190
água de coco 160, 160*t*
álcool 76, 161-164, 279-280, 324-326, 324*t*
Alfredo cabelinho de anjo 353
alimentação consciente 292-293
alimentos brancos 10-11
alimentos com soja 36-37, 230-231, 418
alimentos e líquidos desportivos da engenharia de alimentos 215-217
alimentos favoritos 299-3008
alimentos industrializados, sódio em 45-47
alimentos orgânicos 15-16-19
almoço
    importância de 77-78
    para pessoas em dieta 78-79
    próprio na sacola de papel 77-79
    saladas para 79-84, 82*t*-83*t*, 85*t*
almôndegas 386, 398
altitude 241-242
amêndoas 28-29, 380, 428, 430
amenorreia 53-57, 139-140, 219-223, 325-327
amidos 6-10, 8*f*, 106-108, 125*t*
aminoácidos 137-139, 146, 213
análise por impedância bioelétrica (BIA) 269-270, 271*t*
anemia 139-143
anorexia 311-313, 315-316, 328-329
antioxidantes 48-51, 200-203
aparência, esportes que enfatizam a 235-237
apetite 61-63, 307-308
apetite matinal 61-63
arroz
    em restaurantes 90
    receitas 349-351, 361-362, 413
arroz frito com *tofu* 413
ataque a lanches antes do jantar 100-101
ataque a lanches no período pré-menstrual 100-102
atividade sem exercício, termogênese (NEAT) 274-275
atividades sem comida 299-301
atletas de inverno 238-242
atletas de ultradistância 236-239
atletas lesionados 243-246
atletas mais velhos 246-247
atum 28-29, 393
aumento de peso
    bebidas 280, 284, 318*t*
    carboidratos e 274-276
    como evitar 291-292
    dieta para 273-288, 281*t*, 282*t*, 285*t*
    no inverno 241-242
    proteína e 274-277
    saudável 273-288, 281*t*, 282*t*, 285*t*
aumento saudável do peso 273-288, 281*t*, 282*t*, 285*t*
aveia 7-8, 40-42, 95-96, 335-336, 346
azeite de oliva 27-29, 43, 245

B

bananas 12, 14, 106-107
barras de amêndoas doces e crocantes 428
barras energéticas 96-100, 100*t*
batatas 97-98, 279-280
    coberturas 358
    em restaurantes 90, 92-93
    receitas 349-351, 358-360, 372
batatas fritas, de forno 359
batatas-doces com glacê de mel 372
batida de frutas 418, 421
Batida de Reese 422
batida espessa e gelada 421

batidas 96-97, 415-415, 418-422
batidas/misturas 142-145, 418, 420-422
BDD. *Ver* transtorno da dismorfia corporal
bebida de xarope de bordo 417
bebida desportiva caseira 416
bebidas
    alcoólicas 76, 161-164, 279-280, 324-326, 324*t*
    aumento de peso 280, 283-284, 395*t*
    com carboidratos 126*t*
    desportivas 153-157, 160*t*, 193, 193*t*, 196, 214-217, 416-417
    receitas 415-423
    reconsiderando 157-162, 160*t*, 193
bebidas com álcool. *Ver* bebidas
bebidas desportivas 153-157, 160*t*, 193, 193*t*, 196, 214-217, 416-417
bebidas energéticas 160-162, 180*t*-181*t*
beta-alanina 212
bicarbonato de sódio 212
biscoitos salgados (*crackers*) 7-9
BMI (IMC). *Ver* Índice de massa corporal
Bod Pod 267-269
bolinhos de laranja (scones) 339
bolo 64-65, 434-435
bolo de cenoura 434-435
brócolis 10-11
bulimia 312-316, 324-326, 328-329
burritos, com *tofu* 414

C

caçarola de *enchilada* 379, 399
caçarola de enchilada de frango e chili verde 379
café 72-76, 75*t*, 180*t*
café da manhã
    café e 72-76, 75*t*
    cereais para 6-8, 65-68, 70, 69*t*, 71*f*
    comida de lanchonete (fast-food) 70-72
    em dieta desportiva 61-76
    não deixar de tomar 61-65, 121-122
    não tradicional 70-73
    para pessoas em dieta 64-66, 66*t*
    receitas 335-347
cafeína 72-76, 151-152, 155, 160-161, 179, 180*t*-181*t*, 212, 216
cãibras musculares 188-191
cálcio 4*f*, 6, 19-24, 21*t*-22*t*, 53-56, 66-67, 81-83, 155, 189-190, 202*t*, 205*t*, 221-222, 246-247
calorias
    contagem de 293-298, 295*t*
    custo de 282*t*
    líquidas 160-161, 160*t*
    no início de um processo 298-299
    reforço de 276-280, 281*t*, 285*t*
calorões 230-231

camarão 392, 394
câncer 48-52, 50*t*, 158-159
carboidrato 66-67, 79-80, 93-94, 153-154, 184*t*, 191-194, 210, 213, 245, 247-248
    açúcar como 105-108, 111-113
    alimentos ricos em 124-128, 126*t*
    aumento de peso e 274-276
    carga de, para exercício de resistência 115-122, 116*t*
    dando cabeçada e 121-123
    em dietas com muita proteína e pouco carboidrato 303-307
    engordando 107-109, 305-307
    para glicogênio 112-115, 113*t*, 115*t*, 121-123
    rápido e lento 107-112, 109*t*
    recuperação e 122-125, 123*t*
    simples e complexo 105-113, 109*t*
carga rápida 118
carne de gado
    como temperar 46-47
    em restaurantes 89-90
    escolhas saudáveis e confortáveis 135-137
    magra 25, 27, 36-38
    orientações 4*t*, 6, 25, 27
    otimizador de calorias com 278-279
    receitas 397-401
carne de gado ao molho agridoce de laranja 401
carne de gado e peixe defumada e curada 46-47
carotenoides 49-50
celulite 256-258
cereais em farelo 68, 70
cereal 95-96, 126*t*, 277-278
    alternativas 68, 70-73
    para o café da manhã 6-8, 65-68, 70, 69*t*, 71*f*
chá 161-162, 180*t*-181*t*
chá verde 161-162
chili 93-94, 410
chili rápido e fácil 410
chocolate 101-103, 436
Chocolate quente 423
colesterol 33-37, 39-41, 43, 66-67
colesterol HDL 34-37
colesterol LDL 34-37, 39-41, 43
combustível
    antes do exercício 167-179, 173*f*, 175*t*, 180*t*-181*t*, 247-248
    durante e após o exercício 183-198
    fome como convite ao 317-320, 318*t*
    instrumentos/recursos 216-217
    para exercício prolongado 183-189
combustível para o intervalo dos exercícios 183-187
comer normalmente 325-326
comida chinesa 90
comida congelada 85-86

comida limpa 3-5
competições 186-189
compromissos, exercício 301-303
condimentos 46-47, 245-246
condroitina 214
conselhos nutricionais específicos a atletas
    para atletas com desvio (*bypass*) gástrico 247-250
    para atletas de inverno 238-242
    para atletas em altitudes 241-242
    para atletas lesionados 243-246
    para atletas mais velhos 246-247
    para esportes de equipe 233-235
    para esportes de força 234-236
    para esportes de ultradistância e extremos 236-239
    para esportes que enfatizam aparência e peso 235-237
construtores de músculos 209-210
corporal avaliação 253-271
    aprender a amar 260-263
    escutando 270-271
    gordura 253-258, 254*t*-255*t*, 265-271, 271*t*, 290-291, 297-304, 306-309
    imagem 257-263
costeletas de porco com glacê de mel 402
cozinhar a mais, 88-89
creatina 209-210, 287
crianças 225-229

D

dando cabeçada (batendo) 121-123
DCV (CVD). *Ver* doença cardiovascular
declaração de independência 262-263
delícia de chocolate 436
desidratação 150-152, 171-172, 189-190, 239-240
desvio gástrico 247-250
diabetes 51-53
Dieta Atkins 303-304
dieta colorida 15-16
dieta desportiva sem glúten 8-9, 115, 117, 171-172, 216
dieta desportiva. *Ver também* conselhos nutricionais específicos para atletas
    antes do exercício 167-179, 173*f*, 175*t*, 180*t*-181*t*, 247-248
    café da manhã como fundamental para 61-76
    durante e após o exercício 183-198
    forte, plano alimentar altamente energético para 29-31, 29*t*
    mulheres e 219-231
    sem glúten 8-9, 115, 117, 171-172, 216
Dieta *Paleo* 303-305
dieta vegana 138-139, 217

dieta vegetariana 136-143, 141*t*
dieta. *Ver também* dieta desportiva Atkins 303-304
    aumento do peso 273-288, 281*t*, 282*t*, 285*t*
    câncer e 48-52, 50*t*, 158-159
    colorida 15-16, 16*t*
    com muita proteína e pouco carboidrato 303-307
    da moda 303-306
    DASH 47-49
    diabetes e 51-53
    hipertensão e 44-49, 46*t*, 73-74
    que não está funcionando 289-291
    saúde dos ossos e 52-56, 214, 221-222
    saúde influenciada por 33-59
dietas com muita proteína e pouco carboidrato 303-307
diminuindo 117-118
dismorfia muscular 259-261
doces, líquidos em substituição a 147-164
doces 28-30, 125*t*
doença cardiovascular (DCV) 33-34
doença celíaca 8-9, 115, 117, 171-172
DRIs. *Ver* ingestões alimentares de referência
drogas 180*t*-181*t*

E

eletrólitos 148-151, 150*t*, 154-157, 156*t*, 195-196, 195*t*-196*t*
em casa, jantar 77, 81-89, 87*t*
empadas simples de salmão 389
enrolados (*wraps*) 384
equinácea 213
ervas/plantas 153-154, 245
espinafre 10-11, 369-370, 378, 391, 411
esportes
    aparência enfatizada em 235-237
    de equipe
    de força 234-236
    de ultradistância e extremos 236-239
    extremos 236-239
    peso enfatizado em 235-237, 308-310
estudo de caso de adicto a exercícios 322-323
estudo de caso de adoradora de *stair stepper* 321-322
eventos em sucessão/consecutivos (*back-to-back*) 186-189
exercício de resistência, carga de carboidrato para 115-122, 116*t*, 118*t*
exercício prolongado
    consumo de combustível durante 183-189
    recuperação de 122-125, 123*t*, 191-198, 193*t*, 195*t*-196*t*
exercício. *Ver também* exercício prolongado
    adicção 248-250, 322-323

apetite e 307-308
consultas 301-303
consumo de combustível antes do 167-179, 173f, 175t, 180t-181t, 247-248
consumo de combustível durante e após o 183-198
exaustivo 304-305
falta de 244
gordura corporal e 254-258
intensidade 255-256
líquidos e 151-155
orientações 323
resistência 115-122, 116t, 118t
saúde dos ossos e 53-54
treino de força 273-274
expresso 74-76

F

fazendo compras 85-87, 87t
feijões 25, 27, 278-279
    ideias rápidas e fáceis 407
    receitas 362, 381-383, 405-407, 409-412
feijões brancos 382, 409
feijões comuns 383
feijões pretos 381
ferro 66-68, 139-143, 141t, 202t, 205t
fibra 120-121, 216, 247, 292-294
    alto teor 8-9, 50-51, 66-67, 68, 70
    insolúvel e solúvel 56-57
    para a saúde 54-58, 57t
fome 317-320, 318t
fome extrema 235-236, 289-290, 317-320
frango (carne de) 46-47
    ideias rápidas e fáceis de arroz 375
    receitas 373-383
frango assado mexicano com feijão-rajado 383
frango frito no forno 376
frango sauté com cogumelos e cebola 377
frutas 48-51, 57-59, 126t, 186-187
    cítricas 12, 14
    como lanche rápido 96-97, 98t
    em plano alimentar altamente energético 4f, 6, 11-15, 15t
    orientações 4f, 6, 11-12
    receitas 343, 403, 418, 431-433
    secas (desidratadas) 14-15
    suco 12, 14, 157-158, 160t, 277-278
frutas vermelhas 12, 14
frutos do maratonista opções saudáveis 89
    receitas 387-388, 392, 394

G

garbanzo, feijões 411
geleias, de frutas vermelhas 29-30
GI. Ver índice glicêmico

glicogênio, carboidrato para 112-115, 113t, 115t, 121-123
glucosamina 214
glutamina 213
gordura 66-67, 81-83, 93-94, 118, 220-222, 244, 246
    abdominal 256-257
    corporal 253-258, 254t-255t, 265-271, 271t, 290-291, 297-304, 306-310
    em plano alimentar altamente energético 27-29
    não saturada 27-28
    ômega-3 37-41
    saturada 27-28, 34-35, 35t
    trans 27-28
goulash 385
goulash picante de peru com amendoim 385
granola 344
granola com nozes e mel 344
grão-de-bico. Ver feijões garbanzo (grão-de-bico)
grãos 125t, 187-188
    integrais 6-10, 8f
    orientações 4t, 187-188
    proteína em 9-10, 9t
gravidez 76, 205, 222-226, 224t, 225t

H

HFCS. Ver xarope de milho com alto teor de frutose
hipertensão 44-49, 46t, 73-74
hiponatremia 154-157, 156t
homens, gordura corporal e 256-257
hormônios 54-55
hortaliças 48-51, 57-59, 90, 126t, 278-279
    classificação 82t
    crucíferas 11-12
    em plano alimentar altamente energético 4f, 6, 9-12, 13t, 15t, 23-24
    em saladas 79-81, 82t
    orientações 4f, 6, 9-10
    receitas 363-372
    verde-escuras 23-24
hortaliças assadas 366, 371
hortaliças cozidas no vapor 364
hortaliças fritas 365
hortaliças grelhadas 368
hortaliças no forno de micro-ondas 367

I

índice de massa corporal (IMC) 265-266
índice glicêmico (IG) 107-112, 109t, 304-305
ingestões alimentares de referência (DRIs) 202-206, 205t
intensidade, do exercício 255-256

intolerância à lactose 19-20, 22, 203-204
iogurte 23-24, 54-56, 96-97, 343

J

jantar
    em casa 77, 81-93, 87t
    em restaurantes 77, 81-84, 88-94, 91t, 93t
    massa para 87-88, 90
jejuar 304-305
jejum intermitente 304-305
jogo dos números 263-265

K

kiwi, 12, 14

L

lanches 134t, 187-188, 279-280
    ataques a lanches 99-103
    barras energéticas 96-100, 100t
    inteligentes 95-100
    na dieta desportiva 95-103
    rápidos 95-98, 98t
    receitas 425-430
lasanha 354-355
lasanha de frigideira 354
lasanha vegetariana *gourmet* 355
laticínios
    em plano alimentar altamente energético 4f, 6, 19-24, 21t-22t
    orientações 4f, 6, 22, 22t
legumes 278-279
leite 23-24, 54-56, 146, 193, 193t, 277-279, 421
leite de soja 23-24, 36-37, 54-56, 418
linho 28-29, 341
líquidos 187-188, 247. *Ver também* bebidas
    da engenharia de alimentos 214-217
    exercício e 151-155
    fisiologia dos 148-155
    hiponatremia e 154-157, 156t
    necessidades de 76-76, 120-122, 148-151, 150t
    no inverno 239-240
    recuperação 192-193, 193t
    suor reposto por 147-164
lugar de treinamento intensivo 304-305

M

macarrão com queijo leve e delicioso 356
maçãs crocantes 431
magnésio 189-191, 202t
manteiga 43
manteigas de nozes 25, 27-29

mantras e afirmações curativos 320-321
maratonista com bulimia, estudo de caso 324-326, 324t
margarina 43
massa 115, 117, 118t, 125t
    para o jantar 87-88, 90
    receitas 349-350, 351-357, 378, 392-394, 409, 411
massa com cogumelos e aspargos 357
melado 28-30, 341
melão cantalupe 12, 14
menopausa 228-231
método HAMS 163-164
minerais 19-20, 155, 199-208, 202t, 205t, 245, 248-249
mistura de cereais e frutas secas para levar 96-97, 429
mix de açúcar e especiarias 429
moda, dietas da 303-306
moderação 3-5
molho de *cramberry* 386
momento certo dos nutrientes 144-146, 283-285
muffins com cenoura e passas de uva 340
muffins de melado com linhaça e tâmaras 341
mulheres
    como guardiãs da nutrição familiar 225-229
    dieta desportiva e 219-231
    gordura corporal e 256-257
    gravidez e 76, 205, 222-226, 224t, 225t
    menopausa e 228-231
    período menstrual e 53-55, 139-140, 219-223
mulheres vegetarianas 139-140
MyPlate 3-5, 4t, 6

N

NEAT. *Ver* termogênese da atividade sem exercício (*nonexercise activity thermogenesis*)
nitrato 211-212
nozes (e assemelhados) 28-29, 41-43, 82-83, 83t, 96-97, 380, 428, 430
nutrição familiar, mulheres como guardiãs da 225-229
nutricionistas 19-20, 206-207, 219-221, 231, 233-236, 289-290
nutrientes protetores 48-51, 50t

O

obesógenos 17-18
obsessões alimentares. *Ver* transtornos alimentares e obsessões alimentares
óleos
    canola 43, 245
    em plano alimentar altamente energético 27-29

oliva 27-29, 43, 245
para cozinhar 43
peixes 37-40, 245
óleos para cozinha 43
ômega 3 37-41
omelete 342
omelete do atleta 342
osteoporose 52-54
otimizadores da imunidade 212-214
otimizadores da resistência 210-212
ovos 39-41, 46-47, 342

P

paciência 286-288
panquecas 346-347
panquecas de gérmen de trigo e requeijão 347
pão 7-8, 10-11, 89, 93-94, 126t, 278-279
    branco 112-113
    receitas 335-347
pão com tâmaras secas 338
pão de banana 337
pão de farinha branca 112-113
pasta de amendoim 25, 27-29, 41-43, 78-79, 385, 412, 422, 426-427
patinadora artística com amenorreia, estudo de caso 325-327
pedaços agridoces de *tofu* 408
pedaços de pasta de amendoim não assados 427
peixe no cartucho estilo mexicano 395
peixes 28-29
    defumados e curados 46-47
    oleosos 37-40, 245
    receitas 387-395
perda de peso
    comentários sobre 328-330
    etapas para 297-304
    fatos e falácias 305-308
    habilidades 291-294
    saudável 289-310, 295t
    transtornos alimentares e 311-331
período menstrual 53-55, 139-140, 219-223
pesagem debaixo d'água 267-268
peso
    avaliação 264-271
    desvio gástrico e 247-249
    esportes que enfatizam 235-237, 308-310
    jogo dos números e 263-265
    limites 308-310
    menopausa e 228-231
pessoas ativas, transtornos alimentares e 314-318
pessoas que fazem dieta 203-204, 220-221
    almoço para 78-79

café da manhã para 64-66, 66t
pimentas 10-11
pipoca 8-9, 95-96, 430
pipoca de cacau e amêndoas 430
pizza 92-93
plano alimentar altamente energético
    açúcares e doces em 28-30
    alimentos orgânicos em 27-29
    conceitos-chave 3-6
    construindo 30-31
    frutas em 4f, 6, 11-15, 15t
    gordura e óleos em, 27-29
    grãos integrais e amidos em 6-10, 8f
    hortaliças em 4f, 6, 9-12, 13t, 15t, 23-24
    laticínios e alimentos ricos em cálcio em 4f, 6,19-24, 21t-22t
    para dieta de esportes de força 29-31, 29t
    proteína em 4f, 6, 23-25, 27, 26t
plantas 245-246
porco frito com frutas 403
potássio 47-48, 155, 190-191, 195-196, 195t
pressão arterial elevada. *Ver* hipertensão
programa do prato – porção 304-306
proteína 36-37, 80-81, 117-118, 155, 186-187, 191-194, 245-246, 293-294
    aminoácidos e 137-139, 146, 213
    aumento de peso e 274-277
    batidas (shakes) 142-145, 420
    em demasia 134-136
    em dietas com muita proteína e pouco carboidrato 303-307
    em grãos 9-10, 9t
    em plano alimentar altamente energético 4f, 6, 23-25, 27, 26t
    ingestão, estimativa de 131-134
    maximização 72-73
    momento certo dos nutrientes e, 144-146
    necessidades 4f, 6, 24-25, 129-137, 131t, 133t-134t, 220-221
    rápida e lenta 146
    suplementos 142-145, 144t, 280, 283-284, 282t
    vegetarianos e 136-143, 141t
protetores articulares 214

Q

queijo 23-24, 46-47
quinoa 9-10, 9t

R

receitas
    arroz 349-351, 361-362, 413
    batatas 349-351, 358-360, 372
    batidas 415-415, 418-422

bebidas 415-423
carne de gado 397-401
carne de porco 397-397, 402-403
feijões 362, 381-383, 405-407, 409-412
frango 373-383
frutas 343, 403, 418, 431-433
frutos do mar 387-388, 392, 394
hortaliças 363-372
lanches 425-430
massas 349-357, 378, 392-394, 409, 411
pães e cafés da manhã 335-347
peixes 387-395
peru 373-374, 384-386
saladas 343, 360, 362-363, 369-370, 380, 393
sobremesas 425-436
sopa 381, 409-410, 412
tofu 405-406, 408, 413-414, 419-420
receitas de bebidas desportivas 416-417
recuperação
   carboidrato e 122-125, 123t
   comidas 193-194, 241-242
   de exercício prolongado 122-125, 131t, 188-198, 193t, 195t-196t
   eletrólitos 195-196, 195t-196t
   líquidos 192-193, 193t
   repouso e 124-125, 197-198, 248-249
   vitaminas 196-197
refeição mexicana em frigideira 400
refeição rápida fora de casa 70-72, 91-94, 82t, 93t
refrigerantes 76, 157-159, 160t, 180t-181t
registros alimentares 298-299
repolho 11-12
repouso 124-125, 197-198, 248-249
restaurantes
   arroz em 90
   batatas em 90, 92-93
   carne de gado em 89-90
   fastfood 70-72, 91-94, 91t, 93t
   jantar em 77, 81-84, 88-94, 91t, 93t
   saladas em 89, 92-93, 93t
   sobremesa em 90
RMR. *Ver* taxa metabólica em repouso

S

sal 45-48-49, 46t, 54-55
salada de arroz e feijões do sudoeste 362
salada de batatas e abacate 360
salada de espinafre 369-370
salada de frutas matinal com iogurte e geleia de laranja 343
saladas
   calorias reforçadas em 278-280
   em restaurantes 89, 92-93, 93t
   hortaliças em 79-81, 82t
   para o almoço 79-84, 83t, 85t
   receitas 343, 360, 362-363, 369-370, 380, 393
salmão 28-29, 389-390
salmão grelhado com glacê de mostarda e xarope de bordo 389
sanduíches 96-97, 278-279
saúde
   câncer e 48-52, 50t
   coração 33-44, 35t, 73-74
   diabetes e 51-53
   dieta que influencia a 33-59
   dos ossos 52-56, 214, 221-222
   fibras para 54-58, 57t
   hipertensão e 44-49, 46t
Segundas-Feiras sem Carne 88-89
selênio 50-51
sementes 82-83, 83t, 96-97
sobremesa 134t, 279-280
   em restaurantes 90
   receitas 425-436
sódio 45-49, 46t, 54-55, 153-157, 156t, 189-190, 195-196, 196t
sono 229-230, 302-303
sopa
   calorias reforçadas em 278-279
   opções saudáveis 89, 93-94
   receitas 381, 409-410, 412
sorvete 432-433
sorvete de banana 432
suco 12, 14, 157-158, 160t, 277-278
suco de beterraba 211-212
suco de laranja 157-158, 160t
sundaes de pêssego com biscoitos de gengibre 433
superbatida de soja e fitoquímicos da Diana 418
suplementos
   alimentos e líquidos desportivos industrializados 214-217
   creatina 209-210, 287
   decisão de tomar 206-208
   DRIs e 202-206, 205t
   minerais 19-20, 199-208, 202t, 205t, 245, 248-249
   óleo de peixes 39-40
   otimizadores do desempenho 199-200, 208-214
   proteínas 142-145, 144t, 280, 283
   saúde cardíaca e 44
   visão geral de 199-200
   vitaminas 44, 199-208, 202t, 205t, 207t, 213, 248-249

T

taxa metabólica em repouso (RMR) 294-296, 295*t*
temperos 46-47
tentação, como evitar 299-300
tofu 25, 27
    colesterol e 36-37
    receitas 405-406, 408, 413-414, 419-420
tomates 11-12, 409
tomates secos 409
torrada francesa de maçã assada 345
transtorno da dismorfia corporal (BDD) 259-262
transtornos alimentares e obsessões por comida
    ajuda para 326-331
    anorexia 311-313, 315-316, 328-329
    BDD e 259-262
    bulimia 312-316, 324-326, 328-329
    custo de 319-321
    estudo de caso de adicto por exercícios 322-323
    estudo de caso de amante do aparelho que simula subida de escadas 321-322
    estudo de caso de maratonista com bulimia 324-326, 324*t*
    estudo de caso de patinadora artística com amenorreia 325-327
    fome e 317-320, 339*t*
    perda de peso e 311-331
    pessoas ativas e 314-318
    prevenindo 330-331
    subclínicos 315-317
treino de força 273-274

U

urina, monitoração 248-249

V

visualização 302-303
vitaminas 153-154, 245, 247
    A 49-50, 205*t*
    B 202*t*, 205*t*
    C 49-50, 202*t*, 205*t*, 213
    D 202*t*, 205*t*, 205-206, 207*t*
    E 49-50, 50*t*, 202-203, 205*t*, 213-214
    recuperação 196-197
    suplementos 44, 199-208, 202*t*, 205*t*, 207*t*, 213, 248-249

X

xarope de milho com alto teor de frutose (HFCS) 107-108

Z

zinco 141*t*, 142-143, 205*t*